中医经典

· 跟读名师手记 ·

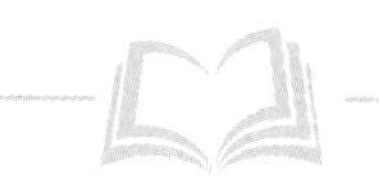

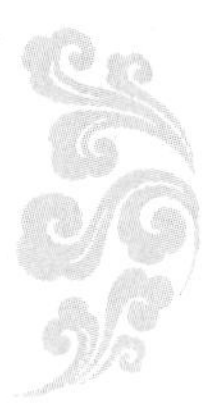

伤寒辑

总主编 周春祥

总审 顾武军

伤寒溯源集

[清] 钱潢 / 著

张喜奎 朱为坤 李灵辉 梅之凌 / 笺注

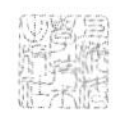

上海科学技术出版社

图书在版编目（CIP）数据

伤寒溯源集 / （清）钱潢著 ; 张喜奎等笺注. -- 上海 : 上海科学技术出版社, 2021.9
（中医经典·跟读名师手记 / 周春祥总主编. 伤寒辑）
ISBN 978-7-5478-5462-4

Ⅰ. ①伤… Ⅱ. ①钱… ②张… Ⅲ. ①《伤寒论》—研究 Ⅳ. ①R222.29

中国版本图书馆CIP数据核字(2021)第169310号

伤寒溯源集

[清]钱 潢/著

张喜奎 朱为坤 李灵辉 梅之凌/笺注

上海世纪出版(集团)有限公司
上 海 科 学 技 术 出 版 社 出版、发行
(上海钦州南路 71 号 邮政编码 200235 www.sstp.cn)
上海盛通时代印刷有限公司印刷
开本 787×1092 1/16 印张 25.75
字数：510 千字
2021 年 9 月第 1 版 2021 年 9 月第 1 次印刷
ISBN 978-7-5478-5462-4/R·2365
定价：76.00 元

伤寒溯源集

内容提要

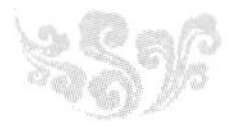

《伤寒溯源集》为清代医家钱潢撰著。钱氏将《伤寒论》原书删除了“伤寒例”“可与不可”等篇，按法类证、按因类证，编撰《伤寒溯源集》十卷。在每一卷中，钱氏先出本病之正治法，然后再出变法。每方均有方论、析义、辨误、论治，务使读者能明立法之意、用药之因，从中领悟仲景理法制方之妙。《伤寒溯源集》集中体现了清初伤寒研究的学术成就，是当前研究《伤寒论》学术思想的必读之书。

本次笺注，以钱潢《伤寒溯源集》为引，力主从临床应用出发，结合当今伤寒名师写就的手札笔记，从“注文浅释”“医理探微”“临证薪传”“案例犀烛”四个方面，对注文中的医理、辨治思路、应用要点、存在争鸣处进行诠释与解读，使《伤寒论》深厚的理论更加通俗易懂，使读者在名师的点拨下领悟经典的含义，明确方药理论的应用思路。

本书以笺注形式全面、深入诠释《伤寒溯源集》，希冀读者能在笺注者的心得体会中全面、深入领悟钱潢注解《伤寒论》之宗旨，汲取《伤寒论》精华，提升临证能力。

王序

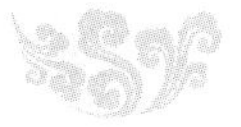

学中医，不可不读《伤寒论》，已是自隋唐至今的医界通论。其原因在于，《伤寒论》所蕴含的理法方药一以贯之的理论体系，奠定了中医临床各科学术发展的基础，是以古代学者称其为“开万世之法程，诚医门之圣书”。

《伤寒论》虽贵为圣书，但其难以参悟，也是医界之共识。古今医家，皆深谙读懂《伤寒论》难，用好《伤寒论》更难，故历代名家纷纷将一得之见记录于笔端，以至千余年来《伤寒论》注本卷帙浩繁，难以数计。而正是这些注本铺就起后世读者读懂《伤寒论》的坚实阶梯。

《伤寒论》的注本，种类繁多。据不完全统计，截止于中华人民共和国成立前，有名可查的注本竟达1040本之上；而注本之中，各家又观点各异：有非议王叔和、成无已，倡言错简者；有反对乱编原文，维护旧论者；也有另辟蹊径，重在研究辨证精华者。如此浩繁之注书，如此杂乱之注家，如何参考，如何择善而从，又给现今的《伤寒论》学人带来了迷惘、疑惑乃至后续的懈怠。

古语有云“将登泰岱，舍径奚从；欲谒扶桑，无舟莫适”，如何在众多的注本中选取平正公允、观点上乘的注本，如何在伤寒学派中选取最具代表性的注家，如何对注家的观点进行进一步的注疏阐释，从而为当今的学者开拓一条攀登《伤寒论》高峰的蹊径，为欲达仲景学术彼岸的追求者提供一叶扁舟，是当前众多学者应当认真思考的问题。基于此，上海科学技术出版社编辑出版了这套“中医经典·跟读名师手记”伤寒辑，丛书力求承先贤之见，并能对注本玄幽奥秘之处做全面深入解析，意在从艰深玄奥的医理中明晰其理路，领会其精神，把握其要领，进而更好地将《伤寒论》理论灵活运用于实践，可谓用心良苦！

通过对《伤寒论》注本不同学术流派的梳理，丛书选取迄今伤寒界最具学术代表性的注本为底本，包括《注解伤寒论》《伤寒论条辨》《伤寒论集注》《伤寒溯源集》《伤寒来苏集》《伤寒贯珠集》《伤寒论纲目》七种，由二十世纪八十年代享誉全国的南京中医学院陈亦人教授的嫡传弟子们作深层次的笺注解读。鉴于他们都是国内高等中医药院校及三级医院的学科带头人，深厚的理论功底与丰富的临床经验，使得笺注内容异彩纷呈。

余早年在刘渡舟先生门下攻读博士研究生时，曾遵恩师之嘱，借在全国遍访《伤寒论》各家注本之机，专程去南京拜见陈亦人先生。当时曾多蒙教诲，而本人对陈老之著作，更是认真研习，受益颇深。此次"中医经典·跟读名师手记"伤寒辑书成，出版社邀余作序，又认真学习了各位专家的注疏之文。笺注中各位名师对辨治思路、应用要点的解析，对前人注本内容的补充与订正，以及切中要点、彰显隐秘的临床案例，都对余有很大的启发与开拓。

相信这套丛书对读者领悟经典原文、熟悉历代中医大家学术特点、拓宽经典临床应用视野都大有裨益。

是为序。

北京中医药大学

王庆国

2021 年 8 月

刘序

仲景祖述轩岐越人，宪章神尹，作《伤寒论》，将医经经方裁合为一，为医道之久远奠立法脉准绳。其论言至简而义蕴深，若非经年累月精究细琢，并得名师点拨，实难入其堂奥。因之，不少读伤寒人喟叹"百年钻故纸，何日出头时"！

忆1989年往南京随亦人老学习，吾师常以"孔圣作《十翼》为《周易》注释，垂万古而不弊"之例劝勉我等同门，谓研读《伤寒论》须多读历代注本，以汲取其丰厚滋养。博览众家，激荡思维，不时亦有柳暗花明、豁然开朗或是英雄所见略同之感。

"问渠那得清如许？为有源头活水来"。如今业已成一方伤寒名家的众位同门，各出机杼，由师弟春祥教授担纲，编纂出版一套带笺注的《伤寒论》注本，欲将诵读注本之活水直趋经典之源，使之成为《伤寒论》学习进阶之梯，让后来者明仲景之理，达仲景之事，以期精英辈出。同时，师门众师兄弟还深思熟虑，精心挑选了伤寒界迄今最具学术代表性的注本为底本，融入各人学习心得、临床体会，既实现了与注家的互融互通，以帮助读者较好地把握伤寒学的学术发展脉络，亦可拉近经典理论、注家学术与临床实践的距离。

"百战归来再读书"。理论方药固不可少，但临床应用更为重要。该丛书不仅汇集了陈老师门一众师兄弟们的理论见解，尤为可贵的是其中镶嵌了较多临床案例及诊疗心悟，堪能犀烛后学。

作为师门的一分子，既为众师兄弟付出的努力击掌，亦感惭愧不已。一赞伤寒园中又添新枝，更赞吾师之衣钵有继，是为序。

刘力红

2021年8月

丛书编纂散记
(代前言)

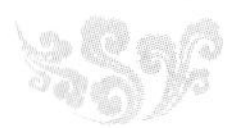

看着案头甫定的“中医经典·跟名师读手记”伤寒辑笺注本书稿,思绪不禁拉回到三年前的沪上之旅,忆起与上海科学技术出版社编辑们商讨编纂这套丛书的缘起。

在上海一条记不起名字的弄堂里,一间简陋但却整洁的小酒屋中,我们以茶代酒敲定了这套丛书的编纂出版计划。

上海科学技术出版社曾以出版全国高等中医院校第五版中医教材蜚声海内外。先师陈亦人教授撰写的《伤寒论译释》影响数代中医人,出版方亦是上海科学技术出版社。近年来,在中医本科生、研究生《伤寒论》教材编写、出版方面,我们有过数度愉快的合作。

出版社此次新的编纂出版计划,开初着实令我吃惊!要知道,虽然三年前“读经典,做临床”已成为中医界的蔚然之风,但在崇尚“大道至简”、效率至上的时代,所谓的“读经典”实际是有其特定内涵的。以研读经典《伤寒论》为例,在众多人印象中,且不论诵读带笺注的注本,即或连读全本《伤寒论》似乎亦是问题,大家抱怨全本《伤寒论》太厚、责怪现代教材欠精要,于是经方成为当下最能迎合人们胃口的“快餐”。这样的背景下,确定编纂出版一套带笺注的《伤寒论》注本,无论对出版社还是对作者其实都是莫大的挑战,需要足够的勇气与底气。

这样一件做起来不易且可能难以“叫座”的活儿,为什么我们会欣然接下?这可能与我们过往接受的教诲与训练有关,是曾经的学习与成长经历让我们与出版社产生了强烈的共鸣。

谈起引发上述共鸣的具体动因,要回溯至二十世纪八十年代。考上陈亦人老师研究生、忝列门墙的我，与一众师兄弟都曾有过诵读注本的共同经历，在我们每届研究生的培养计划中赫然条列着《注解伤寒论》《伤寒论条辨》《伤寒来苏集》等必读的注本书目；此外，在培养目标中甚至还会看到诸如读一本注本需要摘记多少张读书卡片、发表几篇读后感等至为具体的考核指标，这俨然是一份放在当下也算时髦的教学过程管理计划。如此培养模式不仅造就了我们这一代，其中的合理内核在我们指导研究生时也得到了全面的继承，在我们师门中，这一读书习惯似乎已浸润骨髓。这可能亦是后来我将丛书编写计划在师门公开后，虽未作过多说明，大家仍踊跃参与的缘由。

为什么读《伤寒论》一定要读注本？步入师门的第一堂专业课，接受的便是陈亦人老师针对这一问题令人信服的解答。陈师认为经典是示范、是永恒，但是，经典难读。他甚至援引“昔孔圣作《十翼》之传为其注释，将《易》之奥义转变为系统化的哲学思想，垂万古而不弊”来佐证经典注本的重要。谈到《伤寒论》，他感佩前人总结的“经语奥深，句字藏櫽”，“详其句说，审其字意，知一章各有其源，六经各有其本，片言必有其归，只字必体其蕴”，认为《伤寒论》著成后，正是因为众多医家的皓首穷经，并结合自身临床实践，才能从不同学术视角，在注释中见仁见智、各出机杼，明《伤寒论》之理，发其奥旨，使这部经典著作得以流传，珠光闪耀，并亦因此促进了伤寒学术的进步。所以，是不同时代注家为《伤寒论》注入了强大的生命动力，注本提供了维系《伤寒论》历一千八百年而不衰的活力支撑。

讲到这里，或许仍有人质疑，诵读注本对专门从事《伤寒论》教学、理论研究者来说确实无可非议，但与临床家可能关系不大。要回答这一问题，我们不妨从古今医家的众多著述以及他们的成长之路中寻找答案。无论是金元四大家的刘、张、李、朱，还是温病学派的叶、薛、吴、王，在他们著述中都可以窥见对《伤寒论》注家学术的关注与临床运用的剪影。不只这些古代著名的临床大家如此，即或在其他众多近代医家身上也不难发现这样的端倪。如徐灵胎巧妙引用注本理论为《临证指南医案》评点；俞根初汇聚前人著述发扬与完善热病遗证辨治理论……当代众多国医大师在辨治现代疾病时更是从《伤寒论》注本中汲取了充足的养料。周仲瑛教授结合历代医家创见，运用蓄水、蓄血理论辨治流行性出血热；张伯礼院士在后世注家创用《伤寒论》复法启示下，巧用合方，最终成为“新冠”战场的人民英雄……

因此,凡是从事医、教、研工作的中医人,对经典的关注都不应仅限于经典本身! 如果经典本身是中医学术之源,则经典之注应该是经典学术得以延续的活水。

明确了中医人读经典需读注本后,读哪些注本成为需要回答的第二个重要问题。众所周知,在一千八百多年的历史长河中,流传下来的《伤寒论》注本可谓汗牛充栋,这是一个大洋般的知识宝库,如何在偌大的书库中抽取代表性样本,尽最大可能地窥一斑而知全豹,这是一个颇难把握的技术问题。

值得庆幸的是,《伤寒论》注本虽然内容、特色各有千秋,但历代医家的研究积累为我们提供了极大的帮助。依照前人经验,结合学界共识,丛书将学界公认的《伤寒论》常见流派及其学术特点作为选取注本时的首要参考,同时充分考虑了注本作者的学术影响力。在上述原则指导下,本套丛书第一批选定了伤寒界迄今最具学术代表性的注本为底本,包括《注解伤寒论》《伤寒论条辨》《伤寒论集注》《伤寒溯源集》《伤寒来苏集》《伤寒贯珠集》《伤寒论纲目》七种,它们或倡导以经解经,或强调维护旧论,或执着错简重订,或属意辨证论治,可谓各显风采,争相斗艳。借助这套丛书,能够大概领略《伤寒论》色彩斑斓的注本世界。

在《伤寒论》研究史上,整理、校订《伤寒论》注本有较多的范例,而以注本为底本,针对注释内容进行全面、深入的补充订正与分辨剖析,本套笺注本的编纂可谓是做了一次有益的尝试。本次笺注,拟定从"注文浅释""医理探微""临证薪传""案例犀烛"四个方面,真实记录现代伤寒名师读书心悟,为方家抛砖引玉。亦希冀读者能在名师札记中全面、深入领悟前人注解《伤寒论》之宗旨,更希望以此为契机踏上高效学习《伤寒论》之路。

如果将注本喻作攀登经典高峰的阶梯,则笺注应该能成为阶梯上一道道能帮助大家攀梯的鲜明指引。借助笺注,不仅能让读者加深对注家作注的认识、解读出各注本精妙微奥的义蕴、把握住伤寒学学术发展脉络,也可以藉由笺注中指出的注释偏颇,帮助大家在攀援阶梯时避开歧路与误区。此外,由于笺注中嵌入了较多的鲜活案例,因而,本套丛书除能帮助读者藉注本进一步领悟《伤寒论》深厚理论外,还能帮读者拉近经典理论、注家学术与临床实践的距离。

由于新冠肺炎疫情阻隔,尽管正式编纂前门内师兄弟们曾进行过数度线上交流与论证,但仍不如线下交流那么直接与顺畅,加之作为总主编的我协调能力有限，导致不少有益建议未能悉数摄纳其中，由此可能直接影响了丛书的编纂质量，这些，都应该责之于我。

希望丛书在出版发行后能得到大家批评与教正，以便下次再版时更上一层楼。

周春祥

2021 年 6 月

导读

钱潢与《伤寒溯源集》

一、作者生平

钱潢，字天来，清代虞山（今江苏常熟）人，生卒年不详，《清史稿》无传。《伤寒溯源集》是钱氏现存唯一的一部著作，雍正九年（1731）《昭文县志·列传》载：其“阐发仲景《伤寒论》，著《溯源集》十卷”。据《伤寒溯源集》自序所述，钱氏出身医学世家，童年即受中医熏陶，但未专门研究医学。中年多病，曾因患伤寒而后得痛痹，身体备受病痛折磨，近乎殒殁，后经中医药治疗而痊愈，遂立志习医，以拯生民之危殆。钱氏尊崇《内经》《伤寒论》，精研不辍，曾撰《素问注》20篇，惜已亡佚。钱氏认为张仲景之方，后世无能逾越其矩度者，而王叔和之编次、成无已等之注释皆附己意而有失仲景原意，提倡仲景之学当上溯《素问》《灵枢》，穷源溯流。于是，钱氏“直溯源流，深穷根柢，推求《灵》《素》，辨论阴阳，援古证今，分经辨证”，终于在其晚年撰写成《重编张仲景伤寒证治发明溯源集》（简称《伤寒溯源集》），将世传《伤寒论》原文重新编排，其主张以治法作《伤寒论》分类的纲领，即对六经证中的每一经病变，皆从正治法和变治法两方面探讨，以治法和病因为纲，在论述、析义、辨误和主治等方面提出了许多新的观点，在《伤寒论》注本中具有重要影响，是伤寒学派中以因类证和按法类证的代表著作。

二、版本流传

《伤寒溯源集》，10卷，22篇，约27万字，成书于康熙四十六年（1707），由虚白室于康熙四十七年戊子（1708）首次刊行。乾隆十四年己巳（1749），虚白室又重印此本，刊行后广泛流行。据《中国中医古籍总目》的记载，现存主要版本有：

清康熙虚白室刻本，藏于首都图书馆、长春中医药大学图书馆、上海图书馆等；清乾隆抄本，藏于苏州市图书馆；日本享和三年癸亥(1803)东都台寿堂刻本，藏于上海中医药大学图书馆、南京中医药大学图书馆和四川省图书馆；月枢阁抄本，藏于浙江省中医药研究院。

经考证，其版本体系有两种。一是虚白室刻本，包括康熙四十七年(1708)本和乾隆十四年(1749)本，除牌记内容和书中六篇论文的位置不同外，其内容和字体均相同，当为同一版本系统。日本享和三年癸亥(1803)东都台寿堂刻本是校定康熙四十七年(1708)虚白室刻本后刊印的，在版本上与虚白室刻本近系。二是抄本，主要是清卢氏月枢阁抄本。

三、内容提要

《伤寒溯源集》是钱氏感于世传王叔和编次《伤寒论》和成无己注解以后，诸家或就已意另编，或顺文阐释，各抒所得，虽对于仲景原有辨证立方的意义有不少发明，但多有悖于仲景旧义而作。原书内容除序、凡例和目录之外，钱氏删除了“伤寒例”“可与不可”等篇，仍编为10卷，并将《伤寒论》原文第7条“病有发热恶寒者，发于阳也；无热恶寒者，发于阴也……”列于卷首，作为全书的总纲。卷一为太阳上篇，中风证治第一；卷二为太阳中篇，伤寒证治第二；卷三为结胸心下痞并附脏结，结胸证治第三，心下痞证治第四，附脏结第五；卷四为太阳下编，风寒两伤营卫证治第六；卷五为温病风温痉湿暍，温病风温证治第七，痉病证治第八，湿病证治第九，中暍证治第十；卷六为阳明篇，太阳阳明证治第十一，正阳阳明证治第十二，少阳阳明证治第十三；卷七为少阳全篇，少阳证治第十四，附合病并病篇，合病证治第十五，并病证治第十六；卷八为太阴篇并附霍乱证治，太阴证治第十七，霍乱证治第十八；卷九为少阴篇，少阴前篇证治第十九，少阴后篇证治第二十；卷十为厥阴篇，厥阴证治第二十一，瘥后诸证证治第二十二。

在每一卷中，钱氏先出本病之正治法，然后再出变法。在注解《伤寒论》条文时，遵从《灵枢》《素问》之旨，选取成无己以来历代注家之精微，本着“合者择之，谬者摘之，疑者释之，混者晰之”的原则，有所补阐、辨正，每方均有方论、析义、辨误、论治，务使读者能明立法之意、用药之因，从中领悟仲景理法制方之妙，体现了钱氏“以法类证统方”治伤寒的学术特点。书末“附录”，列述“三百九十七法一百一十三方辨论”“动气臆说”“铢两升合古今不同辨论”“权量考”“大斗大两”“长沙无朱雀汤说”等6篇短文，体现了钱氏严谨认真的治学态度，从而成为《伤寒论》辨证论治研究派的代表人物之一。

四、主要学术思想

1. 重订条文，以法类证

钱氏认为现存的《伤寒论》版本，经王叔和整理编次后，顺序混乱，已不能体现仲景原意。虽有朱肱《南阳活人书》、方有执《伤寒论条辨》、喻昌《尚论篇》等注本，皆未能确切地解读仲景思想。钱氏将《伤寒论》重新编次，按照太阳、阳明、少阳、太阴、少阴、厥阴排列六经，每经皆按先正治法，然后变法的顺序编排，以法类证统方，对各篇原文详加注解。每方均有方论、析义、辨误、论治，务使读者能明白仲景立法之意、用药之因，从中领悟仲景理法制方之妙，体现了钱氏“以法类证统方”治伤寒的学术特点。如将太阳病篇分为上、中、下三篇，依次为中风证治、伤寒证治和风寒并感证治，并列正治、失治和误治等分别讨论。阳明上篇分列阳明中风、中风脾约(含蜜煎导法、猪胆导法)、阳明伤寒、阳明中寒。这种以法类证统方的见解，对帮助后学者知常达变、抓住要领，颇有裨益，同时亦为《伤寒论》研究开辟了新途径。

2. 阴阳为纲，把握全局

钱氏把“病有发热恶寒者，发于阳也；无热恶寒者，发于阴也。发于阳者七日愈，发于阴者六日愈，以阳数七，阴数六也”列于六经之首，提纲挈领，统论阴阳，作为总纲。钱氏认为，“三阳发热，状虽不同，而发热则无不同也”，“发于阳者，邪入阳经而发也，发于阴者，邪入阴经而发也”，“三阴本无发热之例，四逆恶寒，是其常也；间有反发热，反不恶寒，手足反温，其变也”。而所谓发于阳七日愈，发于阴六日愈，是言其理所当然，而非必然。“七为少阳之数，阳之复；六为老阴之数，阴之极。阳以少为用，阴以老为极。阳少则为生气，阴极则为阳生，故皆为愈期，此阴阳消长之自然也。”对条文的注解，钱氏常引用《内经》《灵枢》等经典，做到穷究源头，澄清问题，而非臆测，如在论述太阳中暍时，强调因人体正气虚的情况下才能感受外邪而发病时，引用《灵枢·百病始生》：“风雨寒热，不得虚，邪不能独伤人。卒然逢疾风暴雨而不病者，盖无虚，故邪不能独伤人……”

3. 按因类证，便于施治

《伤寒溯源集》除按法分证外，还开创以病因分类作为研究《伤寒论》的方法，书中主要体现在论述伤寒六经方证的发病原因上，如在"阴阳发病六经统论"中，强调"仲景以外邪之感，受本难知，发则可辨，因发知受"的中医审证求因学术思想。太阳病中有中风、伤寒、风寒两感、中风火劫、中风误吐、伤寒蓄血等，并将有关条文汇列于下，充分体现出方证发生的缘由，以及一因多证、多证同因的中医发病学规律。明确病因后，无论疾病如何变化，选方用药则有一定的规律可循，不至于造成风伤卫而选用麻黄汤的误治，避免祛邪不利、徒伤正气、变生他证的不良后果。仲景著书，或详于此，或略于彼。《伤寒论》对病因论述较少，且缺乏系统性，而《金匮要略》则较为详细，可互为参考，如"五邪中人，各有法度，风中于前，寒中于暮，湿伤于下，雾伤于上，风令脉浮，寒令脉急，雾伤皮腠，湿流关节，食伤脾胃，极寒伤经，极热伤络"。审证以求因，审因以论治。钱氏发现了此规律，并开创了以病因分类来研究《伤寒论》的先河。

4. 以经解经，穷源溯流

《伤寒论》序曰"感往昔之沦丧，伤横夭之莫救，乃勤求古训，博采众方，撰用《素问》《九卷》《八十一难》《阴阳大论》《胎胪药录》，并平脉辨证，为《伤寒杂病论》合十六卷，虽未能尽愈诸病，庶可以见病知源。若能寻余所集，思过半矣"。可见《伤寒论》是在《内经》《灵枢》等经典著作的基础上发展起来的。但其成书之后，因数历兵燹，以致散佚不全。后经王叔和搜集整理，使《伤寒论》得以幸存。钱氏尊崇《内经》《伤寒论》，精研不辍，尤邃于仲景之学，钱氏认为，"后起诸贤虽千变万化，各鸣所得，而无能逾越其矩度者"。他指出，后世医家在整理和注解《伤寒论》时，多未能得仲景之意，混淆视听，扰乱经旨，如其在《伤寒溯源集》自序中说："自西晋太医令王叔和编次仲景方论十卷，附入己意为三十六卷……宋·奉议朱肱《活人书》一出，始变长沙之定法，而搅乱经文，可称作俑。明·陶节庵华《截江网》《杀车槌》告成，尽废仲景之原文，而奄为已有，实为僭窃。新安方有执痛辟其非，《条辨》因之而作；江右喻嘉言指摘其谬，《尚论》由此而成。"

钱氏"直溯源流，深穷根柢，推求《灵》《素》，辨论阴阳，援古证今，分经辨证。令读之者，知症所自起，变所由生，且明其立法之义、用药之因，倘得道理分明，自然识见朗澈"。其在注释《伤寒论》条文时常常引用《内经》的原文来阐释，如引《上古天真论》《生气通天论》《皮部论》《玉机真藏论》等论证太阳经之总脉总纲；在解释某经的症状时，常常根据《灵枢》所载，说明经脉的走向，如解释少阳病提纲时引用《灵枢·经脉》"胆足少阳之脉，起于目锐……"

5. 三纲鼎立，亦有变通

“三纲学说”起源于王叔和、孙思邈，形成于方有执，确立于喻昌。《伤寒论·辨脉法》载：“风则伤卫，寒则伤荣，荣卫俱病，骨节烦疼。”孙思邈曰：“夫寻方之大意，不过三种：一则桂枝，二则麻黄，三则青龙，此之三方，凡疗伤寒，不出之也。”钱氏汲取了“三纲学说”的精华，在对《伤寒论》六经按治法分证中皆贯穿了方、喻的风伤卫、寒伤营学说，无论三阴三阳，都有中风、伤寒的问题，是对“三纲学说”的一个发展。钱氏推崇“三纲学说”，并在注释《伤寒论》条文时详加解释，如其在解释“风伤卫”时前后参照仲景原文，给予了强有力的说明，钱氏在注释《伤寒论》第53条时写道：“然营气虽和，而营外之卫气，则为风邪所中，邪气附着于卫而郁热受困，不得与内之营气，两相和谐浃洽之所致尔。”钱氏注重客观事实，批判随文注释而不能体现仲景本意的这种风气，如其在凡例中写道：“成无已注本，方各有论，大约皆用《内经》甘以缓之，辛以散之，酸以收之，及热淫于内，治以咸寒，寒淫所胜，平以辛热之类，未能尽发长沙立法之义，致后人有随文顺释之讥。”

钱氏虽然推崇“三纲学说”，然而也会根据具体情况而变通，如其在注释麻黄汤证有“恶风”这一症状时注释道：“恶风虽或可与恶寒互言，然终是营伤卫亦伤也。何则？卫病则恶风，营居卫内，寒已入营，岂有不从卫分而入者乎？故亦恶风也。”“三纲学说”虽是伤寒学重要理论，但并不能统率《伤寒论》全书，故钱氏还用不同的证候来进行编次。如太阳经尚有“心下痞证治”，将《伤寒论》全书有关痞证的20条汇编一章。这种编次体现了同中求异、异中求同的辩证观点。又如厥阴病，错简混杂颇多，证候表现不一，后世整理、注释《伤寒论》，对此各持一执，故喻氏曰“全无识者”。而钱氏以证候编次，把厥阴病分为中风、伤寒、厥热、除中、蛔厥、热证、寒证、误治、热利、寒利、寒利回阳11型。这对认识厥阴病本质及指导临床确有裨益。

五、学术传承

钱氏的学术思想主要来源于《素问》《灵枢》《伤寒论》。钱氏出身于中医世家，童年时即受到中医的影响，在其五十岁时患多种疾病，用中医治愈后，立志习医，精研《内经》《伤寒论》。钱氏正因此番遭遇才能以济世活人之心去研究医学，如其在自序中所写：“潢以鲁钝之质，自知谫劣，焉能少窥其渊奥。赖先人力学，仰聆训诲于童年。昔以知非之岁，忽犯伤寒，将成不起，续得痛痹，几殒其躯，既得复苏。因念两世食德，非立功何以报称九死重生，唯活人乃可云酬，誓必治疗千人，方为满愿。既而思之，恐愿大难盈。无如阐发先圣精微，务使流通远播，俾业医者，临症可以辨疑，处方得其精当，庶可以全天地之大德，拯生民之危殆。”钱氏凭着自己的毅力和钻研精神，终于在晚年完成了《伤寒溯源集》的著作。对于《伤寒论》的研究，钱氏认为王叔和对《伤寒论》的整理编排，成无已、方有执等医家的注释皆不能展现出仲景的原意。钱氏属辨证论治派，着眼于对《伤寒论》辨证规律的探讨和发挥，其研究以六经分证治法为指导思想，所归纳治法颇为详细。其在依法类证研究中吸收了方、喻风伤卫、寒伤营、风寒两伤营卫的观点。钱氏研究《伤寒论》颇深，尤服膺于方有执的《伤寒论条辨》、喻昌的《尚论篇》，并能纠失补缺，而具创见，成一家之言。

总之，《伤寒溯源集》是后世“按法类证”和“按因类证”注释《伤寒论》的重要代表著作，集中体现了清初研究伤寒的学术成就，是目前研究《伤寒论》学术思想的必读之书。

张喜奎

2021 年 6 月

伤寒溯源集

目录

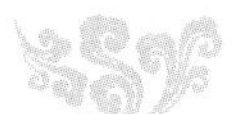

卷之一

卷之二

卷之三

卷之四

卷之五

卷之六

卷之七

卷之八

卷之九

卷之十

附录

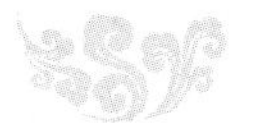

序

生者，天地之大德也。域中操生人之柄者三：曰君，曰相，曰医。夫君相调阴阳御六气，嘘为雨露，噫为雷霆[①]，其生人也宜，配之医，非其伦。曰：子独不推夫医之所祖乎？昔者神农造医药，与饮食俱起，而《本草》作焉。黄帝岐伯问答之书，三坟无传，存者《素问》而已。天下万世之死而致生之，皆此二书矣。流传既久，或者乃假其书以杀人，譬之于儒，诗书发冢[②]也。夫生人者书，杀人者亦书。何以救之？救之则仍以书。自张仲景著伤寒书，发明《素问》之意，而王叔和乱之，后千斯年莫救其失。中间亦尝有人稍加是正，而述焉不精，语焉不详，故生人之功寡焉。天来先生以医世其家，其为医也，腾天潜渊，出鬼入神，若忘若遗，若思若迷，忽焉而得，投之皆适。尝遘[③]危疾，幸不死，矢愿活千人。既而曰吾老矣，愿不易盈也，其着书乎？于是以《素问》为经，以仲景书为纬，自叔和以下，合者择之，谬者摘之，疑者释之，混者晰之，辨正三部九候十二经二十四气，与夫八脉五脏三焦六腑四时之疴，如画棋局，如观掌果，此书成活者岂千人而已。尝与先生论医之为道，若君相之治国，大黄芒硝荡涤症结，而元气不固，奄然而亡，此商鞅之治秦也；参苓芪术养营卫，而邪气不除，蹶然而丧，此太叔之治郑也。医者以曹参之相齐，而兼孔明之治蜀，乃可以起晋侯之膏肓，疗桓侯之骨髓。先生闻余言，未曾怖以为河汉。此书之成，犹前志也。呜呼！泰极则剥，中古而降，民之无罪而死者，死于兵，死于刑，死于水火，死于饥寒，而复死于疾病。医

①【注文浅释】
出自唐代刘禹锡《天论下》下篇“两位既仪，还相为庸。嘘为雨露，噫为雷风”。意为天和地各就各位，互相发生作用，产生了风雷雨雾。

②【注文浅释】
出自《庄子·外物》：“儒以诗礼发冢。”比喻口是心非、言行不一的伪君子作风。

③【注文浅释】
遘（gòu）：遭遇。

之所治者疾病耳，然苟能生之，民已去一死矣。先生既以医生人，而复以书告天下后世之生人者，虽谓先生之书辅君相之所不及，可也。

康熙戊子长至日[1]同里年家眷弟[2]严虞惇[3]书

①【注文浅释】
长至日：出自《礼记·月令》，是夏至节气。

②【注文浅释】
年家：即科举时代同年登科者两家之间的互称。眷弟：即宗弟。年家眷弟：一般是用在交情不深的人之间的客套称呼。

③【注文浅释】
严虞惇（1650—1713），字宝成，号思庵，江苏常熟人。康熙三十六年（1697）举一甲二名进士，授翰林院编修。

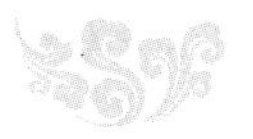

自序

夫天地间风寒暑湿之邪，皆可为病。人若中之，失治而致夭枉者多矣。虽古圣立法，载在《灵枢》《素问》两经之中，奈其义渊深，人莫能解。迨汉长沙守张仲景悯宗族之沦丧，伤横夭之莫救，乃勤古训，博采众方，撰用《素问》九卷、《八十一难》、《阴阳大论》、《胎胪药录》，并平脉辨症，为《伤寒卒病论》合十六卷。实祖述黄岐之经义，论广伊尹之《汤液》①，追神农体箕子②而作也。其书统载于《金匮玉函经》中，华佗见之而叹曰：此书可以活人③。晋·玄晏先生皇甫谧作《甲乙经》：其论治伤寒，唯长沙一人而已。宋·文潞公《药准》云：仲景书为群方之祖。所以后起诸贤虽千变万化，各鸣其所得，而无能逾越其矩度者。自西晋太医令王叔和编次仲景方论十卷，附入己意为三十六卷，而《卒病论》六卷早已遗亡，不复得睹矣。至金·成无己尊奉叔和，又注为伤寒论十卷。今所行于世者，究仅七卷，而前后舛错，六经混淆，使读之者茫无绪端，检阅者漫难寻讨。如少阳诸证，杂入太阳篇中；合病并病，散处三阳前后；结胸痞症，曾不分别阴阳；脏结三条，分隶四卷首尾；中风伤寒纷出，麻黄桂枝杂陈；坏病无从安置，疑为久远遗失；温病不知方法，谓非作者所长，致后人不知随症之治，而坏病遂无治法。概以麻黄桂枝治温，而温病每致云亡。凡此皆叔和编次之失、无己注释之病也。及宋·奉议朱肱《活人书》一出，始变长沙之定法，而搅乱经文，可称作俑。明·陶节庵华④《截江网》《杀车槌》⑤告成，尽废仲景之原文，而奄为己有，实为僭窃。新安方有执痛

①【注文浅释】
出自皇甫谧《甲乙经序》，云："伊尹以元圣之才，撰用《神农本草》，以为《汤液》。"又云："仲景论广《伊尹汤液》为十数卷，用之多验。近代太医令王叔和撰次仲景遗论甚精，皆可施用。"

②【注文浅释】
箕子，名胥余，殷商末期人，是文丁的儿子，帝乙的弟弟，纣王的叔父。《尚书·洪范》记载箕子的"五行说"。此处指代五行思想。

③【注文浅释】
《金匮要略方论·序》曰："臣奇尝读《魏志·华佗传》云：出书一卷曰'此书可以活人'。每观华佗所疗病，多尚奇怪，不合圣人之经。臣奇谓活人者，必仲景之书也。"

④【注文浅释】
陶华，字尚文，号节庵、节庵道人，明代医家。

⑤【注文浅释】
指陶华《伤寒证脉截江网》《伤寒杀车槌法》两本著作。

辟其非，《条辨》因之而作；江右喻嘉言指摘其谬，《尚论》由此而成。然皆经义未驯，岂能澄清其浊乱；阴阳莫辨，安能洞悉其渊微。潢以鲁钝之质，自知谫劣，焉能少窥其渊奥。赖先人力学，仰聆训诲于童年。昔以知非之岁[①]，忽犯伤寒，将成不起；续得痛痹，几殒其躯，既得复苏。因念两世食德[②]，非立功何以报称九死重生，唯活人乃可云酬，誓必治疗千人，方为满愿。既而思之，恐愿大难盈。无如阐发先圣精微，务使流通远播，俾业医者，临症可以辨疑，处方得其精当，庶可以全天地之大德，拯生民之危殆。但三十年来，风尘鹿鹿，旧学荒疏，因遂发箧陈书，奋志苦读，昼夜揣摩，寒暑无间。恐未得经旨，因注《素问》廿篇。然后更发仲景书读之，遇隐义未明，必披罗经传，钩玄索隐，或沉思默想，辄搁笔连旬。仲景之文，或有脉无证，或有证无脉，或有方无法，或有法无方。凡遇艰难，无不殚心竭虑，不敢少有怠忽，务必阐发微妙，极尽精深。真所谓爬罗剔抉，刮垢磨光者也。至于疑似之间，鲜不尽力申明。若见昔人误谬，亦必极其辨论。虽或负罪于前贤，亦或有裨于后世。但自愧学力粗疏，识见短浅，或理深未达，或舛错难明，姑存疑而有待。倘发端于后起，继续奚穷；若贤智以挺生，曷其有极！窃潢立言之意，盖欲使天下后世，皆蒙先圣先贤之泽，令沉疴奇疾，悉沾生和长养之仁。是以直溯源流，深穷根柢，推求《灵》《素》，辨论阴阳，援古证今，分经辨证。令读之者，知症所自起，变所由生，且明其立法之义、用药之因。倘得道理分明，自然识见朗澈。但圣经难读，学者畏难，苟非潜心探索，刻意研精，焉有不求而自至者哉！呜呼！道风久坏，邪说横行，渐渍日久，入人甚深，讹伪相沿，俗习难改，恐一言之绵力，不足以回倾倒之狂澜；半隙之微光，岂能照漫漫之长夜乎？姑录存之，以俟英贤继起，自能发先圣之意旨，为吾道之干城。设以余言为糠秕之导，

①【注文浅释】
知非之岁：又称知非之年，指五十岁。出自《淮南子·原道训》："伯玉年五十，而有四十九年非。"

②【注文浅释】
食德：指享受先人的德泽，语本《易·讼》："六三，食旧德。"

而极尽其广大精微，则斯道之幸，亦斯民之幸也。余又何慊[①]焉？

① 【注文浅释】
慊：同"嫌"。

虞山镂后人钱潢天来甫识

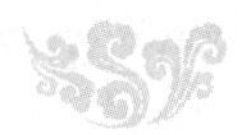

凡例

《伤寒论》一书，按长沙公自序，原云《伤寒卒病论》合十六卷，至西晋·王叔和编次之后，其《卒病论》六卷，早已云亡，后人不得复见。相传谓叔和又次为三十六卷，至金·成无已，因王氏之遗书，又注为《伤寒论》十卷。非唯仲景之旧不得复睹，即叔和之书，亦杳不可见矣。第阅叔和所作伤寒序例一篇，其妄用经文，创立谬说，亦殊不足睹，不若遗亡之为愈也①。其成氏注本，原云十卷，今行于世者，究仅七卷。以辨脉平脉为第一卷，其言原系仲景原文，亦不为过，但第二卷伤寒例一篇，乃王叔和所作，非仲景原文，因何亦列于七卷之中，而反居仲景六经之前？非惟文理背谬，且冠履倒置，棼乱错杂矣。其第七卷，虽有霍乱阴阳易，及瘥后诸复症，允为仲景原文，而后之诸可与不可，又非长沙之笔矣。何以知之？其卷首云：夫以疾病至急，仓卒难寻，故重集诸可与不可方治，比之三阴三阳为易见也。如此语气，确为叔和所集，况大法春宜汗，及春宜吐、秋宜下之说，于理未通，均属可删，故皆去之。但就三阳三阴六经之证治，正变之不同，剖明其立法之因，阐发其制方之义而已，共二十二篇，仍分十卷，悉依仲景之旧。

① 【注文浅释】
《伤寒例》的最大贡献是关于时病理论的阐述，不仅对发病学方面，而且对病因、病机学方面也有所创见。从所提出的许多论点来看，已基本具备了后世温病学说的雏形。就这一意义来说，《伤寒例》应该是时病特别是温病学说的基础。

太阳一经，而分上中下三篇者，其源始于宋·许学士叔微。明·新安方中行先生作《伤寒条辨》，遂因其说，而分三篇。以风伤卫为上篇，寒伤营为中篇，风寒两伤营卫为下篇。江右喻嘉言先生作《尚论》篇，亦不改其法，而仍为三篇。虽不知长沙立论时作何次序，而以理推之，可称允当。今不敢变易其法，仍作三篇。阳明一经，旧未分篇，而仲景原文中，已先设问答云：病有太阳阳明，有正阳阳明，有少阳阳明，此即仲景分篇之义也。据此分篇，大都不失作者之意，或亦未为不可耳。《尚论》虽分三篇，而曰不从兹起见，故次序未清。今依仲景原文，分作三篇，而于太阳阳明篇内，又以能食者为中风，不能食者为中寒，分作二段，庶令读者了然，自无疑惑。至于少阳一经，成氏注本及方注，皆短简寂寥，不满数节。即喻本稍有所增，亦不过廿条而已。其余柴胡汤证，应在少阳篇者，皆误入太阳篇，经络混淆，篇帙紊乱，殊不成篇[①]。今以少阳首条，往来寒热，胸胁苦满，小柴胡主之一条为主病，遂以小柴胡为主方。递推其变证不同者，如柴胡桂枝汤、柴胡桂枝干姜汤、柴胡芒硝汤、柴胡加龙骨牡蛎汤等，皆小柴胡汤之变法也，悉隶于后，而成一篇，庶令散乱者各归本篇，易于寻讨。又以合病并病附续于后，以尽三阳经之变态，而三阳之证治终矣。太阴条治无多，而霍乱一证，亦属太阴寒邪所致，故以之附后而作一篇。少阴属坎，虽为阴脏，而真阳藏于寒水之中，乃阴极阳生之处，最不宜于无阳，故专重阳气。然阳邪炽盛，耗竭真阴，使津液丧亡，亦非细故。前辈皆杂乱不分，《尚论》已分两篇，殊为合法。今更为条分缕析，而为前后两篇，庶令泾渭分流，则阴阳易辨。厥阴一经，为阴气已极，犹天地之阳气已长，且欲出地，故为阴阳相半之经，所以厥热互见，难以分篇。即下利诸证，亦有阴阳寒热之分，为三阴之所并有。虽已见于少阴篇中，而又汇于此篇之尽处者，亦以厥阴经阴中有阳，多痈脓便血之证，故又总聚于一篇之中也。其阴阳易及瘥后诸复证，乃病后遗证，亦在厥阴篇后者，以六经尽处故也。辨脉法未注，及已注之《素问》五篇，皆伤寒论之根柢，统俟续刻。

论中坏病二则，旧本皆虚悬于三阳证治之中，从未有

①【医理探微】

小柴胡汤证并不等同于少阳病。少阳病的基本病变是胆气内郁，胆火上炎；小柴胡汤证的病机以枢机不利为主，胆火内郁之邪不甚。枢机不利，治当和解枢机；胆火上炎，治当清胆泻火，故少阳病与小柴胡汤证，虽有共同之处，但也有所区别。

着落用处。前人皆不悟仲景所以立法之故，而每叹为脱简之余。惜其无有治法，致喻氏另立一门，亦间置于诸篇之中，而不知随证治之，及以法治之之实，正在何处。谁知执柯伐柯，其则不远。若一悟其理，便知灯即是火，何必道迩求远，焉用叹息为哉！今以太阳病桂枝不中与也一条，列于太阳上篇。桂枝汤正治之后，其下文误汗误下误吐误用温针之诸变逆证，即坏病也。其下所系之方，即坏病治法，所谓随证治之之实也。谓之坏者，盖为医所坏，即误治之变证也。以本未坏之太阳病，而以误汗吐下温针坏之，故称坏病。又以本太阳不解，转入少阳者一条，列于少阳篇小柴胡汤正治之后。其下文误汗吐下温针诸变症，即少阳坏病，以法治之之实也。条例井井，治法森森，有何疑叹？其所晦而不明者，皆由编次之失，以致颠倒错乱，今人无从察识耳。

结胸、痞证，其病之阴阳虚实各异[①]，而从来旧注，皆云结胸为风伤卫，阳邪陷入所致；痞证为寒伤营，阴邪陷入所致。此千载之误！细阅论中，究竟中风亦有心下痞者，伤寒亦有结胸者，更有中风伤寒并见，而但作心下痞者，有但伤寒而心下满硬痛者为结胸，但满而不痛者为痞，参伍错综，全无定法。岂可以风寒营卫，分一定之痞结乎？所以不能分隶于上中两篇之内，故先挈其纲领一篇，方列条目于后，另成一卷，介于三篇之中。在中风伤寒两篇之后，以见风寒均有此二证之意，且以便于翻阅。

温病及风温，原属春夏温热之邪。尝窃推仲景之旨，本以青龙为治温之主剂，白虎为治暑之主剂，其病原属太阳，且大青龙汤已作太阳下篇首条之主治，故亦当附于太阳下篇之后。其痓湿暍三症，叔和虽云三种宜应别论，然邪由营卫而入，其证原属太阳，故亦称太阳病[②]，所以附于太阳之末。

论中一百一十二方，宋·儒臣林亿奉敕校正医书，其

①【医理探微】

痞证的成因各异，其总的病机都是胃气塞滞，自觉心下痞满不舒，按之濡或硬，但不疼痛的一组症候。如果心下痞硬疼痛则名结胸，结胸证乃痰热或水热有形之结，胃气壅滞，并以痛为主证，故亦不名痞证，而名为大、小结胸证，以资区别。

②【注文浅释】

痓、湿、暍的病症，初起亦从太阳经开始，所表现的症状有些颇与伤寒所致的太阳病相似，但其病因毕竟与伤寒不同，病机变化和临床表现又有各自的特点，不应混同，应与伤寒鉴别，以免发生混淆。

序伤寒论云：晋·皇甫谧作《甲乙经》序，谓伊尹以元圣之才，撰用《神农本草》以为《汤液》，汉·张仲景论广《汤液》为十数卷，用之多验。则其方法祖神农宗伊尹而作也。成无己注本，方各有论，大约皆用《内经》甘以缓之，辛以散之，酸以收之，及热淫于内，治以咸寒，寒淫所胜，平以辛热之类，未能尽发长沙立法之义，致后人有随文顺释之讥。今每方各立一论，推原其制方之意，发明其用药之因，入何经络，走何脏腑，及药性之寒热温凉，用法之升降补泻，申明逆从反正，奇偶缓急，以至热因寒用，寒因热用，通因通用，塞因塞用，正治反佐之巧，一如用兵之奇正犄角[①]，实实虚虚之变，使学者知长沙创法立方之妙，心思智虑之周，令人有鉴于此，庶几无卤莽妄投之患矣。

注中多所辨论，以补前注之失，但后世末学，何敢臧否前哲？然道为天下之公器，斯民之生命系焉，若拘于小节，一任其差讹背谬，其如民命何？孟子曰：不直则道不见。故凡深奥而难知者，固不能言；苟知之者，则不得不言。若议论太烦者，亦不及言。然不敢以一己之私见妄辨。大凡注有未妥，即仍以仲景之言辨之；义有未明，则以黄帝岐伯之经文证之。又引前贤之妙义以申明之，其注中有精义，必叹服而引用之，皆公心论道，而无偏党阿私。然贤之言则辨之，以窃补其知虑之未周；其不贤者，舛误实多，辨之则不胜其辨，故不多及也。请以质之同好，知我罪我，不暇计也。

注中辨论虽多，若非反复详明，恐不能启蒙发聩，故词繁而不杀，然不敢盗袭前人一言半句，以欺罔后学。苟有引用，必曰某经某篇，某人某书，使读者皆可考订，亦不似成氏以下诸家，动辄以经云二字为名。若果出之《灵》《素》篇中，及《金匮伤寒论》者，固称允当，其有出自王叔和序例中语，亦谬称经云，至有荒谬无稽之谈，亦概称经曰，令学者无从稽考。虽荒唐背谬之语，亦误认为圣经贤

①【注文浅释】
犄角（jī jiǎo）：亦作“掎角”，指捉兽时拖住兽脚叫“掎”，抓住兽角叫“角”，“掎角”比喻两头牵制或两面夹击。

传而听信之，致令经学淆乱，传论失真。如叔和伤寒例中，引用《素问·热病论》以作证据，遂改“人之伤于寒也则为病热”句，为“凡伤于寒则为病热”，又增“尺寸俱浮者太阳受病，尺寸俱长者阳明受病”等语，杂入己意，大改经文。其他误谬，靡所止极。又如朱奉议之擅改伤寒方论，陶节庵之抹杀仲景原文，叛经坏法，惑乱后人，莫此为甚。更后有以前人之注为己有，而反议论其是非者，尤堪捧腹。兹所援据，非敢夸多斗靡[①]，政不欲踵前弊耳。

凡书籍皆有篇目，唯是编各注本，从无次序目录。其篇卷中杂乱无纪，苟欲求其一方一法，茫然无措，必至翻阅殆尽，方始得见，读者殊厌苦之。今卷帙之外，悉照他书编次目录，以便寻讨。

康熙丁亥十月既望虞山钱潢识

①【注文浅释】
夸多斗靡：指写文章以篇幅多，辞藻华丽夸耀争胜。出自唐代韩愈的《送陈秀才彤序》。

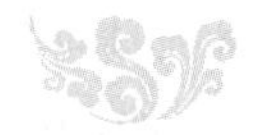

重编张仲景伤寒论证治发明

虞山　钱　潢　天来甫　著
门人　男　格　寿平　孙　荚　玉舒　订

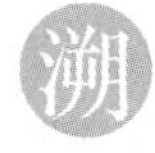

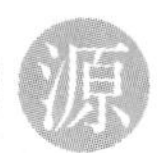

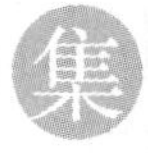

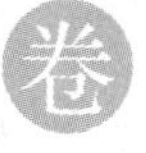

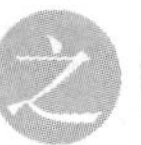

阴阳发病六经统论

病有发热恶寒者，发于阳也；无热恶寒者，发于阴也。发于阳者七日愈，发于阴者六日愈，以阳数七，阴数六也。①

此一节，提挈纲领，统论阴阳，当冠于六经之首。自叔和无已诸家，错简于太阳脉证之后，致喻氏以未热注无热，悖于立言之旨矣。盖仲景以外邪之感，受本难知，发则可辨，因发知受②，有阴经阳经之不同，故分发热无热之各异，以定阳奇阴偶之愈期也。发于阳者，邪入阳经而发也；发于阴者，邪入阴经而发也。即阴阳应象论所谓阳胜则身热，阴胜则身寒，阴阳更胜之变也。发热恶寒者，如太阳居身之表，营卫之所流行也。营卫者，即谷之一气所

①【医理探微】

本条所谓“发热恶寒者，发于阳也；无热恶寒者，发于阴也”，其阴阳的区分，就是以热之有无为主要标志，也就是说有发热的属阳，没有发热的属阴。由于病的属性不同，因而愈期也有差异。所谓发于阳者七日愈，发于阴者六日愈，就是对愈期的推断。这个预测可能是古人经验的记载。至于说阳数七、阴数六，其理论根据仍不出阴阳的范畴。从数字来说，奇数为阳，偶数为阴，七日为奇数，六日为偶数，所以阳证的愈期是病程经过逢单的日数“七日”，阴证的愈期是病程经过逢双的日数“六日”。然而这仅是推理的一种方法，证候的愈期绝不会如此固定，临床上还应根据具体的脉证与疾病的趋势，以及正气的强弱来分析判断，日数不必泥定。

②【注文浅释】

从“因发知受”发病学的精神来看，发于阳是发于阳经、发于阴是发于阴经的理由比较充分。阳指发于太阳，阴指发于少阴，也于理可通。早在北宋的伤寒名家就有这种看法，而且补充了治法和方剂。如庞安常说：“发于阳者，随证用汗药攻其外，发于阴者，用四逆辈温其内。”朱肱说：“均是恶寒，发热而恶寒者，发于阳也，麻黄桂枝小柴胡主之，无热恶寒者，发于阴也，附子四逆汤主之。”可资佐证。但是对于愈期的日数，却存在无法索解的矛盾，难怪要受到柯氏“若直中三阴，无一阳之生气，安得合六成之数而愈耶”的指摘。其实愈期不必拘泥，是大多数医家的意见。程郊倩对此曾做过专题研讨论证，颇有助于深入理解。

化也。卫行脉外，本下焦命门之真阳，蒸谷气而布皮肤，司开阖而固毛孔者也。营行脉中，本上焦太阴之真气，降中焦谷气之精华，以滋养灌溉，充贯夫一身者也。若风伤卫，则卫阳受邪，故头项强痛，发热恶风而汗出也。寒伤营，则营阴受邪，故头项强痛，发热恶寒，无汗体痛呕逆也。营卫虽有浅深，其发于太阳则一也。若阳明之经，已在营卫之内，肌肉腠理之中，虽无关营卫，亦必由营卫而入，故有一日得之，不发热而恶寒者。逮邪气既入阳明，则恶寒自罢，身热汗自出，不恶寒而反恶热矣。然汗虽多尚微发热恶寒者，犹为外证未解也。若入里则发潮热矣，故热不潮者，尚未可与承气汤也。少阳为躯壳之里层，自此以外，由阳明而达太阳，故属阳分而为表。少阳犹是三阳之内面，故称半表。自此以内，则肠胃脏腑也，故为阴分而为里。少阳乃胃肠脏腑之匡郭，故为半里。盖统系隶乎表，而部位接于里也。邪气犯之，非若太阳居表邪之所客者浅近，恶寒即能发热，发热即能恶寒，寒热每多并作。唯少阳一经，邪之所入者深远，其出而达于皮肤营卫不易，故其发也，则如疟而往来寒热矣。夫三阳发热，状虽不同，而发热则无不同也。至于三阴本无发热之例，四逆恶寒，其常也。间有反发热，反不恶寒，手足反温，其变也。如太阴表证，并无发热者。一则曰“太阴中风，四肢烦疼，阳微阴涩而长者为欲愈”；又曰“太阴病，脉浮者可发汗，宜桂枝汤”；又曰“伤寒脉浮而缓，手足自温者，系在太阴”，皆太阴无热之表证也。至少阴病，则曰“始得之反发热”矣。发热而曰反者，因无热者而又发热，故谓之反也。乃少阴虚寒之表证，故以麻黄附子细辛汤主之。“少阴证，得之二三日，口中和，其背恶寒者，当灸之而以附子汤主之”。[①] 又如“少阴病，恶寒身踡而利，手足逆冷者”；“少阴病，四逆恶寒而身踡，脉不至，不烦而躁”，是皆恶寒而无热之谓也。又若“少阴病下利清谷，里寒外热，手足

①【注文浅释】

本句引自《伤寒论》304条，但略有不同。宋版该条为：“少阴病，得之一二日，口中和，其背恶寒者，当灸之，附子汤主之。”

厥逆，脉微欲绝，身反不恶寒”，此又以不恶寒为反也，其外热面赤，亦非发热之热，乃阴盛格阳于外也。至“少阴病下利，若利自止，恶寒而蜷卧，手足温者可治”；“少阴病，脉紧，至七八日自下利，脉暴微，手足反温，脉紧反去者为欲解”，“少阴病，吐利，手足不逆冷，反发热者不死”，此又以手足温及发热为反，皆发于阴而无热之谓也。谓之不死者，以阴邪渐退，阳气将回，温经复阳之治可施也。若在厥阴，发热者极多，恶寒者甚少，而实阴阳相半，然仍以阳气为重，故热者必厥，厥者必热，而以厥少热多为病之退，厥多热少为病之进也。至若发热下利厥躁者，非真发热也，乃阴盛阳绝，阴阳离隔，必死之证也。夫发于阴者本无热，故凡有热者，不曰反发热，则曰反不恶寒。反之为言，不当得而得，当然而不然也。凡此真寒假热之证，悉标举于三阴见证之中，岂非无热为三阴之依乎？其所谓发于阴者，舍三阴而何指乎？乃成氏旧注，谓阳为热，阴为寒，以发热恶寒为寒伤阳，无热恶寒为寒伤阴，固不足以窥仲景之籓篱。而喻氏仍方氏之旧，以风为阳，卫亦阳，故病起于阳；寒为阴，营亦阴，故病起于阴①。若论邪气止在太阳一经。其说犹可，若以此该贯六经，则有大谬不然者矣。况又以“无热恶寒”句，谓指寒邪初受，未郁为热而言。少顷，郁勃于营间，则仍发热矣。若以未郁为热之少顷，即谓之无热，恐仲景立言，未必若是其歧也。若必以风伤卫为发于阳，寒伤营为发于阴，则在三阳经之称伤寒者，皆可谓之发于阴矣。然则三阴条中，亦有以中风冠之者，亦可谓之发于阳乎？以理烛之，岂其然乎？所谓阳七日，阴六日者，概言其理所当然，而非必然者也。七者，阳之复，少阳之数也；六者，阴之极，老阴之数也。盖阳数始于一而终于九，阴数起于二而极于六，此天地阴阳之至数也。然一极之中，分阴分阳而为两仪，两仪各分太少而为四象，则阴阳各有太少矣，何独阳取其少而阴取

①【注文浅释】

方有执对此条的注解为：“此原中风伤寒之所以始，以要其所以终之意。凡在太阳，皆恶寒也。发热恶寒者，中风即发热，以太阳中风言也。发于阳之发，起也，言风为阳，卫中之，卫亦阳，其病是起于阳也。无热恶寒者，伤寒或未发热，故曰无热，以太阳伤寒言也。发于阴者，言寒为阴，荣伤之，荣亦阴，其病是起于阴也。”因此，喻嘉言说“风为阳，卫亦阳，故病起于阳，寒为阴，营亦阴，故病起于阴”，沿袭了方氏的理论。

其老乎？盖阳以少为用，阴以老为极。阳少则为生气，阴极则为阳生，故皆为愈期，此阴阳消长之自然也。其所以阳七日者，阳动而变，故能游行于经脉之表，七日经尽而邪衰。如《素问·热论》所谓其不两感于寒者，七日巨阳病衰，头痛少愈也。其所以阴六日者，阴静而守，不若阳经之循行周遍，至六日而阴极阳回，如三阴证中之手足温，热胜于厥而自愈也。其有不应期而愈者，则当察其失治误治，或邪盛，或正虚，或入里，或犯脏，及过经等证，又不可以常理拘也。夫发热无热，辨证之源也；发阳发阴，知治之本也；阳奇阴偶，收效之数也，岂非贯始终、括六经、标全论之宗旨乎？

余读仲景书而见其参同于易也。夫全易，一奇偶也；全论，一阴阳也。六子之生于乾坤，六经之禀于阴阳也。六经之浅深正变、旁行叠见、形能百出，则卦爻之动变、象数之纷淆也。圣人以言不尽意而图理于象，使人即象以穷理；仲景以法不尽证而以寒热分阴阳，使人辨证以尽法，故首标易知之寒热，易辨之阴阳[①]，然后申其证变，出其方法，而后可以言治也。夫证即象也，法即理也，三百九十七法，不出六经之中，六经不出乎阴阳之外。能读仲景书者，其唯深于易者乎！

友人周永年识

①【注文浅释】

陈亦人指出："寒热症状仅是表象，阴阳是对病证本质属性的概括，寒热与阴阳有密切联系，但不能等同，通过寒热症状来推断病证的阴阳属性，这只是诊断方法的一个方面，而不是唯一的依据。要确诊病在阴经还是阳经，在太阳还是在少阴，还应结合全部病情进行综合分析，才有可能得出比较确切的诊断。否则，仅据一点就下结论，都不免是片面的、机械的、不可靠的。"

太阳经纲领

太阳上中下三篇总脉总证

太阳之为病，脉浮，头项强痛而恶寒。

此举中风伤寒之总脉总证而言，乃太阳三篇之大纲也。太阳者，膀胱寒水之经也。膀胱曷[②]为称寒水乎？夫

②【注文浅释】

曷(hé)：文言疑问代词，指为什么。

肾者，天一之水也。《上古天真论》云：肾者主水，聚五脏六腑之精而藏之者也。盖以肾与膀胱，一脏一腑，相为表里而为一合也。既为寒水，曷为又称太阳乎？肾为坎水，一阳居于二阴之间，真阳藏于真阴之内，水中有火。谷入于胃，其清气化而为营，行于脉中，谷入浊气，降于下焦。而肾中之真阳，蒸腾其气，行于脉外，直达皮肤而为卫气。故膀胱虽为肾脏寒水之腑，而寒水之中，其所以蒸腾发越而为卫气者，则又肾中之真阳也。故卫气之行，一日一夜，五十周于身，昼行于阳二十五周，夜行于阴二十五周。平旦阴气尽，阳气出于目，目张，则气上于头，循项下太阳矣，故曰太阳。太阳者，盛阳也。阳不盛，不足以密腠理而卫风寒，故为六经之首，为皮肤营卫之总统。《灵枢・营卫生会篇》云：太阴主内，太阳主外。《生气通天论》云：阳者，卫外而为固也。又曰：阳因而上，卫外者也。皆言太阳之统营卫而为最外之第一层也。脉浮者，脉有浮中沉三候，浮者，其上候也。浮脉行于肉上而主表，以风寒初入皮毛营卫，邪气在太阳之表，故独盛于上候而脉浮也。足太阳之脉，起于目内眦，上额交巅，从巅络脑，还出别下项，连风府，循肩膊，内挟脊，抵腰中，挟督脉而行。风寒客之，故头项强痛也。风寒在表则恶寒。《皮部论》云：邪之始入也，溯然起毫毛，开腠理。《玉机真藏论》云：风寒客于人，使人毫毛毕直，皮肤闭而为热。当是之时，可汗而发是也。言恶寒而不言恶风者，以恶寒者未必不恶风，恶风者未尝不恶寒，举一即可该其义也[①]。此条见症，为中风伤寒之所并有，故总举之为篇首。至太阳上篇，则由此脉证而申出中风诸证，以别风伤卫者如此。中篇亦由此脉证而申出伤寒诸证，以见寒伤营者如此。至下篇则又因此脉证，而申出风寒兼有之证，以辨风寒两伤营卫者又如此，然后各因其证而立法施治也。以后凡称太阳病者，皆具此脉浮头项强痛而恶寒者，方

①【注文浅释】
恶寒必兼恶风，反之亦然，不可将二者截然分开，更不可以此作为辨别伤寒和中风的依据。

是也。

太阳病，头痛至七日以上自愈者，以行其经尽故也。若欲再作经者，针足阳明，使经不传则愈。

头痛，太阳证也。七日已上，谓七日之内也。经者，经脉也，太阳之经，即所谓起于目锐眦，上额交巅络脑，下项连风府，挟脊抵腰，贯臀入腘，过髀出外踝，至小指之端者是也。行其经尽[①]者，言邪入太阳之表，游行于太阳经脉之中，经尽而邪气衰去，即《内经·热论》所谓七日巨阳病衰，头痛少愈者是也。再作经者，邪气再传一经也，谓太阳经尽，邪气未衰，欲再传足阳明，其势正未已也。当候其邪气已传，即针足阳明之经穴以泄其邪，使经邪不传则愈矣。此经所谓迎而夺之，以泻其盛。《离合真邪论》又云：卒然逢之，早遏其路之义也。然不于太阳刺之，而独针阳明者，何欤？盖胃为水谷之海，多气多血。《素问·热论》云：阳明者，十二经络之长，其血气盛。《灵枢·终始篇》所谓阳明主胃，大富于谷气，故可日二取之，他经则或日一取之，或二日一取之，盖取其可泻之经而刺之也。前注以为阳明中土万物所归，无所复传，非也，此乃仲景论阳明入里之邪，胃实可下之证，故曰无所复传，然非所论于在经之邪也。若邪未入胃，则经经可传，何独阳明？唯邪入阳明可刺之经而刺之，乃可遏其传路耳。观行其经尽，欲再作经，使经不传之三"经"字，则在经在里，判然分明矣。

太阳病，欲解时，从巳至未上。

《经》云：邪之所凑，其气必虚。邪既入太阳之经，虽或气衰欲解，然经气已虚，无以自振，必待经气旺时，方能决去其邪[②]。夫太阳者，盛阳也，旺于巳午。巳为纯阳，乾卦主之。午虽一阴初生，然阳气旺极之时也。《生气通天论》云：日中而阳气隆，日西而阳气已虚，故曰从巳至未上。

①【注文浅释】

行其经尽：是指邪气在太阳经逐渐减退而消失，不应理解为邪气传遍六经。

②【医理探微】

人与自然界息息相关，自然界的六淫之邪可以伤人致病，自然界的阴阳消长又可以对人的机体产生好的影响而有助于抗邪，因此六经病欲解都各有一定的时间。巳午未三时为一天中阳气最隆盛的时候，此时人体的阳气随自然界的阳气而充盛于外，有助于驱散表邪。

欲自解者，必当先烦，乃有汗而解，何以知之，脉浮故知汗出解也。

烦之为病不一，有表里阴阳虚实之不同，此则表邪怫郁，将解未解之时，不得发越而烦也。天地之气郁，则阳蒸阴而为雨；人身之气郁，则阳蒸阴而为汗。阳气鼓动，阴液外泄，邪气随之而出矣。脉为气血之先，邪气在表则浮。若郁蒸烦闷，则气欲外泄，故脉先浮。脉浮，是以知其必汗出而解也[①]。

①【注文浅释】
表证未罢，病人发生烦扰不安，这是正气抗邪向外、欲汗的先兆，汗出则表邪可解。

太阳上篇

中风证治第一

中风正治

太阳病，发热汗出，恶风脉缓者，名为中风。

前总证中所有之脉浮头项强痛而恶寒，乃太阳经中风伤寒所均有之脉症，而犹未分其所以为中风、为伤寒也，故此篇即于上条之脉浮头项强痛之总证，而增入发热汗出恶风脉缓，以别其为中风者如此也。中风，风伤卫也。风者，春令阳气上腾，呼吸而为风，所以发生万物者也，其太过不及之气，乃为淫慝[②]之邪，感之则为中风矣。然非独春令为然也，四时皆有之，唯春时为当令耳。发热者，风邪客于卫而郁蒸也。汗出恶风者，风邪袭于毛孔，卫气不能司其开阖之常，玄府不闭，故汗自出。腠理疏而不克任受风寒，故恶风也。风寒虽可互言[③]，此篇则仍重于风也。缓者，紧之对称，非迟脉之谓也。风为阳邪，非劲急之性，故其脉缓也。此一条为太阳中风之纲领。以下凡言中风发热，汗出脉缓之太阳病，用桂枝汤者，皆同此脉证也。以风伤卫为第一层，故列为太阳上篇也。

②【注文浅释】
慝（tè）：隐藏之义。

③【注文浅释】
风与寒每每相兼为患，不可能截然分开，恶寒的必然恶风，恶风的也会兼有恶寒。桂枝汤证恶风、恶寒并提，麻黄汤证只提恶风，就是很好的证明。

太阳中风，阳浮而阴弱。阳浮者热自发，阴弱者汗自

出。啬啬恶寒，淅淅恶风，翕翕发热，鼻鸣干呕者，桂枝汤主之。

阳浮阴弱者，即所以释前总症中脉浮之义也[①]。热自发，汗自出，即所以申上文发热汗出也。脉法以浮候属阳，沉候属阴，谓之阳浮者，卫行脉外，阳邪中之，则脉盛于外，故阳脉浮也。阴弱者，营行脉中，营未受邪，则觉脉弱于内，故阴脉弱也。若总言之，浮候实，则沉候虚。唯其沉候虚，乃见其为浮脉也。盖以阳受邪而实，阳实则阴虚也。热自发、汗自出之两"自"字，皆易词也，言风为阳邪，卫为阳气，二阳兼并，邪正不容，主客相争，气郁而热自发。非若寒邪之客于腠理，至阳气不得发泄，必待郁甚而始发热也。卫为表之表，营为表之里。卫统皮毛，风邪中之，则毛孔不闭。营中阴液，内为热邪所蒸，外为卫气固密，故汗易出。又非若寒邪入腠，玄府紧闭，阳气不得外泄而无汗也。夫卫阳不能外固，则营阴不能自持，如妇之无夫，失其蔽护，无以自立，唇亡则齿寒，故阳浮热自发，则阴弱汗自出也。盖卫主皮毛，犹门户之司开阖也。风邪客卫，如有物之梗碍于门中而不得阖也。不得阖，则入者一任其入，出者一任其出矣。任其入，故恶风寒也；任其入，则汗自出矣。啬啬，犹言飒飒，如风寒之侵逼也。淅淅，犹言淅沥，若风声之微动也。啬啬恶寒，营阴弱于内也；淅淅恶风，卫阳疏于外也。中风而亦恶寒者，卫伤而营弱也。阳强阴弱，营卫不得和谐，故风寒皆恶也。翕翕[②]，热从外发，觉热气烘灼于皮肤之间也。肺主皮毛，开窍于鼻，风在皮毛，内通于肺，故气寒热壅鼻息嘶鸣也。干呕，恶心也，胸属太阳，风邪在卫，邪气犯膈而呕也，此皆风邪伤卫之证，当解肌发汗，宜桂枝汤主之。主者，主其治也。凡见以上脉证，皆当以桂枝汤主其治。即有变证，亦以此方为主而损益之，如下文桂枝加桂，及桂枝加附子汤，桂枝去芍药加附子汤之类是也。

①【医理探微】

脉阳浮阴弱，简言之即浮弱。发热是卫阳抗邪于表，所以脉应之而浮，关前为阳，因而寸脉浮较著。汗出因卫阳浮而不固，营阴弱而不守，营阴不足，所以脉亦应之而弱，关后为阴，因而尺部脉弱。

②【注文浅释】

由于自汗，所以热不太高，与无汗发热不同，与里热熏蒸的蒸蒸发热也不相同。因此，翕翕发热为最恰当的形容，也是太阳中风证发热所独有的特征。

桂枝汤方[1]

桂枝三两　**芍药**三两　**甘草**二两，炙　**生姜**三两，切　**大枣**十二枚，擘

仲景云：桂枝者，取枝上皮也。后人不知药性气味，而曰去皮，误矣。不知桂味皆在皮，若曰去皮，则木心有何气味乎？肉桂亦大树身皮耳，岂亦舍其皮而用其木心耶？然必以气味甜辣者，方有辛温发散之功。无气味者，非真桂也，不可入药。

上五味，以水七升，微火煮取三升，去滓，适寒温服一升。服已须臾，啜热稀粥一升余，以助药力。温覆令一时许，遍身漐漐[2]微似有汗者益佳。不可令如水流漓，病必不除。若一服汗出病差，停后服，不必尽剂。若不汗更服，依前法，又不汗，后服小促役其间半日许，令三服尽。若病重者，一日一夜服，周时观之。服一剂尽，病证犹在者，更作服。若汗不出者，乃服至二三剂。禁生冷黏滑肉面、五辛酒酪臭恶等物。

桂，阳木也，生长于东南，盖得东南震巽发生之全气者，故能补助命门，生发中州，益下焦气化之功，宣通百脉，而为气血之要药，其枝则得阳气而畅茂条达者也。夫木性之阳春生发，为天地发散其三冬伏藏之郁结者也。况桂为纯阳之木，气味皆厚，且又生发新长之枝乎！故能达卫阳之分而散解其郁滞之风邪。是以辛温发散之阳，以解阳分之阳邪也。《阴阳应象论》所谓辛甘发散为阳也。东垣谓桂枝汤为阴经营药，而能闭卫气，使阴气不泄；方有执谓桂枝固卫而善走阴，均失之矣。臣之以芍药者，收阴气而敛津液，所以救营阴之弱而渗泄也。佐之以甘草者，甘以缓之，佐桂枝则甘温能除大热也。使之以姜枣者，姜以助其辛散而止呕，枣以和其中气而调停之也。

[1]【案例犀烛】

吴氏，23岁。头项强痛而恶寒，脉缓有汗，太阳中风，主以桂枝汤。桂枝三钱，白芍二钱，炙甘草二钱，生姜三钱，大枣二个。水五杯，煮二杯，头杯服后，即啜稀热粥，令微汗佳。有汗，二杯不必啜粥，无汗仍然。（摘自《吴鞠通医案》，作者吴瑭）

按语：吴氏服膺仲景，善用经方，观此案与桂枝证悉同，故用桂枝汤原方，服法亦遵药后啜粥法，可见中医治病以辨证为前提，并没有古今之分、门户之见。案末医嘱“无汗仍然”，是指药后未得微汗，仍当啜稀热粥。

[2]【注文浅释】

漐漐：《通雅》云“小雨不辍也”，形容微汗潮润之状。

将佐皆得其人，操纵各适其用，则卫不觉其强，而营不患其弱，邪解气平而自和谐矣。适寒温者，恐太热则不能骤进，若徐饮则其势已分；太寒则热气衰而无以鼓动其阳气也。啜热稀粥以助药力者，桂枝不过解肌，原非发汗之猛剂，恐其力绵，故以热稀粥为后劲，所以助其温散之功也。《内经》云：汗出皆生于谷，故以谷充其气也。漐漐，身热汗欲出貌，气蒸肤润之情状也。微似有汗，言汗微而似有，似有而实微也。卫在皮毛，邪气浮浅，使肌肤暂开，仅令卫分之风邪消散，而不使过多，有伤营分之弱阴也。若强逼太过，使汗出如水流漓，是发尽营中之汗，卫邪仍不能解。适足以愈弱其阴，故曰病必不除也。小促役者，方土之语，杨雄、郭璞所谓方言也，谓暂停半日许，如可令人催促之顷也。又小促役，宋板作“小从容”。禁臭恶等物者，使清谷入胃，则清浊之升降得宜，营卫之流行无滞，庶渐得安和而无反复之虞也。

太阳病，头痛发热，汗出恶风者，桂枝汤主之。

头痛虽见之于太阳总证，而未见于中风之首条。首条虽具脉证，以正中风之名，而尚未显言其治法。此条虽有证无脉，而前后互见，并详明其治法矣[①]。其脉症治法，于三处互见。仲景立言，或详或略，忽现忽隐，正神龙见首不见尾，见尾不见首之妙，开后学辨证施治之法门，其为天下后世虑也深矣。

太阳病，外证未解，脉浮弱者，当以汗解，宜桂枝汤。

脉浮弱，即前阳浮阴弱之义也。外证，即前发热汗出，头项强痛，恶寒等证也。言凡见外证未解而脉浮弱者，无论为日多少，未经传变者，其病犹在太阳不可误以麻黄发汗，及犯下早之戒，仍当用解肌之法，以桂枝汤汗解之。此所以示叮咛之意也。

太阳病，发热汗出者，此为营弱卫强，故使汗出，欲救邪风者，宜桂枝汤主之。

①【注文浅释】

柯韵伯曰：“此条是桂枝本证，辨证为主，合此证便用此汤，不必问其为伤寒、中风、杂病也。今人凿分风寒，不知辨证，故仲景佳方置之疑窟，四症中头痛是太阳本证，头痛发热恶风与麻黄证同，本方重在汗出，汗不出者，便非桂枝证。”柯氏强调辨证为主，甚是。

卫以受邪而觉强，营未受邪而觉弱。太阳经之有营卫，如衣之有表里也。表以垢腻而觉厚，里无垢腻，故反觉薄耳。以发热汗出为卫强营弱，即所以申明阳浮热自发，阴弱汗自出也。邪风即风邪，颠倒反复，皆以明桂枝汤之用也。

病常自汗出者，此为营气和。营气和者外不谐，以卫气不共营气和谐故尔。以营行脉中，卫行脉外，复发其汗，营卫和则愈，宜桂枝汤。

此又言营气和，以明营弱卫强，为阴弱汗自出之故，而详言其治法也。言太阳中风之所以汗常自出者，此为营气本未受邪而自和。然营气虽和，而营外之卫气，则为风邪所中，邪气附着于卫而郁热受困，不得与内之营气，两相和谐浃洽之所致尔。盖营为谷气之清者，其精专之气，出自中焦，化而为赤，行于脉中，故曰脉者，血之府也。然非谓营即血也，乃血中之气也，以血非气则无以流行，气非血则无所依附。血本属阴，故血中之气，亦为阴气也。卫为谷气之浊者，降于下焦，为命门真火之所蒸腾，其真阳剽悍之气，不循经脉，直达皮肤而行于脉外。营则浸灌滋润，卫则温暖固密，一营一卫，两相和协，故无病也。《生气通天论》云：凡阴阳之要，阳密乃固，阴平阳秘，精神乃治，阳强不能密，阴气乃绝。以此推之，即可以该卫强营弱而汗自出之义矣。然卫气之不与营气和谐，因风中之而强也，治之之法无他，勿以汗常自出之故而疑之，仍当以桂枝汤复发其汗，使卫分之邪解，则营卫和谐而愈矣[①]。

病人脏无他病，时发热自汗出而不愈者，此为卫气不和也。先其时发汗则愈，宜桂枝汤主之。

上文但言营气和而外不谐，犹未宣明外不谐者，即卫气不和也。此条复补出卫不和，以反复详尽中风用桂枝汤之义也。脏无他病，谓平日内脏并无他病也。时发热

①【注文浅释】

徐灵胎曰：“自汗与发汗迥别，自汗乃荣卫相离，发汗使荣卫相合。”此语道出自汗之机与发汗之理。

者，谓其发热有时也。言病人脏无他病，唯表中于风，以致有时发热自汗出而不愈者，此为风邪载于卫气之中，邪正不相和也。若至已发热时，则邪气已动而汗自出，是治之失其时矣。不若乘其未发热时，则邪伏于卫，用桂枝汤先其时发汗，则卫邪可去，营分无伤，邪随汗出而愈矣。

太阳病，初服桂枝汤，反烦不解者，先刺风池风府，却与桂枝汤则愈。[①]

服桂枝汤法，有一服不解而至三服者，有病重一剂不解而至二三剂者。此条乃初服桂枝汤，其邪未得即解，亦常有之事耳。曰反烦，则不止于不解，是药后转加烦闷矣。烦则风邪郁于肌表，烦闷不得发越。阳邪炽盛，充塞于太阳之经，服汤不能骤解，故用刺法以分泄之也。夫太阳之经脉四行，夹督脉而行于两旁者也。风府一穴，本督脉穴也，在项上入发际上，同身寸之一寸，在大筋宛宛中，疾言则其肉立起，言休则立下，乃督脉阳维之会，刺可入同身寸之三分而禁灸。风池二穴，本足少阳穴也，在耳后发陷中，为足少阳阳维之会，针入七分，留七呼。三穴虽非太阳本经脉穴，而《气府论》云：足太阳脉气所发者七十八穴，其浮气在皮者凡五行，而风池风府三穴，皆五行中之穴也。以其为风邪出入之门户，故刺之以泄风邪之盛而杀其势也。正王启玄所谓浮气而通之，可以去热者也。刺之而邪气分泄，却仍以桂枝汤汗解之，则愈矣。此又以邪气太盛，用刺法为助以两解之也。

风家表解而不了了者，十二日愈。

风家表解，是服桂枝汤而表邪已解也。了了，决也。不了了言了而未了也。谓中风家表邪已解，犹有余邪故未得遽安，汗之则不须更汗，攻之则里内无邪，虽欲治之，无可治也。方注及喻氏，皆以为当静养以需，不可喜功生事也。十二日愈者，言经尽两周，邪去而正自复也。此

①【医理探微】

太阳中风证服桂枝汤，是正确的治法，照理应当得微汗而解。可是刚服药一次，反而出现心烦不安，这有两种可能：一是药不对证，病情发生内传化热的变化；一是表邪较盛，药力不够，正气驱邪之力不足，正邪相争而致烦。如属前者，必须立即更改药方，桂枝汤绝对不可续服；如属后者，则应采用针刺方法，先刺项后的风池、风府穴位，以泄经脉郁遏之邪，然后再续服桂枝汤，即可向愈。两种病机截然相反，万一诊断错误，则后果非常严重，绝不可掉以轻心。所以在辨证时必须掌握以下几点：一是桂枝证仍在，所谓不解者，是指表证未解也；二是只增一烦，别无其他热证。如果误认心烦为热，而改用清热方药，同样是错误的。从本条先用刺法来看，针刺确实可补汤药的不足，于此也可见仲景不但是博采众方，而且是博采各种治疗方法。前面已有针足阳明，使经不传的方法，此条更是开针与药并用的先河，这样的治疗思想，也应当积极发扬。

《内经》立法之常经。若至过经不解，则又为法外之变，又当别论矣。

凡服桂枝汤吐者，其后必吐脓血也。[①]

其后“必吐脓血”句，乃未至而逆料之词也。言桂枝性本甘温，设太阳中风，投之以桂枝汤而吐者，知其人本阳邪独盛于上，因热壅上焦，以热拒热，故吐出而不能容受也。若邪久不衰，熏灼肺胃，必作痈脓，故曰其后必吐脓血也。此以不受桂枝而知之，非误用桂枝而致之也。乃各注家俱言胃家湿热素盛，更服桂枝，则两热相抟，中满不行，势必上逆而吐。热愈淫溢，蒸为败浊，必吐脓血，此一大禁也。不知桂枝随已吐出，何曾留着于胸中，岂可云更服桂枝，两热相抟乎？前人遂以此条，列为桂枝四禁，岂不谬乎？

若酒客病，不可与桂枝汤，得汤则呕，以酒客不喜甘故也。

此条辞义明显，不须注解，其特设此义者，所以别上文服桂枝汤吐者之不同也。前以热邪上壅胸膈而吐，此以酒客之湿热，常在胸膈而呕。前以不受温而吐，此以不喜甘而呕，如此则吐脓血与不吐脓血，亦自明矣。凡酒客中风，风性本温，酒性湿热，此真所谓两热相合也。《至真要大论》云：风淫于内，治以辛凉，佐以苦，以辛散之，但不必以甘缓之矣。其于桂枝汤，则当谨避之耳。

桂枝本为解肌，若其人脉浮紧，发热汗不出者，不可与也，当须识此，勿令误也。

此一条，真乃桂枝汤之禁例也。浮紧，伤寒之脉也。发热汗不出，伤寒之证也。具此脉证，其为寒伤营而为麻黄证也明矣。桂枝汤之本义，盖以桂枝辛温发散，为解肌和卫之药。芍药酸收敛液，所以救营弱而汗自出者也。惟其卫强，故以桂枝汗解其卫分之风邪；唯其营弱，故以芍药收敛其营中之阴液。今寒既伤营，则寒邪闭于营分，

①【临证薪传】

叶天士《临证指南医案》就有这样的记载：“周，三四，屡屡失血，饮食如故，形瘦面赤，禀质木火，阴不配阳，据说服桂枝汤治外感，即得此恙。”可见此语乃临床实践之真实记录。

郁而为热，汗不出而头痛项强，身腰骨节皆疼，恶风而喘矣。宁可仍用桂枝，舍营分之阴邪不发，反空发卫分之阳邪乎？更不知肃杀之寒邪在营，而反以酸寒收敛之芍药固之，岂非误治反治乎？故曰不可与也，当须识此，勿令误也，非谓桂枝反能收汗固卫也。历代名家，如成无己，但随文顺释而不能辨。王好古谓麻黄治卫实，桂枝治卫虚。以致方氏之辨，有风中卫而卫不固，发热汗出而恶风，桂枝救护之，热粥释散之。曾不思风中于卫，若非桂枝发汗解肌，岂一粥之所能释散乎？遂至世俗不晓其中意义，更忘桂枝汤原文中，有“复发其汗，当以汗解”句，及服桂枝汤法中云，“汗出病差，不汗更服”等语，而谓麻黄发汗，桂枝闭汗，故一遇汗出，便用桂枝。不知麻黄汗解营分之寒邪，桂枝仅解卫分之风邪。所以桂枝与芍药同行，一以汗解其卫邪而卫气和，一以救其营弱而汗液收矣。若必以为桂枝止汗，岂不见麻黄汤中亦有桂枝乎？岂有用麻黄而欲发其汗，又以桂枝收之乎？唯此义未明，所以方氏于麻黄汤论中，有用麻黄而监之以桂枝，为节制之妙，此皆相沿相习之惑也。盖麻黄为肺经之专药，杏仁所以助麻黄而利肺气，开皮毛而定喘者也，皆为发泄魄汗之要药。其所以亦用桂枝者，既欲泄脉中营内之寒邪，有不先开脉外一层之卫气乎？此皆仲景制方之妙，深得《内经》“客者除之，结者散之，开之发之”之意也。《尚论》不知桂枝汤义，亦但云使寒邪漫无出路，贻患无穷，岂亦仍方氏之旧说欤？

发汗后，不可更行桂枝汤。汗出而喘，无大热者，可与麻黄杏仁甘草石膏汤主之。

下后不可更行桂枝汤。若汗出而喘，无大热者，可与麻黄杏仁甘草石膏汤。[①]

此二条，所以辨既非伤寒，亦非中风也。然证同而治亦同，又以一汗一下为言者，盖示人以病不在表，徒汗无

①【案例犀烛】

朱锡基家一女婢病发热，请诊治，予轻剂透发，次日热更甚，未见疹点，续与透发，三日病加剧……细察病者疹已发而不畅，咽喉肿痛，有白腐意，喘声大作，呼吸困难不堪，咯痰不出，身热胸闷，目不能张视，烦躁不得眠，此实烂喉痧之危候，当与麻杏石甘汤，略加芦根、竹茹、蝉衣、蚤休等透发清热化痰之品，服后即得安睡，痧齐发而明，喉痛渐除，续与调理三日全愈。（摘自《经方实验录》，作者曹颖甫）

按语：本案曹氏抓住病家肺气壅遏不利之机，取麻杏石甘汤为辛凉甘润之法，宣肺气，清肺热，应手取效。

益；病不在里，徒下亦无益。又不可更疑其邪在表，而更行桂枝汤以致误也。汗出而喘者，肺主皮毛，邪热但在肺脏也。无大热者，言表里皆无邪也。邪在表，则发翕翕之热；邪在里，则发蒸蒸之热。此不言不热，又不言微热，而曰无大热者，盖肺主皮毛，因邪热在肺，或时有微热，未可知也，然非若表里有邪之热也。既汗既下，仍然汗出而喘，足见邪不在表里，治非其治矣。不可更行桂枝汤者，恐助热而敛邪也。言肺为人身之天气，所以通呼吸，主皮毛而司开阖者也。热邪实于肺中，则肺气满而喘矣。肺病而清肃不行，失其治节，皮毛不密，开阖失司，是以汗出也。若疑似之间，误认为太阳中风之汗自出，则桂枝之辛温，能不助肺家之热；芍药之酸收，宁不敛肺分之邪乎？故曰不可更行桂枝汤，可与麻黄杏仁甘草石膏汤也。

麻黄杏仁甘草石膏汤

麻黄四两，去节　**杏仁**五十个，去皮尖，研　**甘草**二两　**石膏**半斤，研

上四味，以水七升，先煮麻黄减二升。去上沫，纳诸药，煮取二升。去滓，温服一升。

【辨误】成氏之说，固为背谬。方氏谓不当用桂枝固卫，故用麻黄以发之；喻氏亦谓误用桂枝固卫，寒不得泄，故变青龙之制，允为的对。不思若邪果在太阳而汗出，可复用麻黄以发之耶？汗出而加之以喘，岂犹未知为肺病乎？此所谓麻黄杏仁甘草石膏汤者，所以解肺家之邪热，非所以发太阳之汗也[①]。若仍用麻黄以发之，则不必另立一名，当命之曰麻黄去桂枝加石膏汤，不然则又当曰青龙去桂枝芍药汤矣，何必另立名义乎！其别立一名者，所以别乎其非青龙麻黄之汗剂耳。李时珍云：麻黄乃肺经专

①【医理探微】

此言甚是。陈亦人说："'汗出而喘，无大热'，假使是'无汗而喘，大热'，该方能否使用？从临床来看，就容易得出，'汗出而喘，无大热'不是麻杏石甘汤证的必见证，而是可能发生的变局。论中举变略常，是为了与风寒表虚证的气喘做鉴别。所以两条都指出'不可更行桂枝汤'，这并非闲笔，也非讹谈，而寓有辨证深意。"

药，虽为太阳发汗之重剂，实发散肺经火郁之药也。杏仁利气而能泄肺，石膏寒凉，能肃西方金气，乃泻肺肃肺之剂，非麻黄汤，及大青龙之汗剂也。世俗不晓，惑于《活人书》及陶节庵之说，但见一味麻黄，即以为汗剂，畏而避之，唯恐不及，不知麻黄汤之制，欲用麻黄以泄营分之汗，必先以桂枝，开解卫分之邪，则汗出而邪去矣。何也？卫在营外，营居卫中，欲泄其内，必先开其外也。前人每谓桂枝能固卫止汗者，误甚。若果能固卫止汗，何仲景又以此解太阳中风之邪，使漐漐隶梨似汗，而又警人以如水流漓之戒。且又云一服汗出病差，止后服；若不汗更服；若汗不出者，服至二三剂。其第四条曰：外证未解，脉浮弱者，当以汗解，宜桂枝汤，非其明训乎？所以麻黄不与桂枝同用，止能泄肺邪而不至大汗泄也。况服麻黄汤法，原令微似汗而未许人大汗出也。观后贤之麻黄定喘汤，皆因之以立法也。若夫大青龙之制，则以寒温并感，故以麻黄全汤，合桂枝去芍药汤以两解之。又以热郁烦躁之温邪，更入之以白虎之半，以解其烦热耳。注家俱不知其义，又乌足以窥仲景哉！以上十四条，皆太阳中风之脉证，及应用桂枝汤之情形方法禁例也。正治之法，已尽于此。其误治失治之变，逐门条列于后，即坏病条中之已发汗，若吐若下若温针之误治而仍不解者之变也。观其脉证，知犯何逆，随证治之之法也。从来正治误治，杂乱不分，混淆于一篇之中，不知误汗吐下，即坏病也。误汗吐下之治，即坏病治法也。又另立坏病一门，而谓仲景坏病治法，失而不传，遂为千古恨事。今读之者眩目惑心，用之者茫然无措，谓非从前编次之失，何可得欤？余为分其绪端各立条目，使正治误治之法，井井不紊，庶可为将来之助云。

太阳坏病

太阳病三日，已发汗，若吐若下若温针仍不解者，此为坏病，桂枝不中与也。观其脉证，知犯何逆，随证治之[①]。

太阳中风之三日，邪犹在表，当用桂枝汤取微似汗以解之，乃为正治。若曰已发汗，是以麻黄汤误汗之矣。与夫若吐若下若温针而误用之于邪气在表之时，皆足以致里虚邪陷之变，故仍不解也。何以言之？以本未坏之太阳病，而以误汗吐下温针坏之，乃为医所坏也，故曰坏病。非前注所谓过经不解，日久不痊，亦非治法多端，无一定可拟，而谓之坏病也。既因汗吐下温针之误，必有变证蜂起，非复桂枝之旧证矣，故曰桂枝不中与也。但观其所变之脉证，即知其所犯因何而变逆，随其见证而治之可也。论中凡属误汗吐下之变，皆坏病也，故治之之法，即下文误汗误吐误下误烧针诸条是也。

【辨误】从来立言诸家，俱谓仲景既有坏病一则，惜其不立治法，但曰随证治之，以法治之而已，使后人临证束手，诚为阙典。或曰仲景有法必有方，大约因久远遗亡，遂成不全之书，良可叹也！不知仲景本意，原以太阳病三日之一条，以冠中风误治之前，又以本太阳病不解一条，列于少阳误治之始，其下文误汗误吐误下误温针诸条，即其治也。向因王叔和编次之失，致杂乱于正治误治之中，纷纭难辨，故使后人有此疑叹耳。初非不立治法也，岂意后贤殚心竭虑，终不可得，故又别立坏病一门。而其治法，究无所措，是以知读仲景书之不易也。然六经之中，仲景独以阳经之太少为言者，盖以在表之误治居多，在里之误治少也。且二经之表里虚实，疑似多端，难于察识，其误治独多，变逆尤甚，其害有不可胜言者，故特立此一法，以重其事也。学者其可忽诸？

中风失治

太阳病未解，脉阴阳俱停，必先振栗汗出而解。但阳脉微者，先汗出而解；但阴脉微者，下之而解。若欲下之，

①**【注文浅释】**
概括言之，就是“辨证论治”。这一治疗原则，不仅适用于坏病，对于各种疾病的诊治都有指导意义。

①【医理探微】

太阳病未解，一定有恶寒发热头痛等表证存在，脉搏也一定呈现浮象。如果病人平素正气较弱，当正气抗邪向外，与邪相争的时候，营卫之气一时郁聚不能外达，脉搏就会闭伏不显，这是欲汗之机，所以出汗之前必作战栗，正既胜邪，则周身汗出而病解，脉搏也自然还复正常。这种脉停，仅战汗前的一时反应，瞬间即过。

宜调胃承气汤主之。①

脉之阴阳，有关以前为阳，关以后为阴者，盖寸口为阳，主乎上焦天气；尺中为阴，主乎下焦地气，而关则阴阳之分界也。此所谓阴阳者，即辨脉首章所云：大浮动数滑为阳，沉涩弱弦微为阴也。谓之阳者，邪气在表之脉，谓浮候也；谓之阴者，邪气在里之脉，谓沉候也。停者，停止之谓，犹暂停略停少停之义也。振栗者，振动而战栗也。以太阳病未解之时，阴阳脉俱忽然停止而不见，乃正气本虚，难于胜邪，致正邪相争，阴阳击搏，振栗将作，所以阴阳脉皆暂时潜伏，乃正气欲复，邪气将解之征，故必先振栗，则阳气鼓动，正气得伸，然后汗出而解也。若邪止在表，但见浮大动数之表脉，而忽见微弱者，为阳脉已微，则知表邪已衰，必先汗出而解。其所以先汗出而解者，以表邪既衰，腠理自通，故知必先汗出而解也。若邪止在里，但见沉实弦滑之里脉而忽见微弱者，为阴脉已微，则知里邪已弛，下之而邪气解矣。若欲下之，以阴脉既微，为邪气已衰，不必力攻大下，故止宜以调胃承气汤主之。然里邪必下之而后解者，以有形之滓，必须假借药力，方能决去，非比无形之表邪，可自行涣汗而解也，所以仲景但有下法而无汗法也。

【辨误】此条自成注已来，诸家俱以“停”字作“均停”解，而曰阴阳两停，初无偏胜。若果如此，则是无病之脉矣，邪气安在？何庸汗解乎？唯程氏之《再辨》有云：阴阳俱停止者，是阴极而阳欲复也。其义颇精，可称卓识，但惜其一篇之中，唯此一句耳。至于脉之阴阳，成氏又引辨脉法中之寸口关上尺中，三处大小浮沉迟数同等以证之，误矣。此乃关前为阳，关后为阴之说也，若以寸口为阳，则尺中为阴矣。设尺阴既微，汗且仲景以为不可，况下之乎？不知此所谓阴阳也，以一寸口而分阴阳，岂非大浮动数为阳而主表，沉涩弱弦为阴而主里乎？各注家俱畏难而置之不辨，使后学安所适从？且仲景之文，容光必照，岂容终晦乎？

中风发热，六七日不解而烦，有表里证，渴欲饮水，水入即吐者，名曰水逆，五苓散主之。

此因不早解肌，久而不解，致邪气入里而变逆也。六七日，经尽当解之候也。犹不解而烦者，盖因不用桂枝汤汗解，风邪不得外泄，表邪犹在，故仍发热而不解也。为日已多，不解之表邪，透漏入里，已在胸膈之间，故作烦闷也。《灵枢·五乱》篇云：清气在阴，浊气在阳，营气顺脉，卫气逆行，清浊相干，乱于胸中，是为大悗[①]。故气乱于心，则烦心者是也。外热里烦，故曰有表里症。渴欲饮水者，邪入胸膈，热在上焦也。水入则吐者，邪未入胃，里无热邪也。上热所以渴欲饮水，里寒所以虽入不受，而为寒格之证，故曰水逆。夫病在太阳而渴，乃膀胱之气化不行，非胃热而渴也。李东垣以渴为膀胱经本病者，何也？盖太阳者，膀胱之经也。膀胱为津液之所藏，水湿之道路也，然必藉命门之真阳，化三焦之运用，蒸腾其水湿之气，上行而为涕唾，则不渴矣。《灵枢·决气》篇所谓上焦开发，蒸五谷味，熏肤充身泽毛，若雾露之溉者是也。下焦则蒸动其水湿之浊气，渗入膀胱而为小便。《灵枢·营卫生会篇》云：下焦者，别回肠，注于膀胱而渗入。故《灵兰秘典论》云：三焦者，决渎之官，水道出焉，此其义也。以太阳之经邪不解而内犯膀胱，则下焦不蒸而气液不得上腾，无津液之润，故渴欲饮水。又以胃无热邪，且下焦之火不蒸，所以水入则吐，寒格而为水逆也，故以五苓散主之，以助其下焦蒸腾之用，使气液升而渴自止。又恐其表症之发热未解，故又饮暖水，使汗出邪解而愈矣。此条有证无脉，故难于拟议，以理测之，尺中微弱，量可知矣。

【辨误】原文中，仲景以发热不解为表证，以烦为里证，故云有表里证，皆责人以不早汗解，而致入里之意也。

①**【注文浅释】**
张志聪曰："悗，音闷。"《说文·心部》载："闷，懑也"；"懑，烦也"。（摘自《黄帝内经灵枢校注语译》，作者郭霭春）

至渴欲饮水，水入则吐，然后用五苓散主之，以桂助其下焦蒸腾之阳气，使津回气润，以治其渴而止其水逆，仍以表邪未解，多服暖水，令汗出而愈，并非以一五苓散，而能使表里之邪尽解也。成氏不知此义，以烦为表邪，已属误谬。又以原文有表里症句，遂谓与五苓散和表里，及本篇误汗首条“发汗后大汗出，脉浮小便不利微热消渴者，与五苓散”，亦以脉浮为表未解，而曰以五苓散和表里，岂既发其汗而大汗出，表邪犹未解耶？至于伤寒误汗条中，有“发汗已，脉浮数烦渴者，五苓散主之”，亦以脉浮数为表邪未尽，云与五苓散和表润燥，致后人皆以五苓散为两解表里之剂。而以桂枝易桂，究竟原方中，仍是桂去粗皮半两，则桂岂解表之药乎？一人之误，令后世千万人皆误，非成氏作俑之罪乎？

五苓散[1]

猪苓十八铢，去皮　**茯苓**十八铢　**泽泻**一两六铢　**白术**十八铢　**桂**半两，去粗皮

古以二十四铢为一两，汉之三两，准今之一两，以后凡见铢两者皆准此。

上五味为散，以白饮和服方寸匕，日三服，多饮暖水，汗出愈。

术性燥湿扶土制水，使脾气健而足以散精，胃气强而津液自运。李时珍云：术除膀胱之湿，则气得周流。又云：茯苓气味淡而渗，其性上行，生津液，开腠理，滋水之源而下降利小便。洁古谓其属阳，浮而升，言其性也。东垣谓其为阳中之阴，降而下，言其功也。洁古又云：淡为天之阳，阳当上行，何以反利水而泻下？气薄者，阳中之阴，所以茯苓利水泻下，不离阳之体，故入手太阳。猪苓淡渗，令气升而又能降，故能开腠理，利小便，与茯苓同

①【案例犀烛】

江应宿治一患者，十九岁，伤寒发热，饮食下咽，少顷尽吐，喜饮凉水，入咽亦吐，号叫不定，脉洪大浮滑。此水逆证，投五苓散而愈。（摘自《名医类案》，作者江瓘）

按语：五苓散能助脾之转输，通利三焦，化气行湿。因此，凡是水湿留滞不化，或由此而派生的许多病证，不论表里上下，用之皆有一定效果。

功，但不入补药耳。泽泻气平而味甘淡，淡能渗泄，气味俱薄，所以利水而泄下。脾胃有湿热，渗去其湿，热亦随去，而土得令清气上行，使天气清爽。愚按阳中之阴者，天气也，人身之肺气也。唯其地有阳气上升，然后天有阴气下降，天气下降，然后有雨霈露零之妙，所以诸利小便之药，皆气味轻薄而上行于肺，至肺气下行而小便渗利，故肺为水之化源也。世人不知气交升降之义，但曰水出高原，仅以肺为化源，浅矣。《邵子皇极经世》之《远取诸物篇》云：羽族八窍，以无肺之一脏，故无小便也。桂性辛热而下行，入肾而走命门。膀胱者，肾之腑也。《经》云：州都之官，津液藏焉，气化则能出矣。三焦者，决渎之官，水道出焉。以膀胱为津液之府，而三焦能决其水者，何也？盖三焦为命门真阳之火气，总领脏腑经络营卫内外左右之气，而游行于上中下一身者也，故命门为三焦之原，三焦为命门之使，所以命门为体而三焦为用也。所谓气化者，湿化为气而上腾，气化为水而下出。桂者，所以助下焦之阳气上蒸，而使地气上升者也。升已而上焦之天气，还而下降，其氤氲之气，入胞中而渗入膀胱，是为便溺也，是皆由气化而入，更由气化而出者也。若非下焦阳气之蒸腾，恶得有气化而为升降出入之妙乎？是以五苓之有桂，犹釜底之有薪火也，其率淡渗以为功，犹兵之有将帅也。人皆不知此义，畏其热而不敢用，有改而为四苓者，有更桂而用桂枝者。故前人方论中，皆曰以桂枝之辛甘发散和其肌表，互相传习，众论雷同，于杂证中犹知用桂，于伤寒家，无不皆然。孰知仲景桂枝汤中，必曰桂枝三两，五苓散内，但曰桂去粗皮半两。试思果用桂枝，因何止一桂字？况桂枝岂有粗皮可去，此一可辨也。倘五苓散①中可称桂枝为桂，则桂枝汤中，亦可止用一桂字矣，又何必以两字称之耶？一字两字之称，定之于前人，而后人终不能改，何议论中，偏改桂为桂枝耶？且东垣李氏

①【临证薪传】

许宏曰："用茯苓为君，猪苓为臣，二者之甘淡，以渗泄水饮内蓄，而解烦渴也。以泽泻为使，咸味泄肾气，不令生消渴也。桂枝为使，外能散不尽之表，内能解有余之结，温肾而利小便也。白术为佐，以其能燥脾土而逐水湿也。故此五味之剂皆能逐水而祛湿，是曰五苓散。以其苓者令也，通行津液，克伐肾邪，号令之主也。又，若兼表者，用桂枝，若专利水饮者，却用桂也。"

曰：桂性辛热，阳中之阳也，气之薄者，桂枝也；气之厚者，桂肉也。气薄则发泄，桂枝上行而发表；气厚则发热，桂肉下行而补肾，此天地亲上亲下之道也。岂有以五苓渗湿下泄之剂，而反用上行发表者乎？此皆未烛其理，所以畏热而不敢用，故亦更张其议论也。然仲景原云：桂枝者，取枝上皮也。今方书皆注曰去皮，此不知者之讹耳，深所以误后人者也。桂之气味在皮，岂反去之而用淡然无气味之木心，亦何益乎？不然则肉桂亦当去皮而货其木矣，有是理乎？盖肉桂之外皮，以霜皮为无味而去之也。曰去内外皮而为桂心者，亦失之矣。夫桂之甜辣而有气味者在内，宁可内外皆去耶？所谓桂心者，外去其无味之皮，内除其无味之木，其皮内之著于木上者，气味俱厚，乃为桂心耳。此义从来误谬，而李濒湖先生《本草纲目》之正误下，亦有去内外皮之一语，岂非智者之一失乎？故并识之。

太阳病，小便利者，以饮水多，必心下悸，小便少者，必苦里急也。①

病在太阳而小便利者，以热邪未犯太阳之府，膀胱无恙，所以饮水虽多，其气化流行，故小便利也。然虽欲饮水，当少与之可也。若饮水过多，小便虽利，里无热邪，水寒伤胃，停蓄不及即行，必令心下悸动。心下者，胃之部分也。悸者，水满胃中，气至不得流通而动惕也。若饮水多而小便少者，是下焦无火，水湿不流，膀胱蓄水，不得气化而出，必苦里急，盖指五苓散证而言也。

【辨误】前注皆以心下悸为水乘心火，心受制而悸者，俱失之矣。盖惊悸者，因惊骇而心为之悸动，故为心病，如炙甘草汤之心动悸，及小建中汤之心中悸而烦，虽亦可谓之心病，然炙甘草汤之悸，乃气血皆虚；小建中汤之悸，乃中气不足也。至于心下悸，则在心之下矣。以心在膈膜之上，胃在膈膜之下，故曰心下。此条之心下悸，即水停心下

①**【注文浅释】**

蓄水证并非都是小便不利，也有的是小便自利，要具体分析，不可一概论之。正因为如此，所以本条紧接在蓄血证三条之后，提出蓄水证同样有小便利与小便不利的差异，极有辨证意义。

之义也。若夫脐下悸者，去心已远，与心何涉，而亦谓之心气虚乎？此皆不经之论也。其所以亦谓之悸者，不过言其跳动之状，如心病之动悸而已，不可皆谓之心病也。

中风火劫

微数之脉，慎不可灸，因火为邪，则为烦逆。追虚逐实，血散脉中，火气虽微，内攻有力，焦骨伤筋，血难复也。[①]

欲申火劫之误，先示警戒之词，盖此条以本虚而禁灸也。言虚人受邪，郁而不散，本虚邪实，则其脉微细而数。微者，细小而无力也；数者，热郁之脉也。微则为虚，数则为热。微则正气已虚，数则阴不胜阳。凡见此者，慎不可灸，灸之则阳邪因火而愈盛，令人烦闷而为火逆之证矣。盖因不察其为阳强阴弱之证，阴气本虚，乃乘虚追逐其卫分之实邪，驱使内入营分。营气本行于脉中者也。《经》云脉者，血之府也。邪受火迫，风乘火势，排闼直入，以阴血而遇火逼之阳邪，能不为之流散乎？然自外观之，则若火气甚微，而不知其内攻于皮肉筋骨之中，则甚有力也。慎勿视一灸为微而误犯之，必令人筋骨焦伤，将来脉中之阴血，必难克复也，可不慎欤！

脉浮热甚，反灸之，此为实。实以虚治，因火而动，必咽燥唾血。

此以邪实而禁灸也。言邪实而热甚者，当以汗解，若不循法度而反以火灸之，不知此为卫强邪实之病也。灸法中虽有补泻之分，然但宜用之于虚寒，而不宜施之于实热。此而灸之，是实症而以虚治之，此所谓实其实也，所以热邪因火势而上炎，故令咽中干燥。阳盛搏阴，故血菀于上而为唾血也。诸血证中，唯血之唾者属肾。咽燥唾血，盖以火热太甚，伤肾家之真阴故也。

太阳病，以火熏之不得汗，其人必躁，到经不解。必清清当作圊血，名为火邪。

①【医理探微】
本条是举脉略证，提出两种脉象代表两种不同的病机与证候，因误用灸法而发生两种截然不同的变证。“微”指脉搏的力量微弱，“数”指脉搏的次数快速，就是说脉弱而数，不应与阳虚脉微混为一谈。要在指出阴虚里热证，禁用灸法。如果误用灸法，则里热更炽，阴伤更甚，而致心神烦乱不安。因血液本虚，用火法则更劫伤其阴，所以说是追虚；热本为实，用火法则更增加里热之势，所以说是逐实。素质阴虚的人，阳气每多偏亢，《内经》曰“阴虚则内热”，艾火的力量虽然微小，但是火力进入人体之后，由于阴血不足，阳热偏盛，则阴愈伤而热愈炽，而为害倍烈，甚至带来焦骨伤筋的严重后果，就是用滋养营血的方法，也难以恢复。

太阳中风，不用汗解，以火熏逼而终不得汗。阳邪被火，热郁愈甚，其人必烦躁不宁。至七日以上，行其经尽之时，当解而不得解，则热邪必入里而内伤阴血，火热煎逼，故溢入肠胃，下行而圊血也。此非太阳本病，即上文所谓因火为邪，故曰名为火邪。

太阳病，二日反躁，反熨其背而大汗出。大热入胃，胃中水竭，躁烦，必发谵语，十余日振栗自下利者，此为欲解也。故其汗从腰已下不得汗，欲小便不得，反呕，欲失溲，足下恶风，大便硬，小便当数，而反不数及多，大便已，头卓然而痛，其人足心必热，谷气下流故也。

二日反躁者，非成氏所谓热气行于里也，乃阳邪怫郁，不得汗泄而躁也。因欲发汗，而反以火熨其背，乃得大汗出，即火劫之谓也。然因火熨之误，而大热之邪，即乘大汗之虚，遂陷入阳明胃府，故胃中之津液皆枯竭也。枯燥燔灼，故发躁烦。躁则汗后阳虚而阴动于下，烦则热邪归胃而阳盛于上。胃热神昏，必发谵语矣。若此者十余日，邪气渐衰，正气将复，故忽发战栗。战栗者，即战汗也。以大汗出而大热入胃，胃中之水已竭，又能自下利者，津液还胃而大便出也[①]。大凡寒战，已为邪气欲解。而胃热躁烦谵语之症，本应以承气下之，今得自利，热邪下泄，故为欲愈也。故其汗从腰以下不得汗者，言前大汗出时，若其汗从腰以下不得有汗，则下半截之邪，不得外泄，因汗后阳虚，下焦之气化不行，故欲小便不得，气上逆而反呕也。欲失溲者，邪郁下焦，阳虚不固，肾不能司二阴之窍，启闭失常，故既如癃闭，又欲失溲也。足下恶风者，腰以下无汗，风邪未去，下焦阳气不通，故足下恶风也。大便硬，小便当数而反不数者，邪归阳明也。阳明篇云：本自汗出，医更重发汗，以亡津液，胃中干燥，故令大便硬。当问其小便日几行，若本小便日三四行，今日再行，故知大便不久出。今为小便数少，津液当还入胃中，

①**【医理探微】**

程郊倩曰："十余日，则正气渐复，忽焉振栗者，邪正争也，自下利者，正胜而邪不能容，火势从大肠下夺也，火邪势微，津液得复，此为欲解之象。"

按语：程氏对振栗自下利的机制，解释得尤为透彻，不拘泥于狭义伤寒，认为是病温之类，更合乎实际，值得深入体玩。

故知不久必大便也。此条亦以大汗出后，大热入胃，胃中水竭，故令大便硬。然热邪在里，小便当数而反不数，所以津液当还入胃而大便当出矣。及大便出而且多，则热邪尽从下泄矣。大便已而头卓然痛者，热邪骤从下泄，上焦乍虚，故虚阳上浮而觉卓卓然痛也。足心为涌泉穴，足少阴肾脉之所自出，下焦真阳之所自始也。《灵枢》谓水谷入胃，谷之浊气下走，为下焦之阳气所蒸，清阳腾越而为卫气，昼行于阳，夜行于阴，常从足少阴而行于五脏六腑者也。前因邪热据胃，阻绝谷气而不得下行，下焦之阳气不得旋转，故足下恶风。邪气既去，经脉流通，阳气从足少阴而出，所以足心必热也。谷气者，卫气也。卫气乃胃中谷气下流之所化，实即胃气也，故曰有胃气者生，无胃气者死。此则胃气已行，故云谷气下流也。《灵枢·终始篇》云：凡刺之属三，必刺至谷气，故一刺则阳邪出，再刺则阴邪出，三刺则谷气至，谷气至而止。所谓谷气至者，已补而实，已泻而虚，故已知谷气至也。详推经义，乃谷入于胃，化而为精微冲和之气也，虽有宗气营气卫气之分，实谷之一气所化，故曰谷气，岂方氏所谓食气也哉！

太阳病，中风，以火劫发汗。邪风被火热，血气流溢，失其常度，两阳相熏灼，其身发黄。阳盛则欲衄，阴虚则小便难。阴阳俱虚竭，身体则枯燥，但头汗出，剂颈而还，腹满而喘，口干咽烂，或不大便。久则谵语，甚者至哕，手足躁扰，捻衣摸床，小便利者，其人可治。①

此亦言不用汗解，而以火劫致误也。盖风为阳邪，不当以火劫之法取汗。以邪风而被火热煎迫，则热伤阴分，使血气沸腾，不循其常行之经脉隧道，而横流妄溢，故曰失其常度。邪风又得火热，故为两阳相熏灼，阳邪不得外泄，故内走阳明，热伤血分，胃土郁蒸，热瘀肌肉，故其身发黄也。阳邪炽盛，血热妄行，故欲衄。阳盛则阴虚而津

①**【医理探微】**
太阳病中风证，有风寒与风热的不同，从误火后的变证来看，当是属于风热，所以用火劫发汗，就很快出现一系列阴伤火炽证候。接着分述各种症状的机制：风与火两阳熏灼，所以周身肌肤发黄；阳邪盛而迫血上行则为鼻衄，阴气虚而津液亏乏则小便困难；气血俱虚不能充肤泽毛，则身体干燥，但头汗出，身体不能作汗，正是有力的证明。由于阳邪太盛，脾肺亦伤，所以更有腹满微喘，口干咽烂，或不大便等变证。久则津液愈耗，胃家愈燥而作谵语。如病势再进一步发展，则呃逆、手足躁扰、捻衣摸床等恶候迭见了。病延至此，已濒临十分危险的境地，其间一线生机，则为小便尚利，标志着津液尚未尽竭，还有治疗余地，所以说其人可治。如果小溲全无，是化源已绝，纵有灵丹妙药，也无能为力了。热炽津枯之候，以小便的有无来决定预后良否，不但是最可靠的经验总结，而且富有很重要的科学价值，必须深思熟记，切勿草草读过。

液涸，故小便难。曰阴阳俱虚竭者，以小便难，已知其为阴气虚竭矣。上文曰阳盛，似不当言阴阳俱虚竭。然前所谓阳盛者，盖指阳邪而言也。此所谓阳虚者，以正气言也。以热邪过盛，阳气亦为之销铄矣。《经》所谓“壮火食气”，故阳气亦虚竭也。如此则阴液消亡，无以滋养灌溉而身体枯燥也。若阳盛而得衄，则阳邪得泄，当渐解矣。既不得汗，又不得衄，邪气壅塞，至于阴阳离异，邪热独盛于阳，故但头汗出。剂颈而还，《灵枢》云：诸阴脉皆至颈，从胸中而还，诸阳脉皆上至头。以阳邪炽盛于阳分，与阴气阻绝，所以头汗剂颈而还，自颈以下阴脉所至之处，皆不得汗泄也。《经》云：阴阳离决，精气乃绝。阴阳既不流通，邪并于胃，在外则不得汗泄，在内则不得下出，故腹满而喘。膻中为气之海，上通于肺而为呼吸者也。阳邪蓄积于中，其气不得流布于脏腑经络，故盛满而为喘，所谓满则必喘也。《阴阳应象论》云“阳胜则身热腠理闭，喘粗为之俯仰，汗不出而热，齿干以烦冤，腹满死者”是也。胃开窍于口，咽为胃之门户，胃热郁蒸，故口干而咽烂也。或久不大便，则实热久留于胃，煎熬熏灼，致神昏而谵语也，甚者至于实邪上逆而为哕。哕者，呃逆也。《宣明五气篇》云：胃为气逆为哕。非王太仆所谓噫，亦非李东垣所谓干呕也。夫四肢为诸阳之本，阳邪盛则四肢实，故手足躁扰而为捻衣摸床，此九死之证也。若其人小便犹利者，则真阳犹未尽虚，尚能施其气化；阴气犹未尽竭，尚能渗其津液，犹或可以速逐阳邪，急救阴气也，故曰其人可治。

烧针令其汗，针处被寒，核起而赤者，必发奔豚。气从少腹上冲心者，灸其核上一壮，与桂枝加桂汤，更加桂二两。[①]

烧针者，烧热其针而取汗也。《玉机真脏论》云：风寒客于人，使人毫毛毕直，皮肤闭而为热，当是之时，可汗而

①【医理探微】

对于加桂的问题，有桂枝加重剂量与另加肉桂的不同意见。我们认为桂枝本身也有下气平冲逆的作用，一般加重桂枝用量，即可达到治疗目的；如果肾阳虚较著，加用肉桂，当更能提高疗效；总之，视病情而定。本方与苓桂甘枣汤主治的区别：本方治疗脐下悸，是水气动欲作奔豚，无表证，故重用茯苓以制水；本方治疗气从少腹上冲心，是肾邪逆已作奔豚，表尚未尽，故加重桂枝，一以外解表寒，一以温降冲逆。

发也。或痹不仁肿痛，可汤熨及火灸刺而去之。观此则风寒本当以汗解，而漫以烧针取汗。虽或不至于因火为邪，而针处穴孔不闭，已被寒邪所侵矣。《八正神明论》云：天温日明，则人血淖液而卫气浮，故易泻，气易行；天寒日阴，则人血凝泣而卫气沉，是以天寒无刺，天温无凝，天忌不可不知也[①]。《离合真邪论》云："吸则纳针，无令气忤，静以久留，无令邪布，吸则转针，以得气为故，候呼引针，呼尽乃去，大气皆出，故命曰写。必先扪而循之，切而散之，推而按之，弹而怒之，抓而下之，通而取之，外引其门，以闭其神，呼尽纳针，静以久留，以气至为故，如待所贵，不知日暮，其气以至，适而自护，候吸引针，气不得出，各在其处，推阖其门，令神气存，大气留止，故命曰补。"夫针之为道，合天地之至数，通不测之神机，其法至精至妙，苟不能造其精微，则必有误人之害。所以烧针取汗，邪气已泄，大气皆出，而不知气至之后，适而自护，推阖其门之法，使热针骤去，寒邪侵入其未阖之针孔，故肿起如核，皮肤赤色，直达阴经，阴邪迅发，所以必发奔豚气也。盖奔豚者，肾藏阴寒之气上攻也[②]。豚本黑色，故属北方亥水，戌则一阳未剥，子已一阳初生。唯亥纯阴，故以豕喻之也。豕性迟钝，骇怒则奔突，肾肝之阴气上逆，有类奔豚，亦象形取义也。足少阴肾经之脉穴，自横骨大赫气穴四满皆在任脉关元气海之两旁。足厥阴肝经之脉穴，循阴股，入毛中，过阴器，抵小腹。是以奔豚之气，从少腹而上逆冲心，即如厥阴之为病，亦气上撞心也。治之唯有温经散寒而已，故即于核上各灸一壮，以驱其入处之寒邪。又即于解肌正治剂中，加桂以温散阴经之寒邪，乃为的治。注皆谓桂伐肾邪，然桂非伐肾邪也，命门之火气衰微，则寒邪为患，补益下焦之真火，即益火之源以消阴翳也。桂亦非能伐肝也，下焦之阳气衰弱，则木郁不达。地中之阳气上腾，则草本畅茂。人身肾中之元阳，即地中来复之一

①【注文浅释】
钱氏临证重视天人相应之思想，由此可见一斑。

②【注文浅释】
风寒之邪引动下焦水寒之气向上攻冲，有如奔豚状，主要是病人自感气从少腹上冲心胸。其病机为心阳虚而肾水上乘。

阳也。其上腾之阳气,即人身三焦之气化也。三焦本于肾中之阳,犹天地生化万物之阳气。本于黄钟初动,一点来复之阳也。肝乃含生于土中,勾萌未达之木也,故犹属厥阴。厥阴者,阴极阳生之处也。胆即透地条达之木,故为少阳。少阳者,初生方长之阳也。盖天地非阳气,则阴寒之郁结不得发散;草木非阳气,则勾萌之生长不能条达。明乎此,则用桂之义,无不莹澈矣。

桂枝加桂汤[①]

即于桂枝汤方内,更加桂二两,成五两,余依桂枝汤法。

【辨误】方氏云:所加者,桂也,非枝也。方出增补,故有成五两之说。经止云加减,原无载方旧本,因后人增补成方,类附卷末而多误谬。今依增校勘,以便用者之寻讨云。以此推之,则不过于原方更加桂而已。"二两"二字,已属不经,岂有桂之辛热,骤加二两之理?即使汉之三两,为今之一两,则此二两,亦已六钱六分,宁无太热之虑乎?而喻氏云:所以用桂三倍,加入桂枝汤中,是加而又加矣!故于本条原文下,去"二两"二字,以合三倍之说,恐不能无误谬也。若六经条下,已有桂枝加桂一汤,至此又加,乃可云更加而谓之三倍,然后可也。不知此所谓桂枝加桂汤更加桂二两者,其意盖谓桂枝加桂汤,当于桂枝汤中,更加桂二两而已,非谓桂枝加桂汤又更加桂也。更有辨者,别条既无桂枝加桂之用,而独用于此,则何不一总加入,而必一加再加乎?此又不辨自明者也。前辈用心,偏于此等处模糊,其何以翼仲景而训后世哉?

脉浮宜以汗解。用火灸之,邪无从出,因火而盛,病从腰以下必重而痹,名火逆也。

①**【案例犀烛】**

湖北张某,为书店帮伙,一日延诊,云近日得异疾,时有气痛,自脐下少腹起,暂冲痛到心,顷之止,已而复作,夜间尤甚,请医不能治,已一月有奇。审视舌苔白滑,脉沉迟,即予桂枝加桂汤,一剂知,二剂愈。(摘自《遯园医案》,作者萧伯章)

按语:该案没有感寒病史,也未用过烧针方法,可见奔豚证并不一定见于外感病,更不一定由于烧针发汗,而是多见于内科杂病。再则,原文只描绘奔豚的临床特征为气从少腹上冲心,并未提到腹痛,而事实上往往兼有腹痛。该案提到时有气痛自脐下少腹起,向上冲痛到心,顷之止,堪补仲景原文之不足。此外,该案还交代了舌苔白滑,脉沉迟,为寒性奔豚的辨证眼目,因而有助于辨证参考。只有确诊为寒证,才宜用桂枝加桂汤;如属热证,则非本方所宜。

脉浮为风邪在表，宜以汗解，乃为合法。医反以火灸取汗而终不得汗，邪气遂无从而出，阳邪因火而愈盛，其郁蒸之湿热下流，故从腰以下必重而痹也。痹者，筋骨拘挛而不能屈伸，即《素问·生气通天论》所云：湿热不攘，大筋软短，小筋弛长之义也。此亦因火变逆，是以名之曰火逆。

中风误吐

太阳病，当恶寒发热。今自汗出，不恶寒发热，关上脉细数者，以医吐之过也。一二日吐之者，腹中饥，口不能食。三四日吐之者，不喜糜粥，欲食冷食，朝食暮吐，以医吐之所致，此为小逆。

病在太阳，自当恶寒发热。今自汗出而不恶寒，已属阳明。然阳明当身热汗出，不恶寒而反恶热。今不发热，及关上脉见细数，则又非阳明之脉证矣。其所以脉证不相符合者，以医误吐而致变也。夫太阳表证，当以汗解，自非邪在胸中，岂宜用吐。若妄用吐法，必伤胃气。然因吐得汗，有发散之义寓焉，故不恶寒发热也。细则为虚，数则为热，误吐之后，胃气既伤，津液耗亡，虚邪误入阳明，胃脘之阳虚躁，故细数也。关上者，盖指右关而言也。即《脉要精微论》所谓：附上，右外以候胃，内以候脾也。右关本以候脾胃，而关上则兼指气口也。何以知其指气口乎？《五脏别论》曰：气口何以独为五脏主？曰：胃者，水谷之海，六腑之大源也。五味入口，藏于胃以养五脏气，气口亦太阴也，是以五脏六腑之气味，皆出于胃，变见于气口也。此以误吐损胃，故知关上兼指气口而言也。一二日邪在太阳之经，因吐而散，故恶寒发热之表证皆去。虽误伤其胃中之阳气，而胃未大损，所以腹中犹饥。然阳气已伤，胃中虚冷，故口不能食。阳明篇首云：能食者为中风，不能食者为中寒。盖有阳气则能纳能消，无阳气则不能消纳也。三四日则邪已深入，较前已不同矣。

若误吐之，损胃尤甚，胃气虚冷，状如阳明若中寒不能食，故不喜糜粥也。及胃阳虚躁，故反欲食冷食，及至冷食入胃，胃中虚冷不化，朝则阳气隆而犹能受纳，暮则阴气盛而胀满，故上逆而吐也。此虽因误吐致变，然表邪既解，无内陷之患，不过当温中和胃而已，此为变逆之小者也，不若误汗误下火劫之变尤大也。此条当与下文误汗变逆第五条之“病人脉数，数为热”之一节互看，此以误吐伤胃，阳气衰微，阳虚脉数，不能消谷而吐；彼以误汗阳虚胃冷，客热不能消谷而吐也。

太阳病，吐之，但太阳病当恶寒，今反不恶寒，不欲近衣，此为吐之内烦也。

再言误吐之变，所以反复申明上条之义也。言太阳表证，本当恶寒，今反不恶寒，且不欲近衣者，恰似阳明证所谓不恶寒反恶热也。其所以然者，以吐后外邪虽去，而胃气虚损，其虚阳在内原属阳明之虚邪作烦故也。

中风误汗

太阳病，发汗后，大汗出，胃中干，烦躁不得眠，欲得饮水者，少少与饮之，令胃气和则愈。若脉浮小便不利，微热消渴者，五苓散主之。[①]

此条当作两截解。“发汗后，大汗出”二句，乃一条误汗之总领。自“胃中干”，至“胃气和则愈”，是误汗之虚邪犯胃，故不须立治，但饮水而使胃和则愈。自“脉浮小便不利”，至“五苓散主之”，是邪气未曾犯胃，因太阳之经邪，误汗而犯太阳之府，膀胱受病，故以五苓散主之也。言太阳中风，当用桂枝汤，取微似汗以解之，乃为正治。此曰发汗，则非解肌矣。又曰大汗出，非误用麻黄汤，即犯如水流漓之戒矣。大汗出而胃中津液干枯，致燥热而烦，不得眠者，《经》云：胃不和则卧不安也，胃中干燥而烦，故欲得饮水也。曰少少与之者，恐大汗出后，胃中阳气已虚，不能消水而为水逆故也。如得水之后，津回气

①【医理探微】
太阳病治当发汗，但因汗不如法，大汗出后常发生两种情况。一是汗后表证已除，唯因胃中津伤而干燥，以致烦躁不得眠，这不是里热伤津，只须注意调护，给予少量的汤水，使其慢慢呷下，以滋润胃燥，胃中津液恢复则胃气和，胃和则烦躁自除。切不可大量恣饮，因为胃气尚弱，恣饮则易酿成蓄水证。这是病后调护口渴欲饮必须遵循的原则。一是汗后而表邪未尽，仍然脉浮微热，但又见小便不利、消渴，这主要是恣饮的缘故，饮水太多而脾不转输，膀胱水蓄则小便不利，水津不能上布则消渴，愈饮愈渴，饮不解渴，饮入之水似乎已经内消，故称消渴。此时里有蓄水，外兼表邪，治当运脾布津、温阳化气，五苓散为合适的方剂。脾之输转复，膀胱气化利，则小便利而蓄水除，津液布而口渴止，里得和而表亦随解。本证小便不利，当然与膀胱有关，但是水气之所以蓄而不行，与脾的关系尤切。许多注家囿于经腑之说，将蓄水证专属之膀胱腑证，并把五苓散看作太阳腑证的专方，未免以偏概全。

复，胃气和调则愈矣。若大汗出后，其脉浮而小便不利者，又非入胃之虚邪矣。夫脉浮本为风邪在表，此已发其汗而大汗出矣，岂表邪犹未解耶？所谓脉浮者，盖因误汗亡阳，真阳失守，虚火上浮，故脉见浮耳。亡阳则命门无火，下焦无气化之用，所以小便不利也。虚阳浮越于上，故微热而消渴也。消渴者，饮水无度也[①]。阳虚则下焦无火，气化不行，无蒸腾之用，则下焦之气化不升，而上焦无津液之润，与厥阴首条之消渴相似，故用五苓散中之桂，以助其下焦肾藏蒸腾之气，四苓以沛其上焦肺家气化之功，则三焦施化，升降流行，津回便利而愈矣。此条当与中篇“发汗已，脉浮数烦渴”条互看。

①【注文浅释】
消渴：形容口渴之甚，饮不解渴。此处是症状，不是病名。

【辨误】成注以脉浮为表邪未解，固属不知者之谬解。而《尚论》亦取方氏“脉转单浮，为邪见还表，五苓散导湿滋干”等语，作一串讲，而谓脉见单浮，为邪还于表。脉浮本当用桂枝，何以变用五苓耶？以热邪得水，虽不全解，势必衰其大半。邪既还表，其热亦微，兼以小便不利，证成消渴，则府热全具，故不从单解而从两解。凡饮水多而小便少者，谓之消渴。里热炽盛，何可复用桂枝之热？故导湿滋干清热，惟五苓有全功耳。愚窃谓汗既大出，岂有表邪尚在之理？既云证成消渴，府热全具。邪气入府，焉有还表之时？且云消渴之里热炽盛，以桂枝尚惮其热而不可复用。然则五苓散中之肉桂，又能滋干清热否耶？若以桂枝汤为单解，五苓散为两解，是误认五苓散之桂为桂枝矣。不知五苓散方中，原云桂去粗皮半两。桂枝汤固为解表而设，然五苓散中之桂，岂亦能解表耶？假使五苓散中亦果用桂枝，则何故偏以桂枝汤中之桂枝为热而不可复用，以五苓散中之桂枝为滋干清热耶？若此，毋怪其太阳中篇，“伤寒发汗已，脉浮数烦渴”条下，五苓散注中，有术用苍、桂用枝之谬语，良可叹也！义详五苓散方论中，此不多赘。

太阳病，发汗，遂漏不止。其人恶风，小便难，四肢微急，难以屈伸者，桂枝加附子汤主之。

太阳中风，本卫不和而毛孔不闭，营阴弱而不能内守，所以阳浮热自发，阴弱汗自出也。而又误发其汗，遂至卫阳愈疏而不能外固，营阴愈弱而汗漏不止也[①]。如此，非唯病不能除，而亡阳之变生矣。恶风乃阳虚生外寒，非《尚论》所云为风所袭也。以卫阳不密，腠理空疏不能任受风寒，虽无风而亦畏恶也。小便难，亦非津液外泄而不下渗也。盖卫外之阳，即下焦真阳之所升发者也。汗漏不止而阳气散亡于外，则真阳败泄于内。命门无火，三焦不能施化，气化不行，故膀胱之水道不利也。四肢微急，难以屈伸者，《素问·阳明脉解》云：四肢为诸阳之本。《灵枢·终始篇》云：阳受气于四肢，阴受气于五脏。《邪客篇》云：卫气者，出其悍气之慓疾，而行于四末分肉皮肤之间而不休者也。此因误汗亡阳，而阳气不能充于四肢故也。《生气通天论》云：阳气者，精则养神，柔则养筋。无阳气则筋寒而拘挛，故微急而难以屈伸也。若此者，是犯误汗亡阳之逆也。当随证治之而桂枝汤不中与也，故以桂枝加附子汤主之。

桂枝加附子汤方

于桂枝汤方内，加附子一枚，炮去皮，破八片，余依前法。

此方于桂枝汤全方内加附子者，故多一"加"字。伤寒八九日风湿相搏条下之桂枝附子汤，芍药已去，非桂枝全汤，乃另是一方，故无"加"字。

太阳病，发汗，汗出不解，其人仍发热，心下悸，头眩身瞤动，振振欲擗地者，真武汤主之。[②]

《尚论》取方氏之说，谓此条为误服大青龙，因而致变

①【注文浅释】

本证汗漏不止，主要是因卫阳虚，所以加熟附子，目的在于温卫阳以固表，不一定是温少阴肾阳。

②【案例犀烛】

孙兆治一人，患伤寒，发热，汗出多，惊悸，目眩，身战栗。众医有欲发汗者，有作风治者，有欲以冷药解者，延孙诊之。曰：太阳经病得汗不解，若欲解，必复作汗，肾气不足，汗不来，所以心悸目眩身战。遂与真武汤，三服，微汗自出，即解。盖真武汤附子白术和其肾气，肾气得行，故汗得来。仲景说："尺脉弱者，营气不足，不可发汗。"以此知肾气怯则难汗也。（摘自《名医类案》，作者江瓘）

按语：本案身振栗，目眩惊悸等均系因肾阳虚不能制水，水气内动所致，肾气不足不能作汗，故发热等表证不解。孙氏独排众议，治以真武汤，方中附子、白术和其肾气，肾气得行，因得汗解。从而可证真武汤所治之人乃发热，不是虚阳外越，而是表证未罢。

者立法，误矣！大凡汗多亡阳，及三阴无阳之证，皆以附子温经复阳，乃治之大经，理之自然，一定之法也，岂独一青龙之误为然哉？其所以疑之者，盖以太阳下篇之误服大青龙，而致厥逆筋惕肉瞤之变者，亦以真武汤救之之故也。然服桂枝汤而强逼其汗，遂可使如水流漓，亡阳致变矣。况于麻黄大青龙，以及火劫乎？所以谓之发汗，而不曰解肌也。汗出不解仍发热者，非仍前表邪发热，乃汗后亡阳，虚阳浮散于外也。若仍因表邪发热，焉有全不顾表而竟用真武汤之理乎？观长沙立治，义自明矣。此所谓心下悸者，非心悸也，盖心之下，胃脘之上，鸠尾之间，气海之中。《灵枢》谓膻中为气之海也。误汗亡阳，则膻中之阳气不充，气不得伸而呼吸不利，所以衄衄然跳动也。盖因汗多则阳虚，阳虚则龙火上炎，无根失守，扇动君火，故心下若怔忡之状，头旋眩晕，身体为之瞤动也。振振欲擗地，前注家皆置之不解，而方氏引毛诗注云：擗，拊心也，言拊心而无可奈何也。若此，是拊心而非擗地矣。喻氏谓汗出过多，卫气解散，其人似乎全无外廓，故振振然四顾彷徨，无可置身，欲阚地而避处其内。汗多亡阳，欲入土中，避虚就实也。愚谓此论又觉过于深求，不能无穿凿之病。以意解之，则振振欲擗地者，即下文所谓"发汗则动经，身为振振摇"之意，言头眩而身体瞤动，振振然身不能自持而欲仆地。因卫分之真阳丧亡于外，故命门之龙火飞越于上，与误服大青龙之变无异矣，焉得不以真武汤收其散失之阳，导使归源，令龙潜海底，方得波恬浪息也，故以真武汤主之。方见青龙汤下。

发汗后，身疼痛，脉沉迟者，桂枝加芍药生姜各一两，人参三两，新加汤主之。①

此本中风而以麻黄汤误发其汗，遂使阳气虚损，阴液耗竭，不能充灌滋养，故身疼痛而脉沉迟，非伤寒脉浮紧而身疼痛之可比也。浮紧则知其表邪未解，沉迟则知其

①【医理探微】

身疼痛为太阳表证之一，35条的身疼腰痛，骨节疼痛，是其实例。经过发汗治疗后，如果表证已解，身疼即当随愈；若身疼未除，脉仍浮紧，则表证续在，还当续予解表。现在身体虽痛，但脉不浮紧，而是沉迟，浮脉主表，沉脉主里，浮紧为表寒实，沉迟为里虚，可见这一身疼不是卫闭营郁，而是营血虚而经脉失养。成无己说："脉沉迟者，营血不足也。"本论50条："脉浮紧者，法当身疼痛，宜以汗解之。假令尺中迟者，不可发汗，何以知然？以荣气不足，血少故也。"可与本条比类而观。但该条是太阳表实证，兼营虚血少，而本条表证已罢，纯属于营血虚少，与之有很大不同，所以治用桂枝汤加重芍药、生姜以养营通阳，更加人参益气阴以生血。

阳气已虚。《阴阳应象论》云：阳气者，精则养神，柔则养筋。《生气通天论》云：圣人陈阴阳而筋脉和同。此以误汗亡阳，无以嘘培筋骨，所以身疼痛，故仍以桂枝汤和解卫阳。因误汗之后，多加芍药之酸收，以敛营阴之汗液。生姜以宣通其衰微之阳气，人参以扶补其耗散之元真，故名之曰桂枝新加汤。然身疼痛而脉沉迟皆无阳之证，而不加附子以温经复阳者，以未如肉瞤筋惕汗漏不止之甚，故不必真武汤，及桂枝加附子汤救急之法也。若服而而未除者，恐亦必当加入也。

【辨误】前注家俱认作伤寒发汗后，寒邪不能尽出所致，误矣。夫伤寒发汗，即或寒邪未尽，既汗之后，亦无身反疼痛之理。身疼虽属伤寒本证，设汗后未除，则脉当浮紧，何反沉迟？况桂枝本为解肌，于寒伤营之证，已在禁例，且叮咛告戒曰："不可与也，当取识此，勿令误也。"若伤寒而用桂枝，岂仲景立法自犯乎？桂枝汤已在所禁，可更加芍药人参以收补之耶？此不辨自明者也。既曰桂枝新加，而原方不改，则知仍桂枝之旧，更加芍药生姜人参矣。治法不离乎桂枝，则尤知其为太阳中风矣，复何疑乎[①]？《尚论》谓名之曰新加者，明非桂枝汤中之旧法也，恐误。

①【注文浅释】
钱氏把桂枝汤看作治太阳中风的专剂，这种看法不免机械化，乃是以偏纠偏，彼此皆误。

桂枝新加汤方

桂枝三两　芍药四两　甘草二两，炙　人参二两　生姜四两　大枣十二枚，擘

上六味，以水一斗一升，微火煮取三升，去滓，分温服如桂枝法。义在注中，不另立论。

病人脉数，数为热，当消谷引食而反吐者，此以发汗令阳气微，膈气虚，脉乃数也。数为客热，不能消谷，以胃中虚冷，故吐也。

言病人脉数，数则为热。若胃热当消谷善饥而引食矣，而反吐者，皆以发汗之故，令阳气微，膈气虚，脉乃数也。《灵枢经》谓谷入于胃，其精专之清气，化而为营，行于脉中；谷之浊气，降于下焦，为真阳所蒸，其清阳之气，慓悍滑疾，行于脉外，直达皮肤而为卫气。其宗气积于胸膈之膻中，上通于肺而为呼吸。然虽有营气卫气宗气三者之分，实即谷之一气所化也。误汗而卫外之阳气败亡，则膈间之宗气、胃中之阳气，悉随汗出之精液而外泄矣。《素问·评热论》云：人所以汗出者，皆生于谷，谷生于精。今邪气交争于骨肉而得汗者，是邪却而精胜也，精胜则当能食而不复热。复热者，邪气也。汗者，精气也。今汗出而辄复热者，是邪胜也。不能食者，精无俾也。病而留者，其寿可立而倾也。以经义揆之，此条之义，盖以发热汗自出之中风，而又误发其汗，致令卫外之阳，与胃中之阳气皆微，膈间之宗气大虚，故虚阳浮动而脉乃数也。《素问·阴阳别论》云：凡阳有五，五五二十五阳。所谓阳者，胃脘之阳也。若胃脘之阳气盛，则能消谷引食矣。然此数非胃中之热气盛而数也，乃误汗之后，阳气衰微，膈气空虚，其外越之虚阳所致也。以其非胃脘之真阳，故为客热，其所以不能消谷者，以胃中虚冷，非唯不能消谷，抑且不能容纳，故吐也。

汗下颠倒

本发汗而复下之，此为逆也。若先发汗，治不为逆，本先下之而反汗之为逆。若先下之，治不为逆。

此论证有表里，法有汗下，若颠倒错误，则为治之逆也，逆之则变生矣。夫邪气在表，本当发汗而反下之，必有变逆之患，此为治之逆也。若先发其汗，则治不为逆。邪气在里，本当先下之而后他治，若反汗之，则必有变逆之患，故亦为治之逆。若先下之，则治不为逆矣，此治法之先后次第也。

太阳病，下之而不愈，因复发汗。以此表里俱虚，其人因致冒。冒家汗出自愈，所以然者，汗出表和故也。得里未和，然后下之。

治病虽有权变，汗下岂宜颠倒？此承上文言邪气在表，当先以汗解，今反下之而不愈，因复发其汗，下之则先虚其里，汗之则又虚其表，以此一下一汗而表里俱虚矣。其人邪气虽未内陷，而元气已虚。即欲得汗而邪气郁滞于表，一时未得发越，因而致冒。冒者，蒙瞀昏眩，若以物覆冒之状也。其所以冒者，以邪气欲出而未得故也。冒家得汗出，则邪气得泄而自愈矣。其所以然者，以汗出表和故也。表气既和之后，方审其里有未和，然后下之可耳。观此，则知表邪在所必解。若夫下与不下，须察其里之和与不和，非汗后必当下也，况未汗之前，可先下之乎？此长沙示人以平常显易之法，戒人勿颠倒错误也。

下之后，复发汗，必振寒脉微细。所以然者，以内外俱虚故也。

误下之后，复发其汗，阳气大虚，必振栗恶寒而脉见微细。其所以然者，以下之则胃中之阳气已虚，汗之则表间之卫阳又损，致脉证皆见虚寒，故曰内外俱虚也[①]。

①【临证薪传】

从本条脉证来看，阴阳两虚应以阳虚为主，随证拟治，当用姜附扶阳，人参益阴。

下之后，复发汗，昼日烦躁不得眠，夜而安静，不呕不渴，无表证，脉沉微，身无大热者，干姜附子汤主之。

上文言下后复发汗，必振寒而脉微细，知其为内外之阳气皆虚矣。而此条之下后复汗，致昼日烦躁不眠，夜而安静者，何也？盖昼者，阳也；夜者，阴也。烦虽属阳，而躁则阴盛迫阳之所致也。夫卫阳与营阴和协，则能安卧。阳虚而烦，阴盛而躁，故不得眠也。下而复汗，阳气大虚，阳虚则阴盛。昼则阳气用事，且卫气行阳二十五度之时，阳气虽虚，尚能与阴争，故昼日烦躁不得眠。月令仲夏仲冬二至之候，阴阳偏胜则阴阳争，即《易》所谓阴疑于阳必战，为其嫌于无阳之义也。夜则阴气独治，阳微不能与争，故安静也。发热恶寒呕逆者，太阳之表证也。呕而寒热者，少阳之表邪也。太阳热邪犯府，则渴欲饮水。阳明热邪入里，必渴欲饮水。至于邪在少阳，则或渴或不渴矣。不呕不渴，则知病不在阳经矣。况无表证，身无大热而脉见沉微，沉则阴寒在里，微为阳气大虚，故当以干姜附子为温经复阳之治也。

干姜附子汤方[①]

干姜一两　附子一枚，去皮，生用

上二味，以水三升，煮取一升，去滓顿服。又具注中

大下之后，复发汗，小便不利者，亡津液也，勿治之。得小便利，必自愈。

大下之后复发汗，无他变证，但小便不利者，以汗下两亡其津液，且阳虚而气化不行也。且勿治之，恐利其小便，又下竭其津液而致变也。姑待其下焦真气渐复，津回气化，得小便利，必自愈矣。

中风误下

太阳病，外证未解者，不可下也，下之为逆。欲解外者，宜桂枝汤主之。

未言误下之逆，先申下早之禁，以致其叮咛戒警之意也。夫太阳中风，其头痛项强，发热恶寒自汗等表证未除，理宜汗解，慎不可下。下之于理为不顺，于法为逆。逆则变生而邪气乘虚内陷，结胸痞硬，下利喘汗，脉促胸满等证作矣，故必先解外邪。欲解外者，宜以桂枝汤主之，无他法也。

太阳病，先发汗不解，而复下之，脉浮者不愈。浮为在外，而反下之，故令不愈。今脉浮，故知在外，当须解外则愈，宜桂枝汤主之。

中风本应解肌，不当发汗，即用桂枝汤，亦有如水流

①【案例犀烛】

李东垣治一人，恶热面赤，烦渴引饮，脉七八至，按之则散，此无根之火也，与姜附加入人参服之愈。（摘自《名医类案》，作者江瓘）

按语：恶热面赤，烦渴引饮，颇似一派热象，但脉数按之即散，因知不是实热，乃是阴虚于下的无根之火浮越于上。所以用姜附回阳，增入人参益阴，使阴阳环抱，自然假热除而脉亦得敛。

漓而病不除者，况前条亦有初服桂枝汤而反烦不解，必待先刺风池风府，使风邪得泄，然后却与桂枝汤则愈者。可见表证未解，未可遽用他法也。医见汗后不解，疑其邪已入里，而复下之，仍见脉浮而不愈者，何也？因脉浮为风邪在外，不应反下之，下之而不愈者，以药不中病，故令不愈也。今以脉仍浮，故知邪尚在外，幸而犹未陷入也，当须仍解其外邪则愈矣，宜以桂枝汤主之。

太阳病，下之后，其气上冲者，可与桂枝汤，方用前法。若不上冲者，不可与之。

太阳中风，外证未解之时而误下之，则胃气虚损，邪气乘之，当内陷而为痞为结，下陷而成协热下利矣。以下后而其气上冲，则知外邪未陷，胸未痞结，当仍从外解，可与桂枝汤，不须加减，悉照前方服法可也。若其气不上冲者，恐下后邪或内入，胃气已伤，将有逆变，尚未可知。桂枝汤不可与也，姑待其变，然后随证治之可耳。

【辨误】《条辨》及《尚论》，皆曰以桂枝汤加入前下药内，则表邪外出，里邪内出，即用桂枝大黄汤之互词也。不知彼太阴条下，因本太阳病，误下而致腹满时痛，故属太阴。虽然属太阴，而未离太阳，故仍以桂枝汤解表。又以脾阴受伤，故倍加芍药。直至大实痛者，已兼阳明，方用桂枝加大黄汤以兼攻其胃实耳，岂此条可比？今以下之而但其气上冲，未生他变，已属幸免，宁可再用从前下药，使一误再误耶？恐有识者必不以为然也。

太阳病，桂枝证，医反下之，利遂不止，脉促者，表未解也；喘而汗出者，葛根黄连黄芩汤主之。

桂枝证，风伤卫也。反下之，不汗解而反误下之也。利遂不止，因误下之故，热邪随之而内犯也。脉促者，非脉来数，时一止复来之促也，即急促亦可谓之促也[①]。促为阳盛，下利则脉不应促，以阳邪炽盛，故脉加急促，是以知其邪尚在表而未解也。然未若协热下利之表里俱不

①**【注文浅释】**
此注较符临床实际。

解，及阳虚下陷，阴邪上结而心下痞硬，故但言表而不言里也。喘而汗出者，《经脉别论》云：太阳脏独至，厥喘虚气逆，是阴不足，阳有余也。盖邪热上盛，故脉促而气喘也。汗出，汗自出也。若阴脉弱而汗自出，犹是桂枝证也。今脉促汗出而表未解，则知为误下之变，邪气已误越阳明之境矣。喻氏所谓太阳热邪，未传阳明之经，已入阳明之府矣。所谓桂枝汤不中与也，故以葛根解阳明之表，芩连清邪热之盛，而和之以甘草者，所以抚定中州也。

葛根黄连黄芩汤方①

葛根半斤　黄连三两　黄芩二两　甘草二两，炙

上四味，以水八升，先煮葛根减二升，纳诸药，煮取二升，去滓，分温再服。

太阳病，下之微喘者，表未解故也，桂枝加厚朴杏仁汤主之。

此亦犯误下之禁而脉不言促。虽喘而微，此变逆之小而轻者也。其所以致之者，亦因表邪未解而妄下之之故也。以风邪仍在太阳，故仍用桂枝。又以误下则胃受伤而中气逆满，故用厚朴之辛温以下气。微喘则邪壅上焦，故用杏仁之苦辛，以利上焦之肺气也。

桂枝加厚朴杏仁汤方

于桂枝汤方内，加厚朴二两，杏仁五十个，余依桂枝汤法。

喘家作桂枝汤，加厚朴杏子佳。

此示人以用药之活法，当据理合法加减，不可率意背理妄加也。言凡作桂枝解肌之剂，而遇有气逆喘急之兼

①【案例犀烛】

李孩，疹发未畅，下利而臭，日行二十余次，舌质绛，而苔白腐，唇干，目赤，脉数，寐不安，宜葛根芩连汤加味。治以粉葛根六钱，细川连一钱，怀山药五钱，生甘草三钱，淡黄芩二钱，天花粉六钱，升麻一钱五分。李孩服后，其利渐稀，痧透，有增无减，逐渐调理而安。（摘自《经方实验录》，作者曹颖甫）

按语：麻疹宜向外透达，发疹期间发生腹泻，易致疹毒内陷。本案下利日二十余次，一派热象，只有清热才能利止；疹发不畅，必须透邪达表。对此，葛根芩连汤最恰当，于原方加升麻，可助葛根透发之力，更加山药补脾培土，花粉清热生津，面面俱到，药后即获显效，固意料中事也。

症者，皆邪壅上焦也。盖胃为水谷之海，肺乃呼吸之门，其气不利，则不能流通宣布，故必加入厚朴杏仁乃佳。杏子，即杏仁也，前人有以“佳”字为“仁”字之讹者，非也。

太阳病，下之后，脉促胸满者，桂枝去芍药汤主之。若微恶寒者，去芍药方中加附子汤主之。

成注云：下条太阳病，下之，其脉促不结胸者为欲解。此条下后脉促而复胸满，则又不得为欲解矣。盖由下后阳虚，表邪渐入而客于胃中，故与桂枝汤以散客邪，通行阳气也，此说最为近理[①]。《尚论》谓误下脉促，与上条同，以无下利不止，汗出等证，但见胸满，则阳邪仍盛于阳位。此论恐未惬仲景之旨，稍不如成氏之说矣。何也？观下文云，若微恶寒者，即于方中加附子，则知早已属下后阳虚之证矣，焉可谓之阳邪仍盛于阳位乎？盖同一误下脉促，上条多一下利不止，但因喘汗而知其为阳盛，尚用芩连清热。此条少一下利不止，但因胸满而即知其为阳虚，非唯不用寒凉，抑且于桂枝汤中，减去芍药者，以桂枝汤中之芍药，原因阴弱汗自出，故用之以益阴敛液，扶阴气之孱弱也，非邪入胸满，阳虚者之所宜，故去之耳。可见胸满一证，虽未成痞结，而近于痞结矣。所以下早热入，致结胸而硬痛者，可与大陷胸，及大黄黄连泻心汤。其心下气痞者，皆下后胃阳虚损，阴邪上逆，搏结而成，即下章所云：此非结热，但以胃中虚，客气上逆，故使硬也。故诸泻心汤中，皆以干姜黄连并用，以开其坚凝之痞结，及《内经》热因寒用之法也。故此条以桂枝去芍药，以解散阳邪，流通阳气，治下后阳虚之脉促胸满。若增微恶寒，则阳气大亏，致阳气不能卫外而阳虚生外寒矣，故加附子以温经复阳也。

①【医理探微】

34条有“脉促者，表未解也”，140条有“太阳病下之，其脉促，不结胸者，此为欲解也”，都是据促脉推知邪有向外之势。这些促脉与阳盛则促，虽然都是促脉，而致促的机制是完全不同的，切不可混为一谈。本证的脉促是胸阳被遏求伸，就其本质来说，是胸阳不足，阴邪弥漫，所以仍用桂枝汤之辛甘，温通阳气，祛邪出表，因芍药酸寒，于阳虚被遏不宜，去而不用，这样就更利发挥温通阳气的作用。

桂枝去芍药汤方

于桂枝汤方内，去芍药一味，余依桂枝汤法。

桂枝去芍药加附子汤方

于桂枝汤方内，去芍药加附子。

太阳病下之，其脉促不结胸者，此为欲解也；脉浮者，必结胸也；脉紧者必咽痛；脉弦者必两胁拘急；脉细数者，头痛未止；脉沉紧者必欲呕；脉沉滑者协热利；脉浮滑者必下血。

此条详言误下之脉证，以尽其变[①]。见病在太阳，决无可下之理也。前条脉促，以喘汗而知其为阳邪上盛，故用芩连以彻其热。次条同一脉促，以胸满而知其为下后阳虚，表邪入客于胸中，将成结胸，故仍用桂枝去芍药以散阳邪。此条亦下后脉促，既不能盛于上而为喘汗，亦不至陷于内而为结胸。脉虽促而阳分之邪，已自不能为患，是邪势将衰，故为欲解，此误下之侥幸者也。若误下之后，脉仍浮者，可见表邪甚盛，不为下衰，将必乘误下之里虚，陷入上焦清阳之分而为结胸矣。若下后脉见紧者，则下后阳虚，里寒已甚。夫膀胱者，足太阳寒水之腑也；足少阴肾者，足太阳寒水之脏也，故太阳与少阴表里而为一合也。误下之后，阳虚阴盛，下焦之虚阳，为少阴之阴寒所逼，循经上冲，必作咽痛也。何也？《灵枢·经脉篇》云：足少阴之脉，其直者从肾上贯膈，入肺中，循喉咙，挟舌本，是动则病舌干咽肿，嗌干及痛者是也。弦为东方木气，肝胆之病脉也，下后而见弦脉，则知邪犯少阳之经矣。《经脉篇》谓足少阳之脉，贯膈络肝属胆，循胁里，出气街，动则病口苦善太息，心胁痛，不能转侧。《素问·热论》云：其脉循胁络耳，故胸胁痛而耳聋，所以知其邪入少阳也。脉细数者，细则为虚，数则为热。下后虚阳上奔，故头痛未止，若脉见沉紧，则为下后阳虚，致下焦阴邪上逆而呕也。沉为在里，沉主下焦；滑为阳动，滑主里实。误

①【医理探微】

太阳病，误用下法的变证颇多，但总的机转，不外表邪内陷，在上为咽痛、头痛，在下为下利、便血，在中为结胸，或为两胁拘急，如正气尚盛，邪未内陷，仍能外出而病解。本条似乎据脉测证，实际是根据脉与证的关系，阐述举脉问证的辨证方法，仍然是脉证合参，而不应理解为仅据脉象。

下里虚，热邪陷入，虚热相协，中气失守，水谷下趋，随其误下之势，必为协热下利也。脉法云：浮为在表，滑主痰食。似与血分无涉，然误下里虚，若两尺浮滑者，则邪热下走，阴分受伤，故必下血也。

【辨误】《尚论》谓"脉浮"句，当增一"促"字，其"浮"字贯下四句，言浮而促者、浮而紧者、浮而弦者、浮而细数者为是。因论中省一个"促"字，三个"浮"字，后之读者遂眩。未知从何考订，岂别见之于他本欤，抑不过出之臆见欤。吾恐仲景之文，反复详密，犹恐后人不悟，岂故吝此三四字而省之耶？且下文浮滑之"浮"字，又不省去，何哉？

太阳病，外证未除而数下之，遂协热而利，利下不止，心下痞硬，表里不解者，桂枝人参汤主之。①

外证未除，一误下之，已足致变，况数下之乎？频数下之，焉有内气不虚者乎？里虚而邪热内陷矣。正气既虚，则不能却邪外出，邪气既陷，亦不能自出还表，中气虚而无以内守，邪热陷则势必下攻，以虚协热，故下利不止也。协，合也，同也，言但热不虚，但虚无邪，皆不足以致此也。热邪协虚，中气不守，津液下奔，循其误下之势，利遂不止，致胃中阳气虚竭，故阴气上逆，坚结于胃中而痞硬也。心下者，胃居心之下也。旧注皆以正虚邪实解之，正虚固不必言，邪实则热邪实于里矣，岂反有参术干姜之用耶？不知证虽协热而下利，胃又因下利而阳虚，下利则热邪下走，阳虚则阴邪上逆，故心下痞硬也。甘草泻心汤条内，明言此非结热，但以胃中虚，客气上逆，故使硬也。所以下文有心下痞，无阳则阴独之论。此误下成痞，一贯之理也。表不解者，以外证未除而言也；里不解者，以协热下利，心下痞硬而言也。若欲表里两解，则桂枝汤不中与也，当以桂枝人参汤主之。

①**【案例犀烛】**

刘君，痢病复作，投当归银花汤，另送伊家制痢疾散茶二包，病虽愈，唯便后白色未减，心下痞硬，身热不退。愚思仲景曰，太阳病外证未除，而数下之，遂协热而利，利下不止，心下痞硬，表里不解者，桂枝人参汤主之。遂书此以服，大效，后因至衡州取账目，途中饮食不洁，寒暑失宜，病复大作，遂于衡邑将原方续服三剂乃愈。（摘自《中医杂志》，第20期谢安之医案）

按语：此案之要点有三。一为便后白色未减，是里虚寒之征；一为心下痞硬，属虚痞范围；一为身热不退，是表邪未尽所致。三者俱备，是为用本方之的证。但此方药性辛温，必须无脉数、口渴等热象才能应用。

桂枝人参汤方

桂枝四两　**甘草**四两　**白术**三两　**人参**二两　**干姜**三两

上五味，以水九升，先煮四味取五升，纳桂更取三升，去滓，温服一升，日再服，夜一服。

以桂枝甘草为君者，桂枝所以解卫分之阳邪，以外证未除故也；甘草所以缓虚痞之坚结，救中土之崩陷，犹甘草泻心之义也。臣之以参术所以补正气之虚，救下利之不止也。然脾胃之虚寒，中焦之痞结，以及不止之下利，非以温热守中之干姜佐之，不能建奇功也。曰桂枝而去芍药者，盖桂枝汤中之芍药，以阴弱汗自出，故用之以敛营气而收阴液者也。误汗者宜之，误下而表邪未解者，不可与人参并用也。虽名曰桂枝人参汤，实桂枝人参理中汤也[①]。以其辛温而能解散外邪，温补而能守中消痞，故为两解表里之剂云。

太阳病，二三日，不能卧，但欲起，心下必结，脉微弱者，此本有寒分也。反下之，若利止，必作结胸；未止者，四日复下之，此作协热利也。

二三日，表邪未解，将入里而未入里之时也。不能卧，但欲起者，邪势搅扰，坐卧不宁之状也。若此，则知邪已在胸次之阳位矣。以尚未入胃，故知心下必结。必者，决词也。本文虽不言治法，以理推之，即栀子豉汤之类症也。若此症而脉见微弱者，其中气本属虚寒，尤为不可下之证。而反下之，若利随下止，则陷入之邪，不得乘势下走，必硬结于胸中矣。若三日下之而利未止者，第四日复下之，则已误再误，有不至中气不守，胃气下陷，以虚协热而下利者乎？此所以重以为戒也。前条误下而利下不止，故因虚寒而成痞硬；此条误下利止，亦因虚寒而成结胸，均属太阳未解之证。一痞一结，似有虚实之殊，然脉

①**【临证薪传】**

从本方的用药来看，就是理中汤原方甘草用量增为四两，再加桂枝四两组成；也可以说是理中汤与桂枝甘草汤的合方。可见其重在益气通阳，气足阳通，则里和而表亦随解。

微弱而本有寒分者，其可竟以实热待之耶？“协热”二字，当与前条不甚相远也。可见发于阳者而亦痞亦结，是终无一定之例也，但当以寒热虚实为准则可耳。

中风蓄血

太阳病不解，热结膀胱，其人如狂，血自下，下者愈。其外不解者，尚未可攻，当先解外。外解已，但少腹急结者，乃可攻之，宜桃核承气汤。

太阳之经脉，起于目内眦之睛明穴，上额交巅，从巅入络脑，还出别下项，挟脊抵腰中，入循膂，络肾属膀胱而终于足小指之至阴穴。故太阳为膀胱之经，膀胱为太阳之府，此以太阳中风之阳邪不解，热邪内走而结于膀胱，则热在下焦，即下文所谓太阳随经瘀热在里也。其人如狂者，《调经论》云：血并于阴，气并于阳，故为惊狂。《生气通天论》云：阴不胜其阳，则脉流薄疾，并乃狂。谓之如狂者，狂而未甚之词，其语言动静，或是或非，犹未至于弃衣而走，登高而歌，逾垣上屋，妄言骂詈，不避亲疏之甚也。热在下焦，故迫血自下，血下则热邪随血下泄，故愈也。若其血不得自下，而留蓄于少腹者，当攻之。然外证未解者，恐里虚邪陷，故尚未可攻，必当先解外邪。得外邪已解，但觉少腹急结者，乃可攻之，宜以桃仁承气汤下尽蓄血，则愈矣。

桃核承气汤方[①]

桃仁五十个，去皮　**桂枝**二两　**大黄**四两　**芒硝**二两　**甘草**二两

桂枝二两，是后人所改。推仲景立方本意，当是肉桂五钱。汉之五钱，即今之一钱二分也。分三次服之，是每服止五分而已，与硝黄同用，亦未为太过也。

上五味，以水七升，煮取二升半。去滓，纳芒硝，更上

①【案例犀烛】

李某，年二十余，先患外感，诸医杂治，证屡变，由其父陪来求诊。审视面色微黄，少腹满胀，身无寒热，坐片刻即怒目注人，手拳紧握，伸张如欲击人状，有顷即止，嗣复如初。脉沉涩，舌苔黄暗，底面露鲜红色。诊毕，其父促疏方，并询病因。答曰：病已入血分，前医但知用气分药，宜其不效。《内经》言“血在上善忘，血在下如狂”，此证即《伤寒论》“热结膀胱其人如狂”也，当用桃核承汤，即疏方授之。一剂知，二剂已，嗣以逍遥散加丹栀、生地调理而安。

按语：本案除精神症状外，辨证关键是少腹满胀，脉沉涩，舌苔黄暗，底面露鲜红色，确属血分瘀热，所以改用桃仁承气汤，仅服药两剂，就收到显著效果。

火微沸。下火，先食温服五合，日三服。当微利。

承气，即大小承气之义。《神农本经》谓桃仁主瘀血血闭。洁古云：治血结血秘，通润大肠，破蓄血。东垣谓桃仁苦重于甘，气薄味厚，沉而降，阴中之阳，乃手足厥阴药也。苦以泄滞血，甘以生新血，故破瘀血者用之，其功治热入血室，泄腹中滞血，除皮肤血热凝聚。大黄下瘀血积聚，留饮宿食，荡涤肠胃，推陈致新。芒硝咸寒下泄，咸走血，咸软坚，热淫于内，治以咸寒之义也。桂之为用，虽曰补五劳七伤，通九窍，利关节，益精补肾暖腰膝，治挛缩，续筋骨，生肌肉，引血化脓作汗等效，然通血脉，消瘀血，尤其所长也。甘草所以保脾胃，和大黄芒硝之寒峻耳。此即《至真要大论》之所谓君二臣三，奇之制也。

【辨误】此条之如狂，成氏谓热在膀胱，与血相搏，未至于狂，但不宁尔。《条辨》以为心主血而属火，膀胱居下焦而属水，膀胱热结，水不胜火，心火无制，热与血搏，不归经而反侮所不胜，故走下焦而为蓄血。心虽未病，以火无制，故悖乱颠倒，与心狂无异。又曰少腹者，膀胱也。急结者，有形之血蓄积也。《尚论》因之，遂以为热邪搏血，结于膀胱，膀胱为太阳寒水之经，水得热邪，必沸腾而上侮心火，故其人如狂。若少腹急结，则膀胱之血，蓄而不行。余历观注伤寒家，动辄以惊狂谵语，及心下悸者，皆作心病论，已属乖谬，而血蓄膀胱之说，恐尤为不经。愚谓仲景之意，盖以太阳在经之表邪不解，故热邪随经内入于府，而瘀热结于膀胱，则热在下焦，血受煎迫，故溢入回肠。其所不能自下者，蓄积于少腹而急结也。况太阳多血少气，阳明多气多血，肠胃为受盛之器，传化糟粕之浊道，百物之所汇，血热妄行，岂有不归肠胃者乎？且膀胱为下焦清道，其蒸腾之气，由气化而入，气化而出，未必能藏蓄血也。即另有溲血一证，亦由肾脏受伤，下焦气化乖离，故有气血错乱之病。然自小便流出者，亦非瘀蓄留滞，成形作块之血也。若果膀胱之血，蓄而不行，则膀胱瘀塞，下文所谓少腹硬满，小便自利者，又何自出乎？历见蓄血必从大便而出，未见有伤寒蓄血而出于小便者。若果出于小便，因何反用桃仁承气，及抵当通其大便乎？恐有识者必不以为然也。方中之桂枝，王肯堂先生已于《伤寒准绳》中断云：以上证，详玩之，当是桂，非桂枝也。盖桂枝轻扬治上，桂厚重治下。成氏随文顺释未足据。观此论，可以正千古之讹，复仲景之旧矣。奈何以后注家，又云仍加桂枝分解外邪，恐余邪少有未解，其血得以留恋不下耳。桃仁承气之桂枝解外，与大柴胡汤之柴胡解外相仿，益见太阳随经之热，非桂枝不解耳。余详味原文，仲景原云外不解者，尚未可攻，当先解外。外解已，但小腹急结者，乃可攻之。观"外解已"三字，则表邪已去，下文"但"字之义，则更无余邪。是桃仁承气汤，未许用之于外证未解之前，但可用之于外证已解之后。外证既解，又何必仍加桂枝，以分解外邪乎。此方自成氏以来，即改桂为桂枝，其何故也？揣其臆见，是必因热结膀胱，迫血妄行，畏桂之辛热而不敢用，故易之以桂枝耳。不知血既瘀蓄，而以大黄之苦寒，芒硝之咸寒下之，非以桂之辛热佐之，安能流通其凝结，融化其瘀滞乎[①]？况硝黄得桂，则无苦寒之虑；桂得硝黄，亦无辛热之虞矣。呜呼！仲景医圣，岂其立法尚有偏弊，必待后人规正耶？此非仲景误人，乃后人误仲景耳，嗟夫！

①【临证薪传】
陈古愚曰："桂枝用至二两者，注家认为兼解外邪，而不知辛能行气，气行而血乃行也。"

太阳病，六七日表证仍在，脉微而沉，反不结胸，其人发狂者，以热在下焦，少腹当硬满，小便自利者，下血乃愈，所以然者，以太阳随经瘀热在里故也，抵当汤主之。

太阳中风至六七日，乃邪当入里之候，不应表证仍在。若表证仍在者，法当脉浮，今脉反微而沉，又非邪气在表之脉矣。邪气既不在表，则太阳之邪，当陷入而为结胸矣。今又反不结胸而其人发狂者，何也？盖微为阳气虚，沉为邪在下，以邪不在阳分气分，故脉微。邪不在上焦胸膈而在下，故脉沉。热在下焦者，即上文所谓热结膀胱也。热邪煎迫，血沸妄溢，留于少腹，故少腹当硬满。热在阴分血分，无伤于阳分气分，则三焦之气化仍得运行，故小便自利也。若此者，当下其血乃愈，其所以然者，太阳以膀胱为腑，膀胱以太阳为经，本经自为表里，其太阳在经之表邪，随经内入于腑，其郁热之邪，瘀蓄于里故也。里非三阴也，乃太阳之里膀胱也[①]。热瘀膀胱，逼血妄行，溢入回肠，所以少腹当硬满也。上条不言脉，此言脉微而沉；上条言如狂，此言发狂；上条云少腹急结，此云少腹硬满；上条之血，尚有自下而愈者，其不下者，方以桃仁承气下之；此条之血，必下之乃愈。证之轻重，迥然不同，故不用桃仁承气汤，而以攻坚破瘀之抵当汤主之。

抵当汤方[②]

水蛭三十个，油熬　**虻虫**三十个，去翅足，熬　**桃仁**二十个，去皮，研　**大黄**三两，酒浸

上四味为末，以水五升，煮取三升，去滓，温服一升，不下再服。

水蛭苦咸，与虻虫皆为肝经血分之药，性皆嗜血，故善咂牛马人血，闻气即着，其喙锋利，所以为攻瘀破血之精锐，合桃仁大黄而为抵当汤丸也。抵当者，言瘀血凝聚，固结胶粘，即用桃仁承气，及破血活血诸药，皆未足以破其坚结，非此尖锐钻研之性，不能抵当，故曰抵当。世俗畏水蛭入腹再活，皆不敢用。不知彼虽易生之物，若不得天地雨露之气，泥水湿热之助，岂得再生？况已经熬炒，绢滤去滓，已是无形，但存气味矣。又受人肠胃之火气，运行消铄，已达病所，消化瘀血，随大便而并出矣，焉得更留于人腹耶？愚医每每惑之，然则仲景肯误人耶？

①【注文浅释】

抵当汤病位不应局限为膀胱，当以血蓄下焦为妥。

②【案例犀烛】

张意田治角口焦姓人，七月间患壮热，舌赤，少腹满闷，小便自利，目赤，发狂，已三十余日，初服解散，继则攻下，俱得微汗，而病终不解。诊之，脉至沉微，重按疾急。夫表证仍在，脉反沉微者，邪陷入于阴也，重按疾急者，阴不胜其阳，则脉流搏疾，并乃狂矣，此随经瘀血，结于少腹也，宜服抵当汤。乃自为制虻虫、水蛭，加桃仁、大黄煎服，服后下血无算。随用熟地一味捣烂煎汁，时时饮之，以救阴液。候其通畅，用人参、附子、炙草，渐渐服之，以固真元。共服熟地二斤余、人参半斤、附子四两，渐得平复。（摘自《续名医类案》，作者魏之琇）

按语：此案少腹满闷，小便自利，发狂，与本条所述汤证若合符节，尤其是脉至沉微，重按疾急，可以证明脉微而沉乃沉滞之象，绝不同于阴盛阳虚证的脉象沉微，对于理解本条脉象极有帮助。至于在服本方获效之后，随用熟地捣烂煎汁时饮，候其通畅，并用人参、附子、炙草渐服的方法，是针对病程较长、体力衰弱者，只有这样才能避免峻药伤正之弊，从而有利于康复。

殊属可笑。成氏谓苦走血，咸胜血。凡本草医书皆宗之。《素问·宣明五气篇》云：咸走血。《阴阳应象论》云：咸胜苦。盖血为水类，咸味入之，故血之味咸，苦为火味，咸为水味，水能制火，故咸胜苦。成氏之说，终不知其何所自出也。

太阳病，身黄，脉沉结，少腹硬，小便不利者，为无血也。小便自利，其人如狂者，血证谛也，抵当汤主之。

此又以小便之利与不利，以别血证之是与非是也。身黄，遍身俱黄也。沉为在里而主下焦，结则脉来动而中止，气血凝滞，不相接续之脉也。前云少腹当硬满，此则竟云少腹硬，脉证如此，若犹小便不利者，终是胃中瘀热郁蒸之发黄，非血证发黄也，故为无血。若小便自利而如狂，则知热邪与气分无涉，故气化无乖，其邪在阴血矣[①]。又知血在下焦，所以脉沉结，少腹硬也。如此乃为蓄血发黄，此血证最详最审，更无差误之真谛也，故必以抵当汤主之。

重编张仲景伤寒论证治发明溯源集卷之一终。

①**【注文浅释】**
小便利与不利是辨别湿热发黄与蓄血发黄的关键。

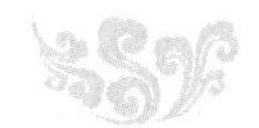

重编张仲景伤寒论证治发明

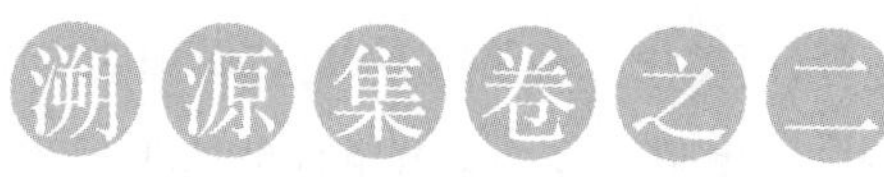

虞山　钱　潢　天来甫　著
门人　男　格　寿平　曾　铭　铎三　订

太阳中篇

伤寒证治第二

伤寒正治

太阳病，或已发热，或未发热，必恶寒体痛呕逆，脉阴阳俱紧者，名曰伤寒。

前总脉总证中，已先并举中风伤寒所同有之脉证矣，而尚未分其何以为中风，何以为伤寒也。此篇即于篇首脉浮头项强痛之总脉证中，又增入已发热未发热，恶寒头痛呕逆，及脉之阴阳俱紧，以别其为伤寒所现之脉证，有如此也。伤寒者，寒伤营也。营在卫内而属阴，寒本阴邪，其性锋锐，故深入而伤营也。寒邪入腠，玄府紧闭，阳气不得发泄，未有不郁而为热者。此言或已发热，或未发热者，言其发热之候，虽有或早或迟，而皆必恶寒体痛呕逆也[①]。称恶寒而不言恶风者，以寒伤营而言也。下文虽有恶风无汗之条，盖以营卫表里相连，寒邪由卫入营，营伤则卫必先伤，是以亦恶风也。体痛者，寒伤营分也，营者血中精专之气也。血在脉中，随营气而流贯，滋养夫一身者也。《生气通天论》云：圣人陈阴阳而筋脉和同，气血皆从。此因寒邪入于血脉之分，营气涩而不快于流行，故身体骨节皆痛也。呕逆，气逆而呕也。胸膈为太阳之区

①【医理探微】
柯韵伯曰："太阳受病，当一二日发，故有即发热者，或有至二日发者。盖寒邪凝敛，热不遽发，非若风邪易于发热耳。然即发热之迟速，则其人所禀阳气之多寡，所伤寒邪之浅深，固可知矣。"柯氏此说甚是。

界，邪在胸膈，故气逆而为呕也。然各经之呕不一，唯恶寒发热脉紧无汗之呕，则为太阳之本证也。当以各经之兼证别之，则自分矣。如伤寒呕多，虽有阳明证，不可攻之，盖以太阳表证未去，亦属太阳之呕也。若发热无汗之伤寒，呕不能食，而反汗出濈濈然者，是转属阳明之呕也。又如食谷欲呕者，属阳明也。又若呕而往来寒热者，属少阳之类是也。脉紧者如索之紧绞也，《脉经》谓紧与弦相类。《辨脉篇》云：弦者状如弓弦，按之不移也；紧者如转索无常也。脉阴阳俱紧者，言取之浮候固紧，而按之沉候亦紧也。前中风为阳邪，所以仅伤卫分之阳，故阳浮而阴弱。此以寒邪锋锐，深入营分，寒邪由卫入营，营卫俱受伤，故脉之阴阳俱紧也。病机十九条云：诸寒收引，皆属于肾。肾与膀胱相为表里，故寒在太阳而脉紧也。紧则为寒气所伤，故名之曰伤寒也。然非独冬令为然也，六气之变，四时皆有之，特以冬月为多耳。以下凡称伤寒而用麻黄汤者，皆同此脉证也。以寒伤营为第二层，故以之为太阳中篇也。

【辨误】夫寒虽六气之一，实冬令严寒肃杀之藏气也。天地之阳气，自春令上升，出地而发生万物，至夏令而畅茂盛长矣。盛极当衰，故行秋令以收敛成实，是为西成。既成则有冬气以藏之，又为来春发生之根本，故冬藏之寒气，乃天地万物成始成终之正气，所以不可伤，伤之则为病矣。然何以伤之即病乎？盖天地之阳气，至十月则阴气已极，卦属纯坤。十一月而一阳生于盛阴之中，在卦为复，其象为坎。一阳居于二阴之中，以寒水为之胞胎，涵藏深固，潜养初阳，所谓潜龙勿用也。待渐长出地，而为东震发生之主，故其卦为泰，乃立春之候也。至二月而阳气始壮，透地上腾而为风矣。由此天造草昧之时，而雷霆风雨，万物化生，草木条达矣。若伤其寒水之胞胎，则藏阳损泄，至春而不能畅达，则六气不时，旱涝不均，饥荒荐至矣。人身以肾为冬脏，命门之真阳，藏于两肾之中，即坎卦之象，乃大极中涵藏之元气也，为生气之本，三焦之原。一阳藏于两肾寒水之中，潜养固密，则元阳充足，然后清阳之气，升越上腾，蒸谷气而外达，则为卫气；游一身而布化，则为三焦。若此火损伤，则三焦无以布其阳气。上焦无此，则耳目失其聪明；中焦无此，则水谷不能运化；下焦无此，则气化不得流行。二阴之窍不利，况不能蒸腾其剽悍滑疾之谷气，以外卫皮肤，致腠理不密，而风寒温暑之邪，乘虚而中之矣。故曰冬伤于寒，春必温病。此《内经》言未病之前，先伤于寒也。所谓冬伤于寒者，言伤其冬脏主蛰封藏之本，寒水不能固养其元阳，以致三焦肝胆之阳气不旺，不能敷布其阳春生发之卫气，使腠理不密，玄府空疏，外邪得以袭之而成温也。至若此篇之所谓伤寒者，乃仲景专指寒邪侵入营卫，郁于腠理之间，阳气不得发泄，恶寒发热之外邪，已病之伤寒也[①]。叔和不晓阴阳，未达至理，轩岐之旨罔窥，仲景之玄未悟，妄以《内经》之冬伤于寒，认为仲景之伤寒，不分已病未病，不辨先天后天，遂引《内经》冬伤于寒，以证仲景论中“伤寒”二字，究不能解冬伤于寒，因何直待春令而始温病？又不能解《热论》所云：凡病伤寒而成温者，先夏至日者为病温，后夏至日者为病暑，以既感之寒邪，何故肯遥隔半年三月，然后发动？想其下笔之际，必大为扼腕，不得已而强为一说曰：不即病者，寒毒藏于肌肤，至春变为温病，至夏变为暑病。若寒邪果肯安然久处于肌肤，则《素问·玉机真藏论》中之风寒客于人，使人毫毛毕直，皮肤闭而为热之说，岂反为虚语耶？自有叔和之说，而千古之惑，从此始矣。不意唐启玄子王冰亦不察其误谬，遂于《素问·阴阳应象论》中冬伤于寒句下，引此数语，以作注脚，又因此而使天下后世之人，皆认为经文之本意如此，莫识其为叔和之谬语，视之不啻若鼎钟铭勒之文，金石不磨之论，悉崇信之而不疑，动辄引之以为证据。无论智愚，鲜有不陷

①**【注文浅释】**
皆谓之伤寒，实不同之伤寒也。钱氏理清谬误，确有必要。

溺其说，而入其彀中者矣。余四气之旨，详载在《素问·生气通天论》及《阴阳应象论》注中，此篇不及俱载，仅略举其一端，以辨"伤寒"二字之疑似，为千古之讹耳。

太阳病，头痛发热，身疼腰痛，骨节疼痛，恶风无汗而喘者，麻黄汤主之。①

上条虽具脉证，以正伤寒之名，而伤寒之证，犹未备也，故于此条补出诸证，并出其主治之法也。其于两条中互见者，盖示人以伤寒之见证，非必悉具，亦或有不齐也。邪在太阳必头痛，前虽见之总证，而本条犹未见也，故仍补出。曰身疼腰痛，骨节疼痛者，所以分疏上文体痛之义。《至真要大论》云：诸寒收引，皆属于肾。腰者肾之府也，骨者肾之所主也。肾与膀胱一脏一腑，相为表里，且足太阳膀胱之经，夹背脊而行于两旁，邪在太阳，故腰痛骨节疼也。恶风虽或可与恶寒互言，然终是营伤卫亦伤也。何则？卫病则恶风，营居卫内，寒已入营，岂有不从卫分而入者乎？故亦恶风也。②无汗而喘者，肺主皮毛，寒邪在表，内通于肺，邪气不得发泄，肺气不宣通，故无汗而喘也。寒邪非汗泄不解，故以麻黄汤主之。

麻黄汤方

麻黄三两，去节　**桂枝**二两　**甘草**一两　**杏仁**七十个，去皮，研

上四味，以水九升，先煮麻黄减二升，去上沫，纳诸药，煮取二升半，去滓，温服八合。覆取微似汗，不须啜粥，余如桂枝法将息。③

按语：传统上称麻黄汤为发汗峻剂，临床较少使用，其实麻黄汤不仅可用于太阳病风寒表实证，而且对风寒袭肺的气喘、咳嗽也颇有效。本案虽经西医诊断为肺炎，但并不等于肺热证，只要辨证属于风寒，即可放胆用之，收效卓著。有人认为麻黄汤禁例有九条之多，正说明其难用，但实际上禁忌仅有一点，即挟正虚者忌用。如脉证均无虚象，是不须避忌的。

①【注文浅释】

本篇第三条曾提出太阳伤寒的主要脉证为恶寒体痛、呕逆，脉阴阳俱紧。本条必然也有这些脉证，未提属于省文，在第三条脉证的基础上又补充了一些症状，对太阳伤寒证的认识更加全面。风寒之邪外束肌表，太阳经气不能畅通，郁于上则头痛；郁于外则发热；郁于经脉之间则身疼腰痛，骨节疼痛，营卫阻滞，腠理闭塞，故恶风无汗。肺合皮毛，表闭则肺气必郁遏不得宣开，所以发生气喘。证属风寒表实，治宜辛温宣肺，开腠发汗，用麻黄汤为主治的代表方剂。由于这些证候比较典型，用麻黄汤疗效可靠，所以亦称为麻黄汤证。

②【注文浅释】

此说极有见地，足以破除"寒伤营"的偏颇。

③【案例犀烛】

王小九，男，1岁。发热4日，西医诊断为支气管肺炎，经常规治疗，用青霉素、链霉素、安乃近、盐酸氯内嗪等，未愈。刻诊体温37.6℃，咳嗽，鼻有清涕，苔薄白，舌质如常，指纹见于风气两关，色红，二便一般，除发热外，别无热象。辨证为风寒外袭，肺气失宣。治拟辛温宣达法，方用麻黄汤加化痰降气之品：麻黄3克，杏仁9克，桂枝5克，炙甘草3克，苏子6克，橘红3克。1剂。

药后热退，体温正常，咳嗽轻减，但夜寐烦扰哭闹。苔中部薄腻，此表解而里未和，胃不和则卧不安，非病势加剧也，原方增损再进。上方去麻黄、苏子，加白芍5克、生姜5克、半夏6克、神曲5克。1剂愈。（摘自《中国农村医学》1981年第1期：43）

麻黄气味轻薄，辛温发散，肺经开鬼门之专药也。杏仁苦辛，滑利肺气之要药也。[①]仲景治太阳伤寒，皆用手太阴药者，以肺主皮毛故也。用甘草者，经云寒淫所胜，平以辛热，佐以苦甘是也。一剂之中，唯桂枝为卫分解肌之药，而能与麻黄同发营分之汗者，以卫居营外，寒邪由卫入营，故脉阴阳俱紧。阳脉紧则卫分受伤，阴脉紧则邪伤营分，所以欲发营内之寒邪，先开卫间之出路，方能引邪由营达卫，汗出而解也。故李时珍《本草发明》下云：麻黄乃肺经专药，故治肺病多用之。张仲景治伤寒无汗用麻黄，有汗用桂枝，历代名医解释，皆随文附会，未有究其精微者。时珍尝思之，似有一得，与昔人所解不同。夫津液为汗，汗即血也，在营则为血，出卫则为汗。大寒伤营，营血内涩，不能外通于卫，卫气闭固，津液不行，故无汗发热而憎寒。夫风伤卫，卫气受邪，不能内护于营，营气虚弱，津液不固，故有汗发热而恶风。然风寒之邪，皆由皮毛而入。皮毛者肺之合也，肺主卫气，包罗一身，天之象也。证虽属乎太阳，而肺实受邪气，其证时兼面赤怫郁，咳嗽痰喘胸满诸证者，非肺病乎？盖皮毛外闭，则邪热内攻，而肺气郁，故麻黄甘草同桂枝引出营分之邪，达之肌表。佐以杏仁，泄肺而利气。是则麻黄汤虽太阳发汗重剂，实为发散肺经火郁之药也。濒湖此论，诚千古未发之秘，奈何前辈见仲景用之以发太阳之汗，遂以为足太阳药，又以麻黄为发汗之药，桂枝为固卫止汗之药。若桂枝果能止汗，仲景岂反用之以助麻黄而发汗耶？后人有用麻黄而监之以桂枝，见节制之妙，更有驭六马而执辔唯谨。恒虞其泛轶之说，岂理也哉。

脉浮者，病在表，可发汗，宜麻黄汤。

脉浮而数者，可发汗，宜麻黄汤。

此二条，所申脉浮及浮数者，亦可发汗，不必皆紧脉也。按脉法，浮则为风，紧则为寒。脉浮恶风自汗者，当

①**【临证薪传】**
徐灵胎曰："麻黄治无汗，杏仁治喘，桂枝甘草治太阳诸症，无一味不紧切，所以谓之经方。"

用桂枝汤解之;脉紧恶寒无汗者,当以麻黄汤汗之。中风用麻黄汤,则为误汗;伤寒用桂枝汤,尤为禁剂。此条以脉但浮,而曰可发汗,宜麻黄汤,岂仲景之误耶?以理测之,脉虽浮数而不紧,必有恶寒体痛无汗之见症,故以麻黄汤发汗也。若脉浮而数者,尤似乎脉浮而动数之太阳中风矣。不知已发热之伤寒,其脉亦可浮数也。但察其所见之证,有恶寒无汗等证,则仍是寒伤营也。然脉既浮数,则郁热之邪犹在表。《经》云:可汗而已也。故曰可发汗,宜麻黄汤。

【辨误】寒邪在表则脉浮,已发热者则脉数,此其常也。因上文有阴阳俱紧之脉法,然寒邪在表,亦可浮紧,恐人拘泥,故又申此二条,以明伤寒脉浮及浮数者,亦可用麻黄汤,但以有汗无汗别之可也。注家俱因仲景有"脉数急者为欲传"句,遂谓乘其欲散而拓出之,散其数而不令其至于传。后人因之又巧为之说曰,乘其势正欲传,用麻黄击其半渡,而驱之使出。以理推之,恐不必作如是解。

伤寒一日太阳受之,脉若静者,为不传;颇欲吐,若燥烦脉数急者,为传也。

伤寒一日太阳受之者,即《内经·热论》所谓一日巨阳受之,二日阳明受之之义也。因太阳主表,总统营卫,故先受邪也。然寒伤营之证,其脉阴阳俱紧,或见浮紧之脉。若一日之后,脉安静恬退,则邪轻而自解,不至传入他经矣。倘见证颇觉欲吐,则伤寒呕逆之证,犹未除也,况吐则邪入胃,乃内入之机。若口燥而烦热,脉数急者,为邪气已郁为热,其气正盛,势未欲解,故为传经之候也[①]。

伤寒二三日,阳明少阳证不见者,为不传也。

二三日,《热论》所谓二日阳明受之,三日少阳受之也。然未必太阳之邪必先传阳明,而后传少阳也。或入

①**【注文浅释】**

仲景不墨守计日传经说,而强调以脉证为据来推断病邪的传与不传,这是对传统理论的一大突破。钱氏此说亦能把握仲师要领。

阳明，或入少阳，未可定也。若以常法论之，则二日当传阳明，三日当传少阳。若二三日阳明少阳证不见者，是邪气止在一经，故为不传也。

伤寒失治

太阳病，脉浮紧，发热身无汗，自衄者愈。

浮紧，寒伤营之脉也。发热无汗，寒伤营之证也。自衄，鼻血自出，言失治而至于自衄也。伤寒之脉证既具，自当发其汗矣。盖汗为营血之所化，阳气郁蒸，而使阴液外泄，则营分之寒邪，随汗外泄而解矣。身既无汗，营邪不得外泄，郁热伤营，迫血妄行，从鼻窍而出，热邪亦得随血外泄而愈也。血犹汗也，汗即血也，血与汗皆能泄营分之邪，故自衄者愈。

伤寒脉浮紧，不发汗，因致衄者，麻黄汤主之。

此重言以申明上文之义，言上文所谓脉浮紧，发热身无汗而自衄者，盖失之于先，以不发其汗，热郁营血之中，因而致衄耳。若见其脉浮紧，即知其寒邪在表，当即以麻黄汤汗之，则邪随汗泄，不至郁热伤营，逼血上行，致伤阴分矣。故当先以麻黄汤主之，则不至于衄也。

太阳病，脉浮紧无汗，发热身疼痛，八九日不解，表证仍在，此当发其汗。服药已，微除，其人发烦目瞑，剧者必衄，衄乃解。所以然者，阳气重故也。麻黄汤主之。[①]

此又承上文言，虽服药而未得尽除，并详其致衄之渐，又推原其所以然之故也。言邪在太阳，脉浮紧而无汗，发热身疼痛，不早发其汗，至八九日之久而不解，犹未陷入于里，而表证仍在者，此等仍当发其汗。若服解表药已，而病微除者，非药力轻薄，不足以汗去其邪，即汗不彻而邪不得尽除也。邪之所除既微，则留邪甚盛，郁而不泄，所以发烦眩冒而目瞑也。其邪气之剧者，必至郁热伤营，阴受煎迫，血热上行，从鼻窍而衄矣。衄则热邪上越，乃得解也。原其所以然者，以寒邪在太阳之表，阳分郁热

①【医理探微】

此条内容可分三小节。第一节，太阳病至此当发其汗。此节提出治病应以临床脉证为据，不应拘于病程的长短。太阳病虽然已经八九天，但表实证尚在，则仍当用麻黄汤以发其汗。第二节，服药已微除，至衄乃解。这说明服麻黄汤后，表证不从汗解而从衄解的情况。药后表证微有轻减，可见治法是符合病机的，照理应当得汗而解。可是没有汗解，却出现心烦、闭目不开，甚则发生鼻衄，衄后表解。第三节，所以然者，阳气重故也。这是对药后衄解机制的分析。由于阳气闭郁太重，服麻黄汤发越阳气，邪不得外解，反而乘势侵及营血，阳气欲伸未得，所以发烦，目得血而能视，阳邪伤血，且阳盛则畏光，所以闭目不欲睁开，这是将作鼻衄的先兆。因此，预断剧者必衄。汗与血本为同类，一衄之后，邪得泄于外，病随之而解。所以外感热病鼻衄，后世有“红汗”之称，至于末句“麻黄汤主之”，也属于倒装文法，应在“服药已微除”之前，而不可能是衄解之后仍服麻黄汤。

之邪气太重故也。阳邪既重，则从前发汗时，当以麻黄汤主之，邪可尽除，不至发烦目瞑，直待衄血而后解矣。

【辨误】《条辨》以风为阳邪，寒为阴邪，泥为定法，故以浮紧身疼无汗属伤寒，以阳气重句属中风，又以发烦为风壅，目瞑为寒郁，谓衄后风邪已解，而寒性沉滞，须以麻黄汤发之。《尚论》遂因之以立说，亦谓此乃风多寒少之证。阳气重者，风属阳而入卫，为寒所持，虽得衄解，仍主麻黄汤，以发其未尽之沉滞。两家俱以此三条入太阳下篇，以为风寒并感之证，误矣。岂知风寒之本性，虽有阴阳之分，而其中人也，无论中风伤寒，在阳经则为阳邪，入阴经则为阴邪。此条虽属寒邪，已郁而为热，又在阳经，故曰阳气，非指中风之阳邪为阳气也。如果是风寒并感，则当用桂枝麻黄各半等汤，及大青龙汤矣，何故独以麻黄汤主之耶？若云衄后风邪已去，不必桂枝解肌，所以独用麻黄，则去道远矣。仲景本云表证仍在，当发其汗，又以服药不能尽除，以致发烦目瞑，至衄血乃解。又恐后人未达其旨，而又原其所以然之故，以阳邪太重，轻剂无益，当以麻黄汤汗泄其邪，则不至邪郁不伸，发烦目瞑而衄矣。非谓衄后可更用麻黄汤也，若衄后可用，则禁汗例中，恶得有衄家不可发汗之戒乎？且前条已有自衄者愈，并不主之以麻黄汤，次条有不发汗因致衄者，方云以麻黄汤主之，义自明矣，何庸二三其说耶？

伤寒脉结代，心动悸者，炙甘草汤主之。

伤寒而见结代之脉，则知其真气已虚，经血枯涩矣[①]。气虚则流行失度，血涩则脉道不利，故脉见结代也。《五脏生成篇》云：脉之合，心也。《脉要精微论》云：脉者，血之府也。心为藏神主血之脏，因气血虚衰，心神摇动，气馁而惕惕然悸动也。此为阴阳并虚，法当气血兼补，故以炙甘草汤主之。

①**【临证薪传】**

结脉与代脉都是脉有歇止。不过，结脉的歇止，一止即来，且止无定数；代脉的歇止，良久方动，并止有定数。同主心脏气血亏虚，但虚的程度不同。一般说来，结脉轻而代脉重，所以结为病脉，代为危候。脉见结代，证见心脏动悸，这是心血虚而真气不续的征兆，此时虽有伤寒表证，也不可发汗解表，而应当急救其里，用补血益气通阳复脉的炙甘草汤。否则，后果是不堪设想的。

当然，结脉并不都主虚证，也有因邪气阻隔，如痰食阻滞，瘀血凝结，致气血流行不畅而产生，又须驱邪为治，邪去则脉自复。此外也有禀赋异常，虽然是结脉而体健无病，不可误作病脉。这就要求医者必须综合整个情况，作具体分析。代脉是气血衰竭的危候，但也有例外，如霍乱病急性吐泻之后，或怀孕数月的时候，间可见到代脉，所以也不能视作绝对。

炙甘草汤方[1]

甘草四两，炙　生姜三两　桂枝三两　人参二两　麦冬半升　生地黄一斤　阿胶二两　麻仁半斤　大枣十二枚，擘

上九味，以清酒七升，水八升，先煮八味取三升，去滓，纳阿胶烊化尽，温服一升，日三服。一名复脉汤。

此方以炙甘草为君，故名炙甘草汤；又能使断脉复续，故又名复脉汤。甘草生能泻心下之痞，熟能补中气之虚，故以为君。生姜以宣通其郁滞，桂枝以畅达其卫阳，入大枣而为去芍药之桂枝汤，可解邪气之留结。麦冬生津润燥，麻仁油滑润泽，生地黄养血滋阴，通血脉而益肾气，阿胶补血走阴，乃济水之伏流所成。济为十二经水中之阴水，犹人身之血脉也，故用之以导血脉。所以《寇氏本草》云：麦冬地黄阿胶麻仁，同为润经益血复脉通心之剂也。人参补元气之虚，同麦冬又为生脉散之半，更以清酒为使，令其宣通百脉，流行血气，则经络自然流贯矣。药虽平和，观其斤量之重，升量之多，分两之法，虽有古今之异，然较之他方，已不同矣。今人以一钱二钱及几分作剂，日饮一服，而欲求其即效，庸可得乎？

脉按之来缓，而时一止复来者，名曰结。又脉来动而中止，更来小数，中有还者反动，名曰结阴也。脉来动而中止，不能自还，因而复动，名曰代阴也，得此脉者，必难治。

此一节，所以申上文结代之义，而析言其状也。缓者脉来四至，而软弱宽缓也，乃紧脉转索绞急之对称，非若迟脉之三至及三至半也。结者邪结也，脉来停止暂歇之名，犹绳之有结也，凡物之贯于绳上者，遇结必碍。虽流走之甚者，亦必少有逗留，乃得过也。此因气虚血涩，邪气间隔于经脉之间耳。虚衰则气力短浅，间隔则经络阻

[1]【案例犀烛】

一人年五十余，中气本弱。至元庚辰，六月中病伤寒八九日。医见其热甚，以凉剂下之，又食梨三四枚，痛伤脾胃，四肢冷，时昏愦。罗诊之，其脉动而中止，有时自还，乃结脉也。心亦悸动，吃噫不绝，色变青黄，精神减少，目不欲开，蜷卧恶人语，以炙甘草汤治之。

成无己云：补可去弱，人参大枣之甘，以补不足之气；桂枝生姜之辛，以益正气；五脏萎弱，荣卫涸流，湿剂所以润之，故用麻仁、阿胶、麦门冬、地黄之甘，润经养血，复脉通心是也。加桂枝、人参急扶正气；生地黄减半，恐伤阳气。先予一两剂服之，不效。罗再思脉病对，莫非药陈腐而不效乎？再于市铺选尝气味厚者，再煎服之，其病减半，再服而愈。(摘自《名医类案》，作者江瓘)

按语：第以中气素亏，又误用泻剂，“痛伤脾胃”，后天乏源，无阳以宣其气，更无阴以养其心，此脉结代，心动悸所由来也。方用人参、大枣之甘，以补不足之气；桂枝、生姜之辛，以行不及之阳；麻、胶、麦、地之润，养已亏之阴；尤重在炙草一味，主持胃气以资心脉之本源，方得补土生火、滋阴复脉之功，切中本案，力宏效卓。

碍，故不得快于流行而止歇也。动而中止者，非辨脉法中阴阳相搏之动也，谓缓脉正动之时，忽然中止，若有所遏而不得动也。更来小数者，言止后更勉强作小数。小数者，郁而复伸之象也。小数之中，有脉还而反动者，名曰结阴。何以谓之结阴？辨脉法云：脉来缓，时一止复来者，名曰结脉。脉来数，时一止复来者，名曰促脉。阳盛则促，阴盛则结，此皆病脉。以此观之，则此条乃脉缓中止，为阴盛之结，故谓之结阴也。代，替代也。气血虚惫，真气衰微，力不支给，如欲求代也。"动而中止"句，与结脉同，不能自还，因而复动者。前因中止之后，更来小数，随即有还者反动，故可言自还。此则止而未即复动，若有不复再动之状，故谓之不能自还。又略久复动，故曰因而复动。《内经》虽有数动一代者，为病在阳之脉，而此则从缓脉中来，为阴盛之脉，故谓之代阴也。成氏谓结代之脉，一为邪气留结，一为真气虚衰，即《脉要精微论》所谓代则气衰者是也。上文虽云脉结代者，皆以炙甘草汤主之。然结为病脉，代为危候，故又有"得此脉者必难治"句，以申明其义[①]。盖脉者，阴阳气血之所会，随呼吸而至者也。故《灵枢·五十营篇》云：一呼脉再至，气行三寸，一吸脉再至，气行三寸，一呼一吸为一息，脉四至而气行六寸。积十息而气行六尺，积至一百三十五息，脉行八丈一尺。漏下一刻，日行十分六厘，积至二百七十息，脉行一十六丈二尺。气行交通于中，而一周于身。漏下二刻，日行二十分零，至一万三千五百息，气行五十营于身。水下一百刻，日行二十八宿，漏水皆尽，而脉度终矣。《根结篇》云：五十营者，五脏皆受气，持其脉口，数其至也。五十至而不一代者，五脏皆受气；四十动一代者，一脏无气；三十动一代者，二脏无气；二十动一代者，三脏无气；十动一代者，四脏无气；不满十动一代者，五脏无气。予之短期，要在始终。所谓五十动而不一代者，以为常也，以知

①【注文浅释】
代脉为气血大虚，精气不续的确据，所以预断为难治。

五脏之期。予之短期者，乍数乍疏也。经义如此，故曰得此脉者，必难治。

伤寒禁汗

脉浮紧者，法当身疼痛，宜以汗解之。假令尺中迟者，不可发汗，何以知之？然以营气不足，血少故也。①

浮紧，伤寒之脉也，法当身疼腰痛，骨节疼痛，宜以麻黄汤汗解之为是。假若按其脉而尺中迟者，不可发汗，何以知之？夫尺主下焦，迟则为寒，尺中迟，是以知下焦命门真阳不足，不能蒸谷气而为营为卫也。盖汗者营中之血液也，为热气所蒸，由营达卫而为汗。若不量其虚实而妄发之，则亡阳损卫，固不待言。然营气出于中焦，卫气出于下焦，营卫皆出于三焦，三焦皆根于命门，命门涵藏于两肾。尺迟则知肾中之真元不足，三焦之气弱矣。此以寒气伤营，汗由营出，以尺中脉迟，则知肾脏真元衰少，营气不足，血少之故，未可以汗夺血，所以尤不可发汗也。

脉浮数者，法当汗出而愈。若下之，身重心悸者，不可发汗，当自汗出乃解。所以然者，尺中脉微，此里虚。须表里实，津液自和，便自汗出愈。

脉浮数，法当汗出而愈者，即前第四条脉浮而数者，可发汗之例也。身重之证，论中所见不一，有风湿风温风寒火逆，及阴阳易，三阳合病之不同。此所谓身重者，因邪未入里，误下而胃中阳气虚损也。凡阳气盛则身轻，阴气盛则身重，故童子纯阳未杂，而轻儇跳跃，老人阴盛阳衰，而肢体龙钟，是其验也。所以邪入于阳则狂，邪入于阴则不能反侧也。误下阳虚，与误汗阳虚无异。此条心悸，与发汗过多，叉手冒心之心下悸，同一里虚之所致也。但误汗则先亡其卫外之阳，而后及于里。此因误下而竟虚其里，所以误汗尚有桂枝甘草汤和卫之治。此条脉浮而数，法当汗出，尚有表邪，故无补里之法，直待其津液自

①**【案例犀烛】**

昔有乡人邱生者，病伤寒，予为诊视，发热头疼，烦渴，脉虽浮数而无力，尺以下迟而弱。予曰：虽病麻黄证，而尺迟弱。仲景云：尺中迟者，荣气不足，血气微少，未可发汗。予用建中汤加当归、黄芪，令饮，翌日脉尚尔，其家煎迫，日夜督予发汗药，言几不逊矣，予忍之，但只用建中调荣而已。至五日，尺部方应，遂投麻黄汤，啜至第二服，发狂，须臾稍定，略睡，已得汗矣。（摘自《普济本事方》，作者许叔微）

按语：从许氏这一案例可以看出本条的理论价值，不过在运用方剂时，还可以灵活变通化裁。观其用建中剂复加归、芪来滋养气血，就是从仲景甘药和之推演出来的。后世的益气发汗、养血发汗，又是从许氏法而推演出来的。

和，而后汗出愈也。须，待也，言脉浮数而发热恶寒之邪在表，若不汗解而误下之，邪气虽未陷入而为痞结之变，但身重心悸者，则知阳气已虚，不可更发其汗，当待其自汗出，乃可解也。其所以然者，浮数之脉，因误下之后，尺中之脉见微弱耳。盖尺中者，肾脉也。肾为藏精之府，津液之主也。然津液之流贯周行也，皆命门真阳之气，蒸腾升降，故能随营卫而运行滋灌。若见尺中脉微，是里虚而津液衰少，阳虚而气不蒸腾，即上文尺中迟之变文也，故不可发汗。当待其下后所损之真阳渐复，气液蒸腾，营卫流行，则津液自和，便自汗出而愈矣。上条不立治法，亦此义也。

【辨误】前辈注释，见原文中有"尺中脉微"四字，又见"津液自和"一语，便泥定"下多亡阴"之说，但以为阴虚而津液少，故不可发汗。不知津液之来，皆生于蒸腾之阳气，苟非邪火燔灼，焉得枯涸？所谓火蒸水而为气，气凝聚而为水，阴阳相须，水火升降，然后气液周流，故谓之阴无阳不生也。岂但亡其阴，而阳气独无损乎？观尺中脉迟脉微二语，明系阳虚之变现，所以桂枝二越婢一汤之条内，明言脉微弱者，此无阳也，讵可独责之里阴素虚乎？大抵微迟之脉，汗下皆不宜，六经原文中彰彰可考也。

咽喉干燥者，不可发汗。

咽喉干燥，上焦无津液也。上焦之津液，即下焦升腾之气也。下焦之气液不腾，则咽喉干燥矣。[①]少阴之脉，循喉咙挟舌本。《热论篇》云：少阴脉贯肾络于肺，系舌本，故口燥舌干而渴也。邪在少阴，故气液不得上腾，即上文尺中微迟之类变也，故曰不可发汗。后人以为津液素亏，发汗则竭阳明之津液，误矣！皆由成氏以咽门为胃之系故也。如此而反指前人以少阴立说者为谬，揆之于理，岂其然乎？

淋家不可发汗，发汗则便血。[②]

①**【注文浅释】**

此条要在明确咽干为津液不足，至于是上焦、中焦，还是三阴，不必凿分。

②**【医理探微】**

所谓淋家，指平素患有小便淋涩疼痛，并经常发作的病人。这类患者大多肾阴虚而膀胱蕴热，如患慢性膀胱炎、肾盂肾炎等。虽然具有太阳表证，但断不可强发其汗。如果误用发汗，则肾阴虚、膀胱之热愈炽，邪热迫血妄行，就会发生血尿。

淋之为病，有膏淋石淋血淋肉淋等之分，虽有寒热虚实之异，然皆为肾虚之所致。盖肾主二阴之窍，与膀胱相为表里而为一合者也。肾为脏而膀胱为府，脏为主而府为使。然肾为三焦之原，三焦为命门之用，若肾脏之真阳不充，则三焦之气化失常矣。是以下焦之真气衰弱，则气不流利而为涩为痛；膀胱之气化混淆，则水不分清而为浊为黏矣。而况淋之为病，从精隧而出者乎？肺为人身之天气，水液由肺气而下行，忽凝结而为膏为石，犹之雨化为雹，总为气化之乖违。冲脉为血之海，其脉起于胞中，谬随气液而渗入膀胱，恰如泾流入渭，悉属阴阳之错乱，又非《至真要大论》之所谓水液混浊，皆属于热之赤白浊可比也。且命门之真阳，为卫气之根本，皮毛之卫气，乃真阳之外发，发汗则外亡卫气，内丧真阳矣。若伤寒家既有淋证，则知肾气已虚，真阳亏损，又岂可故发其汗乎？倘不知禁忌而误发其汗，则必至于元阳败泄，真气大虚，阳不能固其阴，气不能摄其血，致动少阴之血，从便泻而出矣。其亦《内经》所云：胞移热于膀胱，则为癃溺血之类乎。

衄家不可发汗，汗出必额上陷，脉急紧，直视不能眴，不得眠。

衄，鼻出血也。额上非即额也，额骨坚硬，岂得即陷，盖额以上之囟门也。鼻虽为肺之窍，而上通于脑，贯督脉，自额上巅，由脑后风池、风府、大椎、陶道、灵台、至阳、过命门而至长强。前则内通于肺，达膻中气海，而为呼吸之要道也。脉急紧者，言目系急紧也。眴，本作旬，音绚，目摇动也。所谓衄家者，即论中所云发烦目瞑必衄，及伤寒脉浮紧，不发汗因致衄者。又云：脉浮紧，发热无汗，自衄者愈。其皆用麻黄汤者，非谓衄后当用麻黄汤也，言此等无汗致衄者，当先用麻黄发其汗，则不至于衄矣[①]。若无汗而不发其汗，则热邪内郁，必待自衄而愈。若不发其

①【医理探微】

认为本条禁汗与55条衄血用麻黄汤发汗前后矛盾，这是没有了解两者病机的区别。衄家是素患鼻衄，营血亏虚，故禁发汗，麻黄汤所主的鼻衄，乃表邪失汗，腠理郁闭，外寒迫血以致，故必须发汗。一为血虚，一属表闭，病理上截然不同，所以治疗上也迥然有别，岂能混淆不辨。

汗，又不得自衄，则变症多矣。何也？夫汗者，阳气蒸营血之所化也。在营则居于脉中而为血，阳气郁蒸，则由营达卫，蒸气外泄而为汗，汗泄则邪随汗出而解矣。不发其汗而衄，则热邪亦随衄而泄，所以自愈也。若此，则何必于衄后更发其汗乎？况更有未病之前，素有衄证者乎？倘衄血之后，督脉脑髓之阳气已泄，营分血脉之阴气已虚，而复发其汗，是犯虚虚之戒矣。《生气通天论》云：阳气者，精则养神，柔则养筋。《五脏生成篇》云：诸脉者，皆属于目。诸髓者，皆属于脑。诸筋者，皆属于节。诸血者，皆属于心。故人卧则血归于肝，肝受血而能视。血行而不得反其空，则病矣。是以误汗则阳气不充于脑，而额上之囟门必陷。血虚则系目之筋脉急紧而直视，所以睛不能转侧而摇动也。《经》云：夺血者无汗，夺汗者无血。衄后则无血以归肝，而神不归舍。失汗则卫气失常，不能行阴二十五度，所以不得眠也。是故有邪气则邪气当之，无邪气则元气当之，其可忽乎哉！

亡血家不可发汗，发汗则寒栗而振。

夫血者，阴也。气者，阳也。阴阳者，一气之分也。肾者，人身之两仪也。命门胞中者，太极也。两肾涵藏真气，分阴分阳，阴阳相倚，气血交互而成形体也。亡血，失血也，或吐或衄，或便或溲，或崩或产，或破损，皆是也。血亡则阴气亡矣。汗者，阴血之所化，阳气之所蒸也。阴血既亡，非唯无以为汗，抑且孤阳孑立矣。若不量虚实，妄发其汗，则不但阴血更竭，并孤阳而尽亡之矣。安得不寒战鼓栗而身振摇耶？危矣！殆矣！

疮家虽有身疼痛，不可发汗，汗出则痓。

疮家，非谓疥癣之疾也，盖指大脓大血、痈疽溃疡、杨梅结毒、臁疮痘疹、马刀侠瘿之属也[①]。身疼痛，伤寒之表证也。言疮家气虚血少，营卫衰薄，虽或有伤寒身体疼痛等表证，亦慎不可轻发其汗。若误发其汗，则变逆而为痓

①【注文浅释】
关于疮家的范围，钱氏提出非疥癣之疾，颇是。但把臁疮、痘疹、马刀侠瘿都列于疮家之内，不仅失之太广，而且名实不符。严格地说，这是概念的错误，未免千虑一失。

矣。痉者，即所谓身热足寒，颈项强急，恶寒，时头热面赤，目脉赤，独头面摇，卒口噤，背反张者是也。然其所以致此者，皆由阴阳两虚，气血衰少，发其汗则阳气鼓动，阴液外泄，阳亡则不能柔养，血虚则无以滋灌，所以筋脉劲急而成痉也。故仲景于痉证中有云：太阳病，发汗太多，因致痉也。岂有所谓重感寒湿，外风袭虚之说哉？

汗家重发汗，必恍惚心乱，小便已，阴疼，与禹余粮丸。阙。

汗家，伤寒家已经发汗，及自汗盗汗者皆是也。重发汗者，已发而再发也。伤寒汗出不彻者，当重发其汗，以尽其邪。若发汗已彻，卫气已虚，更疑尚有余邪，又重发其汗，则虚其虚而致亡阳之变，必恍惚心乱矣。恍惚者，心神摇荡而不能自持。心乱者，神虚意乱而不得自主也。神者，心之所藏，阳之灵也。随神往来者，魂也。所以任物者，心也。是以神留则生，神去则死也。此以重发其汗，阳亡神散，故恍惚心乱也。小便已而阴疼者，汗后虚阳上越，下焦无阳，气弱不利，而茎中涩痛也，犹阴阳易之少腹里急，或引阴中拘挛之类也。禹余粮丸虽阙，然余粮乃镇坠之重剂，专主下焦前后诸病，所以能镇恍惚之心乱，治便已之阴疼，其佐使之属，或有扶阳补虚之用，未可知也[①]。

①【注文浅释】
从证情来看，治当阴阳兼顾，温燥、寒腻均有所碍，禹余粮丸敛阴固涩，可能发挥特殊作用。

伤寒误汗

误汗者，非必不当汗而汗之，方为误汗，即应用麻黄汤症，亦但许发微似汗而已，宁许其大汗出乎？即使太阳中风，发热汗出之症，亦当以桂枝汤发其微似汗，尚有如水流漓之戒，若使犯之，亦为误汗，况麻黄汤乎？后人但知麻黄汤为发汗之药，而以桂枝为止汗之药，殊不知麻黄桂枝两汤，皆能使人误汗亡阳。故上篇亦有误汗之变，乃中风伤寒之所均有，因难以分篇，不得已而俱入中篇，读者审之。

发汗已，脉浮数，烦渴者，五苓散主之。

此条无“伤寒”二字者，以下节承上文语中有之，是以知其为伤寒也。此条义理深微，最不易解。若以常法论之，则脉之浮数，当云浮则为风，数则为热，似与上文脉浮而数可发汗，用麻黄汤之同类矣。以证之烦渴论之，则烦为热邪在里，渴则胃中热燥，又当与白虎加人参汤症相类矣。而长沙以五苓散主之，似乎以热治热，其义令人不解，所以历代注家，俱不得其旨，故成氏有脉浮数为表邪未尽，烦渴为亡津液而胃燥之解，与五苓散和表润燥，遂以桂改桂枝，而曰两解表里。然桂枝虽能和表，岂能润燥？况原方本来用桂而非桂枝乎？条辨又以汗出过多，腠理反开，风邪又入，烦热而脉转浮数。渴者，亡津液而内燥，故用四苓以滋之，一桂以和之，亦以五苓为两解。愚窃谓津液既亡，四苓之淡渗下走，如何可滋？津液既燥，一桂之辛散温热，如何治燥？《尚论》一如其说而不改，致仲景之旨晦而不彰者久矣。余欲析其义，深思而未得其解，阁笔者半月余，因思天地阴阳升降之道，乃悟《阴阳应象论》所谓地气上为云，天气下为雨，雨出地气，云出天气之义，而得烦渴用五苓散之旨。其故在“发汗已”三字，盖因汗多亡阳，下焦真阳已虚，无蒸腾之用，乃地气不升之所致也。然渴之一症，各有不同，如太阳之渴，以膀胱之气化言，因气液不得上腾，故专用五苓散主之；阳明之渴，以胃中津液枯燥言，故以白虎汤主之；少阳以邪在半表半里，往来寒热，或作或辍，故或渴或不渴，而以小柴胡汤加减主之也。至于三阴则无渴证矣，虽有少阴引水自救，及厥阴消渴等证，非真渴也。历代以来，唯李东垣知清阳有上升之义，故云渴为太阳之本证也。然五苓散凡六见于论中，皆以之专治太阳渴证，而兼利小便者，以气化言也[①]。盖因深明经义，知阴阳升降，天地气交之妙，默会膀胱为州都之官，津液藏焉，气化则能出矣；及三焦

①【注文浅释】

钱氏据阴阳升降之理，提出肾脏之地气不升则口渴，肺脏之天气不降则小便不利，不但联系膀胱州都之官，而且联系三焦决渎之官，说理尤较完备。然而，肾为水脏，将其说成地气，仍有可商之处。要知水液代谢与肺、脾、肾、三焦、膀胱均有关联，是不可分割的整体。

为决渎之官，水道出焉之奥义，故知气上腾而为津液涕唾则不渴，气下降而成水液则便泻，所谓气化之功也。若下焦无蒸腾之用，是肾脏之地气不升，则上焦无气液之润而渴矣。地气既不升腾，则肺脏之天气不降，无雨露之施，而小便不利矣。是以太阳之表，为膀胱之经，膀胱为肾之府，过发其汗，卫阳败泄，真阳虚衰，下焦无火，肾气不蒸，故上无津液而渴也。其立方之义，用桂以助肾脏蒸腾之气，更用诸轻淡以沛肺家下降之功，使天地阴阳之气交通，气化流行，而上下之气液皆通矣。义详五苓散方论中。

【辨误】五苓散一方，后人不能窥仲景立法之微妙，俱惮桂之辛热而不敢用，遂改桂为桂枝，而以四苓滋其内，桂枝以解其外，为表里两解之剂。喻氏更以为术用苍，桂用枝，则于立方本意愈远愈失矣。岂以仲景立法之祖，不知畏避，反于脉浮数而烦渴之证，偏用之耶？又于痞证中之泻心所不能解，其人渴而口燥烦，小便不利者，及阳明证中不更衣十日，渴欲饮水者，亦概用之耶？读古人书而不知古人之工夫学力，漫以讹传俗习之肤见窥之，遂至不达其意，致废而不用。惜哉！

伤寒汗出而渴者，五苓散主之。不渴者，茯苓甘草汤主之。

此条欲言汗出不渴之治，故复叙上文汗出而渴之症，非另立一证也[①]。其不再言脉浮数而烦渴者，因是承上文语，故略之也。其所以又出不渴一条者，所以形容上文汗出而渴之一证，难测难治，最易误人，以最烦热之脉症，而用最不易用之热药也。唯其有此平常容易，乃见上文之隐晦难明，观其文理之密，别识之精。而注家茫然不知，良可为之浩叹也！言上文所云伤寒服麻黄汤后，汗出多而渴者，为真阳已虚，非五苓散不足以治之矣。若汗出而不渴者，则其汗未为太过，知阳气未虚，津液无损，气化如

①**【临证薪传】**
张隐庵曰："此释上文之义，而申明助脾调胃之不同也。大汗出而渴者，乃津液不能上输，用五苓散主之以助脾；不渴者，津液犹能上达，但调中和胃可也，以茯苓甘草汤主之，方中四味主调中和胃而通利三焦。"张氏认为两方主治有脾胃之别，此较合理。

常矣。然初汗之后恐卫气未和，津液未布，故但以茯苓甘草汤主之，亦收拾余邪之意也。

茯苓甘草汤方

茯苓二两　**桂枝**二两　**生姜**二两　**甘草**一两

上四味。以水四升，煮取二升，去滓，分温三服。

【辨误】前中风篇内，明言桂枝本为解肌，若脉浮紧发热汗不出者，不可与也。此条明系伤寒，何故反用桂枝？若不明辨，何怪前人以桂枝为固卫止汗乎？盖仲景之用桂枝汤者，以阳浮热自发，故以桂枝之辛温解散，发卫家之微汗；又以阴弱汗自出，故以芍药之酸收，敛营阴之汗液也。夫汗者，阳气蒸阴液之所成也。阴液者，营血之所化也。若寒邪入营，正宜以麻黄汤泄其营内之寒邪，岂宜以芍药之酸收，敛其营气乎？故曰不可与也。此条虽系伤寒，而已经发汗矣，犹恐尚有遗邪，营气终未当敛，故以茯苓之渗利代之。但以桂枝甘草，调和卫气而已，较之用芍药之桂枝汤，非大相迳庭乎？所谓不可与者，盖不与桂枝汤耳，非不与桂枝也。

发汗后，水药不得入口为逆。若更发汗，必吐下不止。[①]

旧说桂枝有四禁，此条亦在禁例。余阅仲景论中，既有“桂枝本为解肌，其人脉浮紧发热汗不出者，不可与也”一条，则凡寒伤营之证，皆在所禁，岂止四条？此所谓发汗者，用麻黄汤发汗过多也，误汗则胃中阳气虚损。胃本司纳，因胃中虚冷，气上逆而不受，故水药俱不得入口，以主纳者不得纳，故谓之逆，然与水逆证之水入则吐不同也。彼以未经汗解，表里俱有邪，水既入而后吐，故曰水逆。此以误汗亡阳，胃虚气逆，水药不得暂入，故但谓之逆，言误汗变逆，已致水药不得入口矣。若又不知而更发

①**【医理探微】**
前74条有水入则吐的水逆证，治用五苓散，本条提出“水药不得入口为逆”，颇与水逆近似，因而连类相较，可资鉴别。由此可见，条文次序这样安排，还是有一定意义的。

其汗，则胃阳愈败，必至中气不守，上吐下泄而不止矣。此条仲景虽未立方，然温中扶胃之法，如人参桂枝汤之类，可酌用也。或曰误汗亡阳，不过损泄卫气耳，既非误下，何至内伤胃气而水药不得入口，且甚至吐下不止乎？夫人身先天阳气，藏于两肾之中，其清阳升发而为三焦之气，附于肝胆，布其阳气而为后天之火，温养脾胃，故饮食入胃，谷之浊气下降，为命门真火之所蒸腾，则阳气发越，其剽悍滑疾之气，直达皮肤而为卫气。是以误汗则卫气丧失，真阳大虚，胃气亦随之而损也。恶得有卫阳败泄而胃气无损者乎？仲景深知经义，故能言之，但未肯道其详耳。后人每以心火相火三焦火胃火分论，不知天之六气，地之五行，即阴阳二气之分也。二气之分，又即一气之升降也。孙真人云：不知太易，不足以言医。况并不知经义，更曷足以言医！呜呼！斯道之不振，又安足怪乎？

发汗后，其人脐下悸者，欲作奔豚，茯苓桂枝甘草大枣汤主之。[①]

奔豚者，即前烧针令汗，针处被寒所发之奔豚，乃肾家奔突上冲之阴邪也。悸者，衄衄然惕动，状若心惊而恍惚跳跃也。误汗之后，阳气已虚，下焦阴寒之气，欲作奔豚而气先上逆，故从脐下忽衄衄然而悸动也。前针处被寒，以必作奔豚，从少腹上攻心，其势较甚，故以桂枝加桂汤温散其寒邪。此条但云欲作奔豚，欲作非必作可比，乃可作可不作之间耳。但因脐下悸，知阴气已动，恐其欲作奔豚，故以茯苓桂枝甘草大枣汤主之也。

①【医理探微】

《伤寒论》64条中病人叉手自冒心，心下悸，欲得按，仅是心阳损伤。本条脐下悸动，有欲作奔豚之势，乃肾气挟水邪上逆凌心。肾水既然有上逆欲作奔豚之势，则心阳必虚；否则，肾水也不得上凌，所以仍用桂枝甘草以益心阳，加茯苓大枣安肾气、培中土，使心阳复则肾气自平，肾气平则脐下悸自止，奔豚也就不会发作了。

茯苓桂枝甘草大枣汤方

茯苓半斤　**桂枝**四两　**甘草**二两，炙　**大枣**十五枚，擘

上四味。以甘澜水一斗，先煮茯苓减一升，纳诸药煮取三升，去滓，温服一升，日三服。

取甘澜水法，取水二斗，置大盆内，以杓扬之，水上有珠子五六千颗相逐，取用之。

茯苓气味淡而渗，阳中之阴，其性上行而后下降，能滋水之源而降下。《本草》谓其能利小便而伐肾邪，故倍用之以为君。桂枝辛温和卫，而能宣通阳气，故多用之以为臣。李东垣云：阳不足者补之以甘。故风髓丹用甘草，以缓肾之急而生元气也。更用大枣以和润其津液而剂成矣。用甘澜水者，动则其性属阳，扬则其势下走故也。

发汗后，腹胀满者，厚朴生姜甘草半夏人参汤主之。[①]

腹胀满者，太阴脾土之本证也。发汗后，阳气虚损，胃气不行，脾弱不运，津液不流，阴气内壅，胃病而脾亦病也。虽非误下成痞，而近于气痞矣，以厚朴生姜甘草半夏人参汤主之。

厚朴生姜甘草半夏人参汤方

厚朴半斤，去皮，炙　**生姜**半斤，切　**半夏**半斤，洗　**人参**一两　**甘草**二两，炙

上五味，以水一斗，煮取三升，去滓，温服一升，日三服。

厚朴味苦辛而性温，下气开滞，豁饮泄实，故能平胃气而除腹满。张元素云：治寒胀而与热药同用，乃结者散之之神药也。此虽阳气已伤，因未经误下，故虚中有实，以胃气未平，故以之为君。生姜宣通阳气，半夏蠲饮利膈，故以之为臣。参甘补中和胃，所以益汗后之虚耳。然非胀满之要药，所以分两独轻。由此推之，若胃气不甚亏而邪气反觉实者，尚当消息而去取之，未可泥为定法也。观《金匮》之治腹痛腹满，仲景以厚朴三物七物两汤治之，皆与枳实大黄同用，则虚实之分自见矣。

①【案例犀烛】

张路玉治陈总戎泄泻、腹胀作痛，服黄芩、芍药之类，胀急愈更甚，其脉洪盛而数，按之则濡，气口大三倍于人迎，此湿热伤脾胃之气也。与厚朴生姜半夏人参汤二剂，泻痛止，而饮食不思，与半夏泻心汤二剂而安。（摘自《名医类案》，作者江瓘）

按语：此案辨证要点有二：一是参考曾服方药，泄泻腹胀痛，服黄芩、白芍等苦寒药，胀急更甚，因知此证不是实热；二是根据脉象，脉虽洪盛而数，但按之则濡，证明腹胀为本虚标实。

发汗过多，其人叉手自冒心，心下悸，欲得按者，桂枝甘草汤主之。

发汗过多者，前桂枝本为解肌，过多尚有如水流漓之戒。若过用麻黄汤，尤为发汗过多，则阳气大虚。阳本受气于胸中，故膻中为气之海，上通于肺而为呼吸，位处心胸之间。发汗过多，则阳气散亡，气海空虚，所以叉手自冒覆其心胸，而心下觉惕惕然悸动也。凡病之实者，皆不可按，按之则或满或痛而不欲也。故《素问·举痛论》云：寒气客于经脉之中，与炅气相薄则脉满，满则痛而不可按也。又云：脉充大而血气乱，故痛甚不可按也。此以误汗亡阳，心胸真气空虚而悸动，故欲得按也。因此条是误汗所致，故以桂枝甘草和卫扶阳，补中益气。但此方性味和平，力量浅鲜，如参芍之补敛，恐不可少。仲景立方，谅不止此，或有脱落，未可知也。若方氏以心血为重，置阳虚而弗论，《尚论》讥之，不亦宜乎？

桂枝甘草汤方[1]

桂枝四两　甘草二两，炙

上二味，以水三升，煮取一升，去滓顿服。义具注中，不另立论。

未持脉时，病人叉手自冒心，师因教试令咳而不咳者，此必两耳无闻也。所以然者，以重发汗，虚故如此。

此论误汗阳虚之耳聋，以辨不必邪在少阳，然后耳聋也。夫足少阳之脉，起于目锐眦，上抵头角，下耳后，其支者从耳后入耳中，出走耳前，下胸中，贯膈络肝属胆，循胁里。故《素问·热论篇》云：少阳主胆，其脉循胁络于耳，故胸胁痛而耳聋也。若夫汗后阳虚，皆以发汗过多，卫阳散亡之故，非邪在少阳也。以服桂枝而如水流漓，已为痛戒。如麻黄汤者，其可重用乎？所以古人用药治病，中病

①【案例犀烛】

林某，39岁，自诉胸悸而痛喜按，十多日来，屡服止痛药无效，大小便正常，时有自汗出，六脉微缓，舌苔白滑，断为虚痛，用桂枝甘草汤。治以：桂枝六钱，炙甘草三钱，水煎顿服。服后痛即消失。（摘自《福建中医药》1969年第5期）

按语：从此案来看，桂枝甘草汤治疗心阳虚的心悸，确实有较好效果。案中病人患心悸且疼痛，服后立即收效。

即已。《五常政大论》所谓小毒治病，十去其八；无毒治病，十去其九。无使过之，伤其正也。然以卫气散亡而能令人耳聋者，何也？耳者，肾之窍也。《阴阳应象论》云：在脏为肾，在窍为耳。卫气者，乃胃中谷气下降，为肾中真阳之所蒸腾，发越而布于皮肤，以捍卫风寒者也。营卫皆属太阳而为表，真阳藏于少阴两肾之中而为里，故一脏一府，相为表里而成一合也。误汗亡阳，则肾家之真阳败泄，所以肾窍之两耳无闻，犹老年肾惫阳衰，亦两耳无闻，其义一也。仲景虽不立治，然欲治之，亦不外乎汗多亡阳之法也。

发汗病不解，反恶寒者，虚故也，芍药甘草附子汤主之。

发汗病不解者，发汗过多而阳气虚损，故生外寒，仍如未解之状也。恶寒而曰反者，不当恶而恶也。本以发热恶寒而汗之，得汗则邪气当解而不恶寒矣。今病不解而反恶寒者，非风寒在表而恶寒，乃误汗亡阳，卫气丧失，阳虚不能卫外而恶寒也[1]。或曰，既云发汗病不解，安知非表邪未尽乎？曰：若伤寒汗出不解，则当仍有头痛发热，脉浮紧之辨矣。而仲景非唯不言发热，且毫不更用解表，而毅然断之曰虚故也，即以芍药甘草附子汤主之，则知所谓虚者，阳气也。与上文虚字无异，其脉必微弱，或虚大虚数而见汗出但恶寒之证，如附子泻心证，及用桂枝加附子汤，桂枝去芍药加附子汤之类，故曰虚故也，而以芍药甘草附子汤主之。

① **【临证薪传】**

发汗病不解，是指病还未好，不是指表证未解。表解则不应当恶寒，现在反而见到恶寒，不可误认作表证，而是卫阳虚的缘故。表证恶寒，必然兼有发热头痛脉浮，卫阳虚寒，则单见恶寒而不发热，脉必濡弱或大而无力，不难鉴别。然而汗后阳虚，阴液也必受到一定的耗损，而营阴卫阳两虚，所以用芍药甘草附子汤扶阳益阴，双方兼顾。

芍药甘草附子汤方

芍药三两　**甘草**三两，炙　**附子**一枚，炮，去皮，破八片

以上三味，以水五升，煮取一升五合，去滓分温服。

芍药酸收，敛汗液而固营阴。附子辛热，补真阳而

强卫气。甘草扶植中州，调和营卫，所谓温经复阳之治也。

发汗后，恶寒者，虚故也。不恶寒但恶热者，实也，当和胃气，与调胃承气汤。

上二句，是承上文语，所以起下文者也。言前条云发汗后恶寒者，以汗后阳虚故也。若发汗之后，不恶寒而反恶热者，非虚证也，乃汗后太阳已罢，邪转阳明，为胃实之证，当和其胃气则愈矣。然既汗之后，阳气已虚，不宜大下，故当与调胃承气汤，即阳明篇所谓与小承气汤，微和胃气，勿令大泄下是也。

发汗后，饮水多者必喘，以水灌之亦喘。

发汗之后，卫外之阳气已疏，胃中之真阳已损。若津液竭而渴欲饮水，当如太阳上篇中风发汗后，欲得饮水者，少少与之可也。若饮水过多，则胃虚不运，水冷难消，必至停蓄不渗，水寒侵肺，呼吸不利，故肺胀胸满，气逆而喘急也。若以冷水灌濯，则营卫先已空疏，使寒邪入腠，水气侵肤。肺本主乎皮毛，故内通于脏而亦为喘也。肺热而喘者，故用麻黄杏仁甘草石膏汤。此以汗后水寒而喘，则去麻黄加葶苈之小青龙汤，或可酌用也。

发汗若下之，病仍不解烦躁者，茯苓四逆汤主之。

既发其汗，则表邪当解。若又下之，里邪亦当解矣，乃仍不解而烦躁者，此非郁热不解，大青龙之烦躁也。盖因汗之太过，亡其卫外之阳；下之太甚，又损其胃脘之阳，致无阳而阴独故也。烦躁者，阴盛迫阳，虚阳搅扰则作烦，阴邪纵肆则发躁，补虚复阳，乃其治也，故以茯苓四逆汤主之[①]。然大青龙之烦躁，因热邪不得发越所致，乃实邪也，故用汗泄凉解之剂。茯苓四逆之烦躁，因阴盛阳虚所致，乃虚邪也，故当用收复温补之药。《尚论》引入青龙项中，良有以也。

①【医理探微】

这里的烦躁，既不同于阳证，也不同于单纯阴盛阳虚证，而是阴阳俱虚。阴盛阳虚之烦躁多见于白天，而夜晚则安静。而本证的烦躁不分昼夜，日夜皆烦躁不安，这就是不同于单纯阳虚证的鉴别点之一。

茯苓四逆汤方

茯苓六两　人参一两　甘草二两，炙　干姜一两　附子一枚，去皮，破八片

上五味，以水五升，煮取三升，去滓温服七合，日三服。

茯苓虚无淡渗而降下，导无形之火以入坎水之源，故以为君。人参补汗下之虚，而益胃中之津液。干姜辛热，守中而暖胃。附子温经，直达下焦，导龙火以归源也。

伤寒误下

伤寒医下之，续得下利清谷不止，身疼痛者，急当救里。后身疼痛，清便自调者，急当救表。救里宜四逆汤，救表宜桂枝汤。

此论误下之后，证有表里缓急之分，治有先后虚实之当急也。下之，误下之也。续，连续也，言因误下之虚，遂续得下利不止也。清谷，清水完谷也，误下而胃虚里寒，致完谷不化也[①]。前后两身疼痛，义各不同，一以阴寒在里而痛，一以寒邪在表而痛也。上截所谓身疼痛者，因误下阳虚，阴寒在里，无阳气以嘘培柔养，故身疼痛。与上篇人参新加汤同义，虽有误汗误下之不同，而阳虚则无不同也。后身疼痛者，指伤寒之表症而言也。后，谓下后，非救里之后也。寒气伤营，营血滞涩，不快于流行而痛也。清便自调，谓小便清而自调，邪未入里之征也。急救者，唯恐不及之词也，言寒伤营之证，设医以药误下之，致胃阳败损，里气虚寒，胃不杀谷，津液不守，所以随得下利清谷不止也。犹身疼痛者，无阳气以温养筋骸，流通气血之故也。既无表证，但见里寒，故当急救其里也。若误下之后，但身疼痛，小便清而自调者，知其寒邪但在于表，犹未入里，乃伤寒首条之恶寒体痛，及次条身疼腰痛，骨节

①【医理探微】
本条即上条"而反下之，此为逆也"的具体补充。下利清谷，正是误下所致的变证，乃脾肾之阳大伤，所以用四逆汤急救其里。迨清便自调，里虚恢复以后，如果表还未解，然后再用桂枝汤以解其表。

疼痛，恶风无汗之身疼痛也。当急救其表，若不急救其表，则外邪必乘误下之虚，陷入于里而为变逆之证，故云急也。然则救里维何，宜以四逆汤温里复阳可也。若救表，则当以桂枝汗解之，然桂枝汤之不可用于伤寒也。前上篇第十二条，已有明禁矣，而此条反用之，岂仲景二三其说耶？不知仲景所禁，但禁脉浮数而发热汗不出者，乃未治之伤寒也[①]。此条已属伤寒误下，胃阳已虚，阴邪已盛，卫气已虚，不宜复用麻黄汤发汗，更亡其阳矣。故以桂枝之辛温，宣通其阳气，而微解其表，则温散两全而无害矣。此又定法中之活法，未可执一论也。

【辨误】此节是两股文，当作两截解。“伤寒医下之”句，是一条之总冒，言假若下之后，续得下利清谷不止而身疼痛者，其里寒已甚，阳气将危，且全无表证，故急当救里，是以无阳之里证为急也。此三句，是上半截义。又言如下后但有身疼痛之表证，而清便自调者，是并无里证可知，故急当救里，里既无邪，当以表邪为重。此三句，是下半截义。故下文又以两方分隶两义之下而总结之，辞义井井，爽然可见。不意成氏以来，各注家俱作一义解，皆云救里之后，得清便自调，然后与桂枝汤救表。若果如此论，则下截之“者”字与“急”字，皆不须用矣。岂温经救里之后，身尚疼痛，直待清便自调，里气已和，然后救表，尚可云急乎？如厥阴条中，下利腹胀，身体疼痛，先温其里，乃攻其表，方为次第分明，允为一义。此条乃里证急则救里，无里证则救表，因证施治之活法，故有两“者”字及两“急”字以分之，岂可混讲？只因后身疼痛之“后”字上，脱一“下”字，稍觉模糊，遂成千古之惑。奈注者不辨语气，不清脉理，泛然下笔，致失作者之意。窃为前辈惜之也。况伤寒用桂枝之禁，前中风条内，凡诸注家，皆能申仲景之意而亹亹[②]言之，才至伤寒例中之桂枝汤，岂遂忘之，而竟置之弗论耶？此正所谓随文顺释而已，又何裨于后

①**【医理探微】**

以标本来说，先病者为本，后病者为标，急则治其标，缓则治其本，这是治疗的规律。表证误下之后，里气大虚而便泻，竟至完谷不化，其严重程度可知，此时虽有身疼痛之表证，亦不暇顾及，因为里气虚寒，如再行解表，必将造成虚脱之变，必以四逆汤先治其在里之虚寒，待里气恢复之后，再以桂枝汤解其在表之身疼痛，前者即急则治其标，后者即缓则治其本。然而这仅是指表病兼里虚，若是表病兼里实，又当先治其表，表解然后治里，如 106 条外有表证，里有蓄血证，指出治法“当先解其外，外解已，但少腹急结者，乃可攻之”，则是表里俱实，先表后里的例证。与本条先里后表的治法对勘，其理自明。总之，决定汗下先后的关键，在于正气的强弱，正气旺盛而表里俱病，治宜先表后里，或表里两解；正气衰弱而里气虚寒的，必须先温其里，后解其表。

②**【注文浅释】**

亹亹（wěi wěi）：勤勉不倦的样子。

学哉？

伤寒五六日，大下之后，身热不去，心中结痛者，未欲解也，栀子豉汤主之。

五六日，虽为邪当入里之候，然有邪尚在表而未解者极多，总以表证既去而无里证者，为邪气已解。表证初罢而随见里证者，为外邪入里未可以日数拘也。今五六日而身热不去，是表证尚未除也。大下之后，若表邪尽陷，则身不热而为痞结，及协热下利等变证矣。今乃身热不去，是邪气半留于表也。心中结痛，是邪气半入于里也[①]。表里皆有邪，是以谓之未欲解也。然邪入犹浅，初入于上焦心胸之间耳。若用表里两解之法，则邪未入胃，岂宜攻里？无若就近取之，则以高者越之之法为便，故以栀子豉汤吐之，则内邪随涌而上出，外邪又因吐得汗而解矣。

①【医理探微】

本条之身热不去，心中结痛，源于大下之后，这与结胸证的成因和主证颇有相似之处，但病理却迥不相同。结胸证为有形的热与水结，按之心下石硬，痛不可近，所以用大陷胸汤逐水荡实。本证为无形的热郁气滞，按之心下濡，结塞闷痛，纵然按之痛，亦很轻微，所以用栀子豉汤宣郁除烦。

栀子豉汤方

栀子十四枚，擘　**香豉**四合，绵裹

以二味，以水四升，先煮栀子得二升半，纳豉煮取一升半，去滓，分为二服，温进一服，得吐者止后服。

栀子，《本草》不言其能吐，而仲景独用之以吐胸邪，故张子和三法中亦有之。盖因其味苦性寒，而其味懊恼，故能令人吐，然亦大概以鸡羽探之耳。淡豉本主伤寒寒热，瘴气恶毒时疾热病。李时珍云：黑豆性平，作豉则温，既经蒸罯，故能升能散，得葱则发汗，得盐则能吐，得酒则治风，得薤则治痢，得蒜则止血，炒熟则又能止汗，其合栀子而能吐膈间之邪者，盖取其能升能散能吐耳。

发汗若下之而烦热，胸中窒者，栀子豉汤主之。

已发汗之后，下之而致烦热郁闷，胸中窒塞者，因汗不彻而邪未解也。然既汗之后，邪气已减，有限之余邪，陷入胸中，故不至结痛而但觉窒碍耳。邪在胸中最宜上

越，故亦以栀子豉汤主之。

伤寒下后，心烦腹满，卧起不安者，栀子厚朴汤主之。

伤寒表证未除而误下之，下后外邪陷入。在膈则烦，在胃则满，既烦且满，所以躁扰不宁，卧起皆不安也。邪气虽入，未成痞结。[①]《阴阳应象论》云：高者因而越之，中满者泻之于内。所以用栀子之苦寒，涌越其心胸之虚邪；厚朴枳实之苦辛，以泄其胀满之浊气，故以栀子厚朴汤主之。然汗随吐发，故不须更解其表也。

栀子厚朴汤方

栀子十四枚，擘　**厚朴**四两，姜炙　**枳实**四枚，去瓤

以上三味，以水三升半，煮取一升半，去滓，分二服。温进一服，得吐者止后服。

伤寒医以丸药大下之，身热不去，微烦者，栀子干姜汤主之。

伤寒表邪未解，医不知而以峻厉丸药大下之，宜乎陷入而为痞结矣。而身热不去是邪未全陷，尚有留于表者。微觉烦闷，乃下后之虚邪陷膈，将结未结之征也。大下之后，既不可复发其表，又不可再攻其里，瞯邪之犹在胸膈也。速宜以栀子干姜汤涌之，则烦闷之胸邪，得上越而出；身热之表邪，亦因吐而汗解矣。立方之义，盖以身热微烦，用栀子之苦寒，以涌胸中之邪；误下伤胃，取干姜之辛热，以守胃中之阳，则温中散邪之法尽之矣。

栀子干姜汤方[②]

栀子十四枚，擘　**干姜**二两

上二味，以水三升半，煮取一升半，去滓，分二服，温进一服，得吐者止后服。

①【医理探微】

本证心烦与栀子豉汤证的虚烦一样，也是热郁胸膈，所不同的是心烦的同时，又有腹部胀满。这表明热郁的程度已深入了一层，不仅郁于胸膈，而且壅于腹部。

②【案例犀烛】

肖某，工人，壮年体健，秋初患胃脘剧痛，先服中药无效，后住西医院，诊断为急性胃炎，经注射镇静、镇痛药及配合针灸治疗，三日夜痛不稍止。诊其脉象弦数有力，舌赤苔黄，心烦口苦，时欲呕，脘中剧痛不可按，此火郁中脘，胃气失和，法当清降。拟方：栀仁、川楝子各五钱，炮姜一钱，水煎服。午后三时许进药，黄昏痛减，午夜痛全止，二剂获痊愈。（摘自《中医杂志》1966年第3期：24）

按语：笔者原按“于原方中加川楝子一味，增强清火止痛之力，以之治郁火胃痛，但见脘痛拒按，口苦心烦，苔黄脉数者，投之屡效。如系虚寒胃痛，则不可擅用此方。方中既用栀、楝之苦寒药以清泄郁火，又佐以少量辛温之干姜者，因痛由郁火而致，火郁则发之，有协助栀、楝而起反佐的作用；同时又恐苦寒戕伤脾胃，因佐少量辛温以制苦寒之偏弊”。对于使用本方的审证要点与本方的配伍意义，都交代得颇为清楚，极有参考价值，同时也足以纠正注家胶执上热中寒说的偏颇。

发汗吐下后，虚烦不得眠，若剧者，必反复颠倒，心中懊侬，栀子豉汤主之。若少气者，栀子甘草豉汤主之。若呕者，栀子生姜豉汤主之。

既汗吐下，则正气皆虚，邪犹未尽。虽不比实热之邪，陷入而为结为痞，然虚邪内入，亦足以作虚烦而令人不得安眠也。若邪重而剧者，必至烦热扰乱，令人神志昏愦，反复颠倒，心中若有所懊侬不平者然，此皆虚邪在膈之所致也。涌而越之，则无形之邪，随吐而散矣，故以栀子豉汤主之。若如上文证而少气者，因汗吐下后胸中之阳气已虚，膻中之呼吸不足，中气大虚，再涌则恐伤胃气，故加甘草以补中和胃，庶无损于元气也。若加干呕者，是汗吐下后，胃中阳气已伤，中焦虚冷，胃气不和，气上逆而干呕也，故加生姜之辛温，以宣达胃中之阳，和暖中州之气，则虽更用吐法，亦无伤于胃阳，而气自和平矣，此皆因时制宜之法也。

栀子甘草豉汤方

于栀子豉汤方内，加入甘草二两，余依前法，得吐止后服。

栀子生姜豉汤方

于栀子豉汤方内，加生姜五两，余依前法，得吐止后服。

凡用栀子汤，病人旧微溏者，不可与服之。

栀子苦寒，用之盖所以吐胸中之烦热者也。若病人平昔大便微溏者，则中气本自虚寒，用之恐寒凉损胃，反致大肠滑泄，故不可与服[①]。倘必欲涌邪，则戴人吐法中，有甘温之药可酌选也。

①【医理探微】

临床治病选用方剂，除了必须与证情符合以外，还须注意病人的体质状况，做到因人而异，才能取得预期的效果。栀子豉汤尽管不是太寒的方剂，但毕竟偏于苦寒，因此遇到脾阳较虚的病人，虽然是热郁胸膈证，也应当慎重使用；否则，就会损伤脾阳而增加新的病变。所谓病人旧微溏，就是对脾阳素虚的举例，因此，本条不仅是栀子豉汤的禁例，而且具有普遍性的指导意义。

伤寒若吐若下后，心下逆满，气上冲胸，起则头眩，脉沉紧，发汗则动经，身为振振摇者，茯苓桂枝白术甘草汤主之。[①]

伤寒本当以麻黄汤汗解，若吐下之，则治之为逆。心下者，胃脘之间也。逆满，气逆中满也。脉沉紧，沉为在里，紧则为寒，盖阴寒在里也。动经，经脉瞤动也。身为振振摇，即上篇振振欲擗地之渐也。言伤寒不以汗解，而妄吐下之，致胃中阳气败损，寒邪陷入而逆满，阴气上冲而头眩也。阴寒在里，故脉见沉紧也。阳气已为吐下所虚，若更发其汗，必至亡阳而致经脉动惕，身不自持而振振然摇动矣。动经振摇，与上篇心悸头眩，身瞤动而振振欲擗地者几希矣，故用桂枝以解散外邪，通行阳气，而以茯苓白术甘草补中气而治其吐下之虚也。然伤寒而不忌桂枝者，以桂枝本能解表，且不用全汤，无芍药之酸收故也。但药物平易，倘用之而未效，真武汤或在可拟之列也。

【辨误】《条辨》等注家，俱谓心下逆满，气上冲胸，为寒邪挟饮，抟实于膈。脉见沉紧，明系饮中留结外邪，若发汗强解，津液尽竭，伤动经脉，故有身为振摇之患。其言若此，是全不知为亡阳之变，与误汗条中之振振欲擗地相似，反多增一伏饮之说，理殊不解，恐未精切，姑录之以俟智者之鉴。

①【案例犀烛】

痰饮聚于胸中，咳而短气，心悸，用四君补气，二陈化痰，款冬止咳，加减成方，仍不越苓桂术甘之制。若舍仲景，别求良法，是犹废规矩而为方圆也，讵可得哉！拟方：桂枝，茯苓，白术，甘草，半夏，陈皮，党参，款冬花。（摘自《王旭高医案》，作者王旭高）

按语：此即治痰饮者以温药和之的具体运用。盖温则脾阳易于健运，而阴寒自化，白术、茯苓理脾化饮为主，桂枝温阳为佐，再合甘草补中，是治疗痰饮为病的不二法门。

茯苓桂枝白术甘草汤方

茯苓四两　桂枝三两　白术二两　甘草二两

上四味，以水六升，煮取三升，去滓，分温三服。解见注中。

伤寒蓄血

蓄血，与上篇同义，因上冠伤寒二字，故仍置之中篇。

伤寒有热，少腹满，应小便不利，今反利者，为有血

也。当下之，不可余药，宜抵当丸。

此与上篇三条互相发明，非有中风伤寒之别也。言伤寒有热邪在里而少腹满者，应小便不利，何以言之？里热则津液枯竭，少腹满则膀胱不泻，故应小便不利。今反利者，乃邪不在气分而伤血分，所以三焦膀胱之气化流行而小便仍利。因血蓄下焦，故少腹满也，此证必当下之乃愈。不可余药者，言既无如狂喜忘，及身黄之证，不须以桃仁承气，及抵当汤之快剂荡涤之，但宜以抵当作丸，小其制而又分其势以缓下之，庶无太过之弊，而无伤于正气也。

抵当丸方[①]

水蛭二十个，熬　**虻虫**二十五个，去足翅熬　**桃仁**二十个，去皮，研　**大黄**三两，酒浸

上四味，杵分为四丸，以水一升，煮一丸，取七合服之，晬时当下血，若不下者更服。解见抵当汤下。

重编张仲景伤寒论证治发明溯源集卷之二终。

①【案例犀烛】

常熟鹿苑钱钦伯之妻，经停九日，腹中有块攻痛，自知非孕，医予三棱、莪术，多剂未应，当予抵当丸三钱，开水送下。入夜，病者在床上反复爬行，腹痛不堪，天将旦，随大便下污物甚多，其色黄白红夹杂不一，痛乃大除。次日复诊，予加味四物汤调理而愈。(摘自《经方实验录》，作者曹颖甫)

按语：此案为妇人杂病癥瘕之类，用抵当丸而取效，可见抵当之用绝非仅限于外感病，也绝非三棱、莪术等破瘀活血药所能代替。由此更可证明"不可余药"是有实践意义的。

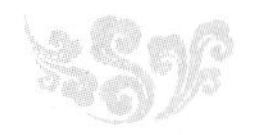

重编张仲景伤寒论证治发明

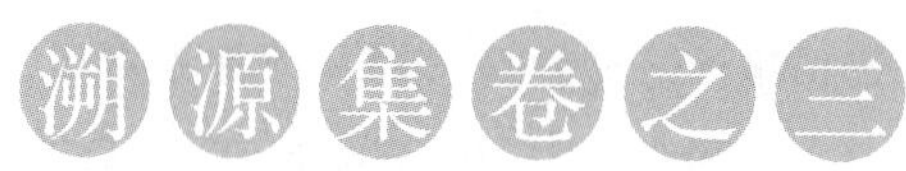

虞山　钱　潢　天来甫　著
门人　男　格　寿平　订
　　　邵　恒　久三

结胸心下痞脏结附

结胸心下痞发源总论

旧注咸谓风伤卫而阳邪陷入为结胸，寒伤营而阴邪陷入为痞，此诚千古之误。详究论中，中风亦有成心下痞者，伤寒亦有成结胸者，更有中风伤寒并见而只作心下痞者，有但伤寒而心下满硬痛者为结胸，但满而不痛者为痞，参互交错，未便分属两篇，故另编一卷，位置于上中二卷之后，以见风寒均有此二证之意。

病发于阳而反下之，热入，因作结胸；病发于阴而反下之，因作痞。所以成结胸者，以下之太早故也。

此条义理最奥，含蓄最深。千古以来，英贤辈出，从无得其旨者。余洗心涤虑，沉默涵泳，凡五易稿而后得其绪端，故识之以告诸同志云。

此论结胸与痞之所由作，乃痞结之纲领也。发于阳者，邪在阳经之谓也。发于阴者，邪在阴经之谓也。反下之者，不当下而下也。两反下之，其义迥别，一则以表邪未解而曰反下，一则以始终不可下而曰反下也。因者，因误下之虚也。结胸则言热入者，以发热恶寒，表邪未解，误下则热邪乘虚陷入而为结胸[①]。以热邪实于里，故以大小陷胸攻之。痞不言热入者，盖不必言，亦难言之也。其不必言者何？阴病本属无阳，一误下之，则阳气愈虚，阴

①【医理探微】
“阴阳”二字，概括了性质相对的一切事物，本条所说的“病发于阳”意指太阳表证，阳盛体壮，同时内有有形痰水。由于攻下太早，致邪热内陷，与痰水相结，成为结胸。所谓下之太早，就是对结胸证成因的补充说明。“病发于阴”，是指本属里证，病人的体质较弱，内无有形痰水，所以误下之后，仅是热壅气滞而成痞，却不疼痛。

邪愈盛，客气上逆，即因之而为痞硬。如甘草半夏生姜三泻心汤证是也。此等非唯无热而言，亦并无所入，故不必言也。其难言者何？诸痞之中，有表证而发热恶寒者，如解表用桂枝汤，攻里宜大黄黄连泻心汤及大柴胡汤者是也。以杂在诸虚痞之中，难于并言，故亦不言也。其两不言者何？以在此段纲领之中，不能具言，至后节条目中，方悉言之也。末句但言下早为结胸之故而不及痞者，以邪在阳经而未解，邪犹在表，若早下之，则里虚而邪热陷入，致成结胸。若表邪已解而下之，自无变逆之患，故以下早为嫌。至于邪入阴经之证，本无可下之理，阴经虽有急下之条，亦皆由热邪传里，非阴经本病也。除此以外，其可反下之乎？以无可下之理，故不以迟早为言。即使痞症之有表证而发热恶寒者，如大柴胡汤一证，亦以伤寒发热，汗出不解，表里皆实，故用攻解兼施之法，亦非由下早之故也。唯大黄黄连泻心汤一条，为先下后汗而致心下痞者也，然其表症犹在，故先以桂枝解表，而后以大黄黄连攻痞。观先用桂枝，则知邪在太阳；攻之而用大黄黄连，则知热入矣。其治与结胸之用大陷胸，彼此相为仿佛也。唯此一条，为热入之痞，其他泻心，各有区别，未可概以热入论之，所以痞结虽皆曰反下而作，结胸因热入，故独申之以下早。痞则非尽热入，故不可言下早也。然此章义理纠棼，证治盘错，未易明显，请更申之。夫邪在阳经，其表邪未解而反下之，则正气内虚，热邪因之而内陷，必硬结于胸中，是谓病发于阳，言阳邪从阳经陷入于阳分，其所发之病，名曰结胸[①]。胸者，中焦之上也，位高而属阳，以诸阳皆受气于胸中，故膻中为气之海，上通于肺而为呼吸。阳邪陷入，必伤阳位，故结于胸中也。邪入阴经，由传变而入者，或本经自感者，若误下之，虽无热邪陷入，而胃中阳气已伤，阴邪内盛，必因误下之阳虚，而阴邪否塞于心下，是谓病发于阴，言邪入阴分所发之病，名之

①【医理探微】

柯韵伯：阳者，指外而言，形躯是也；阴者，指内而言，胸中心下是也。此指人身之外为阳，内为阴，非指阴经之阴，亦非指阴证之阴。发阴、发阳，俱指发热。结胸与痞，俱是热证。作痞不言热大者，热原发于里也，泻下而热不得散，因而痞硬，不可以发阴作无热解也。若作痞谓非热证，泻心汤不得用芩连大黄矣。若栀子豉之心中懊侬，瓜蒂散之心中温温欲吐与心下满而烦，黄连汤之胸中有热，皆是病发于阴。柯氏此说可为参考。

曰痞。痞者，阴气否塞而不通也。心下者，腹之上，心之下，中焦之所属，胃脘之部分也。较之于胸，则位稍卑而为阴矣。其但言因作痞而不言热入者，阴痞之证，因误下之后，阳气一虚，阴邪自盛，不必外入之邪而后成也。阳邪必由陷入，阴邪则不必也。如日丽长空，则阳和温暖，至金乌西坠，则遍界阴寒。自然之理，何必外来？故痞气乃阴邪内结于中，犹云雾障空，天地之气不相交通而成否，非若热邪之陷入也。下文甘草泻心汤条内云：此非结热，但以胃中虚，客气上逆，故使硬也。客气者，阴邪也。谓之上逆，其非外入也明矣，又何疑焉？此为结为痞之攸分也。半夏泻心汤条内云：若心下满而硬痛者，此为结胸也。但满而不痛者，此为痞。[①]此尤仲景论中，彰明较着之分也。其分条论治，则于结胸之证，有大陷胸汤之结胸，有大陷胸丸之结胸，有小陷胸汤之结胸，所以皆用攻下者，以客邪陷入，所谓热入因作结胸也。唯支结不攻者，以外症未去，故但以柴胡桂枝汤解之也。至于心下痞之证，义各不同，未可以一端论也。如十枣汤之痞，乃阳邪伤胃，津液不行，致水饮停蓄，此实而可攻者也。有生姜泻心汤之痞，乃中气不和，胃寒不化，脾弱不能为胃行其津液，以致干噫食臭，胁下水气留蓄，此阳虚阴盛之痞，故可温补宣通以开之者也。有甘草泻心汤之痞，乃下后阳虚，胃寒不化，下利清谷，腹中雷鸣，心下痞硬，干呕心烦，又复下之，胃阳大虚，阴邪上逆之痞，此但可泻其虚气而不可攻者也。有大黄黄连泻心汤之痞，此因先下后汗，倒行逆施，致热邪已入，表证未除，乃先解后攻，实热之痞也。有半夏泻心汤之痞，但满而不痛，乃气痞耳，不可攻者也。有附子泻心汤之痞，因紧反入里，故亦用大黄黄连，又见恶寒汗出，知其真阳大虚，卫气不固，又加附子以回阳固卫者也。有大柴胡汤之痞，乃伤寒发热，汗出不解，邪转入里，至呕吐下利，此表里皆实，宜解宜攻，故用

①【注文浅释】
结胸与痞，虚实分明如此，在临床中宜细辨。

两解之法也；有旋覆代赭石汤之痞，此汗吐下后，邪虽已解，胃阳已伤，虚寒不运，痰饮留蓄，气上走而为噫，宜温补宣通，镇坠而不可攻者也。有赤石脂禹余粮汤之痞，此伤寒误下而利不止，致成痞硬，服泻心汤而又下之，遂至利更不止，病在下焦，理中之所不能治，故宜固下焦而涩其滑也。痞证如此之条绪繁多，虚实不一，岂可以一言蔽之乎？故曰仲景之不言，盖难言之也。然各经初证，大约由营卫而入，营卫虽属太阳，至于成结成痞，非必皆在太阳矣。故结胸则必以"太阳病"三字冠之。其所以然者，盖以结胸乃表邪未解，邪在太阳，因误下而表邪陷入故也。至心下痞诸条，则止冠之以"伤寒"二字者，何也？寒邪虽必由表而入，至成痞之证，各经皆有，故不可独称太阳也。然非但痞结条下为然也，仲景之于风伤卫诸证，无不以太阳病称之。以寒伤营诸证，唯一二有表证者，以太阳病称之，因太阳主表故也。至误治失治传变诸证，则皆去之者，以寒邪既不在表，于各经无所不入，入阳则为三阳里证，入阴则为三阴里证，其有各经自受者，亦概以伤寒称之，或竟宜取其病状言之而已。盖因邪既入里，或风或寒，俱不得以太阳二字加之矣，其所以不可加者，以邪过营卫，则入里之歧路纷争，虽同入而异变矣。其或入于阳，或入于阴，皆随其虚处而中之耳，初无定分也。后人未析其义，遂以为风邪入里则为结胸，寒邪入里则为痞证，岂知仲景本意，不论中风伤寒之邪，在阳经者而表邪未解，误下陷入，故有下早之诫，所以有热入之结胸，并有热入之痞，实热之痞结，皆以客邪陷入，故有攻无补，所以有大陷属之汤丸、十枣汤之逐饮、大黄黄连之泻心及大柴胡之两解也。无论中风伤寒之邪，在阴经者而误下之，其邪本不在表，不须外入，但因误下之后，胃气虚损，阴邪否塞，即可成痞。所以但有反下之戒，而无下早之文[①]。邪在三阴，始终禁下，故不以迟早为言，故有甘草泻心、半夏

①【注文浅释】
钱氏此说足以辨误解惑，诚至论也。

泻心、生姜泻心等温散开补之法。然何以阳邪必从外入，阴邪不须外陷乎？盖以三阳在躯壳之三层，三阴已在躯壳之里矣。所以仲景但以发于阳发于阴论之，一云反下而言热入，一云反下而不言热入，一则云下之太早，一则绝不言下早，议论无多，苞举深广，虽未显言，意在言表。曾未尝以风寒营卫定痞结也，故方氏注云：发于阳而下之早者，未尝无痞；发于阴而下之早者，亦有结胸。疾病之机，每多不期之变。愚谓两"早"字虽不应并下，于痞结则颇有圆机。余细阅论中，有心下[1]因硬，则为结胸；又云若心下满而硬痛者，此为结胸，是结胸亦可称心下也。有以伤寒中风并冠于首而曰心下痞者，有独称太阳中风而曰心下痞硬，满引胁下痛者，是阳邪亦能作心下痞也。又伤寒六七日，结胸热实，脉沉紧，心下痛，按之石硬者，是阴邪亦能作结胸者也。又太阳中风，下利呕逆，其人漐漐汗出，发作有时，头痛心下痞硬。又太阳病，医发汗，遂发热恶寒，因复下之，心下痞，此发于阳而亦作心下痞者也。更有太阴之为病，腹满而吐，食不下，自利益甚，时腹自痛，若下之，必胸下结硬。又如厥阴篇中云，病人手足厥冷，脉乍紧者，邪结在胸中。此二条虽有阴阳之分，与结胸稍异，此亦发于阴而作结胸者也。由此观之，其阴阳互见，痞结交作，参伍错综，纵横变化。如此，则岂风寒营卫之说，可拟发于阳发于阴之义乎？《尚论》未悟其理，妄取《条辨》之说，以风为阳邪，病发于中风，阳邪未从外解而反下之，热势乘虚陷入，必硬结于胸上；寒为阴邪，病发于伤寒，阴邪未从外解而反下之，其热势乘虚陷入，必痞塞于心间。若作此解，则热入与不言热入之义安在哉？昔张兼善证成氏之误曰：既以无热恶寒为发于阴，焉有可下之理？斯言之谬，亦已甚矣。不思仲景原因不可下而曰反下，兼善岂反忘之耶？又曰：仲景所谓阴阳者，指表里而言也。病在表，当汗而反下之，因作结胸；病在里，尚未

①【注文浅释】
仲景使用"心下"一词，在不同条文中所指部位往往不同。学者应根据上下文来确定"心下"所指的具体部位。

入府而辄下之，因作痞。此论尤为乖谬，病已在里，即攻下之，已不为逆，且病既入里，而云尚未入府，岂所谓府者，又在里之里乎？又以风邪入里为结胸，寒邪入里为痞。然则太阳中风，下利呕逆，其人漐漐汗出，而至于心下痞硬者，非风邪入里之痞乎？伤寒六七日，结胸热实，心下痛，按之石硬者，非寒邪入里之结胸乎？及伤寒中风，医反下之，其人下利日数十行，谷不化，腹中雷鸣，心下痞硬而满者，非或风或寒而偏作心下痞者乎？又伤寒五六日，呕而发热，柴胡证具，而以他药下之。必蒸蒸而振，心下满而硬痛者为结胸，但满而不痛者为痞，此又非寒邪入里而能结能痞者乎？更以此较之，则兼善之说，果合仲景发于阳发于阴之义乎[①]？因思方喻两家之说，得非兼善为之前导乎？是以不言热入之故，仲景确有深意。如成氏以发于阴而反下之，谓表中阴邪入里，结于心下为痞。岂知阳气既虚，阴邪自足成痞，况尚有恶寒发热表里皆实之痞具在？则此注已属荒唐，而方氏又谓不言热入，欲人同推也。喻氏复不察仲景之意，不辨方氏之讹，遂误信同推之说而竟推之曰：二证皆由下早，皆是热入，省文以见意也。持论若此，不几乎淄渑不辨，菽麦不分矣，以盲引盲之谓，可独加诸前辈耶？是故读仲景书而不能得仲景之旨，其不为盲者鲜矣！此节疑义，所以为千古未明之案者，以仲景难言而未之详言也。然反复寻绎其文，亦既言之矣。但道无不秘，未易显言，欲令后之学者，从妙悟中求之而已。盖以闻道之所得者犹浅，悟道之所得者弥深耳！故曰：若能寻余所集，思过半矣。

①【注文浅释】

就阴阳是一切相对属性的概括来看，以外与内解释本条的发于阳与发于阴，是比较合理的。

结胸证治第三

太阳病，脉浮而动数，浮则为风，数则为热，动则为痛，数则为虚。头痛发热，微盗汗出而反恶寒者，表未解也。医反下之，动数变迟，膈内拒痛，胃中空虚。客气动

膈，短气躁烦，心中懊侬，阳气内陷，心下因硬，则为结胸，大陷胸汤主之。若不结胸，但头汗出，余无汗，剂颈而还[①]，小便不利，身必发黄也。[②]

辨脉篇云：阴阳相搏，名曰动。阳动则汗出，阴动则发热。又云：数脉见于关上，上下无头尾如豆大，厥厥动摇者，名曰动也。此所谓动数者，数而躁动也。痛，即下文头痛也。虚，谓营阴弱也。盗汗，睡卧中之汗也。阳以外卫乎皮毛，阴以滋荣其血络。目闭则卫阳内入，无以外卫，营虚不守，故阴液盗出。此因风邪伤卫，则卫强营弱，毛孔不闭，故微盗汗出也。发热盗汗，即数则为虚之义，言卫强则阳盛发热而脉数，营弱则阴虚恶寒而汗出也。“浮则为风”以下四句，即所以释脉浮而动数也。头痛发热微盗汗出而恶寒，即风热痛虚之见证也。言浮则风邪在卫，数则邪郁发热，躁动则风邪不得发越，故头痛。脉数则阳邪胜而营阴虚弱，故微盗汗出而恶寒，即前太阳中风，阳浮而阴弱，阳浮热自发，阴弱汗自出，啬啬恶寒之变文也。此为表邪未解，乃桂枝汤证也。粗工不察而反下之，则胃脘之阳气大伤，遂至动数之脉，变而为迟矣。迟者，虚寒之脉也。中气既馁，则表间阳邪，乘胃气之虚寒，陷入胸膈，邪盛正虚，正邪相拒，故作痛也。曰胃中空虚，非水谷尽出而空虚也，乃胃中真阳，因误下之损而空虚也。真气空虚，则陷入之客气，扰动胸膈，而膻中呼吸之气，有所隔碍，故短促不伸也。膈间气不得舒，邪结于里，所以躁扰烦闷，而心中若有所懊侬者然。此皆阳邪内陷，故心下因之而硬，遂为热入之结胸矣。以动数之脉，变而

①【注文浅释】

剂：通齐。剂颈而还，指头部汗出，到颈部而止，颈部以下无汗。

②【医理探微】

本条主要讨论表里辨证与表证误下而致结胸与发黄的两种病理转归。太阳病，脉浮而动数，脉浮主表，动为邪盛主痛，数为体表有热，所以脉浮动数为风邪盛而表热，里无实邪，故曰“数则为虚”。头痛发热是表证，微盗汗出属少阳有热，是表邪已有内传之势。如果邪全传里，则恶寒当罢，现在仍然恶寒，可见表尚未解，故特提出“而反恶寒者，表未解也”。用一“反”字，以突出恶寒是辨表证的关键，表未解的不可攻里，这是治疗的原则。由于医者失察，竟用攻下之法，因而表邪内陷而成为结胸证。邪陷热结，所以动数之脉变为迟脉，误下则损伤胃气，致胃中空虚，热邪动膈，故膈内拒痛，热邪陷与水邪相结，心下因而硬满疼痛，成为结胸。邪结热扰，同时还可伴见短气躁烦，心中懊侬。结胸证因热与水结，故治宜用泻热逐水破结的大陷胸汤。

误下成为结胸，这只是变证的一个方面，但并不是绝对的。因此，接着提出可能发生的第二种变证。如果未出现心下硬满疼痛的结胸证，而是但头汗出，剂颈而还，余处无汗，小便又复不利，这是热不得外越，湿不得下泄，阳气内郁而熏蒸向上的缘故。湿蒸热郁，所以势必发黄。

上条结胸证悉具，烦躁者死，其烦躁为正不胜邪之征；本条亦有烦躁证，而不言死者，其烦躁乃正邪相拒所致。两种烦躁性质不同，应当明辨。

又本条大陷胸汤证心中懊侬，是因水热有形之邪内结，气机郁阻所致。栀子豉汤证心中懊侬，乃无形之热郁于胸膈，所以谓之“虚烦”，是与大陷胸汤证有形之结相对而言，并不是真正的虚证，亦当明辨。

为迟，虽为中气已虚，然邪热结硬于胸中，则为实邪在里，当以大陷胸汤主之。若阳邪虽陷而不结于胸中，但头汗出者，以诸阳脉皆上至头，头为诸阳之会，阳邪独盛于上，故但头汗出也。诸阴脉皆至颈，从胸中而还，然阴液为阳气所蒸，乃得为汗。阴阳之脉络，虽交互于周身，因阳邪在上，无以蒸腾，故余皆无汗，但齐颈而还也。热邪内陷，既不得汗泄，而小便不利，则又不得随水液而下走，湿热郁蒸，故身必发黄也。发黄不立治法者，以有例在后也。此条虽动数变迟，终属阳邪内陷，故以大陷胸汤攻之。热邪内陷，尚且动数变迟，岂阴痞反有热入同推之理乎？故曰纲领中难于并言，至条目中，始能悉言之也。喻氏谓"动数变迟"三十六字，形容结胸之状殆尽，叹其为化工之笔，宜哉！

大陷胸汤方[①]

大黄六两　芒硝半升，升法见小柴胡汤下　甘遂一钱

汉之六两，即宋之一两六钱二分。李时珍云：古之一升，今之二合半。约即今之一瓯也，每服一瓯，约大黄五钱外。结胸恶症，理亦宜然，未为太过，况快利止后服乎。

上三味，以水六升，先煮大黄取三升，去滓，纳芒硝煮一两沸，内甘遂末，温服一升。得快利，止后服。

陷胸者，谓能治热邪陷入胸中而名之也。邪陷胸膈，犹大敌入寇，绝我津梁，据我要害，饷道不通，樵苏不爨。坚壁固垒，非勇敢之将，锋锐之兵，不能破也，故用苦寒涌泄之将为君，咸寒软坚之副为佐。然邪结胸中，胃气不行，津液不流，水饮并结，故又以逐水利痰之奇兵为使，鼎足之形已定，犄角之势已成，然后建大将旗鼓，水陆并进，而成冲锋陷阵之功，岂不伟哉！然苟非热入胃实之证，如阴痞之属，则当以德化绥徕，威镇摄服而已，未可穷兵黩

①【案例犀烛】

丁某，男，37岁，被汽车挤伤右侧胸壁，X线片示：右侧液气胸。肺压迫严重，自第1至第4肋骨骨折，液平面第9肋间隙，自右胸抽出空气2000毫升，抽出血液300毫升，之后胸憋气短稍好转。两周后复查：右肺野外带密度增高，上缘呈外高内低状，可随体位变动，右肋膈角消失，膈肌活动度差。X线诊断：右胸积液。现仍感胸憋气短，头颈部发热，背部多汗，舌苔白，脉左右寸浮，关尺沉。辨证为外伤胸膺，气郁水蓄。治以泄热逐水，方用大黄9克，芒硝9克，甘遂3克，水煎服，二剂后，胸闷胸痛大减，背汗止。随证改用半夏泻心汤加味，服4剂，胃纳稍增，仍感胸憋气短，脉左右寸浮，关尺沉。仍用大陷胸汤原方，3剂后，自觉症状完全消失。X线透视：液平面见不到，右肋膈角稍钝。症见夜寐不宁，怕惊动，有时心悸，脉两关滑。处方：茯苓、桂枝、白术各18克，甘草12克，珍珠母30克，生牡蛎30克，生蒲黄、五灵脂、炒十元各9克，三七粉3克(冲)，12剂。X线透视：心肺正常。胸痛完全消失。(摘自《经方验》，作者刘景祺)

按语：由此案可以证明大陷胸汤对胸腔积液确实有较好的疗效，联系到肠梗阻、胰腺炎等治疗经验，可见大结胸证的病位范围较广，是以胃脘为主，上连胸胁，下及少腹，而不是单指胃脘或胸膈。再则，从此案还可看出大陷胸汤应用指标是热与水结，水热未尽，还可再用，要在掌握病情。此案最后以苓桂术甘汤温阳化饮佐活血化瘀善后，不仅体现了随证转方精神，而且对如何灵活运用经方有一定的启示。

武，涂炭生民也。其有表证而脉浮者，尤所禁忌，用者审之。

【辨误】仲景为伤寒立法之祖，虽后贤继起，鲜有不读其书而师其训者矣。故凡读之者，各有议论，虽或未能尽其典要，而亦各鸣其所得，或是或否，皆不敢逾越其轨度，然未有如丹溪朱氏之不善读书者也。如此条之痛斥仲景曰：按太阳病，在表未曾解，在表而攻里，可谓虚矣。而况所得之脉，皆浮而动数乎？今得误下，动数变迟矣，而又曰胃中空虚，又曰短气躁烦，虚之甚矣。借曰阳气内陷，心下因硬，而可迅攻之乎？岂大陷胸之力，缓于承气？况已下者不可再下，宁不畏其虚乎？上文曰结胸脉浮大者不可下，下者死，又曰结胸证悉具，烦躁者死。今曰脉浮，又曰烦躁，大陷胸果可用乎？彼阳病实，下后若胃中空虚，客气动膈，心中懊侬者，栀子豉汤吐胸中之邪，况太阳失下后，明有虚证乎？如此议论，岂非痛贬仲景叙证之差，用药之误乎？岂知仲景原因脉浮而动数，头痛发热，盗汗恶寒之表症未解，为不可攻下，故曰反下。至误下之后，胃中真阳已虚，所以动数之脉，已变而为迟矣。变迟之后，阳邪已陷，岂尚有浮脉耶？仲景所谓浮而动数者，盖未下之前，邪气在表之脉也。丹溪不晓此义，此不善读之一也。又以动数变迟为虚，不知正气既虚，热邪已陷，正虚邪实而膈内拒痛矣。丹溪又不知此义，其不善读者二也。又以胃中空虚为虚，不知仲景之曰空虚，盖以胃中真阳虚损为言，非水谷邪气尽空也，所以下文即有“客气动膈”四字，因胃气虚，故客气得以入膈而变动，此亦正虚邪实也，岂可竟作虚论耶？丹溪又不知此，其不善读者三也。又以短气躁烦为虚甚，不知邪结胸膈，气道阻塞，且热邪内郁，故短气躁烦而心中懊侬也。丹溪又昧其旨，此不善读之四也。又云借曰阳气内陷，心下因硬，而可迅攻之乎？岂大陷胸之力，缓于承气，况已下者不可再下，宁不畏其虚乎？王肯堂论大陷胸汤云：伤寒错恶，结胸为甚，此非不能通利，须其迅速，方能分解结邪。丹溪识见，又不至此，其不善读者五也。又云上文曰结胸脉浮大者不可下，下者死。仲景于未结胸之脉浮动数者，已云不可下，恐误下成结胸也。至若既成结胸而尚往来寒热者，已不用大陷胸，而用大柴胡汤表里两解之法矣。况已结胸而脉尚浮大，则在表之邪，不可限量，故曰不可下。且此条动数变迟之后，并无浮脉再见，岂可引此以责仲景乎？此不善读之六也。又曰结胸证悉具，烦躁者死。今脉浮，又曰烦躁，大陷胸果可用乎？不知仲景之所谓悉具者，言结胸所犯之脉证，无所不备也。此一节非真有此证，乃仲景设言以训后世之文，故铺叙自表入里，所以致成结胸之故，及描写邪气陷入而成结胸之状，历历如绘，直至结胸已成，然后云以大陷胸汤主之。若如此以渐而入者，即谓结胸症悉具，则下文结胸热实，脉沉而紧心下痛，按之石硬者，当如何耶。况尚有舌上燥而渴，日晡潮热，从心下至少腹，硬满而痛不可近者，又如何耶？且所谓短气躁烦，心中懊侬，胸犹未结也[①]。至阳气内陷，心下因硬，则为结胸矣。所谓躁烦者，热邪初入，不得发越而躁烦，非已成硬结，胃气将绝之烦躁可比。烦躁躁烦，义自不同，丹溪又不能辨，此不善读之七也。又言彼阳病实，下后若胃中空虚，客气动膈，心中懊侬，以栀子豉汤吐胸中之邪，况太阳失下后，明有虚证乎？此段乃仲景论中阳明条下，脉浮而紧，咽燥口苦，腹满而喘，不恶寒反恶热之证也，非脉浮而动数，发热汗出，反恶寒，太阳表证未解之可比也。且阳明条下，原云若下之，则胃中空虚，客气动膈，心中懊侬，舌上有苔而犹未结胸也，故以栀子豉汤涌其未结之邪耳，此条乃太阳脉浮动数之表邪，因误下而动数变迟，遂致膈内拒痛，胃中空虚，客气动膈，短气躁烦，心中懊侬，然必阳气内陷，心下固硬而为结胸，方用大陷胸汤攻之。

①【注文浅释】
须知结胸证短气因邪阻气机壅滞不利，和气虚不足的短气是完全不同的。

若热邪未陷，心下不硬，则犹未成结胸，不过胃中空虚，客气动膈，心中懊憹，初入胸中之邪而已，岂有不用栀子豉汤以吐其未结之邪乎？若犹未信，但观阳明篇中有云：阳明病下之，其外有热，手足温，不结胸，心中懊憹，饥不能食，但头汗出者，栀子豉汤主之，非若心中懊憹而犹未结胸者之明证耶？今阳气已陷，心下已硬，结胸已成，岂可亦以栀子豉汤吐之？丹溪读其书而不达其意，昧其义而妄毁之，是诚何心哉！呜呼，斯道之晦，斯民之厄也，能无辨乎！所以张介宾《类经求正录》云：刘朱之言不息，则轩岐之泽不彰！信乎斯言之不谬也夫！

太阳病，重发汗而复下之，不大便五六日，舌上燥而渴，日晡所小有潮热，从心下至少腹，硬满而痛不可近者，大陷胸汤主之。[①]

此太阳入阳明之结胸也。病本太阳中风，当以桂枝汤汗解，使漐漐微似汗可也，乃重发其汗，使如水流漓，则病必不除。而复早下之，邪热遂乘虚而陷入阳明矣。因汗下两竭其津液，邪入胃中而燥热，故五六日不大便，而舌上燥渴也。日晡，未申之时也。所者，即书云多历年所之所也。不大便，舌上燥渴，日晡潮热，皆阳明证也。潮热而曰小有，则未离太阳而已入阳明矣，故不似全入阳明之甚也。邪在太阳而陷入，则结于胸；邪入阳明而归里，则实于胃[②]。此本太阳病，因汗下之误，邪从太阳误入阳明，故从心上至少腹，无少空隙，皆硬满而痛，至于手不可近也。前条但结胸而硬痛者，尚以大陷胸汤主之，况兼阳明胃实者乎？故亦以大陷胸汤主之。

结胸者项亦强，如柔痓状，下之则和，宜大陷胸丸。

结胸本太阳陷入而成，然犹在上焦阳位而未深入阳明也。项强，亦太阳表症也。痓，即痉也。仲景之论痓病，其总证曰：病身热足寒，颈项强急，恶寒，时头热面赤，目脉赤，独头动摇，卒口噤，背反张者，痓病也。其分条

①【医理探微】

太阳病重发汗而复下之，为治失其宜，以致邪不得外解而向内传。根据五六日不大便，舌上干燥而渴，日晡所小有潮热，颇似阳明里实证，但是阳明里实证为肠中燥屎阻结，其腹痛仅限于脐部周围。而本证却是从心下至少腹皆硬满而痛，不可近，表明痛势很剧，因知这是水热相结、邪势迄上际下的大结胸证，切不可误用大承气汤，而应治以逐水荡热的大陷胸汤。

②【医理探微】

本条是太阳阳明俱结，阳明有燥结，太阳有水结，阳明之燥结在肠，太阳之水结在胸，因胸下水结，而连及少腹，遂致心下至少腹均硬满而痛不可近。

曰：太阳病，发热无汗，反恶寒者，名曰刚痓。又曰：太阳病，发热汗出而不恶寒者，名曰柔痓。其不言项强者，总证中已叙之矣，不必重复也。大约无论痓病之刚柔，皆身热项强，但以恶寒无汗者，乃寒伤营之痓，以寒主劲急故也；汗出而不恶寒者，乃风伤卫之痓，以阳邪性缓故也。此以结胸证而云项亦强者，所以证其邪未离乎太阳之表，未可攻也。曰如柔痓状，所以状结胸之汗出不恶寒者也。以结胸而状如柔痓之汗出不恶寒，其无表证而宜下可知，故曰下之则和。既无表证，又不言热实硬痛，则势非甚剧也，故不须以大陷胸汤之驮剂攻之，而更立大陷胸丸治之足矣。

【辨误】方注取成氏邪结胸中，心下紧实，能仰而不能俯之说，谓邪结硬于胸，俯则碍而不利，势必常昂，有反张之疑似，病已至剧。喻氏复兼取两说云：结胸而至项强，症愈笃矣，胸间邪结紧实，项势常昂，有似柔痓之状，借此以验胸邪十分紧迫耳，皆失仲景本意。岂知以柔痉之汗出不恶寒，以证表邪既解，为结胸之较轻者哉[①]！若犹未以为然，试观大陷胸汤之大黄六两，芒硝半升，不过二次温服，而大陷胸丸虽大黄半斤，葶苈芒硝杏仁各半升，而究竟所用者，只服如弹丸之一枚而已，其大小之制，为何如哉？

①【医理探微】

结胸项强如柔痉状，并不是真正的柔痉，乃因胸脘部硬满疼痛，邪势盛实于上，头后仰而不能前俯，好像项部强直的柔痉一样，其实和筋脉失养的项强是毫不相干的。正由于这种项强是胸部水热结聚影响的，所以下之始和，但毕竟邪势偏上，因而适用大陷胸丸以缓攻之。

大陷胸丸方

大黄半斤　葶苈　芒硝　杏仁各半升，熬黑

上四味，捣筛二味，纳杏仁芒硝，合研如脂，和散取如弹丸一枚，别捣甘遂末一钱匕，白蜜二合，水二升，煮取一升，温顿服之，一宿乃下。如不下更服，取下为效，禁如药法。

大黄芒硝甘遂，即前大陷胸汤之意。白蜜二合，亦即十枣汤中之大枣十枚也。增入葶苈杏仁者，盖以胸为肺之所处，膻中为气之海，上通于肺而为呼吸，邪结胸膈，硬满而痛，气道阻塞，则有少气躁烦，水结胸胁之害，故用葶苈甘遂以逐水泻肺，杏仁以利肺下气也。所用不过一弹丸，剂虽大而用实小也，和之以白蜜，药虽峻而佐则缓也。大陷胸汤之制，六师并出也；大陷胸丸之法，分锐攻略也。陷胸汤，一人独用之剂也；陷胸丸，众病分用之药也。其大小分合之迥异，步伐止齐之不同，奈何方注以为白蜜甘润，导滞最良，名虽曰丸，犹之散耳，较之于汤，力有加焉。虽喻氏谓白蜜留恋润导，下行其缓，斯得一宿乃下之旨矣，岂如承气陷胸汤之人行十里二十里之迅速哉？

伤寒六七日，结胸热实，脉沉紧，心下痛，按之石硬者，大陷胸汤主之。[①]

历来注家，皆以中风误下而成者为结胸，伤寒误下而成者为痞，此千载未悟之惑也。仲景原云发于阳发于阴而反下之，并未言中风伤寒而反下之也。前条皆中风之结胸，此条以伤寒而亦成结胸，则知非独中风误下而成也，说见首章注中。然此条并未误下而亦结胸者，盖以邪在太阳，稽久失治而致变者也。脉沉紧者，关脉沉紧也。或曰，此但以“伤寒”二字冠之，何以知其邪在太阳乎？曰：以“热实”二字推之，即可知也，又以大陷胸汤之咸寒苦泄而知之也。何以知其为失治乎？曰：以六七日言之，乃行其经尽之期也，又不言及汗下，是以知其为失治也。何以知沉紧为关脉乎？曰：脏结条云，按之痛，寸脉浮，关脉沉，名曰结胸也。曰：沉则然矣，紧脉何以言之？曰：浮紧则为寒邪在表，沉紧则为寒邪深入也。盖言以寒伤营之证，头痛发热，身疼腰痛，恶风无汗者而经久不治，至热邪自陷，硬结于胸中，则热邪内实于里矣。而脉见沉紧，足见邪结深固，所以心下不按自痛，及按之则石硬也，

①【医理探微】

病人平素内有水饮，表邪入里化热与之相结，也能形成结胸证。所谓热实，是指结胸证的性质，与下条的寒实结胸正好相对。

脉沉而紧，沉为邪在里，紧是邪结痛甚之征，128条云“寸脉浮，关脉沉”，134条云“脉浮而动数……医反下之，动数变迟”，本条云“脉沉而紧”，可见沉为结胸的主脉，但上两条均兼浮象，提示均为太阳表邪误下而成，邪可能尚未完全入里。本条未经误下，由于邪盛自传于里，热与水结，所以脉沉而紧。这里“迟”与“紧”都属于邪结，不可误认属寒。水与热搏结于胸脘，所以心下痛，按之石硬。结胸证既具，当然也应用大陷胸汤主治。

邪气坚结如此，非大陷胸汤何以破其坚结乎？

伤寒十余日，热结在里，复往来寒热者，与大柴胡汤。但结胸无大热者，此为水结在胸胁也，但头微汗出者，大陷胸汤主之。

此亦太阳失治之结胸也，言寒伤营证而不以麻黄汤汗解，至十日之久，其邪虽未尽入，而郁热之邪，已内结于里而为结胸，似可攻之证矣。复往来寒热如柴胡汤证，是半表之邪犹未下也。表里皆有邪，未可以大陷胸汤攻之，以陷胸但能攻在里之热邪，而不能解散表邪也，故以大柴胡汤两解之。若但结胸而身无大热者，其邪不在表可知，此但因热结在里，胃气不行，水饮留结于胸胁，乃可攻之候也。犹必但头汗出者，然后知其身虽大热，而邪气不在阴经，阳邪但在上焦阳分，为结邪所隔，不得下达，水液留蓄，亦不得下走，故以大陷胸汤主之。或曰：何以知头汗为阳邪在阳分乎？曰：少阳篇云：阴不得有汗。今头汗出，故知非少阴也，且陷胸亦实热之药，故知阳邪在阳分耳。成氏谓但结胸无大热者，非热结也。岂知"但结胸"三字，即指热结在里而言，谓但有里邪也。无大热，言不复往来寒热，谓无表邪也。有里无表，方可用大陷胸汤也。苟非热结，则大黄芒硝，岂非热实之药，仲景肯妄用乎？《尚论》言后人误谓结胸之外，复有水结胸一症，又谓下文支结，乃支饮结聚，亦另是一症，殊为可笑。愚谓若水饮必不与热邪并结，则大陷胸方中，何必有逐水利痰之甘遂乎？可谓一言破惑。

小结胸病，正在心下，按之则痛，脉浮滑者，小陷胸汤主之。

正在心下，方氏谓不比大结胸之高而在上[①]。不知仲景原云：若心下满而硬痛者，为结胸也。又曰心下因硬，则为结胸。又曰结胸热实，心下痛，按之石硬。若此，则知结胸本在心下，非必心下痞而后称心下也。然则胸与

①【医理探微】

误下邪陷，热与水结，为大结胸证，心下硬痛，甚则从心下至少腹皆硬满而痛，不可近，脉寸浮关沉，或沉紧；此则正在心下，按之始痛，乃因热与痰结，范围小而程度轻，所以证名小结胸。浮脉为阳热，滑脉主有痰，本证为痰热相结，所以脉象浮滑。治以小陷胸汤，即取其清热消痰的作用。

心下之相去，非甚相远也，不过鸠尾之间，上脘之分耳。若必责之胸膺，则胸骨已硬，岂能按之而知其硬且痛乎。曰正在心下者，言止在心下一处，不若心下满而硬痛，及按之石硬，结在胸胁之甚且大也。按之则痛，亦不似膈内拒痛，及从心上至少腹硬满而痛不可近者，至于心下痛之不按自痛也。脉之浮滑皆属阳，浮为阳邪，滑近动数，亦不比动数变迟：及沉紧之脉，为沉陷固结之深也，故不须攻击之鸷剂，而以小陷胸汤主之也。

小陷胸汤方[①]

黄连一两　**半夏**半升　**栝蒌**实大者一枚

上三味，以水六升，先煮栝蒌实取三升，去滓，纳诸药煮取二升，去滓，分温三服。

此因陷入之热邪较轻，故治法亦变其制而为小陷胸汤也。然其小也，非若小承气之减其制而曰小，亦非若小青龙之变其法而曰小也。此所谓小者，名同而药实不同，药虽不同而用意则同，用意虽同而其功用又不同也。夫邪结虽小，同是热结，故以黄连之苦寒主之，寒以解其热，苦以开其结，非比大黄之苦寒荡涤也。邪结胸中则胃气不行，痰饮留聚，故以半夏之辛温滑利，化痰蠲饮而散其滞结也。栝蒌实，李时珍谓其甘寒不犯胃气，能降上焦之火，使痰气下降，盖亦取其滑润也，亦非比芒硝甘遂之咸寒逐水之峻也。然半夏栝蒌，皆取其滑者，何也？盖滑乃十剂之一，谓滑可去着也。着者，有形之邪，留着于胸膈肠胃之中；无形之邪，留着于经络脏腑之间也。古人云：着而难去者，以滑去之，如油之洗物也。此方之制，病小则制方亦小，即《内经》所云：有毒无毒，所治为主，适大小为制也。

病在阳，应以汗解之，反以冷水噀之，若灌之，其热被

① **【案例犀烛】**

缪仲淳治姚平子伤寒，头疼身热，舌上黄苔，胸膈饱闷，三四日热不解，奄奄气似不续者，亟以大黄一两、瓜蒌二枚（连子切片）、黄连枳实下之，主人惊疑，不得已，减大黄之半，二剂便通，热立解，遂愈。（摘自《续名医类案》，作者魏之琇）

按语：此案之奄奄气似不续，是由于胸膈饱闷、气机窒塞所致。若误认为虚，投以补剂，必将导致不良后果。缪氏用小陷胸汤加减，且重用大黄剂量，想见其痰热互结之甚。

却不得去，弥更益烦，肉上粟起，意欲饮水，反不渴者，服文蛤散。若不差者，与五苓散。寒实结胸，无热证者，与三物小陷胸汤，白散亦可服。

病在阳者，盖指邪在太阳也。然仲景但言病在阳，何以知其独指太阳乎？曰：仲景阳明篇首云，身热汗自出，不恶寒，反恶热者，为阳明外证。既云汗自出，不应再以汗解，唯邪气虽入阳明，而太阳证尚未罢者，方有用麻黄之葛根汤及桂枝葛根汤以汗解之，此外则更无阳明发表之专药矣，是以知其非阳明也。少阳虽有半表之邪，而汗吐下皆有禁例，又不当有"应以汗解之"句，故又知其非少阳也。唯太阳为最外一层，专主营卫风寒，犯之则必应以汗解矣，此因不得汗解而烦热，非唯不以汗解，而反以冷水潠之灌之。潠者，喷潠之也。灌者，灌洗之也。以冷水潠灌之者，盖欲以寒治热，乃不知者之妄耳，遂使皮肤郁热之邪，为冷水所却，不得散去，故弥更益增其烦热也[①]。然烦热虽甚，其先所感之邪，本已恶寒无汗，又增潠灌之水寒，外客皮肤，故肉上之寒粟耸起。意欲饮水者，烦热所致也。反不渴者，水寒侵入也。见证如此，似当仍以汗解为是，因水寒外侵，邪热被却，已不在表，故以咸寒润下利水之文蛤散，导水下出。若未效而不瘥者，因水寒内犯太阳之府，膀胱受病，当与五苓散助其下焦蒸腾之用，则气化流行而水气自除矣。即有表邪未解，服五苓散法中，更有多饮暖水，使汗出之法可去也。此条当与中风失治之渴欲饮水，水入即吐之水逆证互看，彼因饮水所致，为内入之水寒；此因潠灌所致，为外入之水寒。病情相似，故治法亦相同也。"寒实结胸无热证"句，乍读之，似不宜用小陷胸之苦寒。细阅上文，因冷水潠灌，其热已被却不得去，热邪内入，所以弥更益烦，热邪遂实结于胸，乃热因寒结，故曰寒实结胸，非谓寒气实结于胸中也。若果是阴寒，当作心下痞矣，故结胸之首条云：发于阳而反下之，热

①【医理探微】
由于寒水潠灌，腠理愈闭，邪不去而阳更郁，因而心烦更甚，弥更益迭用，意在形容烦的程度严重。

入。因作结胸。谓之结胸，则知是热入而非阴寒之证矣。若非热邪，则亦并不可谓之结胸矣，此阴阳寒热之辨也。无热证者，谓无表热，盖指上文肉上粟起而言，非谓表里俱无热，故与三物小陷胸汤，以开其胸中实结之邪也。白散虽峻，盖因寒实结于胸中，水寒伤肺，必有喘咳气逆，故以苦梗开之，贝母入肺，又以巴豆之辛热有毒，斩关夺门之将，以破胸中之坚结。盖非热不足以开其水寒，非峻不足以破其实结耳，亦治实不治虚之法也。

文蛤散方[①]

文蛤五两

文蛤似蛤而背有紫斑，即今吴中所食之花蛤，俗误呼为苍蠃或昌蛾者是也。

上一味为散，以沸汤和服一钱匕，汤用五合。

三物小陷胸汤，即前小陷胸汤。

白散方

桔梗三分，味苦者　巴豆一分，去皮心，熬黑，研如脂　贝母三分

上三味，桔梗贝母为末，纳巴豆，更于臼中杵之，以白饮和服。强人半钱，羸者减之。病在膈上必吐，在膈下必利，不利，进热粥一杯。利过不止，进冷粥一杯。

结胸证，其脉浮大者不可下，下之则死。

大凡邪气在表，则脉必浮。结胸一证，原因太阳表邪误陷所致。然既结之后，邪已入里，则关脉当沉矣，岂容浮大之脉再见耶？今胸既结矣，而脉仍见浮大，则未尽陷入之表邪尚盛，且浮大之脉原属里虚，症象阳旦条云：浮则为风，大则为虚。正气既虚而更下之，使未尽之表邪再

①【临证薪传】文蛤散所主为水寒郁遏表阳，表寒不甚，亦非真有里热，所以但用一味文蛤，取其味咸质燥以渗散水气。肌表的水寒得解，则被遏之阳得伸而烦随除。

陷，则外邪已陷复陷，胸邪已结再结，是所谓虚其虚而实其实也。邪气重陷，正气不支，不死何待？故曰不可下，下之则死。

结胸证悉具，烦躁者亦死。

此承上文而言，更有不必再下，亦死之证也。悉具者，言凡系结胸所犯之证，无所不具也。其证悉具，则邪气之盛，陷入之深，不必言矣。而更见烦躁，烦为虚阳散乱，躁则阴邪上逆，剧邪坚结，上下隔绝，胃气必败。《内经·热论》云：营卫不行，脏腑不通则死矣。

心下痞证治第四

痞之为证，阴阳参错，寒热分争，虚实交互，变见不测。病情至此，非唯治疗之难，而审察之尤不易也。且勿论推求参考之难，与临证施治之难，即以仲景之圣，其立法详辩，亦甚难也。所以著书者，唯恐临证者之难晓；临证者，每嫌著书者之不详。不知六气随时之变态不同，病者虚实之见证百出，圣贤立训之规格有限，病情变幻之伎俩无穷。犹之五官四体虽同，绝无相同之面目；传真写像各异，岂有一定之须眉。郑子产云：人心之不同，如其面焉，此之谓也。前人创法，唯规矩以度之，绳墨以准之，理以贯之，义以一之，变而通之，神而明之，未可按图索骥也。所以临证者，不知著述之艰难，著述家又不知临证之不易。然但著书而不临证，不过纸上谈兵；但临证而不著述，每多不学无术，皆非实学也。余读仲景书，至痞结两证茫无头绪，不觉掩卷而叹，故勉为之辨。

脉浮而紧，而复下之，紧反入里，则作痞。按之自濡，乃气痞耳。[①]濡音软。

此以下三条，乃寒邪入里之痞也。下文阳虚阴盛之痞，则又不同矣。夫脉浮而紧，浮为在表，紧则为寒，乃头痛发热，身疼腰痛，恶风无汗，寒邪在表之脉，麻黄汤证

①【医理探微】

痞证是以胃脘部痞塞闷满为主证的证候名称。前131条已经提到痞证的成因是病发于阴，误下所致，149条又提出了痞证的特点是“但满而不痛”，本条在前两条的基础上，更补充了痞证的脉象、症状及病机特点，指出：脉浮而紧，是太阳伤寒的主脉，应该用辛温发汗法以解表，反而使用下法，势必表邪内陷而发生变证，痞证即误下而致的变证之一。所谓“紧反入里”。就是对误下前后脉象变化的动态描绘，实际也是对误下致病病机的动态描绘，“紧反入里”，指脉由浮紧演变为沉紧，浮紧由于正气御邪而搏于表，沉紧则标志着邪已内陷而结于里。

也。而复下之者，言不以汗解而反误下之也。紧反入里者，言前所见紧脉之寒邪，因误下之虚，陷入于里而作心下痞满之症也。按之自濡，言证虽痞满，以手按之，则软而不硬也。此不过因表邪未解，误下里虚，无形之邪气，陷入于里而成痞耳。其脉证不同，治法各异者，又于下条分出，以为临证施治之用。

心下痞，按之濡，其脉关上浮者，大黄黄连泻心汤主之。①

此二条，承上文言，同一误下，紧反入里而成痞，其脉症稍异，治法即殊，故示人以不可概视而妄施治疗也。心下者，心之下，中脘之上，胃之上脘也。胃居心之下，故曰心下也。痞者，天地不交之谓也，以邪气痞塞于中，上下不通而名之也。前所谓紧反入里者，非即寒气入里也，乃寒邪郁于营卫之间，已发热之伤寒邪气，乘误下之虚，入里而成心下痞也。寒郁为热，即《热论篇》所谓人之伤于寒也则为病热之义。谓初感本是寒邪，郁于腠理，则发热矣。按之濡，即所谓气痞也。其脉关上浮者，浮为阳邪，浮主在上，关为中焦，寸为上焦，因邪在中焦，故关上浮也。若结胸之脉，则寸浮而关沉矣。结胸因热邪水饮并结，按之石硬，或心下至少腹皆痛不可近，故治之以大陷胸汤。此则关上浮，按之濡，乃无形之邪热也，热虽无形，然非苦寒以泄之，不能去也，故以大黄黄连泻心汤主之。按之濡而脉浮，未可寒下太过，故以麻沸汤渍须臾，分服。

大黄黄连泻心汤方

大黄二两　黄连一两

上二味，以麻沸汤二升渍之。须臾，绞去滓，分温再服。

①【案例犀烛】

梅某，男，47 岁，肺结核双侧空洞，咯血 40 日，入某院肺结核病区，经常注射垂体注射液，咯血均暂止复作，颇感棘手。根据咯血鲜红，咳嗽头汗，时时火升面红，胸脘痞闷，不欲进食，大便干结不畅，舌红，苔酱黄而腻，脉数有力，诊断为肺胃蕴热，气火上逆，遂用大黄 9 克，黄连 3 克，黄芩 9 克，以开水渍泡须臾，去滓，分多次频服。服药后咯血之势渐缓，由鲜血转为暗红色血，大便依然不畅，续方增入全瓜蒌 12 克，海浮石 12 克，黛蛤散 15 克，茜草炭 9 克，连进 3 剂，痞除便畅，火升面赤消失，咯血全止，继续观察两周，咯血未再发，出院。（摘自《〈伤寒论〉求是》，作者陈亦人）

按语：肺结核空洞的大咯血，是现代医学在治疗方面比较棘手的问题，本案辨证属于气火上逆，故治取苦寒泄降，用大黄黄连泻心汤，收到良效。续方加入全瓜蒌等乃取其清化痰热，其中黛蛤散尤能清泄肝火，使木不刑金，更有利于肺之清肃而提高疗效。

麻沸汤者，言汤沸时泛沫之多，其乱如麻也。《全生集》作麻黄沸汤，谬甚！

谓之泻心汤者，非用黄连以泻心脏之火也，盖以之治心下痞而名之也[1]。大承气之治邪热归胃，以阳明中土，万物所归，无所复传，故以大黄芒硝枳实厚朴专治胃实；大陷胸之治结胸，亦以太阳表邪误下陷入，因热邪水饮并结，故攻热实而兼导饮；十枣汤之攻痞，以表邪已解，非热邪入里，不过水饮停蓄于胸胁之间，故不用大黄攻热，但以大戟芫花甘遂蠲饮泄水而已，皆攻实之法也。若夫大黄黄连泻心汤者，因伤寒郁热之邪，误下入里而痞塞于心下，虽按之濡而属无形之气痞。然终是热邪，故用大黄之苦寒泄之，以攻胃分之热邪。黄连之苦寒开之，以除中焦之郁热，而成倾否之功，在五等泻心汤中，独为攻热之剂也，然有是证有是脉者宜之，设非其证者，未可概用也。麻沸汤，百沸热汤也。成氏云：但以麻沸汤渍服，取其气薄而泄虚热也。盖因按之软，则胃中无大宿垢。关脉浮，则中气不实，故但渍而不煎，为泄虚热而非攻下之剂。成氏此言，可谓得仲景之旨矣。

心下痞，而复恶寒汗出者，附子泻心汤主之。

此又承上文言，如前应用大黄黄连泻心汤之痞，而复恶寒汗出者，则治法又不同矣。夫以心下痞而按之濡，其脉关上浮者，即前所谓紧反入里，伤寒郁热之邪，误入而为痞。原非大实，而复见恶寒汗出者，知其命门真阳已虚，以致卫气不密，故玄府不得紧闭而汗出，阳虚不任外气而恶寒也。人但知卫气行于皮肤，而不知乃下焦之真阳，蒸谷气而达皮肤，乃为卫气。所以相火居于两肾之间而属少阴，卫气居于肌表而属太阳，为一根一叶，故足太阳膀胱与足少阴肾经，相为表里而成一合也。以热邪痞于心下，则仍以大黄黄连泻之，加附子以扶真阳，助其蒸腾之卫气，则外卫固密矣。因既有附子之加，并入黄芩以

①【注文浅释】
钱氏认为本方用黄连，非泻心脏之火，是泻心下之痞，颇是。

为彻热之助，而寒热并施，各司其治，而阴阳之患息，倾否之功又立矣。

附子泻心汤方[①]

大黄二两　黄连一两　黄芩一两　附子一枚，炮，去皮破，另煮汁

上四味，切三味，以麻沸汤二升，渍须臾，绞去滓，纳附子汁，分温再服。

伤寒大下后，复发汗，心下痞，恶寒者，表未解也，不可攻痞。当先解表，表解，乃可攻痞。解表宜桂枝汤，攻痞宜大黄黄连泻心汤。

伤寒，寒伤营也，以头痛发热恶寒无汗之证，法当以麻黄汤汗之，方为合法。乃先大下之，下后而表邪陷入矣。医见未解而复发其汗，谓之"复"者，盖以误下之后，复用麻黄汤也。汗虽发而从前陷入之邪，已作心下痞矣。心下已痞而仍恶寒者，犹有表邪未解也。前条同，是痞证而恶寒，以附子泻心者，因恶寒汗出，所以知其为阳虚之恶寒也。此则恶寒而不汗出，是以知其为表未解也，故曰不可攻痞。若再攻之，必已陷再陷矣。所以必当先解其表，俟表邪既解，然后乃可攻痞也。但伤寒解表，不用麻黄而用桂枝者，何也？仲景以麻黄治伤寒，桂枝治中风，一定不移之法也，其可乱乎？若其法可乱，则仲景不于桂枝汤条内，特立禁止之文曰：桂枝本为解肌，若其人脉浮紧，发热汗不出者，不可与也。当须识此，勿令误也。此条既曰伤寒，而又以桂枝汤解表，岂立法者自相矛盾邪？盖因此证既已误下，胃中阳气已虚，又复发汗，表间卫阳又损，若再用麻黄，必致阳气竭绝而为亡阳之败症矣。且寒邪已经陷入，其在表未解之邪有限，故权用桂枝汤，以解表间之虚邪也。解后亦用大黄黄连泻心汤者，因此痞

①【案例犀烛】

某宁乡学生，得外感数月，屡变不愈，延诊时，自云胸满，上身热而汗出，腰以下恶风，时夏历六月，以被围绕。取视前所服方，皆时俗清利，搔不着痒之品，舌苔淡黄，脉弦，予附子泻心汤。阅二日复诊，云药完二剂，疾如失矣。为疏善后方而归。（摘自《遯园医案》，作者萧伯章）

吴某，寒热邪气扰中，胃阳大伤，酸浊上涌吐出，脘痛如刺，无非阳衰阴浊上僭，致胃气不得下行，高年下元衰惫，必得釜底缓(火旁)蒸，中宫得以流通，拟用仲景附子泻心汤，通阳之中，原可泄热开导。煎药按法用之。处方用：人参钱半，熟附子钱半，淡干姜一钱，三味另煎汁，川连六分，炒半夏钱半，枳实一钱，茯苓三钱，后四味用水一盏，滚水一杯，煎三十沸，和入前三味药汁服。（摘自《临证指南医案》，作者叶天士）

按语：萧氏治案，病程虽已数月，但从叙证来看，上热下寒比较典型，所以仅服附子泻心汤二剂，就收到显效。叶案脘痛呕吐，为寒热邪气扰中，但阳伤尤甚，所以虽用附子泻心汤法，却以温阳为主，不但用附子，且伍以人参、干姜；苦泄为佐，只取黄连一味，并伍以辛淡开泄的半夏、茯苓、枳实，足见叶氏处方用药的心灵手敏，化裁合度，迥不同于墨守古方，最堪师法。在给药方法上，也遵循别煮与汤渍，然后两汁和服的精神，但把麻沸汤渍改为滚水略煎，这可能因未用大黄、黄芩等，而用半夏、茯苓、枳实的缘故。如果不是对《伤寒论》有深刻的领会，是不可能做出这样的改进的。

亦是发热恶寒之伤寒邪热，因误下入里所致，即所谓紧反入里也，因与热入之痞同义，故治法亦同。与下文胃中不和腹中雷鸣客气上逆者，不得同论也。

伤寒中风，医反下之，其人下利日数十行，谷不化，腹中雷鸣，心下痞硬而满，干呕心烦不得安。医见心下痞，谓病不尽，复下之，其痞益甚。此非热结，但以胃中虚，客气上逆，故使硬也，甘草泻心汤主之。

伤寒中风者，言或中风或伤寒也，谓无论伤寒中风之有表症者，但误下之，皆可致变，非后人所谓风邪入里则为结胸，寒邪陷入则为痞也。下利日数十行者，误下伤胃，中气失守，随药势而下奔也。完谷不化，胃寒不杀谷也。腹中雷鸣，误下则胃阳已伤，中焦虚冷，气滞不得流行，脾弱不能转运，欲通而不得，故但留滞于腹中作响而已。是以阴气填塞于心下，硬满而为痞也。胃气受伤，阴邪上逆而干呕。阳受阴迫，虚阳上走而心烦不安也。医见心下痞满，以为热邪未尽而复下之，则胃中阳气益虚，其痞益甚，不知此非热邪所结，但以胃脘之阳伤损，真气空虚，故客气得以上逆。客气者，非外入之邪也，乃胃阳已虚，下焦之阴气上逆，以非本经之气，故为客气。客气上逆，致成痞硬耳，当以甘草泻心汤主之。

甘草泻心汤方[①]

甘草四两　**干姜**三两　**半夏**半升　**黄芩**三两　**黄连**一两　**大枣**十二枚，擘

上六味，以水一斗，煮取六升，去滓，再煎取三升，温服一升，日三服。

此方以甘草为君，前代名家，皆疑其为甘补缓中之药，非痞满所宜，注中皆含糊抹过，而不能明言其故。余注解《素问》诸篇，始知甘性虽缓，其补泻之用，于五脏各

①**【案例犀烛】**

太阳中风，先与解外；外解已，即与泻误下之胸痞；痞解，而现自利不渴之太阴证。今日口不渴而利止，是由阴出阳也，脉亦顿其小半。古云“脉小则病退”，但仍沉数，身犹热，而气粗不寐，陷下之余邪不静。仲景《伤寒论》谓真阴已虚，阳邪尚盛之不寐，用阿胶鸡子黄汤。按此汤重用黄芩、黄连，宜用甘草泻心法。药用甘草三钱，黄芩四钱，半夏五钱，川连三钱，生姜三钱，大枣去核二枚，云苓三钱。（摘自《吴鞠通医案》，作者吴瑭）

按语：吴氏治案根据脉沉数，气粗不寐，身有热，断为陷下之热未尽，所以使用黄芩、黄连。但因病势一再迁延，正气已虚，故重用甘草。真阴虚而未甚，故不用阿胶、鸡子黄，此甘草泻心汤证与黄连阿胶汤证的区别所在。再说此案并无痞利呕烦的典型症状，却选用了甘草泻心汤，要在掌握热陷正虚的病机，对如何运用经方，颇有启发意义。

有不同，故《藏气法时论》云：肝苦急，急食甘以缓之。脾欲缓，急食甘以缓之。此皆用其甘和补缓之性也。又云：心欲软，急食咸以软之。用咸补之，以甘泻之。其“以甘泻之”句。人皆读而忽之。岂知圣贤垂训，语无虚发，虽一言一字，无非精微之蕴。唯仲景知之，遂以此一句之义，立法制方，用之以治极难之证。如世之读《内经》而辄加删削者，又焉能得此精义哉！夫所谓心欲软者，心乃藏神之脏，五脏六腑之大主，包络代君行令，邪不得犯，犯之则死，岂真有所软硬乎？谓之欲软者，盖心之部分，为邪所犯，不得其平和，故软之泻之耳。仲景之泻心，亦泻心下之痞气，非泻心脏也，故亦以甘泻之。犹《素问·阴阳别论》所谓二阳之病发心脾，非真心脾二脏受病也，因胃病在心脾之间耳，其义相同，当以意度之可也。故于肝则以甘缓其劲急之偏胜，于脾则以甘益其濡润之不足，于心则以甘泻其痞满之虚邪也。然虽曰以甘泻之，而泻之之法，亦必以痞之虚实为辨，未可概用也。其热实之痞，固不必言，然苟非胃中虚冷，脾气下陷，阴邪上逆，下利完谷，腹中雷鸣者而妄用之，未有不反增其满者也。如李东垣补中益气汤，唯气虚而致中满者，乃为的对，倘施之于实胀，未有不殆者也。干姜守中，除里寒而止下利，半夏利膈，《神农本经》言其能治伤寒寒热，心下坚硬，二者皆辛温而能散痞，故重用之以为臣。黄芩黄连，乃苦以开之，非方氏所谓解其邪热之烦也。然仲景明言此非结热，又曷为用之？盖取《至真要大论》之所谓热因寒用也，以阴邪否塞于内，骤进辛热，恐其拒格而不受，故以寒药导之使入也①。即经所云寒热温凉，反从其病，乃反佐以取之之法。是以黄连止用干姜三倍之一也。但观厥阴条中，伤寒本自寒下，复吐下之，寒格更逆吐下，食入口即吐，而以干姜黄连黄芩人参汤治之，理自明矣。寒热兼施，辛苦并用，中气不调，故以大枣和之。然用甘草而不

①【临证薪传】

本方为治中虚胃弱，心下痞硬，下利心烦的方剂。方用甘草、人参、大枣，甘以补中，半夏、干姜，辛以通达，芩连苦寒，清热泄痞。甘草重用，旨在加强益气缓中之力，所以方名甘草泻心汤。

用人参者，阴邪在内，浊气留中，人参非泻剂，故不用也。旧注但云甘草坐镇中州，人但知生姜代干姜之僭，孰知以干姜代生姜之散；但知甘草能增满，孰知甘草能去满哉！不知李东垣原云：以生姜代干姜者，以其不僭故也，并非以生姜代干姜之僭也。《本草》云：干生姜，即生姜之干者，主治各有不同。而干姜又别用法制造者也，性味主治又不同矣。且生姜散外而开发，干姜温里而守中，干姜亦岂能代生姜之散哉？而甘草所以去满之故。终未道出；芩连之用，又未通解，窃恐未足以发明立方之义也。

伤寒五六日，呕而发热者，柴胡汤证具，而以他药下之，柴胡证仍在者，复与柴胡汤。此虽已下之不为逆，必蒸蒸而振，却发热汗出而解，若心下满而硬痛者，此为结胸也，大陷胸汤主之。但满而不痛者，此为痞，柴胡不中与之，宜半夏泻心汤。[①]

此条当在少阳坏病中，因属痞症，故类附于此。

此以邪在少阳而成痞结，故不曰太阳，而但以“伤寒”二字冠之也。五六日，邪入渐深之候也。呕而发热，少阳之本证也。以邪在少阳，柴胡汤证已具而不用柴胡，反以他药误下之。他药者，即承气之类，非有别药也。因此证唯柴胡为对证之药，彼不当用者，即指为他药也。若误下之后，无他变证，而柴胡证仍在者，当复与从前对证之柴胡汤，必身体蒸蒸而振。蒸蒸，身热汗欲出之状也。振者，振振然摇动之貌，即寒战也，言肤体蒸蒸然，却发热汗出而邪气解矣。其所以战而后汗者，以下后正气已虚，难于胜邪，故必战而后汗也。如此，则虽有从前他药误下之失，已幸而不为变逆矣。若误下之后，柴胡症不仍在者，则邪气必乘虚陷入矣。邪陷而心下满，按之硬痛者，此为热入之结胸也，以大陷胸汤主之。若但满而按之不痛，其非硬结可知，已属气痞。然虽按之不痛，若如前其脉关上浮者，仍是阳邪，当以前条大黄黄连泻心汤泄其虚邪矣。

①【医理探微】

据101条“有柴胡证，但见一证便是，不必悉具”的精神，呕而发热，则柴胡证的主证已经具备，自应治以小柴胡汤。反用他药下之，当然属于误治。但由于患者的体质与误用的药物都有一定的差异，因而误下后就有许多不同的转归。本条所述主要有三种情况：一是误下后柴胡证仍在，因知邪未内陷，虽然误下，不是逆候，所以仍可再用柴胡汤治疗。不过，原来的证情虽然未变，但正气毕竟受到损伤，当服用助正达邪的小柴胡汤后，正气得药力之助而奋起驱邪，于是发生蒸蒸而振，随之发热汗出而病解。这种汗解方式，后世称为战汗。如果病程很短，邪在表而正气不弱，汗解时是不会发生振战的。二是误下后邪已内陷，如果其人素有痰水，热与水结，就会发生心下满而硬痛的大结胸证，可治以大陷胸汤。三是患者素无痰水，虽然误下邪陷，仅是心下闷满，但不疼痛，这与有形邪结的结胸证不同，而是正虚邪结，胃气壅滞的痞证。邪已内陷，当然非柴胡汤所能治，而必须使用苦辛甘相伍的半夏泻心汤了。

此不言关上浮，则知为下后胃中阳气空虚，身中之阴气否塞于心下，而为虚痞也。虽属少阳本症，今已变逆为阴痞，则柴胡汤不中与之，宜半夏泻心汤。

【辨误】前注家以中风误下为结胸，伤寒误下为痞，此条以伤寒而可结可痞矣。又以阳邪入里为结胸，阴邪入里为痞，此则邪在少阳而误下，是阳经之邪，亦能结能痞矣。以此论之，即仲景之发于阳发于阴，尚未足以尽赅其义，后人又岂能作一定之例以范之邪？总当因时制变，因势定形，就形以定名，因变以施治耳，故岐伯曰：审察病机，无失气宜。又曰：知其要者，一言而终，不知其要，流散无穷，此之谓也。

半夏泻心汤方[①]

半夏半升，洗　**干姜**三两　**人参**三两　**甘草**三两，炙　**黄芩**三两　**黄连**一两　**大枣**十二枚，擘

上七味，以水一斗，煮取六升，去滓，再煮取三升，温服一升，日三服。

半夏辛而散痞，滑能利膈，故以之为君。半夏之滑，见小陷胸汤方论中。干姜温中，除阴气而蠲痞。人参炙甘草，大补中气，以益误下之虚。三者补则气旺，热则流通，故以之为臣。黄芩黄连，即前甘草泻心汤中之热因寒用，苦以开之之义，故黄连亦仅用三倍之一，以为之反佐。大枣和中濡润，以为倾否之助云。

伤寒汗出解之后，胃中不和，心下痞硬，干噫食臭，胁下有水气，腹中雷鸣下利者，生姜泻心汤主之。

伤寒汗出解之后，言表邪俱从汗出而悉解也。“胃中不和”以下，皆言里症未除也。此条非误下所致，乃邪传太阴也。然但曰胃中不和而不言太阴脾土者，太阴阳明论云：脾胃以膜相连，足太阴之脉，贯胃属脾络嗌，与足阳

①【案例犀烛】
张路玉治内兄顾九玉，大暑中患胸痞颅胀，脉浮虚大而濡，气口独显滑象。此湿热泛滥于膈上也。与清暑益气二剂，颅胀止而胸痞不除，与半夏泻心汤减炮姜去大枣，加枳实，一服而愈。（摘自《续名医类案》，作者魏之琇）
按语：病有缓急，治有先后。此案因暑邪伤气为急，所以先予清暑益气，然后用半夏泻心治胸痞，层次井然。痞因暑湿，所以减姜去枣而加枳实以助开泄，加减化裁极有法度。

明相为表里也。胃阳衰弱，气不流行，阴寒闭塞，故心下痞硬。胃寒不能腐化，脾弱不能健运，故干噫食臭也。噫者，嗳食气也，胃寒不化，宿食停留而嗳食酸臭也。《灵枢·口问篇》云：寒气客于胃，厥逆从下上，散复出于胃，故为噫。《素问·脉解篇》云：太阴所谓病胀，上走心为噫者，阴盛而上走阳明也。中焦否塞，脾不能为胃行其津液，传化失常，津液不流，故水气旁聚于胁下，气滞不得流行，所以腹中雷鸣。中气不守，清阳不升，脾气下陷，水谷不分而下利，故以生姜泻心汤主之。

生姜泻心汤方[①]

生姜四两，切　甘草三两，炙　人参三两　干姜一两　半夏半升，洗　黄芩三两　黄连一两　大枣十二枚，擘

上八味，以水一斗，煮取六升，去滓，再煎取三升，温服一升，日三服。

生姜泻心汤，即半夏泻心汤而增入生姜也。半夏泻心，本所以治但满不痛之虚痞者也，此则汗后外邪已解，虽非误下之变，而中气虚寒，阳和不布，三焦不能宣化，津液不得流行，尤甚于但满不痛，故加生姜以宣之。徐之才曰：宣可去壅，生姜橘皮之属是也。李东垣云：外感六淫之邪，欲传入里，三阴实而不受，逆于胸中天分气分，窒塞不通，或哕或呕，所谓壅也。三阴者，脾也，故必以破气药泻其壅塞。李时珍曰：壅者，塞也。宣者，布也，散也。郁塞之病，不升不降，传化失常，必药以宣布敷散之，如承流宣化之意也。盖生姜辛而能散，温而能走，故以为宣扬开发之主，流通其郁滞阴浊之气，鼓动其传化转运之机。或曰胁下有水气，何以不用十枣乎？曰十枣汤证乃太阳中风之邪入里，下利呕逆，头痛心下痞硬，满引胁下痛，干呕短气，至汗出不恶寒，表邪已解，里邪已实，故用之以逐饮

①【案例犀烛】

潘某，初患头痛，往来寒热，余以小柴胡汤愈之，已逾旬矣。后复得疾，诸医杂治益剧。延诊时云：胸中痞满，欲呕不呕，大便溏泄，腹中水奔作响，脉之紧而数，疏生姜泻心汤。一剂知，二剂愈。（摘自《遯园医案》，作者萧伯章）

按语：此案所列症状之脘痞便泄、肠鸣水声，颇与生姜泻心证吻合，故能收到一剂知、二剂已的效果。可见医病贵在审证确切，而诸医杂治益剧，都是辨证不明的缘故。案载脉象紧而数，颇能补《伤寒论》原文之未备。

和里。此条乃脾胃虚寒，太阴经之虚痞也，故以干姜半夏温中蠲饮足矣。减用干姜至一两者，以生姜四两故也。又以人参炙甘草补助正气，使气盛流行，然后能宣通布散也。黄芩黄连大枣之用，一如半夏泻心汤之制而已。观仲景五等泻心汤之法，其攻补进退，阴阳虚实，无不各尽其制，其所以裁成辅相者，为何如哉！

伤寒发热，汗出不解，心下痞硬，呕吐而下利者，大柴胡汤主之。

此条亦不由误下，乃自表传里之痞也。以寒伤营而头痛发热恶寒无汗之证，汗之则当解矣，乃汗之而不解，非汗之不彻，即邪气深重也，遂至传入于里而心下痞硬。以客邪在里，不得发越，故上吐下泄，此为变逆已甚，势所必攻。然其未尽入里之邪，犹在半表，若但下之，恐其邪亦并陷入，故以小柴胡汤入承气之半，名之曰大柴胡汤以双解之。庶几外邪可解，里邪得泄，而成先否后喜之功也。小柴胡去人参甘草者，邪在里也。加芍药者，汗后下利，敛阴气也。下利而用大黄者，邪实则通因通用也。此与结胸条中之大柴胡互相发明，可见痞症之邪从外入者，与热入之结胸，名虽异而实同，其感受与治法，不甚相悬也。

伤寒发汗，若吐若下解后，心下痞硬，噫气不除者，旋覆代赭石汤主之。①

言伤寒头痛发热恶寒无汗之证，已发其汗，又或吐或下，表里已解之后，而心下痞硬，噫气不除者，因邪气虽去，而胃中阳气虚损，阴寒否塞，阳气不得流行，脾弱不能健运，故气上逆而嗳食气也。此条比前生姜泻心汤同一伤寒汗出邪解之后，而少胃中不和，胁下水气，腹中雷鸣下利诸证，为较轻矣，故增减生姜泻心汤之制，而以旋覆代赭石汤主之也。

【辨误】前注皆曰伏饮为逆，而以旋覆半夏蠲饮，不知阴邪否塞，胃气不行，凡水饮入胃，皆可停蓄，聚为痰饮，

①**【医理探微】**
伤寒表证，治用汗法，可使邪从表解。假使邪在胸膈，治用吐法，可使邪从上解。假使邪结肠腑，治用下法，可使邪从下解。正确运用这些方法，固然能达到驱邪的目的，但在攻病过程中，正气也不免受到损伤。本条所述即经过发汗或吐或下等治法，大邪已解之后，因胃气虚弱，浊气不降，饮邪上逆而发生的证候，主要是心下痞硬，嗳气不除，没有热象，所以不用诸泻心剂，而用旋覆代赭汤以补中涤饮降逆。

何必执泥其说。若能使胃气通行，则精液无不流贯矣。注谓胃气上逆，全不下行，有升无降，而以《素问》之“弦绝者声嘶，土败者声哕”二句证之，误矣。按《素问·宝命全形论》：黄帝问云，君王众庶，尽欲全形。形之疾病，莫知其情，留淫日深，著于骨髓，心私虑之，余欲针除其病。岐伯对曰，夫盐之味咸者，其气令器津泄。弦绝者，其音嘶败。木敷者其叶发，《溯洄集》云《太素》作木陈者其叶落，病深者其声哕，人有此三者，是为坏府，毒药无治，短针无取，此皆绝皮伤肉，血气争黑。盖此篇帝欲尽愈天下最深之病，而伯对以病之深而将败者，岂能悉愈？若留淫日深，着于骨髓者，如盐之味咸，其气味深入浸润，虽以磁器之坚，亦能渗透而津泄其卤液，以譬邪气之浸淫于筋骨脏腑之中，而难于洗拔。且肾为润下咸水之脏，若下泄不固，则肾之元阳精气败绝矣。又如丝弦之将绝，则其音声必破碎而嘶败，以譬脉之弦绝急者，为肝气将绝，岂若木之敷荣者，能生发其枝叶乎？所以病之深而难治者，胃气败而脾绝，声必哕逆也。谓之坏府者，人身之躯壳，所以藏五脏六腑如藏器之府。《灵枢·胀论篇》曰：脏腑之在胸胁腹里也，若匣匣之藏禁器也。若人而有此三脏之败，是谓坏府，虽毒药无能治，短针不能取，若徒用之，适足以绝皮伤肉而无益也，何也？病情至此，气乖血死，血气争黑而不可治也。奈何注家引必死不治之经文，以证仲景论中，邪气已解，极轻不死之痞症，致经论之旨并失。且此篇经义，自唐王太仆已来，俱未之能解，岂可引之以作证邪？嗟乎！《素问》虽上古典坟，义深难解，其旨岂终晦乎？《易》曰：书不尽言，言不尽意。然则圣人之意，其终不可乎？倘后之人，或有能解之者，则如之何？

旋覆代赭石汤方[①]

旋覆花三两　人参二两　生姜五两，切　半夏半升　代

①【临证薪传】

本方即生姜泻心汤方去芩连干姜，加旋覆代赭组成。因痞硬噫气，纯属中虚挟饮，而里无蕴热，所以不用芩连；中阳虽虚不甚，所以不用干姜；无肠鸣下利，而气逆较甚，所以加旋覆赭石以加强涤饮降逆的作用。

赭石一两　**大枣**十二枚，擘　**甘草**三两，炙

上七味，以水一斗，煮取六升，去滓，再煎取三升，温服一升，日三服。

《金匮》所谓七物旋覆代赭石汤者，即生姜泻心汤之意而增减之也，以证有轻重，故方亦因之而为损益也。夫生姜泻心之症，水气聚于胁下，腹中雷鸣而下利。以阴气过盛，故以生姜之宣散，同干姜之辛热，以开其阴痞。又恐寒邪拒格，入而不受，故用芩连之反佐以导引之。此条不过心下虚痞，噫气不除耳，因减去干姜，故不须寒凉之反佐。但多加生姜一两以代干姜，增益其辛温宣散之用，助参甘而成温补开豁之功而已。旋覆花，《神农本经》言其能治结气胁满，除水下气，故用之以为君。李时珍云：代赭石乃手足厥阴之药，取其镇重，故能除上走之噫。此方较之五泻心汤，为和平之正治，无用出奇，不须霸术，所谓无党无偏，王道平平者乎。

伤寒服汤药，下利不止，心下痞硬，服泻心汤已，复以他药下之，利不止。医以理中与之，利益甚。理中者理中焦，此利在下焦，赤石脂禹余粮汤主之。复利不止者，当利其小便。[①]

汤药，荡涤之药也。他药，亦下药也。此条自"伤寒服汤药"至"利不止"，皆承前误下成痞之义，不必重看医以理中与之一段，盖示人以病无一定之情，治有变通之法，当审察机宜，随时应变，未可专守一法，概治诸症也。前五泻心汤诸症，无论寒热攻补之法，皆以邪在中焦为治。而不知更有气虚下陷，利在下焦者。故曰理中者，但能理中焦之虚寒而已，与下焦毫不相涉，病药相悬，故其利益甚也。谓之益甚者，言药不中病，不能止而益甚，非理中有所妨害而使之益甚也。《尚论》以邻国为壑譬之，亦过情之论也。病既在下，大肠滑泄，非重不足以达下，非涩不足以固其脱，故以赤石脂禹余粮汤主之。然此方

①【医理探微】

本条意在说明误下而致的痞利证，并非泻心剂所能统治，而应根据具体病情，进行综合分析，辨证论治。伤寒邪在表，反而服用泻下的汤药，必然正伤邪陷，因而下利不止，心下痞硬，痞利并见，按理可治泻心汤，但服泻心汤之后，病情未减，这可能是暂时药力未达，应作具体分析。可是医者未能仔细辨证，又用另一种泻下方药，未免错上加错。

这时的下利如何治疗？接着列举三种不同的治法：如果下利属于中焦虚寒，用理中汤温中祛寒，即当利止痞消。但服后下利不仅未止，反而更加厉害，这表明下利不是中焦虚寒，可能是下焦滑脱不固，则当用赤石脂禹余粮汤以固涩下焦。此外，下利还可能由于三焦气化不利，泌别失职而水液偏渗，所以在使用固涩之剂仍然无效的时候，可用利小便的方法，如五苓散一类方剂。临床上这样屡更方药的情况确实存在，似乎是以药试病，然而本条的意义并不在此，而是阐明治法的决定，必须以辨证为前提，只有法与证（病机）合，才能收到预期的效果。不但痞利的治疗如此，其他一切病证都是如此，具有普遍性意义。

此法，犹是过文语气，非仲景著意处。其所重者，全在"复利不止""当利其小便"句，言元气未尽虚脱，不过大肠滑泄，则以石脂余粮涩之，亦足以取效。若已下再下，真气已虚，下焦无火，真阳不能司其蒸腾气化之功，则清浊不能升降，水谷不得分消，故利复不止，岂涩药所能治哉？必使下焦有火，气化流行，而后可以言治也。其但言当利小便而不立方者，以三焦膀胱气化之说繁多，非一言可蔽，故不具载也。若后之以道自任者，学力优深，经义精熟，胸中自能了然，何必多赘。所以仲景自叙中云：观今之医，不念思求经旨，以演其所知，各承家技，终始顺旧，省疾问病，务在口给，而欲视死别生，实为难矣。膀胱气化说，见五苓散方论中。

赤石脂禹余粮汤方

赤石脂一斤，研碎　**禹余粮**一斤，研碎

以上二味，以水六升，煮取二升，去滓，分三服。

徐之才曰：涩可去脱，牡蛎龙骨之属是也。李时珍云：牡蛎、龙骨、海螵蛸、五倍、五味、乌梅、榴皮、诃子、粟壳、莲房、棕灰、石脂皆涩药也。而石脂禹余粮，皆手足阳明经药。石脂气温体重性涩，涩而重，故能收湿固下；甘而温，故能益气调中。中者，肠胃肌肉也。下者，肠澼泄痢也。禹余粮性涩，故主下焦[①]。李先知诗曰：下焦有病人难会，须用余粮赤石脂是也。时珍又云：脱有气脱血脱精脱神脱，脱则散而不收，故用酸涩温平之药，以敛其耗散。然气者，血之帅也。故气脱当兼以气药，血脱当兼以血药及兼气药，所以桃花汤之立治，又不同也。

本以下之故，心下痞，与泻心汤。痞不解，其人渴而口燥烦，小便不利者，五苓散主之。

言本以误下之故，以致邪气入里而心下痞硬，则当与

①【临证薪传】
赤石脂、禹余粮，是涩肠固脱的要药，用于大便滑脱不禁，很有效果，不仅能固涩下焦，且也有益于中焦。柯氏所谓治下焦之标，实以培中宫之本，就是此意。

泻心汤矣。然泻心之用不一，有误下寒邪外入之痞，即紧反入里也；有下后胃虚内作之痞；有汗解以后阴邪内结之痞；所以有攻下热实之法，又有攻下而兼温经复阳之法，有温中散痞之法，有温补宣开之法，大抵皆因证而施，故治法各异。此所谓痞者，盖太阳表邪入里之痞也。因膀胱为太阳之府，痞虽结于心下，而邪已入里，内犯膀胱，虽用泻心之法，非惟痞不得解，且其人渴而口燥烦，小便不利矣。夫足太阳膀胱者，津液之府也，必藉三焦之气化而后行焉。所谓气化者，下焦之气上腾，然后上焦之气下降，气上腾则津液上行而为涕唾，气下降则津液下走而为便泻。邪犯膀胱，则下焦之气不上升而气液不腾，故口渴而躁烦。下气既不上升，则上焦无以下降而小便不利，故以五苓散主之。说见五苓散方论中。然渴而口燥烦，与伤寒误汗首条之脉浮数烦渴同义，虽有误汗误下之殊，而下焦虚寒无火，则无异也。但认定经络，审清脉理，有何疑惮，而至逡巡畏缩哉？要之临证狐疑，处方犹豫，皆平日信道不笃，功夫未尽耳，岂古人有所隐秘乎？

太阳中风，下利呕逆，表解者，乃可攻之。其人漐漐汗出，发作有时，头痛心下痞硬，满引胁下痛，干呕短气，汗出不恶寒者，此表解里未和也，十枣汤主之。[①]

旧说以风伤卫而误下之，则为结胸；寒伤营而误下之，则作痞，以此释仲景发于阳发于阴之义。前已有伤寒六七日之结胸热实，及伤寒十余日之结胸无大热矣。又半夏泻心汤条内，以伤寒而且结且痞矣。此条又以太阳中风而为心下痞鞕，则仲景之发于阳发于阴之意，在乎阴经阳经，而不在于中风伤寒也明矣。此节不叙表证，即曰下利呕逆者，邪热已犯肠胃，里已受邪，似可攻下，然邪虽入里，必表邪已解者，乃可攻之。若表证未除者，未可攻也。漐漐，热汗微出也，其人漐漐然身热汗出而发作有时者，即邪入阳明，自汗潮热之类是也。头痛非必表症而后

①【临证薪传】

下利与呕逆，乃水邪上攻下迫所致，但是仅据下利呕逆，很难与太阳阳明合病相鉴别，因而颇有必要进一步指明辨证要点：其一，漐漐汗出颇似太阳中风之表虚证，但中风证的汗出不是发作有时，今阵发性地漐漐汗出，乃因水邪外迫肌肤，影响营卫的功能所致。其二，头痛似表，但表证头痛，必有恶寒，今不恶寒，因知这种头痛，亦为水邪攻冲所致。其三，心下痞硬满，颇似结胸和痞证，但痞证不痛，结胸证虽痛却不是引胁下痛，实际上悬饮以胸胁痛为主证，此处先举心下痞硬满，当是为了便于类比鉴别的缘故。

有也，邪结于里，阳邪怫郁于上而头痛也。心下痞硬而满，牵引胁下痛者，乃邪已入里，痞塞于中焦胃脘之间，故心下痞硬也。若但属气痞，则不至硬满而引及胁下作痛矣。因邪既入里，胃不能行其津液，以致水饮停蓄，故心下硬满，气不得伸，其痛牵引胁下也。即生姜泻心汤条下所云：心下痞硬，胁下有水气，又所谓水结在胸胁者是也。邪在胃中，故气逆而干呕；中焦痞塞，故中满而短气，皆必攻之症也。然必汗出而不恶寒者，乃为表邪尽解，已入阳明，止里邪未和耳。里未和者，胃困于邪，不能使津液流贯，停蓄于胸胁之间，非结胸热实，心下痛，按之石硬者比也。结胸有热实，故主之以大陷胸汤，而以大黄芒硝为君，此虽痞症之实者，然终不若结胸之有实热者也。所以当蠲其水湿痰饮之邪，则胃和而气自流通矣，故以十枣汤主之。

十枣汤方[1]

芫花熬　甘遂　大戟　大枣十枚，擘

上三味，等分各别捣为散，以水一升半，先煮大枣肥者十枚，取八合，去滓。纳药末，强人服一钱匕，羸人服半钱，温服之，平旦服。若下少病不除者，明日更服，加半钱得快下利后，糜粥自养。

李时珍云：仲景治伤寒，盖以小青龙治未发散之表邪，使水气自毛窍而出，乃《内经》所谓开鬼门法也。十枣汤驱逐里邪，使水气自大小便而泄，乃《内经》所谓洁净府，去陈莝法也。五饮之中，水湿之流于肠胃者为痰饮，令人腹鸣吐水，胸胁支满，或作泄泻。芫花大戟甘遂之性，逐水泄湿，能宜达水饮窠囊隐僻之处，可徐徐用之，取效甚捷。余参考方书，如控涎丹小胃丹舟车神祐丸等法，虽后贤变通之法，然皆本之于此。夫芫花辛温而有小毒，

①【案例犀烛】

张任夫，恙起于半载之前，平日喜运动蹴球，恒至汗流浃背，率不易衣。嗣觉两胁作胀，按之痛。有时心悸而善畏，入夜，室中无灯炬，则惴惴勿敢入，头亦晕，搭车时尤甚。嗳气则胸膈稍舒，夜间不能平卧，平卧则气促，辗转不宁。当夜深人静之时，每觉两胁之里有水声漉漉然，振荡于其间。辨证：水气凌心则悸，积于胁下则胁下痛，冒于上膈则胸中胀，脉来双弦，证属饮家，兼之干呕短气，其为十枣汤证无疑。方用：炙芫花五分，制甘遂五分，大戟五分，右研细末，作两服。先用黑枣十枚煎烂，去渣，入药末，略煎和服。

服药情况：其夜七时许，未进夜饭，先服药浆，随觉喉中辛辣，甚于胡椒；并觉口干，心中烦，若发热然。九时起，喉哑不能作声，急欲大便，不能顷刻停留，所下非便，直水耳，其臭颇甚。于是略停，稍进夜饭，竟得安眠。六时，又大便，所下臭水益增多。又睡至十时起床，昨夜之喉哑者，今乃愈矣。且不料干呕、嗳气、心悸、头晕诸恙均减，精神反佳。后随病情改用大柴胡汤加减，夜间畅下四五次，得竟全功。（摘自《经方实验录》，作者曹颖甫）

按语：一般医案每失之太简，本案则详细记载了病情经过和服药后的情况，虽较繁冗，却有利于掌握十枣汤的运用。案中还谈到曹颖甫当时认为是小柴胡证还是受到其学生的提示，并经过对照《伤寒论》原文，细问有气短干呕的症状，方才确诊为十枣汤证，曹氏是擅长使用经方治病的名家，尚且如此，足见准确辨证之不易，由此亦可见辨证理论的可贵。

能治水饮痰澼胁下痛；大戟苦寒而有小毒，能泄脏腑之水湿；甘遂苦寒有毒，而能行经隧之水湿。盖因三者性未驯良，气质峻悍，用之可泄真气，故以大枣之甘和滞缓，以柔其性气，裹其锋芒，然亦强者不过服一钱匕，羸者减至半钱而已。又以肥枣十枚，煮汁八合和之，若服之而下少病未除者，又必至明日，方可更服。仲景制方之妙，可谓临深履薄，惴惴焉矣。而近世医师，犹绝不用之。即遇其证，及见此方，读之未终，无不惶骇却走，啮指吐舌而已。其所长者，不过隐忍姑息，以示慎重。唯坐观成败，听其自为进退，以图侥幸。成则妄自居功，败则委之命数而已。岂知佳兵虽不祥之器，然禁暴除乱，非此不可。苟欲戡祸乱而致太平者，其可少乎哉？仲景处方，以柔制刚，以宽济猛，其控御之法，如无抚绥之众，纪律之兵，以之治实，又何虞焉？况大枣之用，其韬锋敛锷，不啻虎皮包倒载之戈，笏冕脱虎贲之剑矣！《易》曰：以此毒天下而民从之，其斯之谓欤？

太阳病，外症未除而数下之，遂协热而利，利下不止，心下痞硬，表里不解者，桂枝人参汤主之。

解见上篇误下条中，因是心下痞硬，故附录于此，以便简阅。

太阳病，医发汗，遂发热恶寒[①]，因复下之，心下痞，表里俱虚，阴阳气并竭，无阳则阴独，复加烧针，因胸烦面色青黄，肤瞤者难治。今色微黄，手足温者易愈。

太阳中风，已自头项强痛，发热恶寒而汗出矣，医不知而发其汗。发汗者，非误用麻黄汤，即犯如水流漓之戒，病遂不除而发热恶寒，医又以为邪气不解而复下之，致邪气乘虚入里而痞塞于心下。因汗下两误，而表里俱虚矣。误汗则卫外之真阳已亡，误下则内守之真阴亦竭，故曰阴阳气并竭。既曰阴阳气并竭，而又曰无阳则阴独者，何也？前所谓并竭之阴阳，乃人身之真气也；此所谓

①【医理探微】

太阳病本应用发汗法解除表邪，但汗不如法，汗出如水流漓，病必不除，所以恶寒发热仍在。“遂发热恶寒”的“遂”字，这里应作“因循”解，亦可作“仍”字看，因为太阳病本来就有恶寒发热，不是汗后新发生的。

无阳者，指胃中之阳气空虚也。阴独者，谓唯有阴邪否塞于中也，言误下之后，胃中阳气空虚，独有阴气否塞也。医又不知而复烧针以逼其汗，火气外入而内攻，虚阳浮散而欲绝，故胸烦也。阳气既无，阴邪独盛，所以青黄之色现于面也。肤瞤，肌肤跳动也，即前误汗亡阳身瞤动，振振欲擗地之瞤也。肤肉瞤动，青黄之色并见，阳气败竭，死之象也。《素问·五脏生成篇》云：色见青如草兹者死，黄如枳黄者死，故曰难治。色微黄者，不见阴寒败死之青色，但有微黄之色也。《生成篇》又云：黄如蟹腹者生也。《灵枢·终始篇》云：阴受气于五脏，阳受气于四末。《素问·阳明脉解》云：四肢者，诸阳之本也，阳盛则四支实。今手足温，则知阳气犹未败亡，温经复阳之治，尚可施也，故曰易治[①]。

太阳与少阳并病，头项强痛，或眩冒，时如结胸，心下痞硬者，当刺大椎第一间，肺俞肝俞，慎不可发汗。发汗则谵语，脉弦五六日，谵语不止，当刺期门。

太阳少阳并病，心下硬，颈项强而眩者，当刺大椎肺俞肝俞，慎勿下之。

以上二条，解见并病条下。因属心下痞硬，故亦重附于此。

阳明病，心下硬满者，不可攻之。攻之利遂不止者死，利止者愈。

太阳病，寸缓关浮尺弱，其人发热汗出，复恶寒不呕，但心下痞者，此以医下之也。其不下者，病人不恶寒而渴者，此转属阳明也。小便数者，大便必硬，不更衣十日无所苦也。渴欲饮水，少少与之，但以法救之，渴者宜五苓散。

解见阳明篇中，因亦属心下痞硬，附此以便寻览。

伤寒吐下后发汗，虚烦，脉甚微，八九日心下痞硬，胁下痛，气上冲咽喉，眩冒，经脉动惕者，久而成痿。

①**【医理探微】**
这是望诊与切诊结合，判断预后的方法。由于这一变证比较复杂，既有热陷气结的脘痞胸烦，又有表里阴阳俱虚，预后的关键在于中焦脾胃的状态。如果面色青黄，青乃肝色，黄为脾色，表明木邪乘土，脾虚而肌肤失养，则瞤动，脾虚而阳气不能布于四末，则手足厥冷（未提属于省文），邪胜正伤，所以断为难治；如果面色微黄而手足温和，表明脾胃功能尚好，虽然邪陷于里，也容易治疗。此法证明疾病的难治、易治主要取决于正气，尤其是中焦脾胃之气。

此条当在少阳篇中，因属心下痞硬，故亦附入此篇。言伤寒既吐且下而后发其汗，是汗下颠倒，邪气已陷，内外俱虚，元阳乏竭，虚火上炎，故作虚烦而脉甚微细也。至八九日不治，阴邪得以乘胃中阳气之虚，而痞硬于心下，气滞不得流行，故旁引胁下而痛也。气上冲咽喉而眩冒者，阳虚而阴气上逆也。《灵枢·经脉篇》云：足少阳之脉，起于目锐眦，其支者别锐眦，下大迎，合于少阳，下颈合缺盆以下胸中，贯膈络肝属胆，循胁里，出气街，故病者咽干目眩，胸胁苦满，胁下痞硬。足厥阴之脉，交出太阴之后，过阴器，抵少腹，挟胃属肝络胆，上贯膈，布胁肋，循喉咙之后，肝胆受邪，阴气上逆，故气冲咽喉。汗吐下后，虚阳上浮，所以目眩昏冒也。《素问·生气通天论》云：阳气者，精则养神，柔则养筋，开阖不得，寒气从之，乃生大偻。陷脉为瘘，此以阳气散亡，无以嘘养经脉，故惕然瞤动。如此阴盛阳虚之证，虽或侥幸而不至危殆，若经久不愈，必至阳虚不治，筋弛骨痿而成废疾矣。

病如桂枝证，头不痛，项不强，寸脉微浮，胸中痞硬，气上冲咽喉不得息者，此为胸有寒也。当吐之，宜瓜蒂散。[①]

此条既非中风，亦非伤寒，当在风寒并感，及风温例中。因胸中痞硬，故亦附此。桂枝证者，乃风邪在卫，发热汗出恶风头项强痛者是也。以如桂枝证之发热汗出恶风，而头不痛，项不强，则知非中风证矣。然但寸脉微浮，寸脉者，气口脉也，即《脉要精微论》之上附上，右外以候肺，内以候胸中，亦即《灵枢·禁服篇》所云：寸口主中，人迎主外之义也。谓之“上附上”者，古人论脉，自下而上，犹易卦之从下而上也。盖以天地之阳气，自下而上故也。自尺以上曰附上，附上者，关脉也，寸在关上，故曰上附上也，言寸口之外半以候肺，内半以候胸中也。浮主风邪在表，浮脉虽微，亦发热汗出恶风也。浮主上焦，故邪在胸

①**【案例犀烛】**

信州老兵女三岁，因食盐虾过多，得齁喘之疾，乳食不进。贫无可召医治，一道人过门，见病女，喘不止，便教取甜瓜蒂七枚，研为粗末，用冷水半茶盏许调，澄取清汁呷一小呷。如其言，才饮竟，即吐痰涎，若黏胶状，胸次既宽，齁喘亦定。少日再作，又服之，随手愈。凡三进药，病根如扫。（摘自《名医类案》，作者江瓘）

按语：齁喘病大多内有伏痰，起于童年，往往经年累月，甚至终身不愈。本案仅用瓜蒂一味研粗末，冷水调澄取清汁，只服一小呷，即吐出痰涎而喘随定，三进药而除根，足见瓜蒂涌吐的作用，堪称效速而功宏，值得深入研究，推广应用。然而，近代几乎废而不用，未免因噎废食，医之过也。

中也，然既非中风之邪入里，而胸中痞硬，上冲咽喉不得息者，以胸中有寒邪故也。胸有寒邪，则阳气不得宣通，津液不能流贯，致成痞硬，其气不得下达，所以逆冲咽喉而不得息也。邪在上焦，因势利导，应从上越，当用《内经》“高者因而越之”之法，故以瓜蒂散吐之，使邪从上越，则胸中气自和平矣[①]。然论中吐证不一，其吐法亦自不同。如太阳中暍，神热疼重而脉微弱，此夏月伤冷水，水行皮中也，宜吐之，此亦吐胸中之寒邪水气，使阳气通行也。又如少阳病头痛发寒热，脉紧不大，是膈上有痰也，宜吐之，此胸膈有痰而吐之也。宿食在上脘者当吐之，此以宿食填塞而吐之也。懊侬烦躁不得眠，未经汗下者，谓之实烦，当吐之，此外邪郁闷于胸中而吐之也。病胸上诸实郁，郁而痛不能食，欲人按之而反有涎唾，下利日十余行，寸口脉微弦者，当吐之，此胸中或痰或食，或寒积，或郁热，诸实邪在上，浊气否塞，则下焦清阳不升，故日下利十余行，按之而有涎唾，寸口脉弦，尤知其实在上焦矣。《阴阳应象论》云：清气在下，则生飧泄，所以即从上而越之，实邪既去，清阳得以升越，所以利止也。故李东垣曰：《难经》云，上部有脉，下部无脉，其人当吐，不吐者死。此饮食内伤，填塞胸中，食伤太阴，风木生发之气伏于下，宜瓜蒂散吐之，则木得舒畅，天地交而万物通矣。至于时行疫疠，瘟瘆温邪，初感而恶心欲呕，尤当探吐，则邪气上越而发泄矣。但尺脉绝者，及诸亡血家不宜用耳。《明理论》云：栀子豉汤吐胸中虚烦客热者也，瓜蒂散吐胸中痰食宿寒者也。由此观之，则凡诸有形无形之实邪在上而填郁胸膈者，皆可吐，非独痰饮为然也。此条寒邪在膈，阳气郁塞，津液不流，精微不运，痰饮在所必有，奈仲景止曰寒而不曰痰，注家偏曰痰而不曰寒，不知何所证据。岂寒邪在胸，不须吐邪，又忽另立痰病一门？我恐以虚灵变化之圆机，改而为胶柱鼓瑟之死法矣，惜哉！

①【临证新传】

痰、食等阻滞于胸膈，也能影响营卫正常功能而出现发热、恶风、自汗等颇似桂枝证的症状，临床容易误诊，本条即为此而提出讨论，以期引起注意，从而提高辨证水平。同时与以上各种痞证联系，也寓有鉴别意义。感受风寒之邪而致的桂枝证，当有头痛、项强，本证却头不痛、项不强，可见不是桂枝证。脉不是浮缓、浮弱，而是寸脉微浮，可见亦非表脉，而是病位在上焦的缘故，由于痰涎或宿食等壅塞膈上，阻碍气机，所以胸中痞硬，邪既阻塞于上，正气必驱邪向上，于是伴有气上冲喉咽而不得息。“在上者，因而越之”，所以治当用瓜蒂散涌吐膈间有形之邪。

瓜蒂散方

瓜蒂一分，熬黄　赤小豆一分

上二味，各别捣筛，为散已，合治之，取一钱匕，以香豉一合，用热汤七合，煮作稀糜，去滓，取汁和散，温顿服之。不吐者少少加，得快吐乃止。诸亡血虚家不可与。

附脏结第五

脏结结胸辨论

问曰，病有结胸，有脏结，其状何如？答曰，按之痛，寸脉浮，关脉沉，名曰结胸也。何谓脏结？答曰，如结胸状，饮食如故，时时下利，寸脉浮，关脉小细沉紧，名曰脏结，舌上白苔滑者难治。

此设问以申结胸脏结之辨也。然深哉仲景之文，秘哉仲景之法，而难于推测者也。夫寸脉，气口脉也。关脉，右关脉也。浮为阳，表脉也。沉为阴，里脉也。小细沉紧者，寒邪深入之脉也。何以知其为右寸关乎？《脉要精微论》云：上附上，右外以候肺，内以候胸中故也，说见上文。邪自太阳之表，陷入上焦阳分，故寸脉浮也。邪入胸膈，胃气不行，中焦隔绝，故关脉沉也。言热邪陷入心胸之间，按之而硬痛，寸脉浮而关脉沉者，名曰结胸也。如结胸状者，状如结胸而已，未必如结胸之按之而硬且痛也。若如结胸之硬痛，则邪气坚结，胃脘不通，而饮食不能如故矣[①]。王肯堂云：谓之如结胸状，则与结胸当有分别矣。成注云：二者皆心下硬痛，尚欠稳当，如结胸状，饮食如故，是按之不痛耳。此可谓深得仲景之意者矣！其所以谓之脏结者，邪结于脏而非结于腑也。所谓腑者，胃也；脏者，脾也。邪结于脾脏而不犯胃腑，故饮食如故也。但所结者，太阴脾土之一脏耳，非五脏皆结也。然则邪气

①【医理探微】

结胸证以属阳、属实、属热为多，脏结证则属阴、属虚、属寒为多。两者性质完全相反，而临床症状却有许多相似之处，因此有必要作出鉴别。

按之痛，是结胸的主证，因热邪与痰水互结于胸中，所以按之有压痛感；寸脉浮，关脉沉，是结胸的主脉，结胸证的病位偏上，所以寸脉浮，而邪热陷于里，与有形的痰水搏结于胸脘之中，所以关脉沉，邪结而正气不虚，必是沉而有力。

何以结于脏乎？以脏结与结胸相似，虽有阴阳之分，但能食与下利不同耳。因外邪陷入，未结于胸而入于脾之大络，名曰大包者，其络出腋下，足少阳胆经之渊液穴下三寸是也。其脉若罗络之布于胸胁，邪气入之，故结于脾脏也。时时下利者何也？盖胃主纳而为水谷之海，故《内经》以肠胃为仓廪之本，若脾则主于散精而为胃行其津液者也。盖人之便泻以时，若有以节之者，以脾气能约束之耳。《五运行大论》云：地在太虚之中，大气举之也。盖岐伯以大地喻人身之脾土也。是以胃阳过强，则脾太约而大便不易出，如阳明篇所谓趺阳脉浮则胃气强，大便则难，其脾为约者是也。寒邪结脏，则脾不能摄而水谷不得藏。如《五脏别论》云：魄门亦为五脏使，水谷不得久藏是也。《脉要精微论》云：五脏者，中之守也。仓廪不藏者，是门户不要也。得守者生，失守者死。今寸脉浮而邪不结于胃，所以饮食如故。关脉小细沉紧，则寒邪结于脾而时时便泻也，其所以然者，气口主胃而关脉应脾也。脉证若此者，乃名脏结也。舌上白苔而滑者，胃中有寒也。凡胃中有热实，则舌苔黄黑枯燥。此则脾脏已为阴邪所结，必更见阳证，乃为易治。如三阴证中之手足温及热多厥少者，方为可治。今言舌苔白滑，则胃腑无阳，故曰难治。

脏结无阳证，不往来寒热，其人反静，舌上苔滑者，不可攻也。[①]

此承上文，又以申明舌上白胎滑者难治之义也。言无论中风伤寒之邪，入阳经则为阳证，入阴经即为阴证。脏本属阴，邪陷入之，已成阴结，必兼有阳证者，则尚有热邪可攻。但邪既结于阴，则太阳与阳明证在所必无。庶几三阳之第三层，在躯壳之里层者，则少阳也。少阳与躯壳以内之脏腑，最为亲近。或尚有未尽陷入之邪，留于少阳，则当往来寒热矣。而又曰不往来寒热，是邪气全不在阳经，故无阳症也。然邪结于里，或有躁扰不宁，而其人

①【医理探微】

本条说明脏结证的属性是纯阴无阳。无阳证指没有发热、口渴等里热证候，也没寒热往来等少阳证候。邪结在里，应见烦扰不安，其人反静而不烦，可见正阳不振无力与邪抗争，而舌上苔滑，更是阳气大虚的确据，所以虽有像结胸那样的硬满症状，亦绝不可治以攻下方法。

反静，静则又属阴矣。其舌上所见之苔，则又滑而不燥。大凡六经见症，三阳邪热归胃，则有舌苔，其生也，自白而黄，自黄而黑，至芒刺燥裂，种种各异，凭之以验寒热虚实而温凉补泻之，真百无一失。若果能审察精当，心领神会，实万举万得，所以舌苔从不误人，非若脉症之阴阳变幻，真假虚实之难测也。至若三阴受邪，舌苔甚少，即或有之，亦灰白湿滑而已。此云舌上苔滑，则胃气亦寒，纯是阴邪，必当温经复阳矣。若攻之必败，庸可攻乎？故云不可攻也。成氏旁引仲景湿证原文之“丹田有热，胸中有寒”解之，遂致后人因之而有丹田阴也，胸中阳也，热反在阴而寒反在阳之说。更后而又有仍其旧者曰：丹田，阴也，反有热；胸中，阳也，反有寒。是则其病不在表里而在上下，上下之邪，相悖而不相入。议论若此，不知令后人作何参解，若何会悟耶？吁！我恐义理幽深，并注家亦未之或知也[①]。

病胁下素有痞，连在脐旁，痛引少腹入阴筋者，此名脏结，死。

痞者，阴寒之积也。脐之中央，神阙也。神阙者，任脉穴也。脐旁之左右各半寸，肾经肓俞穴也。少腹，至阴之分也。会阴、曲骨、中极、关元、气海等穴，任脉之所自起也。自阴股入毛中，循阴器，抵少腹者，足厥阴之脉络也。横骨、大赫、四满、中注等穴，足少阴之脉穴，夹任脉之两旁而行于少腹者也。阴筋者，足厥阴之络，引睾丸而结于茎者也。言病人胁下，平素向有阴寒之痞积，连在脐旁腹三行之阴分，而又因伤寒脏结之证，其痛下引少腹，入厥阴而控引睾丸之阴筋者，此等脏结，以阴气过极，阳气竭绝，故曰死。

重编张仲景伤寒论证治发明溯源集卷之三终。

①【注文浅释】
成氏因胎滑而以丹田有热、胸中有寒来解释，较为牵强。这样以经解经不符实际，所以钱氏质疑有理。

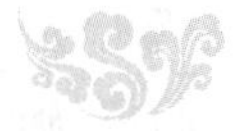

重编张仲景伤寒论证治发明

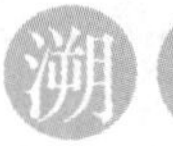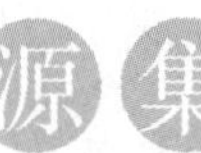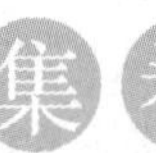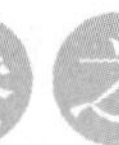

溯源集卷之四

虞山 钱 潢 天来甫 著
门人 男 格 寿平 / 汤 焕 彦咸 订

太阳下篇

风寒两伤营卫证治第六

风寒并感证治

太阳中风，脉浮紧，发热恶寒身疼痛，不汗出而烦躁者，大青龙汤主之。若脉微弱，汗出恶风者不可服，服之则厥逆筋惕肉瞤，此为逆也，以真武汤救之。

夫发热汗出恶风，头项强痛而脉浮缓者，为太阳中风。若发热头项强痛，身疼腰痛，骨节疼痛，体重呕逆，恶风无汗，脉阴阳俱紧者，为太阳伤寒。此条以“太阳中风”四字冠之，而曰脉浮紧，发热恶寒身疼痛，不汗出，是中风而见伤寒之脉证矣。然诸脉证中，惟脉浮而烦，及发热恶寒，皆中风所有之脉证，故为风寒并感，营卫两伤之证也[①]。盖风郁则烦，寒郁则躁，风寒并郁于营卫之间，不得汗泄，故作烦躁也。用桂枝则去风而遗其寒，用麻黄则治营而忘其卫，故以去芍药之桂枝汤，合麻黄汤并用。加入石膏者，所以治郁热之烦躁也。三者并驰，风寒郁热之邪解矣，故立大青龙汤主之。然青龙之制，非但为风寒并感之大纲，直为温病治表之一大柱也。后人不知，辄叹为仲景详于治伤寒，略于治温，故春温一证，漫无成法可师，为古今之缺典。岂知温证治法，已苞举于六经条治之中而

①【医理探微】

钱氏认为大青龙汤证为风寒两伤营卫，此说值得商榷。实则桂枝、麻黄、大青龙三证的病因都是感受风寒之邪，其主要区别是：有汗脉缓的为桂枝汤证，无汗脉紧的为麻黄汤证，表实兼里热不汗出而烦躁的为大青龙汤证。这样区分在临床上更容易掌握。

不觉也。其寒热温凉补泻之法，岂又在中风伤寒之外邪？然此方原为脉紧无汗者立法，如上篇脉浮弱而汗出恶风者，已属阳浮阴弱汗自出之中风，而麻黄汤已为禁剂矣。若脉见微弱，则与浮紧大相径庭矣！浮紧为表邪实，微弱则真阳虚，其虚实迥殊，故脉见微弱而汗出恶风者，非表邪所致，乃足少阴肾中之真阳已虚，不能升发而为卫气，所以卫阳不能固密而汗自出，阳虚不任外气而恶风寒也，故曰不可服。若误服之，适足以亡阳而致阴气上逆，四肢厥冷，阳虚无以嘘养其筋肉而惕惕然瞤动矣，此皆为误汗亡阳之逆变也。若犯此者，当急以真武汤救之。此与上篇误汗条下，"身瞤动，振振欲擗地"之亡阳同一治法，但彼曰主之而此曰救之，则危急存亡系焉。临证施治者，当知所急矣。

大青龙汤方

麻黄六两，去节　**桂枝**二两，嫩枝香甜者不去皮　**杏仁**四十枚，去皮尖，研　**甘草**二两　**生姜**三两，切　**大枣**十二枚，擘　**石膏**如鸡子大，研细，罗

上七味，以水九升，先煮麻黄减二升，去上沫，纳诸药煮取三升，去滓，温服一升，取微似汗。汗出多者，温粉扑之。一服汗出者，停后服。汗多亡阳，遂虚恶风，烦躁不得眠也。[①]

青者，东方木之色也。龙，阳物也，盖飞腾变化，行雨之神物也。然龙之为物也，特鳞虫之长耳，非能自为飞腾变化也，不过随阳气而出入上下，以成其用耳。故三冬阳气在下，则潜藏伏蛰而不见，故谓之潜龙勿用。阳气出地，则曰见龙在田。至阳气上升，则曰飞龙在天矣。其所以潜而勿用者，以三冬阳气在下，则阴气在上，龙性纯阳，故潜藏于阳气之中不敢出，出遇阴寒肃杀之气，则死矣。

①【案例犀烛】

何保义从王太尉军中，得伤寒，脉浮涩而紧。许叔微曰：若头痛，发热，恶风无汗，则麻黄证也；烦躁，则青龙汤证也。何曰：今烦躁甚。投以大青龙汤，三投而解。（摘自《名医类案》，作者江瓘）

按语：不汗出而烦躁，为大青龙汤证。本案使用大青龙汤得效，就是有力的证明。于此益信仲景之书为临床实践的总结，所以历验不爽。

故曰龙蛇之蛰，以存身也。其出也，阳气上升，则雷出地奋，龙随之而启蛰上腾，此所谓鼓之以雷霆，润之以风雨。而少阳之气，发生万物，草本敷荣矣。其藏则伏于北方之坎，其动则出于东方之震，故曰青龙。青龙汤者，人身之春剂也。青龙主令于春者，春即人身生和长养之气也。盖少阳木气，喜于发散，若为寒气所持，则郁而不达矣。必使阳气升发，然后降而为雨，雨犹人身之汗也，得汗则发泄而阳气得伸，故以大青龙为行雨之神而发之，所谓木郁则达之也。若汗出恶风而见微弱之脉，为真阳大虚之候，用之则为亢龙而有悔矣，故曰不可服也[①]。仲景氏立方命名之义，盖有定指。夫春令少阳风木用事，阳气透地而为风，布其生和，发育万物，为春木司令之正气。若风木太过而偏胜，或不及而抑郁，则为淫僻之邪，即能伤人害物，其感之而病者，谓之中风。以木得阳气而生，其性温暖，故为阳邪。其证发热恶寒，其脉浮缓，阳邪止伤阳分，所谓水流湿，火就燥也。故独伤卫气，以致皮毛不阖而自汗，以桂枝汤和解其邪，得微汗则营卫和谐而愈矣。若以风木行令之时，温暖宣发之候，而值六气之变迁，为乍寒所中，则虽以风伤卫之时，而有寒伤营者矣，月令所谓季春行冬令，则寒气时发。叔和例中，但知霜降以后，至春分以前为伤寒，而不知春分以后，犹有寒气时发也。以阳气宣发之时，而为寒邪所闭，腠理不通，阳气怫郁，发热恶寒，身疼不寒而烦躁，故立大青龙汤以治之。虽为风寒两解之法，而注家以此条虽曰太阳中风，而伤寒脉证居多，遂谓寒多风少，不知下条之名曰伤寒者，虽中风脉证居多，亦以大青龙汤发之，此正互相发明之义也。立方之意，盖以风木之阳邪，为客寒所胜，郁而为热，既当治其胜气，又宜平其郁邪，故于治伤寒中，兼平风木之温邪，而于麻黄汤中倍加麻黄，又以桂枝汤非伤寒所宜，故去芍药之酸收，增入石膏辛寒清肃之品，既可以开腠理而汗泄其寒

①【临证薪传】
需要明确的是，大青龙汤对于阳虚者固然应当严格禁用，即使阳气不虚，方证悉合，也必须遵照"中病即止"的原则，以避免过剂之弊。

邪，又可以和卫气而凉解其温热。夫人身之汗，犹天地之阳气，为阴气所遏而为郁蒸，阳气屈伏之甚，则阳蒸阴而上腾，是为地气上升。升者，云也，阳气所蒸之阴气也。至升而已降，降者，雨也，即蒸腾之阴气，随阳气而下降也。《阴阳应象论》云，地气上为云，天气下为雨，雨出地气，云出天气者是也。如此，则阴以阳升而龙随之以升，阳随阴降而龙随之以降，天地之阳气得伸，阴气得平，郁蒸化而为清宁矣。谓之青龙汤者，所以治春温中之伤寒者也，其以麻黄之全体，而兼桂枝白虎之半者，盖以非青龙之春暖，不能发寒气之郁结；非白虎之秋肃，不能除风热之温邪也。然非独春暖之伤寒为然也，即以此治冬月之温邪亦然也。虽夏至前后温暑之时，设有寒伤营而不汗者，亦无不然也。是以《内经》专以春夏秋冬，论人身肝心肺肾，立一定之体而后伸其变。盖因立万世之经常，不得不然也。仲景绝不言春夏秋冬，而立法处方，随时变化以合其辙，是能以圆活变化之机而不离乎经常者也。故其自序中云，撰用《素问》九卷，岂虚语哉？世人谓麻黄发汗，止宜于冬月之伤寒者，皆限于叔和之例也。若是，则彼所谓春分以后，秋分节前之时行寒疫者，又属何病邪？即使温暖之候，必以麻黄为不可用，若青龙汤之寒温并解者，亦必不可用欤？总之仲景之书，有叔和而始晦。伤寒一例，遂画千古之定限，印定后人眼目。而后之学者，又皆死受其束缚而不敢变。若致仲景之活法，变而为胶柱鼓瑟之法矣，其如天下后世何？故不得已而申其辨也。

真武汤方

茯苓三两　芍药三两　生姜三两　白术二两　附子一枚，去皮，破八片

上五味，以水八升，煮去滓，温服七合，日三服。[①]

①【临证薪传】

程扶生：张氏曰，白通、通脉、真武，皆为少阴下利而设。白通四证，附子皆生用，唯真武一证熟用者。盖附子生用则温经散寒，炮熟则益阳祛湿。白通诸汤以下利为重，真武汤以寒湿为先，故用药有轻重之殊。又干姜以佐生附为用，生姜少资熟附之散也。程氏指出生附与熟附功用之异，以及与干姜、生姜配伍作用之殊，尤有参考价值。

真者，先天纯一不杂之气也。武者，干金之用，阳气之动也，以干金之坚刚不屈，阳气之发扬蹈厉而言也。在八卦则为坎之中爻，一阳居于二阴之间，乃先天干中之阳。丹家所谓水中金，阳气潜藏之象也。在六十四卦，则为复之初爻，实震之下爻。一阳生于黄泉之下，少阳生发之象，黄钟之实也。亦谓之玄武，玄，北方天一之水也。谓之玄者，阴阳未判，赤黑未分之色也。盖阳亦阴黑，混淆于太极之中，故其色玄也。天地以十一月冬至子之半，阳气萌于至阴之中，一阳藏于坎水之内，谓之潜龙。以阴寒盛极于上，不敢飞腾，故就阳气而伏蛰于深渊。待阳气出地，与阴气相薄，发为雷电，乃能乘之而飞越天表。及至雨霁云收，阳气敛藏，龙亦随之而复归江海矣。岂能常飞不潜，常现不隐，时夭矫于天际乎？[①]不然，阴盛于下，阳极于上，龙无所归，虽以昭昭之灵，有烂死泥沙已耳，能无患乎？所谓亢龙有悔也。若真阳之在人身也，处两肾之中，所谓命门是也。肾本冬脏，《六节藏象论》云：肾者，主蛰封藏之本，精之处也。《上古天真论》云：肾者主水，聚五脏六腑之精而藏之。夫肾者，天一之水也。精者，阴之凝聚也。精为阴气之极，故曰天癸。癸者，十干之终，癸尽则甲出，阴极阳生之处也。以真阳生于至阴之中，故阳气藏于阴精之内。广成子云：人身中真阳之气，藏于阴精之内，精气者，真气之母。真气者，精气之子。常将母子相守，故不死复归其根是也。是以命门藏于两肾之中，其象为坎。命门者，真阳也。两肾者，真阴也。其出也，则为三焦之用，名曰相火。相火者，龙火也。其入也，藏于两肾之中，谓之真阳。真阳者，潜龙也。真阳虽处下焦，而能熏蒸谷气，升发清阳，直达皮肤而为卫气。卫气者，真阳之发越也，所以温肌肉，固腠理，司开阖，而肺脏主之者也。其出于肾而主于肺者，何也？《水热穴论》云：其本在肾，其末在肺故也。肺肾何以有本末之称乎？盖肾者，

①【医理探微】
《医宗金鉴》：而尤妙在芍药之酸敛，加于制水、主水药中，一以泻水，使子盗母虚，得免妄行之患，一以敛阳，使归根于阴，更无飞越之虞。孰谓寒阴之品，无益于阳乎。

人身之地气也；肺者，人身之天气也。真阳发越，地气之上升也；呼吸流贯，天气之下降也。《六微旨大论》曰：升已而降，降者为天，降已而升，升者为地。天气下降，气流于地，地气上升，气腾于天，高下相召，升降相因也。故地气升而为云，天气降而为雨。所以阳气胜而郁蒸，阴液泄而为汗。故曰阳之汗，以天地之雨名之。汗泄出于皮毛，肺脏主之，肺以藏魄，故曰魄汗。汗者，所以开腠理而泄寒邪，散郁热者也。若寒伤营分，腠理郁结，发热恶汗，身疼无汗者宜发之，然亦微汗而已。若脉微弱而汗出恶风者，不可发也。脉微弱则真气已虚，汗出恶风则卫气衰弱，阳虚可知，故少阴条下，有脉微不可发汗之禁，更误服大青龙汤，而犯虚虚之戒，使卫气丧失，真阳败亡，遂致有厥逆瞤惕之变，此时孤阳飞越于外，阴寒独盛于中，使龙不归渊，顷刻有丧亡之祸，故非真武不足以救之。茯苓淡渗而下走，导入水源也。芍药敛阴，酸以收之也。姜术俱入足太阴，所以建立中气。姜可以宣达阳气，术可以培土制水。附子所以急救坎中之阳，恢复命门真气，招集散亡之阳，使阳气仍归下焦，则天根温暖，龙方就之以居，故能导龙归窟。[①]龙本坎中之阳，北方之位，龙之所生，龙之所潜，乃其故处，实其安宅也。武之与龙，虽有阴阳之分，本为一体，所谓龟蛇同气也。沈存中云：六气方家以配六神，而方唯五，东方厥阴之气，其性仁，其神化，其色青，其形长，其虫鳞，唯龙之青者可以体之，然未必有是物也。其他取象皆类此，如朱雀居南，白虎居西，玄武居北，勾陈之虚位居中矣。然则螣蛇何所居乎？不知唯北方有二，曰玄武，太阳寒水之气也。螣蛇，少阳相火之气也，在人为肾。肾也有二，左属太阳膀胱寒水，右属少阳三焦相火，火降而息水，水腾而为雨露，以滋五脏，上下相交，此坎离之交以为否泰者也，故肾为寿命之本。夫沈氏之以两肾为左水右火者，非《难经》高阳生之伪说也。所以论

①【临证薪传】
附子与芍药同用，刚柔相济，既能温经，又能开血痹止痛，所以既能治阳虚水寒相搏的四肢沉重疼痛，又能治腹痛。

两尺脉为三焦膀胱之寄体也，推其本体之坎象，则左右皆肾而俱属坤阴，唯中爻则先天之干阳也。所谓乾坤交媾罢，一点落黄庭，乃生天生地生人物之根本也。一阳陷于二阴之间，是螣蛇居于玄武之中。螣蛇本能兴云雾而飞游。蛇之能化龙者也，故荀子谓其能无足而飞也，以其潜伏而将出飞腾，故谓之螣蛇。至乘阳气而飞腾，乃为龙耳。今人于真武像前，设龟蛇之形，不置之于左右，而必以蛇加龟背者，所以象夫坎之体也。蛇者，坎中一画之阳爻也。龟者，上下二阴之四段也。盖先天真阳，非坎不藏。仲景深知消息，故其立方用意，所以温养坎宫，使真阳归其魂而返其宅，已尽坎离之用。所以但有真武汤，而无朱雀汤也。历代名家，俱未详其义。方氏《条辨》，又不揣其意，谓真武专位乎北，而为司水之神，龙既不能外水以自神，水又必由真武以神其主，吾知其不能不降于真武矣。喻氏复取其说，亦云真武乃北方司水之神，龙唯藉水，可能变化，设真武不与之以水，青龙不能奋然升天可知。是皆但知真武为水，而不知水中有火；但以真武为阴，而不知阴中有阳，如此而曰舍天人致一之理者，不足以谭医。何哉？又引许旌阳斩蛟事，谓蛟蜃之精，从砚水中逸去。水怪原有尺水丈波之能，向非真武坐镇北方，天地间久为龙蛇之窟矣。惜哉通儒，少究玄理，亦习此世俗之谈，何以尚论千古邪？

伤寒脉浮缓，身不疼，但重，乍有轻时，无少阴症者，大青龙汤发之。①

前条用大青龙汤，以“中风”冠之，皆见伤寒之脉症。此条亦用大青龙，又以“伤寒”冠之，而见中风之脉症。非有风寒轻重之分，皆所以互相发明其义也。浮缓，中风脉也。身不疼，承上文发热恶寒身疼痛而言也。因承上文，故不复言发热恶寒也。身不疼者，寒邪轻也。身不疼而但重，唯身重则阴寒之见证也。凡证属阴寒则身重，所以

①【医理探微】
发热恶寒，脉浮紧，身疼痛，不汗出而烦躁，为大青龙汤证的正局，也就是典型证候，不难辨证，已见上条。但是也有脉不浮紧而是浮缓，身不疼痛而是但重，不过乍有轻时，这是大青龙汤证的变局，则较难辨证。然而只提到脉缓身重，可见“不汗出而烦躁”的主证未变，因此，只要没有少阴虚寒证，就应使用大青龙汤发表清里。所谓无少阴证，与前条“若脉微弱，汗出恶风者，不可服之”的精神一致，并非专指身重，因为身重不是少阴病的主证，前后互勘自明。本条主旨是要求医生临床必须知常达变，即使非典型证候，但只要表寒里热的病机未变，就可用大青龙汤治疗。

寒伤营者身重，而邪入阴经者亦重，故少阴有四肢沉重而疼痛也。然乍有轻时，则重为阴邪而属伤寒，轻为阳邪而属中风矣，故为风寒两伤营卫之证也[①]。无少阴证，言无上条脉微弱汗出恶风之脉症也。前脉微弱而汗出，即指少阴肾脏虚寒，亡阳而言也。此云少阴症，亦即指脉微弱而言也。有少阴证者不可用，无少阴症者方可服，皆所以反复申明其义也。以卫气乃真阳之发越，真阳为卫气之根源，故阳虚者不可发汗，误汗则阳气丧亡而厥逆瞤惕也。所以少阴条下云：脉微不可发汗，亡阳故也。

【辨误】前条冠之以“中风”，而所见伤寒之脉症居多，注家遂以寒多风少。此条以“伤寒”二字为首，而所见反中风之脉证居多，注家又以为风多寒少。不知仲景立法垂训，唯恐不明，故前以中风立名，则多见伤寒之脉证；此以伤寒立名，则多见中风之脉证，以见风寒两停，皆前后转换之法也。前云脉微弱汗出恶风者不可服，此云无少阴症者可用，皆所以互相发明其义耳，非有多少之别也。观前后皆以大青龙汤发微似汗以治之，则晓然矣。若果系热多寒少之症，则仲景必明言之，如下文桂枝麻黄各半汤，及桂枝二越婢一汤之二条可见矣。

太阳病，得之八九日，如疟状，发热恶寒，热多寒少，其人不呕，清便欲自可，一日二三度发。脉微缓者，为欲愈也。脉微而恶寒者，此阴阳俱虚，不可更发汗，更下更吐也。面色反有热色者，未欲解也，以其不能得小汗出，身必痒，宜桂枝麻黄各半汤。

邪入太阳，至八九日经尽而不解，发热恶寒，往来如疟状，此邪客营卫，风寒并感也。热多寒少者，风多于寒也。因先中于风，又为寒邪所袭而不得解也。如疟状，则疑邪入少阳矣，若邪入少阳，则必呕而发热，其人不呕，则知邪气未入少阳也。太阳表邪，虽亦有呕证，然无往来寒热之似疟，故知仍在太阳也。邪在太阳而不呕，邪气之轻

①**【医理探微】**

钱氏此说存疑。发热恶寒，脉浮紧，身疼痛，不汗出而烦躁，为大青龙汤证的正局，也就是典型证候，不难辨证，已见上条。但是也有脉不浮紧而是浮缓，身不疼痛而是但重，不过乍有轻时，这是大青龙汤证的变局，则较难辨证，然而只提到脉缓身重，可见“不汗出而烦躁”的主证未变。因此，只要没有少阴虚寒证，就应使用大青龙汤发表清里。

者也。其小便清，又知邪未入里，邪气轻而犹未入里，故欲自可也。一日二三度发者，在卫之风邪胜，入营之寒气轻，邪浮于表，出入浅近，易于往来也。《至真要大论》云：邪正之会遇有多少，阳气多而阴气少，则其发日近。所以疟论篇中，但责重于卫气也。若邪入少阳之经，则邪入者深，一日不能发二三度，或一日或间日作矣。邪既浮浅，脉又微缓，微者，非微细之微，言较前略觉和缓也。以脉缓，故知邪气将解而欲愈也，何也？寒邪未解之脉当浮紧，或阴阳俱紧；风邪未解之脉当浮缓。今不浮不紧而渐觉和缓，故为欲愈也。若以此证而脉微恶寒者，则又知其非欲愈之脉矣。前以发热恶寒，一日二三度发，故以脉之微觉其和缓，而知其为欲愈。此所谓微者，乃轻微细小之微，非微缓之微也。脉微而但恶寒，乃阴阳俱虚，即大青龙汤条下之脉微弱汗出恶风之义也。阴虚则津液不足，阳虚则卫气衰微，故不可更发汗，更下更吐，自当以温经补虚为急矣。若如上文诸症，脉虽微缓而面色反有发热之赤色者，是脉虽微缓，其风寒犹在表而未欲解，即并病条中所谓面色缘缘正赤者，阳气怫郁在表，当解之熏之之义也。未解则风寒郁于皮肤之间，不得小汗出以散其邪，则身必作痒，故当以桂枝麻黄各半汤，约其剂而两解之也。

桂枝麻黄各半汤方[①]

桂枝一两十六铢　芍药一两　生姜一两，切　大枣四枚　甘草一两　麻黄一两，去节　杏仁二十个，去皮，研

上七味，以水五升，先煮麻黄一二沸，去上沫，纳诸药，煮取一升八合，去滓，温服六合。

此以风寒两伤营卫，故以桂枝麻黄之半，合而为各半汤以并解之。然邪虽浮浅，恐芍药之酸收，敛营分之寒

①【案例犀烛】

许叔微治一人病伤寒，身热头痛无汗，大便不通，已四五日。许讯之，见医者治大黄、朴硝等欲下之。许曰：子姑少待，予为视之。脉浮缓，卧密室中，自称甚恶风。许曰：表证如此，虽大便不通数日，腹又不胀，别无所苦，何遽便下？大抵仲景法，须表证罢，方可下，不尔，邪乘虚入，不为结胸，必为热利也。作桂麻各半汤与之，继之以小柴胡，漐漐汗出，大便亦通而解。（摘自《普济本事方》，作者许叔微）

按语：本案既有表证，又有大便不通，似乎表里证同具，实际重点是表证。身热、头痛、无汗、恶风，都是麻黄证，唯脉不浮紧而是浮缓，这表明正气较弱，邪势不甚，所以未用麻黄汤，而用桂麻各半汤。此案充分体现了辨证论治的原则性与随证选方的灵活性。

邪，故止留其三分之一。又欲其汗小，已有桂枝可发微汗，故麻黄杏仁亦止留其三分之一。尚恐其太泄，又以芍药微敛之，而能适中病情也。且所煮不过一升八合，所服六合而已，为剂小而所服者少，自无过发之弊，恰可以解散其邪已耳。无太过不及，此所以为时中之剂欤。

太阳病，发热恶寒，热多寒少，脉微弱者，此无阳也，不可更汗，宜桂枝二越婢一汤。

太阳中风，发热恶寒，热多寒少，与前证相似，但未详言其如疟不呕等证耳。前云脉微缓，则为欲愈，脉微而但恶寒，已为阴阳俱虚而不可汗吐下矣。此条承上文以明阴阳俱虚句，而又独申其阳虚之治也。前云脉微缓为和平而欲愈，此云脉微弱，则细软而无力矣，故曰无阳。无阳者，命门真阳之气衰少也，真阳既衰，其升发之卫气浸弱，故云不可更汗，汗之则阳气必败矣。即前青龙汤条内，所谓脉微弱者不可服之一义也。无阳既不可发汗，风寒又非汗不解，持其两端，不得已而约其制，变其法，为桂枝二越婢一汤以微解之。越婢汤者，以热多寒少，故用石膏多于麻黄也。

桂枝二越婢一汤方[①]

桂枝十八铢　**芍药**十八铢　**甘草**十八铢　**生姜**一两三钱，切　**大枣**四枚　**麻黄**十八铢　**石膏**二十四铢，研　**汉铢两法见卷首**

上七味，㕮咀，以水五升，煮麻黄一二沸。去上沫。纳诸药，煮取二升，去滓，温服一升。本方当裁为越婢汤，桂枝汤，合饮一升，今合为一方，桂枝二越婢一。

此亦风寒两伤营卫之剂也，名曰桂枝二越婢一汤者，煮成桂枝全汤而用其十分之二，又煮越婢全汤而用其十分之一也。今虽以两方合为一剂，而考其分两，如桂枝芍

①【临证薪传】

本方即桂枝汤加麻黄石膏，桂枝汤调和营卫，麻黄石膏发越郁阳，故其所主证候亦应是表寒里热。方中行认为“乃大青龙以芍药易杏仁之变制”，正如方氏所说，本方与大青龙确是仅有一味之异，但作用则有很大不同。严格说来，大青龙不是桂枝汤加味方，而是麻黄汤加石膏姜枣，所以麻黄汤以开腠发汗为主，兼清里热。况且麻黄汤的剂量极大，而本方的剂量极小，堪称天壤之殊。略加比较，即可明确区分。

药之各三两，止存其十八铢，是三两而存七钱半，比之全汤，亦止用其十之二也。越婢之麻黄六两，止用十八铢，亦七钱半也。石膏八两，止用二十四铢，乃一两也，较之全汤，亦止用其十之一耳。其甘草生姜大枣，两方皆同，亦仿佛其分两而已，所以谓之桂枝二越婢一汤。然越婢之名，成氏以为能发越脾气，引《外台》方名曰越脾汤，谬也。此为太阳治表之药，与脾脏何涉，而有此名邪？方氏谓越，逾也。婢，女子之卑也。女子，阴也。卑，少也。谓少阴之脉微弱为无阳，难于发汗。方用越婢者，寓发于不发之中也。喻氏亦取其说，谓石膏之辛凉以兼解其寒，其柔缓之性，比之女婢，犹为过之，用之可无恐矣。愚窃谓未必然也，想仲景当时，或以此治越人之婢而得效，遂以名方，亦未可知。但亦不必深求，况立名之义，无大关系，当存疑而置之弗论可也，奚用强解乎①？

①【注文浅释】
"越婢"之义，众说纷纭，莫衷一是，很难评定是非。钱氏认为立名之义，无大关系，不必深究。深以为然。

服桂枝汤，大汗出，脉洪大者，与桂枝汤如前法。若形如疟，日再发者，汗出必解，宜桂枝二麻黄一汤。

此所以别中风，及风寒并感之疑似，恐人误用麻黄汤也。上半截，论但中风而无寒邪之证。自"形如疟"以下，乃风寒均有之证也。言太阳中风，服桂枝汤，其风邪在卫而浮浅，当取微似汗，则伤卫之风邪解矣。使大汗出，则犯如水流漓之戒而病不除矣。脉洪大者，浮而洪大，中风郁热之所致，非传入阳明之大也。若邪入阳明，当见阳明证矣。此所谓洪大，所以别其无寒紧之脉也。然中风之脉浮缓，此何以洪大乎？观其服桂枝汤而不能解，知其为风多而郁热之邪太重，故脉变洪大也。脉虽洪大而太阳中风之发热汗出等证仍在，当仍与桂枝汤如前法，令出微似汗可也。若往来寒热，形状如疟而一日再发，则是风邪在表，为寒气所袭，遂成风寒并感，营卫两伤之证，即前条一日二三度发之义也。亦以风寒所入者浮浅，故一日得再发也。如此，则不但当用桂枝汤独解卫分之邪，并当用麻黄兼发营中之汗矣。然一日再发，当以在卫之风邪为主，入营之寒气次之，故以桂枝二麻黄一汤治之。

桂枝二麻黄一汤方

桂枝一两十七铢　**芍药**一两六铢　**麻黄**十六铢　**杏仁**十六个，去皮尖　**甘草**一两二铢　**生姜**一两六铢　**大枣**五枚，擘

上七味，以水五升，先煮麻黄一二沸，去上沫，纳诸药，煮取二升，去滓，温服一升，日再服。

同前如疟之证，而前用桂枝麻黄各半汤，此用桂枝二麻黄一汤者，盖因前条八九日既如疟状，乃风寒并感。营卫之邪，两无轻重，故以各半汤治之。此因本是中风，所以但服桂枝汤，下节又兼感寒邪，以致形状如疟，为风多于寒之证，故以桂枝二麻黄一汤治之。然此所谓一二者，又非前桂枝二越婢一汤之法矣，前照二汤之全方而用其分两之一二，此则以桂枝汤两倍，合麻黄汤一倍准之也。

服桂枝汤，或下之，仍头项强痛，翕翕发热无汗，心下满，微痛，小便不利者，桂枝去桂加茯苓白术汤主之。①

头项强痛，中风伤寒均有之证也。翕翕发热，是热在皮毛，中风证也。无汗则又伤寒之本证矣，就此诸证，为风寒兼有无疑矣。而但服桂枝汤，是治风而未治寒也，故仍头项强痛，翕翕发热无汗而不解也。又或误下之，所以有心下满微痛之证，乃下后邪气陷入而欲结也。小便不利，太阳之热邪内犯膀胱，气化不行也，治之以桂枝汤去桂加茯苓白术汤。未详其义，恐是后人传写之误，未可知也。即或用之，恐亦未能必效也。夫风寒并感，以桂枝麻黄各半汤治之可也。表症未除，误下之而心满微痛，则邪气欲结未结，栀子豉汤之类吐而越之可也。邪犯膀胱，五苓散导之可也。计不出此，而以桂枝汤去桂加茯苓白术

①【医理探微】
本证是水停阳郁之证，有谓“通阳不在温，而在利小便”，是以方原注中谓“小便利则愈”，即茯苓、白术之用也。刘渡舟说“本条所述脾虚水停致使太阳经府之气不利，实属伤寒类证，乃为伤寒相鉴别而设”（《伤寒论讲稿》），是说可去诸多纷争。

汤主之，何也？盖桂枝汤之能解风邪，皆赖桂枝之辛温，可以汗解其邪。用芍药者，因营阴弱而汗自出，故用之以敛阴收汗。若伤寒无汗者，必不可用。今仍头项强痛，翕翕发热无汗，既不以麻黄桂枝并用，若曰桂枝去芍药则可，若反去桂枝而留芍药，其如无汗何？茯苓虽能渗利小便，而白术又除湿补中之物，将置未解之表证于何地邪？余故疑其未能取效也[①]。成注谓外证未罢，无汗小便不利，则心下满微痛，为停饮也。与桂枝以解外，加茯苓白术以行留饮，殊不知桂枝已去，岂能解外？加茯苓白术，即能使留饮行动耶？王肯堂云：或问头项强痛，邪气仍在表也，虽经汗下而未解，何故去桂，加茯苓白术，是无意于表证也。曰此非桂枝证，乃属饮家也。头项强痛，既经汗下而不解，心下满而微痛，小便不利，此为水饮内蓄，邪不在表，故去桂枝加茯苓白术，若得小便利，水饮行，腹满减而热自除，则头项强痛悉愈矣。如十枣汤证，头亦痛，乃邪热内蓄而有伏饮，故头痛，其水饮头痛，不须攻表，但宜逐饮，饮尽则病安矣。王氏此论，其或问一节，颇合于理，而后论悉遵成注，以茯苓白术为逐饮而设，又旁引曲喻，以十枣汤之头痛，证明其说，岂理也哉？如翕翕发热无汗，明是太阳表症，虽心下满而微痛，又未痞硬引胁，何见其必为停饮乎？若果属停饮，十枣虽或未可遽用，何半夏之辛温滑利，亦竟舍之而不用耶，芍药茯苓白术，果能利小便，逐水饮而使诸表证悉愈耶？仲景立法，岂方不对证，而能为后世训乎？余窃疑之，大约是历年久远，后人舛误所致，非仲景本来所系原方。近代名家，悉遵成氏之训，俱强解以合其说，谓用之而诸证悉愈，吾不信也。

桂枝去桂加茯苓白术汤方

于桂枝汤方内，去桂枝，加茯苓白术各三两，余依前

①【医理探微】

历来医家对本条的理解极不一致，但归纳起来，不外两大问题。

一是本条证候的性质，约有三种意见：第一种意见是外有表证，内有饮邪；第二种意见是证属饮邪内蓄，没有表证；第三种意见是既非表证，也非停饮，而是三焦邪阻，脾胃之气不能行于营卫经络。这三种看法均能言之成理，实际也确实都有可能，因而各医家各执一是，始终存在歧异，难判是非。

二是本方的作用，亦有两种意见，主要是利水治饮，饮邪去则表亦自解，另一是专在宣化三焦之气，使津气周流，表里通达，其邪亦解。这两种意见，仅是分析的角度不同，精神实质还是一致的。可以肯定本方没有解表作用，那么，饮去则表亦解的说法显然理由不足。因此，《医宗金鉴》提出了去桂当是去芍的意见，由此，去桂去芍又成为本方争议的焦点。我们认为主张把去桂改成去芍的理由并不充分，其理由之一："去桂将何以治头项强痛，发热无汗之表证？"论中用药通例，治无汗之表，必须麻黄，前面桂麻合方的三张方剂，就是很好的证明。仲景有无汗不可予桂枝汤之禁，如果意在解表，不用麻黄，单用桂枝能否胜任？其理由之二：方后有"余依桂枝汤法煎服"，考复刻宋本并无此语，而是作"温服一升，小便利则愈"，可见其所持的论据是不可靠的。其理由之三：胸满忌用芍药，且举脉促胸满，桂枝去芍药汤为证。殊不知该方去芍药是因胸阳虚阴邪弥漫，与本证因饮邪而致的心下满微痛有着本质的差异，怎么能混淆不分，相提并论？所以这条理由也不能成立。然而，怎样才能正确掌握本方的运用？徐灵胎"亡津液而有停饮"之说最得要领，津伤有热，故去桂；饮邪内停，故加苓术以利水。

法煎服，小便利则愈。

伤寒不大便六七日，头痛有热者，与承气汤，其小便清者，知不在里，仍在表也，当须发汗。若头痛者必衄，宜桂枝汤。

此条以伤寒名始，而以桂枝汤终之，亦风寒并有之证也。不然，桂枝汤为伤寒之禁剂，何可用乎？盖以风寒并感故也。上截先言伤寒热邪归里，以起下截小便清一段，以反复申明表里之辨。因上文是起下语，在所当忽，故承气汤不言大小及调胃也。六七日，邪气入里之候也。伤寒六七日不大便，是热邪结于里也。头痛有热者，邪热在里，肠胃不通，热壅上焦而头痛也。其热则或蒸蒸之热，或日晡潮热，非寒邪在里之头痛有热也，故当与承气汤下之。若不大便六七日，头痛有热而小便清者，则知邪不在里，其头痛发热之邪，仍在表也。若小便清而头痛，则里虽无热而有中风之阳邪盛于上也，如不解散其邪，必至衄血而后已也，故当用桂枝汤微似汗以解之。

伤寒发热，解半日许复烦，脉浮数者，可更发汗，宜桂枝汤。

伤寒而用桂枝汤，与上条同义。言风寒并有之证，但以麻黄汤发汗，则营邪去而解矣，解后半日许复烦者，因在卫之风邪未解故也。若按其脉，但浮数而不紧者，则知寒邪已去矣。脉法云：浮则为风，数则为热。是中风之阳邪未去，热郁而烦也，可更发其微似汗则解矣，宜桂枝汤。

伤寒二三日，心中悸而烦者，小建中汤主之。[①]

心中，心胸之间，非必心脏之中也。悸，虚病也。烦，阳邪也。伤寒二三日，表证未解之时也。大凡中风伤寒之心下悸者，或误汗亡阳，或饮水过多，及气血皆虚，脉见结代而然也。此条既未误汗饮水，又不言表证，但曰心中悸而烦者，是寒邪已去，中气已虚，仅存中风之阳邪，将次入里而先烦也。中气虚馁，则膻中呼吸之气不得伸，故衄

①【临证薪传】
以“伤寒冠”首，自应有恶寒发热等表证，未提属于省文。仅有两三天，就发生了心悸烦扰，既无蓄水证，当不是水气凌心之悸，又无胸中窒和口苦等证，也不是热扰胸膈或胆火上炎之烦；那么，当责之平素里虚不足，阳气虚不能胜邪则心悸，阴血弱为邪所扰则心烦。总的说来，是邪实正虚。表里证同具，里虚者应先治其里，这是必须遵循的治疗原则。心中悸而烦为阴阳两虚，所以治宜用平补阴阳的小建中汤。如果阴阳能够及时得复，不但悸烦可止，由于抗邪有力，外感表邪也可能获得解除，因此，又有寓汗于补的积极意义。

衄然而悸动，阳邪将陷，故热邪内犯而虚烦也。若寒邪在营，则不应用桂枝汤矣，此因寒邪已去，风邪仍在太阳，故以桂枝汤为主，以解卫分之邪，加入胶饴，倍芍药以建立中气也。

【辨误】小建中汤，即桂枝汤倍芍药而加胶饴也。各注家不辨桂枝汤为伤寒之禁剂，漫因“伤寒”二字，遂置之伤寒条下，而谓邪气欲传未传之时，恐其内虚，故建立中气，令邪不易入，即入亦足以御之。如此议论，则此方仅足以暂阻邪气而已，岂仲景立方，犹不足以疗病欤？余不得已，移置太阳下篇，以俟有识者订之。

小建中汤方[①]

桂枝三两　**芍药**六两　**甘草**二两，炙　**生姜**三两　**胶饴**一升　**大枣**十二枚，擘

上六味，以水七升，煮取三升，去滓，纳胶饴，更上微火消化，温服一升，日三服。呕家不可用建中汤，以甜故也。

建中者，建立中焦之脾土也。盖土为五行之主，脾为四脏之本，即洪范建中立极之义也。中气虚馁，脾弱不运，胃气不行，致心中悸动，故以建立中气为急也。谓之小建中者，以风邪未解，未可以参术补中，止加胶饴，倍芍药于桂枝全汤，和卫解邪之中，以稍裨中土，故谓之小建中汤。芍药性虽酸收，既无寒邪，在所不计。李时珍谓其益脾，能于土中泻木，故倍用之。饴糖为米蘖之上品，能和润中州，经所云脾欲缓，急食甘以缓之是也。中气既和，阳邪得解，则心中之悸烦自止矣。

风寒火劫

太阳伤寒者，加温针必惊也。

温针，即前烧针也。太阳伤寒，当以麻黄汤发汗，乃

①【案例犀烛】

丁某，男，45岁，工人，1980年9月11日初诊。腹痛已3年，每年秋季发作，全身怕冷，腹部喜暖喜按，得食则减，有时夜间亦痛，甚则不能入寐，疼痛向背部放射，反酸，X线钡剂透视诊断为十二指肠球部溃疡。舌苔白，脉浮紧。中医诊断：胃脘痛。辨证：脾胃虚寒。治则：温中健脾，散寒止痛。处方：桂枝9克，白芍18克，生姜9克，甘草9克，大枣3个，饴糖18克，防风18克，没药9克。服3剂痛止，服15剂诸症状消失。（摘自《经方验》，作者刘景祺）

按语：该案的证候记录比较完全，属于典型的小建中汤证。于小建中汤中加入防风、没药，对提高疗效有一定作用。陈修园谓防风“培土以和木气，其用独神”，值得做进一步观察研究。

为正治。若以温针取汗，虽欲以热攻寒，而邪受火迫，不得外泄而反内走，必致火邪内犯阳神，故震惊摇动也。寒邪被火，尚致惊惕，况中风之阳邪被火乎？

伤寒脉浮，医以火迫劫之，亡阳必惊狂起卧不安者，桂枝去芍药，加蜀漆龙骨牡蛎救逆汤主之。

伤寒，以发热无汗言也。脉但浮而不紧，兼中风邪也。火迫者，或熏或熨，或烧针皆是也。劫者，要挟逼胁之称也。言风寒两伤营卫之症，以火劫之而强逼其汗，阳气随汗而泄，致卫阳丧亡而真阳飞越矣。前已云太阳伤寒者，加温针必惊，此又以兼有阳邪之证，以火劫迫之，阳邪兼并于上，真阳欲亡于下，虚阳挟饮而上奔，使神魂飞越，君主孤危，故必惊骇癫狂，起卧不安也。以桂枝去芍药，加蜀漆牡蛎龙骨，方可救其变逆也。[①]

① 【医理探微】

本条的亡阳，与服麻黄汤、大青龙汤过汗的亡阳不同。前者是从外至内，表邪虽从汗而解，但火热之邪已经内迫，扰乱神明，心阳不安其位而浮越，所以惊狂而卧起不安，其重点在于心阳；后者是从内至外，汗出多而阳亦随亡，所以出现振寒而脉微，其重点在于卫阳。两种亡阳机转不同，所以治疗亦各异。

桂枝去芍药加蜀漆龙骨牡蛎救逆汤方

桂枝三两　**甘草**二两　**牡蛎**五两，熬　**龙骨**四两　**生姜**三两，切　**大枣**十二枚，擘　**蜀漆**一两，洗去脚

上为末，以水一斗二升，先煮蜀漆减二升，纳诸药煮取三升，去滓，温服一升。

中风当用桂枝汤者，以风邪在卫也。伤寒忌用桂枝汤，以寒邪在营也。此方用桂枝者，所以解卫分之风邪也。去芍药者，恐其敛营分之寒邪也。伤寒不忌桂枝之温散，故麻黄汤中用之；但忌芍药之酸收，故此方去之。旧说谓心神浮越，故惊狂起卧不安。若论火邪迫劫，自应心神散乱，然蜀漆之加，又不止于心神散乱矣。考之《本草》，蜀漆乃常山之苗，味辛有毒，与常山功用相同，但有劫痰截疟之功，并无敛散收补之用，且老人久病之所忌，谅非补益之品。仲景用之，不过因痰随气逆，饮逐火升，故使人迷乱惊狂耳。《尚论》引丹溪谓其能飞补，神可赖

以攸宁，岂其然乎？仲景虽未明言痰饮，观其蜀漆之用，已晓然无疑矣。况人身之津液，皆随气以流行，有形之痰饮，犹水湿之就下。水性无常，激之可使过颡。痰虽重浊，随气可以逆行。盖气即是火，火即是气。当火劫亡阳之候，下焦之虚阳失守，厥逆上奔，挟痰涎而骤升，遂使阳神飞越，痰气迷漫而惊狂不安也。故亦以蜀漆劫截之药，邀而夺之，破其痰饮，又以龙骨牡蛎之重，所以镇而摄之也。李时珍云：龙乃东方之神，其骨与角齿，皆主肝病。许叔微云：肝藏魂，魂游不定者以此治之。牡蛎亦咸涩镇重，能平治肝邪。此以神魂不定，肝主惊骇，故以此急救其火劫亡阳之逆变也。前中风误汗，俱以补虚复阳为治，而此症独不用者，前以亡阳则真阳丧失，阴邪独盛；此则阳邪兼并，阳气独厥，所以不同也。

火逆下之，因烧针烦躁者，桂枝甘草龙骨牡蛎汤主之。[①]

以火劫变逆之证，而又下之，此一误再误矣。又因烧针而致烦躁者，盖因外邪未尽而阳烦，真阳欲亡而阴躁也。虽经屡误，但见烦躁而不至惊狂，则亦未若挟痰迷乱之甚，故不须蜀漆。止用去芍药姜枣之桂枝汤，以解其外；龙骨牡蛎以镇摄其内而已。此经所谓大小轻重，制方之法也。前误汗条中，因发汗而又下之，病仍不解而烦躁，以茯苓四逆汤主之者，以汗下两亡其阳，故用温经复阳之治。此虽汗下而未经误汗，且挟火邪而表犹未解，故止宜解肌镇坠之法也。

①【医理探微】
火逆指误用火法而导致的变证，烧针为火法中之一种，下后又用烧针，以致烦躁不安，这是心阳受伤，心神烦乱，所以治宜温复心阳、重镇安神的桂枝甘草龙骨牡蛎汤。

桂枝甘草龙骨牡蛎汤方

桂枝一两　**甘草**二两　**龙骨**二两　**牡蛎**二两

上为末，以水五升，煮取二升半，去滓，温服八合，日三服。义见前条方论及注中。

心下水气

伤寒表不解，心下有水气，干呕发热而咳，或渴或利，或噎，或小便不利，少腹满，或喘者，小青龙汤主之。[①]

此以下二条，非风寒并感之证也。因小青龙汤当附大青龙汤之后，故亦入下篇。

伤寒表不解，谓头痛项强，发热体痛无汗之证，未得汗解也。心下，心之下，胃脘之分也。水气，水饮之属也。寒邪在膈，气不流行，故水饮停蓄也。寒邪尚在表而未解，何水饮即停蓄于心下乎？《痹论》云：卫气循皮肤之中，分肉之间，熏于肓膜，散于胸腹，逆其气则病。以寒邪在营卫之间，邪随卫气而入也。干呕发热，太阳表证也。喘咳，水寒伤肺而气逆也。《经》云：形寒饮冷则伤肺。以肺主皮毛，寒邪在表，水气停蓄，故伤肺气也。或利者，水寒伤胃而下流也。或噎者，水气寒邪，窒碍胃中，气不通行也。或渴或小便不利者，水寒固闭于中焦，则下焦之阳气，不得上腾而为津液，故渴。上焦之清气不得下降而为渗利，其升降之气化不行，故小便不利而少腹满也。或者，或有或无，非必诸证皆见也。前以风寒郁热之邪不得外泄而烦躁，故以大青龙汤汗泄凉解之。此条以寒邪未解，水饮停蓄，肺脏伤而喘咳并见，中气寒而气滞不行，宜温宜散，可发可收，故以小青龙汤主之。

小青龙汤方[②]

麻黄三两，去节　**芍药**三两　**五味子**半升　**干姜**三两　**桂枝**三两　**半夏**半升，汤洗　**甘草**三两，炙　**细辛**三两

上八味，以水一斗，先煮麻黄减二升，去上沫，纳诸药，煮取三升，去滓，温服一升。

小青龙，即大青龙之变制也。谓之小者，控制而小用之也。盖龙蟠蠖屈，非若升腾飞越之势之大也。夫前以

①【医理探微】

伤寒表不解，也就是说头痛身疼，恶寒、发热、无汗等表证没有解除。心下有水气，指胃脘部有饮邪。水饮阻中，以致胃气逆而干呕，水气侵肺，则肺失宣开而咳嗽。干呕发热而咳，是外有表邪、内挟水饮的主要见证。然而，水饮之邪随气升降，无处不到，或逆于上，或积于中，或滞于下，各随其所至而为病，因而又有或然诸证。或水蓄而津液不升，则发生口渴；或水渍入肠而发生腹泻；或水气逆于上，则为噎为喘；或水气留于下，则为小便不利，少腹满。喘证为肺气闭郁，虽同麻黄汤证，但更主要的原因是水气射肺，与单纯风寒束肺有别。这五个或有证虽差异很大，但都是外寒内饮所致，所以都治以小青龙汤。

本方与大青龙汤同属表里两解之剂，但所主各有不同。大青龙证热闭于里，表证为多，只有烦躁是里证；小青龙证是饮伏于内，里证为多，只有恶寒发热是表证。就病机来说，大青龙证是表寒外束，里有郁热；小青龙证是表寒不解，内有水饮。

②【案例犀烛】

徐某，26岁，酒客，脉弦细而沉，喘满短气，胁连腰痛，有汗，舌白滑而厚，恶风寒，倚息不得卧。此系里水招外风为病，小青龙去麻辛证也。处方：姜半夏六钱，桂枝六钱，炒白芍四钱，旋覆花包煎三钱，杏仁泥五钱，干姜三钱，制五味一钱五分，炙甘草一钱，生姜五片。煮三杯，分三次服。（摘自《吴鞠通医案》，作者吴瑭）

按语：本案抓住里水招外风病机，治以小青龙去麻黄细辛，加入旋覆花，并以生姜代干姜，是以治里水为主，兼治外风。无论在用量方面，还是在方药加减方面，对于运用本方都有一定启示。

天地郁蒸，非风狂雨骤，雷雨满盈，不足以散郁蒸之热气；此则水滞寒凝，非雨润云蒸，水泉流动，岂能解冱结之寒邪？是以大青龙为辛凉发汗之剂，故用麻黄全汤，兼桂枝之半，又倍增麻黄而加石膏也。小青龙乃辛温发散，敛逆之药，故用桂枝全汤，去姜枣而兼麻黄之半。又加干姜细辛者，一以助麻黄桂枝之辛温发散，李时珍谓使寒邪水气，从毛孔中散；一取其暖中去寒，温肺泄肺之功也。更加芍药五味者，所以收肺气之逆，皆控御节制之法也。盖细辛干姜之用，以肾与膀胱，相为表里。《素问・病机》云：诸寒收引，皆属于肾。故《藏气发时论》云：肾苦燥，急食辛以润之。开腠理，致津液，通气也。张元素云：细辛味辛而热，温少阴之经，能散水气，去内寒。李时珍谓辛能泄肺，故风寒咳嗽，上气者宜之。五味芍药，所以收肺气之逆也。李东垣曰：酸以收逆气，肺寒气逆，宜与干姜同用，有痰者以半夏为佐，皆本诸此也。愚窃谓肺寒而气逆者，可以酸收。若肺热而气满者，未可概用也。观仲景制方，以大青龙之兴云致雨，而脉微弱汗出恶风者，犹禁止之曰不可用。若误用之，尚有厥逆惕瞤之变。至于小青龙，则其制方之义，周旋规矩，不离方寸。后人岂可亦以小青龙养成头角，翻江搅海为喻乎？皆一时纵笔任意，为快口之谈耳，恐未足为定训也。

加减法[①]

若微利者，去麻黄，加芫花如鸡子大，熬令赤色。

既见微利，则知水气下走，当因其势而导使下泄。去麻黄者，恐内外两亡津液也。此说亦通，然表寒重而全未解者，尚当斟酌。若竟去麻黄而留芍药五味之酸收，其如伤寒表不解何？

渴者去半夏，加栝蒌根三两。

夫渴虽一证而各经不同，如太阳邪热入里，则五苓散之渴也；阳明邪热入胃，白虎汤之渴也；少阳则或渴或不

①**【医理探微】**

小青龙汤方后加减可参见《医宗金鉴》注文：太阳停饮有二，一中风有汗为表虚，五苓散证也；一伤寒无汗为表实，小青龙汤证也。表实无汗，故合麻桂二方以解外，去大枣者，以其性滞也；去杏仁者，以其无喘也，有喘者仍加之；去生姜者，以有干姜也，若呕者，仍用之。佐干姜细辛极温极散，使寒与水俱得从汗而解；佐半夏逐痰饮，以清不尽之饮；佐五味收肺气，以敛耗散之气。若渴者，去半夏加花粉，避燥以生津也；若微利与噎，小便不利少腹满，俱去麻黄，远表而就里也。加附子以散寒，则噎可止；加茯苓以利水，则微利止，少腹满可除矣。此方与越婢汤同治水饮溢于表，而为腹胀水肿，宜发汗外解者，无不随手而消。越婢治有热者，故方中君以石膏，以散阳水也；小青龙治有寒者，故方中佐以姜桂，以散阴水也。

渴，皆以小柴胡汤主之；若服柴胡汤已而渴者，即属阳明矣。三阴本不应渴，而少阴有引水自救之渴，及厥阴之消渴，皆非真渴也。少阴更有咳而呕渴之证，亦不过以猪苓汤导水而已。此条或渴之证，乃水寒在胃，下焦之气液不得上腾而为涕唾，故渴。心下既有水气，岂可亦以栝蒌根为生津而用之邪？若未以为然，观下文服汤已而渴，为寒去欲解，则知不必以撤热生津为治矣。若必用撤热，胡不去干姜之辛热邪？况半夏本辛滑之品，诸家俱以其燥津液而去之，何也？李时珍《本草》，列之滑剂中，云引痰涎自小便去者，则半夏茯苓之属。又云半夏南星，皆辛而涎滑，皆泄湿气，通大便。盖辛能润，能走气，能化液也，或以为燥物，谬矣！湿去则土燥，非二物性燥也。以此推之，必非仲景所加。非王叔和，即成无已辈。仿佛小柴胡汤之加减而增入也，以致朱奉议陶节庵辈，凡遇渴证，必去半夏而加栝蒌根，曾不稍揆时义，察其阴阳寒热，而率意妄为加减，每效前人之非而不觉，谓之一代名家，是耶非耶？

若噎者，去麻黄，加附子一枚。

噎者，心下有水气而胃气不通也。所谓水寒相搏，其人必䭇。噎与䭇同，盖呃逆也。夫呃逆，有火呃实呃冷呃之不同。此水寒相搏，故加附子以温散之，若寒甚而阳气虚者，去麻黄而不使汗泄其虚阳亦可。

若小便不利，少腹满，去麻黄，加茯苓四两。

小便不利而少腹满，为下焦无火，不能气化而出也。真阳不足，去麻黄而不使汗泄，则可矣。茯苓不过味淡渗泄而已，岂能助下焦气化之功哉？[①]

若喘者，去麻黄，加杏仁半升，去皮尖。

喘为肺气逆满之证，加杏仁以助麻黄利肺气可也。若加杏仁而去麻黄，施之于表不解之伤寒，恐未切当。若肺虚而喘，则又宜补不宜泻，非惟麻黄当去，并杏仁亦不

①【临证薪传】

钱氏此疑值得商榷。小青龙汤中桂枝可温少阴，助膀胱气化，益茯苓则利水之力强矣。

可加矣。

伤寒心下有水气，咳而微喘，发热不渴，服荡（汤）已渴者，此寒去欲解也，小青龙汤主之。

伤寒心下有水气，咳而微喘，与上文同义。发热不渴者，因心下有水气，故虽发热亦不渴也。服汤，谓服小青龙汤也。服汤已而渴，则知心下之水气已消，胃中之寒湿已去，但以发热之后，温解之余，上焦之津液尚少，所以反渴也。前以有水气，故发热不渴，今服汤已而渴，故知寒水去而欲解也。[①]

【辨误】“小青龙汤主之”句，当在“发热不渴”句下，今作末句者，是补出前所服之汤，非谓寒去欲解之后，更当以小青龙汤主之也。注家谓寒去欲解，仍以小青龙汤主之，言以轻剂助其欲解之势耳。愚谓寒邪既去而欲解，岂可再用麻黄桂枝发汗，以耗其津液；干姜细辛之辛热，增其燥渴邪？况麻黄桂枝干姜各三两，五味子半升，岂轻剂邪？此与前发烦目瞑衄乃解之后，及不发汗因致衄者，皆以麻黄汤主之之义相同。岂衄血之后，更可用麻黄发其汗邪？因不先以麻黄汤发汗，因致衄耳，故下文曰当以麻黄汤主之，盖与此条同一补出之法也。

证象阳旦

伤寒脉浮自汗出，小便数，心烦，微恶寒，脚挛急，反与桂枝汤，欲攻其表，此误也。得之便厥，咽中干，烦躁吐逆者，作甘草干姜汤与之，以复其阳。若厥愈足温者，更作芍药甘草汤与之，其脚即伸。若胃气不和谵语者，少与调胃承气汤。若重发汗，复加烧针者，四逆汤主之。

问曰：证象阳旦，按法治之而增剧，厥逆咽中干，两胫拘急而谵语，师言夜半手足当温，两脚当伸，后如师言，何以如此？答曰：寸口脉浮而大，浮则为风，大则为虚。风则生微热，虚则两胫挛。病症象桂枝，因加附子参其间，

①**【注文浅释】**

本条是上一条的补充，既称伤寒，可知仍有表证。咳而微喘，是心下水气的主证，正由于水气在内，所以大多口中不渴，其发热是表邪未解，病机为表寒里饮，当然应该以小青龙汤主治。文末“小青龙汤主之”句，也属于倒装文法，应在“发热不渴”句下，这一点大多注家的意见是一致。服小青龙汤后，由不渴而转为口渴，这不是热盛津伤，而是水饮已去，胃阳得展的佳兆。临床上有些寒饮或痰湿内蕴的患者，不仅不渴，甚至厌恶饮水，一旦口渴而喝水香甜，则标志湿除饮化，病即将向愈，这是历验不爽的事实。所以“寒去欲解”的推断，极有指导意义。应该注意的是，小青龙证因水停心下，津液不能布化，有时会见到口渴，与本条服汤后发生口渴的区别在于：一是从全部病情来看，一是从服药前后的病情变化来看。只要略加注意，也是不难确诊的。

增桂令汗出。附子温经，亡阳故也。厥逆咽中干，烦躁，阳明内结，谵语烦乱，更饮甘草干姜汤，夜半阳气还，两足当热。胫尚微拘急，重与芍药甘草汤，尔乃胫伸。以承气汤微溏，则止其谵语，故知病可愈。

两条本是一义，后段设为问答者，即为上文作注脚也[①]。证象阳旦，言症似桂枝也，即形作伤寒，病如桂枝之类，乃风寒并感也。证象阳旦者，谓伤寒而脉浮自汗出，小便数，心烦，皆似中风之脉证也。倘按法治之，当以桂枝汤汗解之，乃为合法。不知更有微恶寒，脚挛急之证，乃真阳虚弱，寒在下焦也。兼证如此，则又不可以桂枝汤汗解而愈虚其阳气矣。若反与桂枝汤，欲攻其表而使漐漐汗出，此误也。故才得桂枝汤之汗解而虚阳败泄，即便四肢厥冷矣。何也？以四肢为诸阳之本故也。太阴之脉布胃中，络于嗌；少阴之脉循喉咙，挟舌本；厥阴之脉上贯膈，循喉咙，以虚阳而为盛阴所迫，虚火上奔，故咽中干也。阳邪在上，故郁而为烦。阴邪在下，故发而为躁。阴气盛而上逆，故吐逆也。盖以下半纯是阴寒，故两胫拘急。上截阳邪在胃，所以谵语，故曰按法治之而增剧也。然何以知之？因寸口脉浮而大故也。浮则为风，固人皆知之矣，而不知大则为虚也。脉大则当云实，何以反谓之虚乎？盖大而有力者为实，若大而浮者，是轻取之而有余，重按之则不足，所谓大而无力者为里虚也，故曰大则为虚，盖言其脉虽大而浮也。然中风之脉，虽浮而未必大，亦未必寸口独大，此但言寸口脉浮大，而不及关尺者，盖寸主上焦，惟寸口浮大，为上盛下虚之象，乃虚阳上泛之脉也。浮为风邪在表，故当生微热。寸口浮大，则虚寒在下，故两胫拘挛。此证虽属伤寒，而所见之病症，象桂枝汤证，故仍于桂枝汤中，加附子参于其间，则真阳有助。不患其汗泄，故又增桂令汗出，以解卫分之阳邪也。其所以加附子温经者，以下焦无阳故也，此法即上篇误汗亡

①【医理探微】

尤在泾曰："此即前条之意，而设为问答，以明所以增剧及所以病愈之故。然中间语意殊无伦次，此岂后人之文耶！昔人读《考工记》，谓不类于《周官》，余于此条亦云。"尤注符合求实精神，甚是。

阳。桂枝加附子汤，乃为伤寒脉浮自汗出，小便数，心烦微恶寒，脚拘挛之正治也。若不察其微恶寒，脚拘挛之亡阳虚证，已经反与桂枝汤，误攻其表，使阳气愈虚，阴邪上逆，以致厥逆咽中干烦躁。又兼阳邪内陷，致阳明内结，谵语烦乱者，且勿治其谵语，以虚阳恐其易脱。胃实可以暂缓，故更当饮甘草干姜汤，以平其上逆之阴邪，复其虚竭之阳气。至夜半阳气还，两足当热，然足虽热而两胫尚微觉拘急者，重与芍药甘草汤，以和阴养血，舒其筋而缓其拘急，胫乃得伸矣。此时阴邪已退，阳气已复，其胃气不和，犹谵语烦乱者，然后少与调胃承气汤，令大便微溏，则胃中热邪下泄，方能止其谵语而病可愈也。若重发其汗，复加烧针强逼其汗，则亡阳殆甚，几于败绝矣，故当以四逆汤主之。

【辨误】阳旦，成注谓是桂枝汤之别名[①]。余阅原文中，其发问之端，则曰证象阳旦，下文答语中，则云病证象桂枝。是仲景明明说出，则成氏之说，未为无据。而喻氏非之云：仲景之圆机活法，妙在阴旦阳旦二汤，以桂枝而有别名。是必一百一十三方，方方皆有别名然后可。此亦胶固不通之论也。如炙甘草汤，亦可名复脉汤，乃偶然耳，岂有意为之而皆有别名邪。观其阳旦阴旦之说，并未有所引据，而云桂枝加桂曰阴旦汤，桂枝加黄芩为阳旦汤。谓阳旦者，天日晴暖，及春夏温热之称；阴旦者，风雨晦暝，及秋冬凉寒之称。遇时令温热，则加黄芩，名曰阳旦；遇时令凉寒，则加桂，名曰阴旦。岂时令温热之时，更无阴寒之症；时令寒凉之候，必无温热之病邪？若是，则四逆理中，必用之于秋冬；白虎青龙，必施之于春夏矣，其何以谓之圆机活法乎？且云病人得之便厥，明明误在黄芩，助其阴寒，若单服桂枝汤，何以至是？由此观之，是全不知黄芩之寒凉，与阳虚之汗泄，其害为孰大矣？夫黄芩，寒凉之小者也，倘误服之，不过损其胃中之热气耳，岂

①**【医理探微】**

阳旦汤是桂枝汤的别名。根据本条先提出"证象阳旦"，又说"病形象桂枝"，再参考《金匮要略·产后篇》阳旦汤后注云即桂枝汤。可见这一说法是正确的。但也有主张阳旦是桂枝汤加黄芩，主要根据《类证活人书》中杂方第116方，但杂方第6方阴旦汤药物也是桂枝汤加黄芩，只不过以干姜代生姜而已。可见朱氏阳旦与阴旦之分是没有明确界限的，因而也是不足取的。喻氏在批判成、方二氏以阳旦为桂枝汤的同时，大谈阳旦、阴旦，并说这是仲景的灵机活法，好像独具灼见，其实除坚持阳旦汤是桂枝汤加黄芩外，又杜撰出阴旦汤是桂枝汤加桂，果如所说，则治疗奔豚的桂枝加桂汤应又名阴旦汤了。实难令人信从。

此条文字比较费解，既说附子温经，又说亡阳故也，显然于理难通。再则，把阳明内结、谵语烦乱和厥逆咽中干、烦躁连在一起，既是阳虚，又是热盛，两者同时出现，更是于理不合，无怪引起后世注家的分歧意见。我们认为要在领会其精神实质，而不必拘于文字表面。

能令四肢便厥？若夫阳虚之证而汗泄之，则不唯更损其卫，且败泄其真阳矣，焉得不至于得之便厥邪？盖以卫气为真阳之所发，真阳为卫气之本根故也。所以厥逆瞤惕，及四肢微急，难以屈伸之类，皆误汗亡阳所致。二者相较，为何如哉？又云，观增桂令汗出一语，岂不昭昭邪！揣其微意，不过因“增桂令汗出”一语，遂以桂枝汤加桂为阴旦汤。愚以为增桂令汗出，是增桂枝而非肉桂也。李东垣谓桂性辛热，阳中之阳也。气之薄者，桂枝也。气之厚者，桂肉也。《经》云：气薄则发泄，故桂枝上行而发表；气厚则发热，桂肉下行而补肾，此所谓增桂令汗出者，非桂枝邪。若曰加桂为阴旦汤，则上篇烧针令汗之桂枝加桂汤，亦可称阴旦汤矣。今学者何以别乎？阳旦一汤，《金匮要略》云：产后风续之，数十日不解，头微痛恶寒，时时有热，心下闷，干呕，汗出虽久，阳旦证续在耳，可与阳旦汤。注云，即桂枝汤，并无加黄芩之说，亦无阴旦汤。据《活人书》一百一十三方之外，更有李根汤、霹雳散、葳蕤汤等杂方，内有阳旦阴旦二汤。其阳旦汤，云治中风脉浮，发热汗出，恶风头项强痛，鼻鸣干呕，则仍是仲景桂枝汤脉证，而以桂枝汤加黄芩为阳旦汤治之，则黄芩之加，出自朱奉议也明矣。而谓仲景圆机活法，妙在阴旦阳旦二汤，然乎否乎？至于阴旦汤则于桂枝汤中，非唯不加桂，而加干姜黄芩一寒一热之药，亦是后人杂乱之方，恐亦未足深信，尚当考订云。

甘草干姜汤方[①]

甘草四两，炙　**干姜**二两，炮

上㕮咀，以水三升，煮取一升五合，去滓，分温服。

甘草味甘性缓而和中，用之以平其上逆之阴气。干姜味辛性热而守中，以回其衰弱之虚阳，为前附子温经之

①【案例犀烛】

乔某，女，19岁，徒工。自幼有尿床的习惯，一直到现在，仍然是每晚尿床，不论冬夏，几乎是夜夜如此。近几年来四处求医，间或有短期疗效，但不能巩固。患者当时面色不华，不喜饮水，手足不温，脉沉。诊为肺虚不能制下，下元虚寒所致。

处方：炙甘草15克，干姜15克，白果10克，益智10克，水煎服，日服一剂，服到10剂时感到明显效果，共服40余剂，又以此方配制蜜丸，继服半年多痊愈。（摘自《经方发挥》，作者赵明锐）

按语：遗尿证为膀胱不约，一般皆以补肾固涩为治，有些效果并不理想。本例治以温肺为主，竟收到预期疗效，颇有借鉴意义。《赵守真医案》也载有一则遗尿证病案，根据张景岳“若肺气无权，则肾水终不能摄，故治水者必先治气，治肾者必先治肺”的论点，使用甘草干姜汤（炙甘草24克，炮干姜9克），日二剂，三日后遗尿大减，涎沫亦稀，五日而诸证尽除。所以能达到这样好的效果，除方与证合以外，甘草用量接近干姜的两倍，当起到一定作用。其药理作用也值得做进一步研究。

助。故能令其阳气还，两足热也。

芍药甘草汤方

芍药四两　**甘草**四两，炙

上二味，㕮咀，以水三升，煮取一升半，去滓，分温再服。

《藏气法时论》云：肝主春，足厥阴少阳主治。肝欲散，急食辛以散之，以酸泻之。芍药味酸而益阴。又云：肝苦急，急食甘以缓之。甘草味甘而性缓。[①]所以用此方者，盖因胫尚微拘急耳。拘急者，筋不得舒也。筋者，足厥阴肝之合也。筋不舒而挛急，故以酸泻之，以甘缓之，是以厥阴少阳主治治之也。然两足挛急，乃下焦无阳之证，虽用酸泻甘缓，曷足以伸两胫之拘急？因前增桂汗出，附子温经之后，更饮甘草干姜汤。阳气既还，两足已热，乘此温热已效之后，续用此以但舒其筋，所以胫乃得伸也。

①【临证薪传】
本方芍甘同用，与肝脾双方都有关联，而与肝更密切一些。根据《神农本草经》与《别录》的记载，芍药还有“除血痹，破坚积”“散恶血、逐贼血”的作用；《别录》载甘草还有“通经脉，利血气”的作用，可见芍甘同用，不单是补阴血，还有通顺血脉、破除血痹的功能。所以本方广泛用于各种痉挛性疼痛，都有显著疗效，显然与两方面都有关系，其中以后一个作用尤为重要。

调胃承气汤方

大黄四两，酒浸，既云调胃当是二两，即今之五钱外　**甘草**二两，当是一两　**芒硝**半斤，大承气止用三合，既云调胃岂反过之？当亦是二两

上三味，㕮咀，以水三升，煮取一升，去滓，纳芒硝，更上火微煮令沸，少少温服。

调胃者，调和胃气也。胃有实邪而谵语烦乱，故以大黄芒硝之咸苦泄之，又恐其性力之峻，更以甘草之甘缓和之。所煮不过一升，而又少少服之，使胃气和平而已。若大邪大热，仲景以大承气汤攻之。其亡津液，胃中干燥，大便难者，乃无大热邪之脾约也，仲景即以小承气汤和

之，不令大泄下，及麻仁丸润之而已。此以证象阳旦之伤寒，实阳虚阴盛之症，而兼有阳明内结之实邪，故谵语烦乱。虽用桂枝加桂，参附子以温经，更服甘草干姜汤以和阴助阳。夜半阳气已还，两足已热，又以芍药甘草汤伸其两胫之拘急矣。而阳明所留之内结谵语，犹未除也，乃胃中之实邪未去耳，因虚阳初复，未可峻下，故少用调胃承气汤，令大便微溏，以和其胃而谵语自止也。然不特此也，凡论中之胃实而无大热邪者，皆同其治也。

四逆汤方

甘草二两，炙　干姜一两半　附子一枚，生用，破八片，去皮

上三味，㕮咀，以水三升，煮取一升二合，去滓，分温再服。

四逆汤者，所以治四肢厥逆而名之也。《素问·阳明脉解》云：四肢者，诸阳之本也，阳盛则四肢实。即《阴阳应象论》之清阳实四肢也。《灵枢·终始篇》云：阳受气于四末，阴受气于五脏。盖以谷入于胃，气之清者为营，行于脉中，浊者降于下焦，为命门真阳之所蒸腾，其气直达皮肤而为卫气，先充满于四末，然后还而温肌肉，密腠理，行于阴阳各二十五度，故四肢为诸阳之本。此以真阳虚衰，阴邪肆逆，阳气不充于四肢，阴阳不相顺接，故手足厥冷而为厥逆咽中干也。若重发其汗，更加烧针取汗，则孤阳将绝矣。仲景急以温经复阳为治，故立四逆汤。其以甘草为君者，以甘草甘和而性缓，可缓阴气之上逆[①]。干姜温中，可以救胃阳而温脾土，即所谓四肢皆禀气于胃而不得至经，必因于脾，乃得禀焉，此所以脾主四肢也。附子辛热，直走下焦，大补命门之真阳，故能治下焦逆上之寒邪，助清阳之升发而腾达于四肢，则阳回气暖而四肢无厥逆之患矣，是以名之曰四逆汤也。

①【临证薪传】

至于四逆汤中何药为君，注家有两种意见：一是认为附子为君，干姜为臣，甘草为使。如许宏说："必以附子为君，以温经济阳，以干姜为臣辅佐之，甘草为使调和二药以散其寒。"二是认为甘草为君，干姜为臣，附子为使。如成无已说："却阴扶阳，必以甘为主，是以甘草为君……逐寒正气，必先辛热，是以干姜为臣……暖肌温经，必凭大热，是以附子为使。"《医宗金鉴》说："君以炙草之甘温，温养阳气，臣以姜附之辛温，助阳胜寒，甘草得姜附，鼓肾阳，温中寒，有水中暖土之功，姜附得甘草，通关节，走四肢，有逐阴回阳之力，肾阳鼓，寒阴消，则阳气外达，而脉升手足温矣。"两说均有一定理由，就驱寒回阳来说，附子自是首选药物，应为方中主药，但就配伍意义来说，方中用炙甘草，既能降低附子的毒性，又能加强附子的温阳作用，犹如元帅驾驭大将，诚如《长沙方歌括》所说："建功姜附如良将，将将从容借草匡。"可见甘草与附子同等重要，都不应作为佐使药。至于干姜同样是必用之药，所谓"附子无干姜不热"，如果不用干姜，也不能充分发挥其回阳救逆的作用。

邪传阳明

白虎汤，阳明胃热之药也。本应在阳明篇中，因太阳证罢，即可传入阳明，故当在太阳三篇之末。且白虎为温暑主治之要药，亦当在治温之青龙汤后，所以编入太阳下篇。下文即附温病风温，及痉湿暍诸证于后，为承上启下之次序云。

伤寒脉浮滑，此表有热，里有寒，白虎汤主之。[①]

前风寒并感，虽郁热之甚而致于烦躁者，其邪犹在太阳之表，故以麻黄石膏，制为大青龙汤以汗泄凉解之。其轻者则以桂枝越婢，及麻黄桂枝各半汤解散之而已。自此以下，皆用白虎汤主之者，所以辨脉浮而邪在太阳者，不可与白虎汤。若邪热已传阳明而入里，更察其无表证者，即当以白虎汤之辛凉，清其胃热而润其津液也。但此条脉浮，则风邪在里，不应即用白虎汤。脉滑则实热在里，又不应云里有寒矣，而以白虎汤主之，其义未详，恐有舛误脱落，未可知也。今以白虎汤主之之义论之，则下文所云伤寒脉浮，发热无汗，表不解者，不可与白虎汤，是白虎汤为表邪未解之所忌用。若云伤寒表有热，固非所宜，而曰里有寒，尤所当忌，而仲景反以白虎汤主之，何也？以意推之，恐是先受之寒邪，已经入里，郁而为热。本属寒因，故曰里有寒，邪既入里，已入阳明，发而为蒸蒸之热，其热自内达外，故曰表有热，合而言之，实表里皆热。若胃实而痛者，为有形之邪，当以承气汤下之。此但外邪入里，为无形之热邪，故用寒凉清肃之白虎汤，以解阳明胃腑之热邪也。然此条疑义，因原文词不达义，理幻难知，证治相反，虽强解之，终未知其然否也。

白虎汤方[②]

石膏一斤，研细　**知母**六两　**甘草**二两　**粳米**六合

①【临证薪传】

白虎汤证应是里热为主，热势蒸达于外，可至表里俱热，有热而无结，脉象可见到浮滑。这本来是很易理解的问题，只因为原文“里有寒”字句，以致发生长期争议，有些注家就“寒”字大作文章，实际于事无补，我们认为不必泥定。至于《玉函经》作“白通汤”，从表热里寒来说，似亦有理，但里阳虚的脉象绝不会浮滑，可知也是讹误。

②【案例犀烛】

友人裴某之第三女患疟，某医投以柴胡剂二帖，不愈。余诊其脉洪滑，询之月经正常，未怀孕。每日下午发作时热多寒少，汗大出，恶风，烦渴喜饮。思此是“温疟”，脉洪滑、烦渴喜饮是白虎汤证；汗出恶风是桂枝汤证。即书白虎加桂枝汤：生石膏 48 克，知母 18 克，炙甘草 6 克，粳米 18 克，桂枝 9 克，清水 4 盅，煮米熟汤成，温服。1 剂病愈大半，2 剂疟不发作。足见迷信柴胡或其他疟疾特效药而不知灵活以掌握之者，殊有失中医辨证论治之规律。（摘自《岳美中医案集》，主编中医研究院）

按语：据《素问·疟论》所载，温疟以先热后寒，热多寒少为特征，得之于冬中风寒之邪，至春阳气大发，温热外引而发病。以本案之临床表现，当属表证未罢，而邪传阳明，非邪在半表半里之柴胡证也，故用白虎加桂枝汤取效。足见中医辨证论治之重要性。

上四味，以水一斗，煮米熟汤成，去滓，温服一升，日三服。

白者，西方之正色。虎者，西方秋金之阴兽也，故为西方兑金之神，乃天地清肃之收气也，然非必有是物也，以其为西方清肃寒凉之气，故以为喻也。夫阳气发泄之极，至盛夏而酷暑炎蒸，其热淫之气，靡所止极，故有秋气以收之。而金风荐爽，炎暑方收，白帝司权，天地以肃，人身之邪气，郁蒸于肌表而不得发泄者，以桂枝麻黄汤汗解之。至于风寒郁热之甚，烦躁不得汗泄者，以大青龙汤凉解之。至邪气在里而胃热郁蒸者，方以白虎汤清解之也，然非但为此而设也，仲景实为夏至以后之暑病立一大柱也。后人不知，皆谓仲景但立麻黄桂枝以治风寒，而遗温暑之治，致后人即以麻黄桂枝混治温暑，遗害无穷，又辄叹为不全之书。何哉？皆由不悟仲景立法之旨，不晓麻黄为伤寒之大柱，桂枝为中风之主剂，青龙为温病之提纲，白虎乃暑病之主方，而每恨以为残缺不全者，皆不知变通之故也。岂知就此四柱而神明变化，进退出入之，则风寒温暑之症，无遗蕴矣。石膏辛寒，辛为金之味，寒乃金之性也，寒凉清肃，故以为君。知母辛苦性寒，入足阳明手太阴，泻肾火而滋化源，故以为佐。甘草者，缓其性也。粳米者，和中保胃气也。谓之白虎者，犹虎啸风生，寒威凛冽，使热邪冰释也。

伤寒脉浮，发热无汗，其表不解者，不可与白虎汤，渴欲饮水，无表证者，白虎加人参汤主之。

此所以申明太阳阳明表里之辨，而核其治法也。脉浮，风邪在表也。发热无汗，寒邪亦在表也，以风寒皆在表而不解，则邪热犹在太阳，未入于里，当以解表为急。犹未可以寒凉为治，故曰不可与白虎汤，恐其既不能解表，而邪又未入于里，徒伤胃气故也。若渴欲饮水，则知邪热已入阳明之里，胃中之津液枯燥矣。然犹必审其无表证者，方以白虎汤解其烦热，又加人参以救其津液也。然白虎一方，但能除胃热而不能治胃实，倘舌胎黄黑燥裂，脉实大而胃脘绕脐硬痛者，仍当以承气攻之也。

白虎加人参汤方[①]

于白虎汤方内，加人参三两，余依白虎汤方法。

服桂枝汤，大汗出后，大烦渴不解，脉洪大者，白虎加人参汤主之。

此言太阳既罢而入阳明也。前服桂枝汤法中，本云令漐漐微似汗，则邪气解矣。若使如水流漓，则病必不除，此因大汗出后，遂至胃中津液耗竭，阳邪乘虚入里，至大烦渴而不解。上篇之大汗出，脉浮而微热消渴者，及中篇之发汗后，脉浮数烦渴之证，皆以误汗亡阳，下焦无火，膀胱之气化不行，失其蒸腾之用，故气液不得上升而渴也。然脉浮则其邪仍在太阳，故以五苓散主之。今大烦渴而脉见洪大，则邪不在太阳，而已传入阳明矣，即阳明篇所谓阳明脉大者是也，故以白虎汤解胃中之烦热，加人参以补其大汗之虚，救其津液之枯竭也。

【辨误】《条辨》谓汗出过多，亡津液而表里燥热更甚，所以用白虎汤解表里之热。《尚论》即仍其旧，亦谓大汗津液外亡，大烦渴则燥热内极，脉转洪大，既不曰邪传阳明，当用白虎以解胃热，而曰凶变将起，计唯白虎汤可以两解表里之热。不思若至大烦渴不解，脉已洪大，是邪入阳明之里，胃中热燥已极，岂尚有表热可解。若表尚发热，则表症仍在，又不宜白虎汤矣，岂反忘上文表不解者不可与白虎汤邪？况其上文注中，已云白虎汤，但能解热，不能解表，必表证皆除，但热渴而求救于水者，方可与之。而此注又曰两解表里之热，一人之注，前后不符，皆因成氏有和表散热之谬解，所以后人皆蹈其辙迹耳。

①**【案例犀烛】**

翁具茨，感冒壮热，舌生黑苔，烦渴，势甚剧。诸昆仲环视挥泪，群医束手，缪以大剂白虎汤加人参三钱，一剂立苏。或问缪治伤寒有秘方乎？缪曰：熟读仲景书，即秘方也。（摘自《续名医类案》，作者魏之琇）

按语：本案之用白虎加人参汤，主要根据壮热、烦渴、舌生黑苔三点，烦渴的饮量必多，黑苔必干燥无津。案中虽未详细记载，但不难推知。假使渴而饮量不多，苔黑而滑润，则白虎剂断不可用。

伤寒无大热，口燥渴，心烦，背微恶寒者，白虎加人参汤主之。

此所以严阴阳寒热之辨也。言伤寒本发热无汗，而曰无大热者，言邪不在表也。口燥渴而心烦者，邪已入里，阳明病也。成氏谓背为阳，背恶寒口中和者，少阴病也，当与附子汤。今口燥而渴，背虽恶寒，此里也。恶寒亦不至甚，故曰微恶寒，与白虎汤。此说最为中窾，可见口中和之背恶寒，与口燥渴之背恶寒，其表里阴阳迥别。[①]而附子汤与白虎汤之治，亦天渊殊绝矣。方氏以背为人身至阴之地，不胜寒而有余恶，误矣！《尚论》尤而效之，何也？此言大约以老子所谓万物负阴而抱阳，故有是说。不知老氏所谓负阴抱阳者，言万物肖天地之气以为形，一阳生于至阴之中。如卵生者，壳与黄白皆阴也，黄中所含之精微，则阳也；胎生者，则以胞胎为阴，而胞中之子则阳也。以草木言之，则以甲拆为阴，而以萌蘖为阳也。所抱之阳在内，则所负之阴在外，万物皆阴中含阳以为生，非独以背为阴也。易卦以背为艮止之象者，以身为动物，惟背则止耳，此又以动静为阴阳也。若以人身之经脉言之，则督脉为纯阳，而太阳之经脉，夹督脉而行于两旁。任脉为至阴，而太阴经之脉穴，夹任脉而行于两旁，此腹背之阴阳也。岂可以背为至阴之地乎？若必以背为至阴之地，则《素问·金匮真言论》所云：人身之阴阳，则背为阳，腹为阴。岂经文反为谬语乎？然此条之背恶寒，燥渴而心烦者，乃内热生外寒也，非口中和之背恶寒，可比拟而论也，故以白虎加人参汤主之。

伤寒若吐若下后，七八日不解，热结在里，表里俱热，时时恶风，大渴，舌上干燥而烦，欲饮水数升者，白虎加人参汤主之。[②]

伤寒但言吐下而不言发汗，明是失于解表，故七八日不解。又因吐下之误，邪气乘虚陷入，故热邪内结于里。

①【医理探微】

钱氏此说甚是。如果是表证，则当周身恶寒，而不单是背恶寒；如果背恶寒是阳虚，则不会口燥渴。结合外无大热，当是属于阳气内郁，口燥渴而心烦，正是热盛津伤，阳郁于里的标志，所以治宜白虎加人参汤。

②【医理探微】

伤寒经过吐、下等法治疗以后，七八天病仍未解，是因治法不当，反而津伤化燥，形成阳明燥热证。所谓热结在里，是指里热炽盛，热邪充斥内外，所以说表里俱热。正由于里热盛而津气大伤，所以大渴欲饮水数升，舌苔干燥而烦，更是热盛伤津的确据。至于时时恶风，是因热极汗多，肌腠疏松的缘故。有些注家认为是表邪未尽，或表阳不足，都是不确切的。不但阳明热盛，而且津气耗伤严重，所以非清热保津的白虎汤所能胜任，而宜用清热生津的白虎加人参汤。

表里俱热，时时恶风，似邪未尽入，当以表里两解为是。若大渴舌上干燥而烦，欲饮水数升，则里热甚于表热矣。谓之表热者，乃热邪已结于里，非尚有表邪也。因里热太甚，其气腾达于外，故表间亦热，即阳明篇所谓蒸蒸发热，自内达外之热也。时时恶风者，言时常恶风也。若邪气在表，只称恶风而不曰时时矣。谓之时者，即上篇第七条所谓时发热之时也。热既在里，而犹时时恶风，即所谓热则生风，及内热生外寒之义，故不必解表。而以白虎汤急解胃热，更加人参者，所以收其津液而补其吐下之虚也。

重编张仲景伤寒论证治发明溯源集卷之四终。

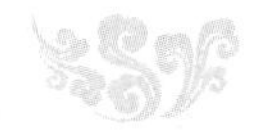

重编张仲景伤寒论证治发明

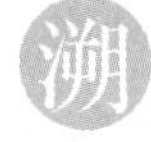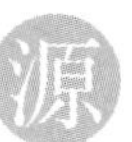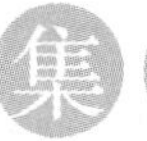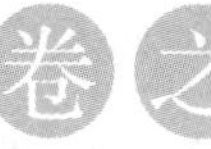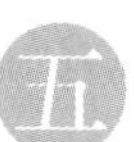

溯源集卷之五

虞山　钱　潢　天来甫　著

门人　侄　楫　商舟　谢　埈　仁山　订

温病风温痉湿暍

温病、风温、痉湿暍诸证，邪气皆由营卫而入，故仲景皆称太阳病，所以附于太阳之末。

温病风温证治第七

太阳病，发热而渴，不恶寒者为温病。

太阳病者，即首篇所谓头项强痛等证也。因邪由营卫而入，其见证属太阳，故称太阳病。然邪在太阳，初见表证，虽发热而不渴，然发热亦必恶寒。至邪传阳明而太阳证罢，则发热汗出而不恶寒矣，及至邪入阳明之里，胃腑热燥，方有渴欲饮水之证，乃中风伤寒之常经也。此则既有太阳见证，则为邪在太阳而非阳明矣。以发热而即有渴证，又不恶寒①，是以谓之温病也。温者，天时温暖之邪气也。在冬则有寒邪，而四时皆有非时之寒气，感之皆为伤寒。在春则有风邪，而四时皆有不时之风邪，感之皆为中风。春暖之后，夏至以前，天气已热，未至酷暑，其温暖郁蒸之气，感之即为温病，是为春温。其冬令有非时之暖，感之则为冬温。至秋肃之时，自应凉风荐爽，若遇不时之热气郁蒸，感之即为秋温。惟发于春尽夏初者，乃为适当其令之邪气，故《内经·生气通天论》及《阴阳应象论》，皆曰冬伤于寒，春必温病。经文之以冬伤于寒而曰

①【医理探微】

"不"字可理解为"微"，因为临床上所见到的温病卫分证，恶寒较发热为轻，确实具有程度轻微、时间短暂的特点。若恶寒一罢，则成为气分证，也就是由太阳传入阳明而成阳明病了。

春必温病者，盖借天地四时，以喻人身之阴阳脏腑，天人一致之理也，非谓冬月为寒邪所伤，至春而后为温病也。冬伤于寒之旨，见暍症首条，此不多赘，但此条乃温病发源之首，所以正名定分，言温病之初感，其见证如此，与中风伤寒之首节无异，而未暇立治法也。[①]然其治法终莫之见，岂当年立法时，竟忘之而未有邪，抑历年久远，散失遗亡而为脱简邪？吾恐忘亦未必竟忘，失也未必尽失，又恐叔和编次之时，纷杂于六经证治之中而不能辨也。但不知仲景当时作何次序，想汉末至西晋，相去未古，岂遂至遗亡散失邪？大都为王氏所乱，其所编之书，既行于世，则仲景旧本，皆废弃而无存矣。二千年来，虽名贤继出，俱无从考正，致后人有“仲景长于治伤寒，不长于治温”之说。呜呼！仲景医圣，其才力岂遂尽于此邪？今以理揆之，就此一节，仲景之意，盖谓邪在太阳，以渴而不恶寒者为温病，则其所以别于中风伤寒者固在于此。而其所着意处，亦在于渴而不恶寒矣。夫渴为温邪所致，而其不恶寒见症，既非阳明，亦是温热之邪所致，所以谓之温病也。然温邪既有头项强痛之太阳表症，理宜解表，而又有发热而渴，不恶寒等温热之见证，则又当以清解热邪为治矣。所以麻黄桂枝，皆辛温之药，而麻黄汤但能汗泄其伤寒之阴邪，而不能治温；桂枝但能解散中风之阳邪，而亦不能治温。非唯不能治温，其温热之性，反足以助邪，故其见证之初，以大青龙汤之凉解，为治温之首剂，而作一大柱石也。然无汗者宜之耳，其有发热而渴，不恶寒而汗自出者，不宜更汗，则有桂枝二越婢一汤之法也。其无表证，但热渴而不恶寒者，为已入阳明，又有白虎汤可用也。至于误汗误下等变，又有中风伤寒篇内之误汗误吐误下之法，可推而变通也。若见邪归阳明之实热症现，则为热邪入府，自有舌苔黄黑，燥裂芒刺，谵语神昏，狂乱诸证之可验，则阳明篇中之承气汤证也。倘有传阴变逆之阴寒证

①【注文浅释】

太阳病除伤寒、中风外，还有温病。温病与风寒性质的伤寒、中风不同，而是温热性质，治法迥异，必须明确区分，才能避免错误。太阳温病的证候特点是“发热而渴，不恶寒”，标志着津伤热盛，因称之为温病。它与伤寒、中风并列，为太阳病的三大类型，后世医学在本条定义的基础上，逐渐形成了温病学说体系。

现，则三阴篇中之诸温经法可拟也。其所以但有首条，而无逐条分治之法者，盖因其所感之邪各异，以六气之偏胜不同，故其初证各自不同，其治法亦不同也。若其变症，与夫误治传经入阴之证，则其经络脏腑，寒热虚实，与中风伤寒无异，可仿佛求治。世人不知其故，以为仲景温病之法，止留此二则，而无下文治例，尽叹为遗失之余，惜哉！

若发汗已，身灼热者，名曰风温。风温为病，脉阴阳俱浮，自汗出，身重多眠，睡息必鼾，语言难出。若被下者，小便不利，直视失溲。若被火者，微发黄色，剧则如惊痫，时瘛疭，若火熏之，一逆尚引日，再逆促命期。

言既有太阳见证而已发其汗，汗后则风寒当解散矣。若发汗已而身犹如火之灼热，尚不解者，非独中风，亦非伤寒也，乃风邪温气并感之证，故名曰风温[①]。盖风为春令之邪，温则初夏之气，乃春尽夏初，风邪未退，热气初来，以冬脏之寒水受伤，则寒水不能固养其真阳，失精泄汗，使藏阳败泄，至春令而少阳肝胆，不能布其阳气于皮肤，以致卫外之阳气衰微，腠理不密，使风邪温气并入，而成风温病也。故曰冬伤于寒，春必温病。然风温之为病也，其脉与风寒各异，伤寒则寒伤营分，寒邪深入，故脉阴阳俱紧。中风则风邪伤卫，邪气但伤阳气，故脉阳浮而阴弱。风温之脉，则风邪伤卫气，而阳脉浮，温热之邪伤阴分而阴脉亦浮也。所谓脉之阴阳者，如辨脉篇所谓寸口脉阴阳俱紧之阴阳，是以浮候为阳，沉候为阴。此所谓阴阳脉俱浮，则以寸口为阳，尺中为阴，即关前为阳，关后为阴之法也。阳脉浮，则风邪伤卫，毛孔不闭，故汗自出，即上篇阳浮热自发，阴弱汗自出之义也。阴脉浮，则热伤阴分，温邪熏灼，郁冒神昏，故身重多眠，而昏睡中之鼻息，必齁鼾也。其语言难出者，非舌强失音喑哑之病，乃神昏不语也。若此者，自汗既不宜于麻黄之更发其汗，亦不宜

①【注文浅释】

风温命名在治疗之后，而且病势颇重，可见不是指新感温病的风温。本条风温紧接在温病发汗之后，是温病误汗后的变证，当无疑义。结合证候特点命名，既然太阳病自汗脉缓，可名中风，那么，温病误汗后，灼热自汗，因名风温，似亦无不可。

于桂枝之温解敛汗，当以凉解之法治之，若桂枝二越婢一之类可拟也。风温之邪在经，则里邪未实，自不宜于攻下。若被下者，必里虚邪陷，使太阳之温邪，内入太阳之府，热犯膀胱，致热邪癃闭而小便不利也。直视失溲者，足太阳膀胱绝也。始则热邪癃闭而不利，终则膀胱气绝而失溲，《素问·胗要经终论》云：太阳之脉，其终也，戴眼反折，瘈疭，其色白，汗乃出，出则死矣。且温热之邪，岂宜以火济火，自不当以火劫汗。若被火者，火助风威，热乘火势，微者火热内郁而发黄。阳明篇所谓瘀热在里，必发黄也。其剧者，则心神昏乱而狂越，如惊骇癫痫之状。太阴阳明论中，以阳明气血盛，邪客之则热，热甚则恶火。前篇太阳伤寒，加温针尚且必惊，况于温病乎。温病得火，内外充斥，浸淫于脏腑肌肉筋骨之间，所以时时瘈疭也。瘈疭者，筋骨瞤动，十指抽掣，臂胻坚劲，转侧而不自知也。若用火熏劫汗之法，是不循法度，不知避忌，谓之逆治。一逆治之，即不可救，然犹能迁延时日，若再逆之，是促其绝命之期矣。温邪中人，火逆之害如此，以此推之，辛温之治，亦所当审矣。

形作伤寒，其脉不弦紧而弱，弱者必渴，被火者必谵语，弱者发热，脉浮解之，当汗出愈。

此温病之似伤寒者也[①]。形作伤寒者，谓其形象有似乎伤寒，亦有头项强痛，发热体痛，恶寒无汗之证，而实非伤寒也，因其脉不似伤寒之弦紧而反弱。弱者，细软无力之谓也。如今之发斑者，每见轻软细数无伦之脉，而其实则口燥舌焦，齿垢目赤，发热谵语，乃脉不应证之病也，故弱者必渴。以脉虽似弱，而邪热则盛于里，故胃热而渴也。以邪热炽盛之证，又形似伤寒之无汗，故误用火劫取汗之法，必至温邪得火，邪热愈炽，胃热神昏而语言不伦，遂成至剧难治之病矣。若前所谓其脉不弦紧而弱者，身发热而又见浮脉，乃弱脉变为浮脉，为邪气还表而复归于

①【医理探微】
钱氏直接指出"此温病之似伤寒者"，极有见地。本条的主要精神有二：一是温病与伤寒的鉴别，伤寒脉弦紧而不渴，温病脉浮弱而口渴，乃邪在表而津气损伤之征。二是温病表证的治禁与治则，温病自应禁用火法，温病在表自当从汗而解，虽然没有说明方剂，但据脉证特点来看，辛凉解表和滋阴发汗等方是可相继使用的。吴鞠通曾强调指出"温病亦喜发汗，发汗则宜辛凉解肌"，可作本证治法的补充。

太阳也，宜用解散之法，当汗出而愈矣。

病如桂枝证，头不痛，项不强，寸脉微浮，胸中痞鞕，气上冲咽喉不得息者，此为胸有寒也，当吐之，宜瓜蒂散。

此温病之似中风者也[1]，解见痞症条下。

伤寒论无发癍说附

夫癍症为外感证中之最剧，其毒厉之气，往往夭札人性命。而仲景《伤寒论》中，于六经之证治，则亹亹言之，谆谆详尽，绝无一字论及癍症者，何也？其意盖以中风伤寒，及温病痓湿暍等症，皆人所自致，犹天地之气，冬月温暖，不能闭藏其来复之阳，少阳之生气不布而疾疫饥荒。人身之肾，属坎而为冬脏，真阳藏于两肾寒水之中，若失精泄汗，寒水包藏之气受伤，则藏阳败泄，少阳之气不能升发，而卫外之阳气不密，风寒温暑之邪，皆可乘虚而入。《生气通天论》所谓顺之则阳气固，虽有贼邪，弗能害也；失之则卫气解散，此谓自伤，气之削也。又云：阳气者，若天与日，失其所则折寿而不彰。是故，阳因而上，卫外者也。又云：阳者卫外而为固也，寒水伤则阳不固，阳不固则外气入，故曰冬伤于寒，春必温病。此皆外感之内因也，故有内因则病，无内因则邪气不能入，故云虽有贼邪弗能害，仲景所以名之曰《伤寒论》，而不曰中风温暑论也。叔和不达其旨，谬以冬伤于寒为伤寒，故有寒毒藏于肌肤之说，为千载之误。至于疫病则不然，与伤寒大异，其有内因者固病，而无内因者亦病，何也？疫病之传染，或一乡之内，或一里之中，甚至连州跨郡，沿门阖境，溅染缠绵，老幼皆然，床连枕藉，烟火寂然，病气盈室，亲故不敢入其门，厮役不敢近其处。至于死丧相继，腐殣载途。若此者，岂皆尽有内因，乘虚而入邪，皆因疫气沾染所致耳。所谓疫者，乃天地郁蒸之气，如秋行夏令，冬行春令，春行初夏之令，全无闭藏清肃之气，纯是温暖不正之邪，人在气中，感触而成瘟疫。一人始之，其毒厉之气，从鼻

①【医理探微】

本条所论，并非温病。痰、食等阻滞于胸膈，也能影响营卫正常功能而出现发热、恶风、自汗等颇似桂枝证的症状，临床容易误诊，本条即为此而提出讨论，以期引起注意，从而提高辨证水平。同时与以上各种痞证联系，也寓有鉴别意义。感受风寒之邪而致的桂枝证，当有头痛、项强，本证却头不痛、项不强，可见不是桂枝证。脉不是浮缓、浮弱，而是寸脉微浮，可见亦非表脉，而是病位在上焦的缘故。由于痰涎或宿食等壅塞膈上，阻碍气机，所以胸中痞硬，邪既阻塞于上，正气必驱邪向上，于是伴有气上冲喉咽而不得息。“在上者，因而越之”，所以治当用瓜蒂散涌吐膈间有形之邪。

息而入，其水土之邪，从食饮而入。病则脉颇相同，症颇相类，遂相传染，蔓衍牵连，如水之洊至，如火之延烧，一时难止难灭。如天下之大工大役，无能免者，故谓之疫。其病状虽有不齐，大概皆发瘢疹。所以瘢为时行疫气之所致，非伤寒条例中病，故论中但有中风伤寒，温暑痉湿暍之病，而无发瘢一证也。然发瘢时疫，以仲景之用心，岂竟弃置而弗论哉？夫仲景所撰，原云《伤寒卒病论》合十六卷，以理度之，必非漫然弃置，大约在卒病论六卷之中。其六卷既失，遂至遗亡而不得见耳。顾名思义，盖以忽然得之，故曰卒病。时疫乃厉气所染，非积渐所致，岂非卒病乎？后人以卒病疑为杂病者，大谬不然之论也。观其附于伤寒论之后，必非杂病之缓而可待者，故知其为卒病无疑也。然而瘢疹之发，皆因时行之一气所使，非关人事，所以一人始之，则凡病者皆然。若无此气，则虽有时行之他病，而绝无瘢疹矣。朱奉议《活人书》第十三问云：夏月天气大热，玄府开，脉洪大，正宜发汗，但不可用麻黄桂枝热性之药，须于麻黄桂枝汤中，加石膏黄芩知母升麻，不加则转助热气，便发瘢黄。此论颇合大青龙之义，未为不可，其他谬说，及节庵陶华所云误投热药，或当汗不汗，当下不下，汗下未解所致，皆不经之论也。夫瘢黄皆时疫之气，其发越之候，迟速不齐，有六七日而出者，有十日半月而出者，更有寒热头痛表证既解之后，重复发热而出者，有始终不得出而死者。此等或可委之于用药之误，至有才见发热，并未服药，不二三日而斑点即见者，岂亦误用麻黄桂枝辛热之药而然邪？亦有春秋并无天时之大热，及隆冬尽遇严冽之寒天，而亦发者，岂亦夏月天气大热而然邪？若云玄府开，则已汗自出，脉洪大则已属阳明，又非玄府紧闭，脉浮紧可汗之寒邪表症矣。而云正宜发汗，则仲景之法已乱，六经之序已淆。且不论伤寒中风温暑，又不分寒热虚实而概加诸药，使后人颠倒错乱，其可谓之活人书乎，全生集乎？总由《卒病论》六卷遗亡，无瘫证之明文可征耳。二书盛行于世，令人视桂枝麻黄两汤为鸩毒，坐视人之夭枉而莫之敢用者，非此说入人之深，渐渍日久之害乎？

痉湿暍三证

王叔和云：伤寒所致太阳痉、湿、暍三种，宜应别论，以为与伤寒相似，故此见之。

痉、湿、暍三种，既非伤寒中风，自应别论，然仍属太阳，当附于太阳篇后[①]。但叔和发语即曰“伤寒所致”，此四字已欠明白。夫痉病本太阳经中风伤寒之变，或可云伤寒所致。若湿乃外感雨露地气水湿之邪，虽非寒邪之可比，以气属寒湿之邪，犹可云伤寒所致。暍则为夏令暑邪之所感，即《内经·热论篇》所谓后夏至日者为病暑是也，岂可亦以为伤寒所致乎？然亦毋怪其有是说也。叔和若明《内经》冬伤于寒之旨，而曰伤寒所致则可；若不明《内经》冬伤于寒之义，但以仲景论中寒伤营之“伤寒”二字，指曰伤寒所致则不可，何也？仲景之所谓伤寒，以风寒暑湿之外邪所伤，故曰伤寒。《内经》之冬伤于寒则不然，盖以天地四时之冬令，比人身之肾为冬脏。奈何不解经旨，妄以《内经》冬伤于寒句，竟作“伤寒”二字解之。不知《内经》之冬伤于寒，寒乃北方坎水，玄冥司藏之正气，为三冬伏蛰闭藏阳气之胞胎，必闭之坚固，藏之缜密，待阳气完足，至春而透地，出自东震而为长子，雷出地奋，布其少阳之生气，而后发生万物。故冬藏之气，在易则为潜龙勿用，而为龙蛇之蛰；在诗则塞向墐户，妇子入室之时；在礼则曰天地不通，闭塞而成冬。土事毋作，慎毋发盖，以固而闭。地气沮泄，是谓发天地之房，诸蛰皆死，民必疾疫。在天地则为三冬，乃一阳初复之候。在人则为两肾，两肾者，人身之冬脏。两肾之中，为真阳伏蛰闭藏之处。所以冬令之寒水受伤，藏阳不密，不惟水不能生木，

①【注文浅释】
痉、湿、暍的病证，初起亦从太阳经开始，所表现的症状有些颇与伤寒所致的太阳病相似，但其病因毕竟与伤寒不同，病机变化和临床表现又有各自的特点，不应混同，所以说“自应别论”。在此处举出痉、湿、暍，主要为了与伤寒相鉴别，以免发生混淆。

而使春令少阳之生气衰微。人身之真阳损泄，则透发三焦之少阳不布，致卫外之阳气不密，腠理疏张，不能捍御外邪，所以冬令之寒邪入之，则为伤寒。春令之风邪中之，则为中风。春尽气暖之时，温邪袭之而为温病。春夏之交，风邪温气并至，感之而为风温。至盛暑流行，夏令暑热之邪犯之，则为暑病。雾露雨水，地气汗液之邪着之，即为湿病。故《素问·阴阳应象论》云："冬伤于寒，春必温病。春伤于风，夏生飧泄。夏伤于暑，秋必痎疟。秋伤于湿，冬生咳嗽。"盖四时五行之气，递相生旺，则邪不能犯，若一气受伤而无生息之功，则后令气衰而必病矣。义详《阴阳应象论》注中，此不具载。然《阴阳应象论》中，但有春温而无夏暑，故又于《热论篇》尾补出云："凡病伤寒而成温者，先夏至日者为病温，后夏至日者为病暑。"即此观之，后人之以冬伤于寒句，误认为伤寒者，皆惑于凡病伤寒而成温之一语也。岂知上古立言者，已于前卷《生气通天论》及《阴阳应象论》中，先疏明其义矣。至《热论篇》中，但约而言之，故略而不详也。[①]不意后人不理前说，但认定此句，拟议揣度，免强立言，以致失其真旨，且又于"病"字上着疑。不知伤寒固当称病，而冬伤于寒，尤为病之内因，乃病之根柢也。总之根气一伤，凡遇外邪皆可成病，但随其时令之或风或寒或温或暑或湿耳。非预有蕴蓄之邪，待时而变也。盖因根本先虚，犹开门揖盗，凡盗皆可入，更无他说也。迨仲景氏出，而尽推风寒温暑之证，罗列其正病变病之条，精处其立法立方之治，而总名之曰《伤寒论》。然但名之曰《伤寒论》，而不曰中风温暑论者，盖以风寒温暑湿邪，皆时令之客气，外入之邪耳。唯经文冬伤于寒，为四气之一，乃人身本元受病之根源，一气受伤，便为风寒温暑之内因，故以为名。观长沙命名之意，则经旨已自跃然显露矣。所以其自序云：撰用《素问》九卷，良不诬也。然《伤寒论》中并无一字涉及《内经》

①【注文浅释】

后世温病学将温病的发病类型分为两类：一为新感温病，即感受温邪以后立刻发病的，如暑温；一为伏邪温病，即感受温邪后没有立刻发病，邪气伏藏，逾时而发，如春温病。《内经》中提到的"温病""病温"，多指"冬伤于寒"，至春发病的春温病。至于"凡病伤寒而成温者，先夏至日者为病温，后夏至日者为病暑"，"病温"当为春温，"病暑"为暑温。暑温病属于新感温病的范畴，《内经》将暑温的病因说成"病伤寒而成温"，显然与现今的认识是不同的。

者，亦并无即病与不即病之说，乃叔和见不及此，妄作伤寒序例，偏引“冬伤于寒，春必温病”二句，以为立说之张本，究不能解其所以然之故。而谓伤于四时之气，皆能为病，以伤寒为毒者，以其最成杀厉之气也。中而即病者，名曰伤寒。又不能解所以春必病温之故，见《热论》有先夏至日者为病温，后夏至日者为病暑，即更造为一说，云不即病者，寒毒藏于肌肤，至春变为温病，至夏变为暑病。殊不知《玉机真脏论》云：风寒之客于人，使人毫毛毕直，皮肤闭而为热，当是之时，可汗而发也。风寒之中人，如此之速，岂有寒毒而能安然久处于肌肤之中，半年三月，自冬徂春，而始变温，自冬至夏，方变暑病者乎？此说一行，以后诸贤，无有不受其牢笼堕其陷阱，致始终不能自振。如唐·王太仆之《经注》，即以叔和此说，一字不改，引为《阴阳应象论》中冬伤于寒之注脚，又以暑病认为热病，更添蛇足而谓之晚发，遂使天下后世，皆靡然从之，以为经义本然如此，毫不察其出自叔和之谬。至于传习既久，渐渍日深，浑然不见真伪之迹，蔓衍相延，驯至无书不有，无论不然，即后之著作家继踵而出，鲜有不蹈其辙而蹑其迹者。更后之学者，又见前辈皆宗之，虽或有才智过人者，亦不敢轻议是非，皆死守于范围之中，受其束缚，无敢少逾其轨度。诸贤之中，虽以王安道之智，而《溯洄集》中，亦以即病不即病之说，不厌不倦，亹亹言之。此无他，亦以未明《内经》四气之旨耳，所以集中有四气所伤论一篇，千言万语，始终不得其义，宛如蝇入纸窗，非不努力向明飞扑，无奈尚隔一层，且又不知退寻别路，故亦死堕叔和彀中，而莫之知也。当时叔和立说之时，设有问奇之士，试问其冬伤于寒之寒毒，既可藏于肌肤，其春风夏暑秋湿之伤，当又藏于何地？而既伤之后，皆必遥隔一令然后发病耶？侧聆其训，必议论一新，有大可听者矣。又云欲候知四时正气为病，及时行疫气之法，皆当按斗历占之。岂知四时太过不及之乖气，方能中人为病。既云正气，岂反为病耶？况其占候之法，舍却《内经·六元正纪》《五常政大论》，以及《六微旨》与《至真要》诸篇之阴阳至理，其六气司天在泉岁运之太过不及，与间气客气之胜复变迁，以察天地四时之阴晴旱潦，寒热燥湿不齐之应，而全凭历日一本，以二十四气之寒暖占之，真不学无术，昧于阴阳甚矣。且一篇之中，又录《内经·热论》一段，擅自增改，殊失尊经之义。又云更感异气，变为他病，当依旧坏证例而治之。不识其意中于《伤寒论》中，以何者为坏证，其例又在何处，治之之法又在何所？此等语气，真是不知者之妄谈耳。至于阳盛阴虚，如何汗之则死，下之则愈；阳虚阴盛，若何汗之则愈，下之则死，并不阐明其义，徒足惑乱人意。况桂枝下咽，阳盛者因何而毙；承气入胃，阴盛者何故以亡？神丹是何药物，因何不可误发？甘遂不同他药，因何独称妄攻？背谬不堪，鄙俚难读。呜呼，仲景之徒，果如是乎？

痉病证治第八

太阳病，发热脉沉而细者，名曰痉。

谓之太阳病者，以邪由营卫而入，营卫皆太阳所属，所见皆太阳经表证故也。然但曰发热，而不叙诸证者，以总见于下文故也。邪在太阳，若中风之脉，则当浮缓。伤寒之脉，则当浮紧。此则同是太阳发热之表症，而其脉与中风伤寒特异。反见沉细者，因邪不独在太阳之表也。大凡沉则在里，沉则为寒，细则为虚，细则为寒。脉沉而细，当为寒邪在里矣[①]。而外犹发热，邪气尚在太阳之表，则表里皆有风寒邪气，浸淫于皮肤筋骨脏腑经络之间，非若中风伤寒之邪，先表后里，以次传变之可比，乃邪之甚而病之至者，故谓之痉，乃难治危恶之证也。所以《金匮》此条之下，有“为难治”三字也。

①【注文浅释】
痉病之“脉沉而细”，并非寒邪所致。《内经》云“诸痉项强，皆属于湿”，痉病可由湿所致，又可由于阴血虚而筋脉失养，或燥热甚而灼伤筋脉。

病身热足寒，颈项强急，恶寒，时头热面赤，目脉赤，独头面摇，卒口噤，背反张者，痓病也。

上文有脉无证，此条有证无脉，合而观之，痓病之脉证备矣。《灵枢·经脉篇》云：足太阳之脉，起于目内眦，上额交巅，从巅入络脑，还出别下项，循肩髆而夹脊，抵腰中，入循膂，络肾属膀胱，其支者从腰中，下夹脊贯臀，循髀外，下合腘中贯踹内，出外踝之后，循京骨，至小趾外侧，是动则病冲，头目似脱，项如拔，脊痛，腰似折，髀不可以曲，腘如结，踹如裂，是为踝厥，是主筋所生病者。此太阳经脉络行度，及发病之见症也。此所谓身热者，风寒在表也。足寒者，阴邪在下也。颈项强急，背反张者，太阳之经脉四行，自巅下项，夹背脊而行于两旁。寒邪在经，诸寒收引，其性劲急，邪发则筋脉抽掣，故颈项强急，背如角弓之反张，所谓筋所生病也。恶寒者，寒邪在表，则当恶寒。在下焦，而阳气虚衰，亦所当恶也。时头热面赤目脉赤者，头为诸阳之会，阳邪独盛于上，所以足寒于下也。时者，时或热炎于上而作止有时也。头面为诸阳之所聚，乃元首也，不宜动摇，因风火扇动于上，故独头面动摇，卒然口噤而不言也。王太仆谓肾与胞脉内绝，则不能言，以胞脉系于肾，肾脉上贯肝膈入肺中，循喉咙，挟舌本，内气阻绝，故不能言也。

太阳病，发热无汗，反恶寒者，名曰刚痓。

太阳病，发热汗出，不恶寒者，名曰柔痓。

上文但举痓病之脉症，犹未分别其受病之源头，以正其名而核其实也[①]。此篇仲景虽无治法，然既有定名，自当循源溯流，因证施治也。夫痓病虽为中风伤寒之变体，然终不离乎中风伤寒之见证，故仍以风寒之见证分刚柔也。谓之刚者，寒本阴邪，以寒邪收引劲急，故颈项强急背反张也。谓之柔者，风本阳邪，以风邪性缓，虽颈项亦强，而筋骨稍觉弛软，汗出不恶汗，则异于刚痓也。然六

①**【注文浅释】**
痉病的确诊，主要依据项背强直等特征，在此基础上再辨刚柔，表实无汗，名为刚痉；表虚汗出，名为柔痉。

经论中，以发热无汗为伤寒，发热汗出为中风，此麻黄桂枝之定法也。而此篇以发热无汗为刚痓，发热汗出为柔痓何也？其痓病之异于中风伤寒者，在反恶寒与不恶寒之两句耳。盖中风伤寒，邪皆在表，无有不恶风恶寒者，如太阳上篇云，太阳病，发热汗出恶风脉缓者，名为中风，此中风而恶风也。又曰太阳中风，阳浮而阴弱，阳浮者热自发，阴弱者汗自出，啬啬恶寒，淅淅恶风，此中风而恶寒，亦恶风也。太阳中篇云，太阳病，或已发热，或未发热，必恶寒体痛，此伤寒而恶寒也。又云太阳病，头痛发热，身疼腰痛恶风无汗而喘者，此伤寒恶风也。此以发热无汗之痓病，是伤寒之变也。发热无汗，本应恶寒，而曰反恶寒。反者，不当恶之词也。然而非也，以时头热面赤目脉皆赤之见证，似乎热甚，而仍身热足寒，颈项强急而恶寒，故曰反也。反者，甚之之词，言寒邪太盛，因虚阳上走，而时常头热面赤目脉尽赤，究是表里皆寒甚，故足寒颈项强急而恶寒，口噤而背如角弓之反张，寒邪已经在里，而表犹恶寒，故曰反也。寒性劲急，故称刚痓，其发热汗出之痓病，乃中风之变也，亦本恶寒而曰不恶寒者，已属阳明。然阳明无项强诸症，故仍在太阳而为痓病也。既不恶寒，则知阳邪已经自表达里，所以不恶寒。而但有颈项强急等症，较之刚痓稍缓，故称柔痓耳。

太阳病，发汗太多，因致痓。

前所论痓病，皆中风伤寒深入之邪，浸淫于经络脏腑筋骨肌肉之间，乃自然感受之证也。此因邪在太阳，本非痓病，因发汗太多，使卫阳败泄，而真阳亡矣，亡阳则阴寒独治[①]。《生气通天论》云：阳气者，精则养神，柔则养筋。阳气衰微，不能嘘养其筋骨，故筋脉劲急而成痓。所以太阳篇云：太阳病，医发汗，遂漏不止，四肢拘急，难以屈伸者，桂枝加附子汤主之。痓之见症，虽又甚焉，然亦理之相似者也。

①**【注文浅释】**
发汗太多，既能伤阴，又能伤阳，须据全面证情而定。

【辨误】成注云：千金云，太阳中风，重感寒湿则变痓，太阳病，发热无汗为表实，则不当恶寒。今反恶寒，则为太阳中风，重感于寒为痓病也。此说殊误，发热无汗为表实，是寒邪实于表，故皮肤闭而为热，麻黄汤证也。正当恶寒，如何反云不当恶寒？此一误也。仲景以发热无汗恶寒为刚瘗，是明言刚痓为伤寒之变症，当从麻黄汤一例求之，随证增减可也。如颈项强急，口噤，背反张，皆麻黄症也。以颈属阳明，故《金匮》云：太阳病，无汗而小便反少，气上冲胸，口噤不得语，欲作刚痓，葛根汤主之。此即太阳阳明篇所谓太阳病，项背强，几几无汗恶风者，葛根汤主之之义也。设足寒时头热面赤等症，皆寒邪太盛，虚阳上泛之症，麻黄附子细辛汤亦可用也。以此义推之，纯是寒邪，并无太阳中风。又重感于寒之说，此再误也。又以发热汗出不恶寒为柔痓，此又明言柔痓为中风之变症，其症当从桂枝汤例中求之，随症加减可也，如发热汗出，桂枝症也。以不恶寒已属阳明，故《金匮》云，太阳病，其证备，身体强，几几然，脉反沉迟，此为痓，栝蒌桂枝汤主之。此即阳明篇中所谓太阳病，项背强，几几反汗出恶风者，桂枝加葛根汤主之之义也。至于金匮所谓痓为病，胸满口噤，卧不着席，脚挛急，必龂齿，可与承气汤者，乃已入阳明之治也。《伤寒论》中，立法虽严，而理无不贯。但于六经条例中，分明其经络条贯，别识其表里阴阳，则其证其治，进退出入，无往而非可由之路矣。《易·大传》所谓往来不穷谓之通，仲景之学，其斯之谓欤。

湿病证治第九

太阳病，关节疼痛而烦，脉沉而细者，此名湿痹之候，其人小便不利，大便反快，但当利其小便。

夫湿者，六气之一也。然一气之中，犹有别焉。雾露之气，为升于地之轻清而上腾者，故为湿中之清，伤人皆中于上。雨雪泥水之湿，为着于地之重浊而在下者，为湿中之浊，伤人皆中于下。经云：清邪中上，浊邪中下。所以《金匮要略》云：湿伤于下，雾伤于上，雾伤皮腠，湿流关节也。亦称太阳病者，以风寒暑湿之邪，皆由卫气不密，其气得从皮毛而入，以营卫皆属太阳故也。关节，筋骨肢节之间也。凡湿邪中人，必流注于肢节而烦疼肿痛，故《素问·阴阳应象大论》所谓地之湿气，感则害人皮肉筋骨者是也。以雨露水湿之气，因卫阳不能外固，由太阳而流入于关节筋骨之间，致肢节疼痛而烦扰不宁，其脉沉而细者，此名湿痹。然何以辨之？譬之寒伤营证，虽亦身疼腰痛，骨节疼痛，而其脉则浮紧。痉病之脉沉细，而症则发热颈项强急，口噤反张。湿病脉亦沉细而骨节烦疼，症异则脉同，症同则脉异，所以为不同也。沉细者，寒湿流于皮肉筋脉之间，血凝气滞，营卫不快于流行，故脉细而疼痛也。湿痹之候，寒湿内淫，则三焦不能施化，气化不得流行，其人小便不利，是以水谷不能泌别，湿气流溢于大肠，故大便不得燥结而反快也。若此者，不必以燥湿为治，其湿气淫溢，非燥湿之所能胜，故但当利其小便，因燥湿之所去者少，渗利之所去者多，故小便利，则水谷分而湿淫去矣。此条盖论雨雪泥水地气之湿，乃湿中之浊者，故曰但当利其小便。若雾露之清邪，即当以微似汗解之矣。然利小便句，当审察其脉证机宜，未可泛然以淡渗为治也。脉既沉细，关节已疼，而小便不利，则阴寒可知，自当以寒湿为治，责之下焦无火，膀胱之气化不行，则五苓散，及甘草附子汤之类，当意在言表。

湿家之为病，一身尽疼，发热，身色如似熏黄。

此亦论两水地气之湿也。一身尽疼，即前湿流关节之义。前云脉沉而细，明是寒湿之邪，此虽无脉象，而云发热，则邪犹在经。身色如熏黄，是湿已入里，脾受湿伤，而中央土色已现于外，湿邪充塞浸灌于表里肌肉肢节之间，所以一身尽疼而身色如熏黄也。熏黄[1]者，如烟熏之状，黄中带黑而不明润也。盖黄家有阴阳之别，阳黄明润，阴黄则黑暗而无光泽。《素问·五脏生成篇》云：黄如蟹腹者生，黄如枳实者死。如阳明篇伤寒发黄，身如橘子色者，而用茵陈蒿汤下之，及身黄发热而以栀子柏皮汤，以至麻黄连轺赤小豆汤者，皆以瘀热在里，小便不利，湿热停蓄所致，悉属阳黄。此证一身尽疼，已属寒湿之邪，流于关节而身色如似熏黄，即阴黄之属也。外虽发热，尚为太阳在表之邪，其发现之色，则由内达外。既如烟熏，或当于寒湿中求之，未可知也，但必详审其脉证而施治耳。仲景所以不立治法者，盖欲人于阴阳寒热中求之耳，未有一定可拟之法也。设一立治法，即胶于一偏，恐后人执着其说而不能圆通变化耳。

湿家病，身上疼痛，发热面黄而喘，头痛鼻塞而烦，其脉大，自能饮食，腹中和，无病，病在头中寒湿，故鼻塞纳药鼻中则愈。

成注每不能阐发仲景深义，遂为后世所讥，惟此条注释，颇得原文精义，但尚嫌其语焉不详，多所缺失，今即因其意而申之云。此盖言雾露所感之湿，所谓清邪中上者是也。既称湿家而不云关节疼痛，又不言一身尽疼痛，更不言骨节烦疼掣痛，但曰身上疼痛。身上者，身之上也，邪在上焦，是湿未流于关节，而外客于身上之肌表也。不云发热身似熏黄，但曰发热面黄而喘，是湿未入里而色但现于头面也。喘者，肺主皮毛，开窍于鼻，湿袭皮毛，内壅肺气，所以鼻塞而喘，非胸腹胀满而喘也。若寒湿在里，则属阴邪，无头痛发热之见症，脉当沉细。此则发热头痛，鼻塞而烦，是邪气但在上焦，毫不犯里，故其脉大而自能饮食，腹中和而身躯脏腑无病也。其病但因头中寒湿故鼻塞也，病浅不必探求，毋庸制剂，但当以辛香开发之药，纳之鼻中，以宣泄头中之寒湿则愈。朱奉议及王氏

① **【注文浅释】**

这种熏黄，乃湿邪久郁，不可误作阳虚寒湿的阴黄。后世将黄色晦暗专属阴黄，单就颜色区分，显然不够妥切。

①【临证薪传】

用瓜蒂散是否有效，还未有实际例证，因此只能备参。以外治法治疗鼻塞，古代文献早有记载，如《千金要方》治鼻塞气息不通的八张方剂，其中就有五方为纳药鼻中，由此可见这一外治方法还是值得进一步观察和研究的。

《准绳》，俱用瓜蒂散[①]。

湿家，其人但头汗出，背强，欲得被覆向火。若下之早，则哕胸满小便不利，舌上如苔者，以丹田有热，胸中有寒，渴欲得水而不能饮，则口燥烦也。

此言雾露寒湿之邪中人也。太阳之经脉，夹背脊而行于两旁，寒湿中之，故背强。寒邪在表，所以欲得被覆而向火也。寒湿之邪，留着于太阳之经，阳气不得流行，以头为诸阳之会，诸阴络不能至头，皆剂颈而还。阳气不行，独聚于头，故其人但头汗出，所谓清邪中上也。当表邪未解之时，若早下之，则寒湿之邪，乘下后之虚，内陷入胃，胃气伤败而哕。哕者，俗所谓冷呃是也。哕而胸满，小便不利者，寒湿在中，胃气不行，三焦不运，上焦之气不降，则浊气郁塞而胸满，下焦之清阳不升，则气化不行而小便不利也。舌上如苔者，若热邪入胃，则舌上或黄或黑，或芒刺，或干硬，或燥裂，皆苔也。此云如苔乃湿滑而色白似苔非苔也，然何以致此？因寒湿之邪，陷入于里而在胸膈，命门之真阳，不得上升而在下焦，上下不通，故曰丹田有热，胸中有寒。下焦之真火，既不得上达，即所谓清阳不升，是下焦无蒸腾之用，气液不得上腾而为涕唾，故渴。又以寒湿在胸，道路阻绝，故虽欲得水而不能饮，则口燥而烦渴也。仲景虽不立治法，然以理推之，邪在太阳之表，则当汗解，头汗既出，不当用麻黄。胸中之寒邪当去，下焦之气化当行，于法当温，则下文之桂枝附子汤，甘草附子汤，即其治也。前人拟陷胸汤，恐非其治。即五苓散理中汤，虽近于理，犹未尽善，何也？以但能温中而不能解外，故必以用桂枝者为妥也。

湿家下之，额上汗出，微喘，小便利者死，若下利不止者亦死。

治湿但有汗法，及利小便法而无下法。上文因寒邪在表，下早即有哕而胸满，小便不利之变。然为寒湿所中，阳气已伤而误下之，必致亡阳变逆而死矣。夫湿邪在表，本宜于汗，若误下之，致虚阳欲亡而上奔，额上汗出而喘，乃孤阳绝于上也。湿邪在里，唯恐其小便不利，下后而小便反利，及下利不止者，肾主二阴之窍而不摄，是真阳脱于下也。上绝下脱，故皆为死证也。

病者一身尽疼，发热，日晡所剧者，此名风湿。此病伤于汗出当风，或久伤取冷所致也。

一身尽疼者，湿流关节也。发热者，风邪在表也。日晡所，阳明气旺之时也。风为阳邪，湿为淫气，风湿之邪，留着于肌肉关节之间，《阴阳应象论》所谓湿伤肉者是也。以阳明专主肌肉，故至阳明气旺之时而剧也。风湿两伤，故曰此名风湿。然此病因何得之，皆伤于汗出当风故也。盖汗欲出则阳气已动，腠理已开，阴液已出矣。汗出当风，则风乘腠理之开而入矣，风邪既入，汗不得出，以离经之汗液，既不得外出皮毛，又不能内返经络，留于腠理肌肉之中而为湿矣。虽非泥水雨雪之湿，亦非雾露岚瘴之比，乃人身汗液之湿也。湿虽不同，而其为病则大同小异，与他湿同然也，所以湿流于关节肌肉而身疼，风入皮肤腠理而发热也。其或暑汗当出之时，久伤于取冷太过，使欲出之汗，不得外泄，留着于肌肉腠理之所致，与汗出当风，无以异也。此处虽无治法，然仲景于《金匮要略》此文之下，即有麻黄杏仁薏苡甘草汤，温服取汗之法，即其治也。

问曰，风湿相搏，一身尽疼痛，法当汗出而解，值天阴雨不止，医云，此可发汗，汗之不愈者，何也？答曰，发其汗，汗大出者，但风气去，湿气在，是故不愈也。若治风湿者，发其汗，但微微似欲汗出者，风湿俱去也。[①]

此又设为问答，以明风湿兼治之法也。风湿相搏，谓风湿两相搏聚，而使一身尽疼也。天阴雨不止，言又值湿气盛行之时也。汗大出而湿气尚在者，以风乃无形之邪，

①【医理探微】

风、湿都属六淫之邪，但两者性质有别，风属阳邪，伤人致病甚速，但亦容易解散；湿属阴邪，伤人致病较缓，但亦较难祛除，往往留恋不尽。今风与湿合，相互搏结于肌肉筋脉之间，因致周身皆痛，法当治以发汗，以祛邪外出。但是必须注意，发汗不可太过。微似汗出才能有效，否则就难收到预期的效果。所谓“但风气去，湿气在”，即是对大汗出而病不愈机制的说明。此外，当阴雨不止，则湿病亦难治愈，这表明疾病与自然环境的关系也是应该注意的。

外袭皮毛，故随汗可去。湿乃重浊之气，淫着于肌肉，流滞于关节之间，不能随迅发之大汗而骤出，故大汗则风气去而湿气在也。若治风湿之法，固当发其汗矣。然服药之后，但令其热气从内达外，如蒸蒸发热之状，使微微似欲汗出，气蒸肤润，久令如此，则风湿留著之邪，渐而俱去矣。治法如此，方得尽去，不然，则风去而湿仍在矣。

伤寒发汗已，身目为黄，所以然者，以寒湿在里不解故也，以为不可下也，于寒湿中求之。[①]

此条本在太阳篇中伤寒条下。因湿病又为六气之一，非伤寒所得而该，故留此一条于伤寒例中，以为标目，使后之临证者，遇伤寒而有寒湿之兼证者，当另于寒湿门中求其治法可也。今附于此，以便学者之寻求追讨焉。以下二条，王叔和亦编入伤寒条内，及观《金匮要略》，则此二条，仍在痓湿暍三症篇中，故亦移入于此，萃成寒湿一门。倘伤寒有此兼症，当于此中寻求治法，即仲景所谓于寒湿中求之是也。

此言见证虽属伤寒，头痛发热，恶风无汗，法当汗解，而以麻黄汤发其汗。至发汗以后，邪气不解而身目又为之发黄，何也？究其所以然者，不但有在表之邪，盖因寒邪与湿气，抟结在里而不解故也。然寒湿之邪，非阳明瘀热发黄，及身黄如橘子色者，可与茵陈蒿汤下之可比。阴寒本无下法，所以此证为不可下也。故当于湿病一门之寒湿中求之，即下文桂枝附子汤，及去桂枝加白术汤，与甘草附子汤者是也。《尚论》谓即麻黄连翘赤小豆汤，茵陈蒿汤，栀子柏皮汤三法，误矣！此条不言伤寒之脉证，但云发汗已，身目为黄。若此，何以知为寒湿在里乎？不知阳明篇中，湿热郁蒸之发黄，一则曰发热汗出者，此为热越不能发黄，但头汗出，身无汗，剂颈而还，小便不利，渴饮水浆者，此为瘀热在里，身必发黄，而以茵陈蒿汤下之。又曰阳明病，面合赤色，不可攻之，必发身黄，小便不

①【医理探微】
病人素有寒湿在内，脾胃的阳气早已不足，患伤寒而用汗法，外邪虽去，里阳更虚，因而寒湿愈甚，湿瘀不化，则郁而发黄。这种发黄为阴黄，与湿热发黄的阳黄不同。阳黄的黄色鲜明，且必伴有其他热证；阴黄的黄色晦暗，由于阳微湿困，必伴有其他寒证，不难区别。既然阴黄与湿热发黄迥异，当然不可用清泄方法，所以当于寒湿中求之。

利也。又云阳明病，无汗小便不利，心中懊侬，身必发黄。又云阳明病，被火，额上微汗出，小便不利者，必发黄。又云伤寒瘀热在里，身必发黄，麻黄连翘赤小豆汤主之。伤汗七八日，身黄如橘子色，小便不利，腹微满者，茵陈蒿汤主之。伤寒身黄发热者，栀子柏皮汤主之。此条不言发热，亦不言小便不利，不言被火，并不言头汗，则非瘀热可知，但以伤寒无汗而发之。得汗后，亦可谓热邪发越，亦不能发黄矣。乃至身目为黄，盖因其证本属伤寒而汗不能解，是以知寒不在表而在里矣，然非湿不能发黄，故又知寒湿在里也。寒湿之治，不应混列于伤寒篇中[①]，故当于寒湿症中求之耳。仲景之文，虽似不言其证治，而细揣其义，不啻耳提面命矣！学者果能寻绎其文，则领会其不言之教亦多矣，故自序云：若能寻余所集，思过半矣。

伤寒八九日，风湿相搏，身体烦疼，不能自转侧，不呕不渴，脉浮虚而涩者，桂枝附子汤主之。[②]

此条既云伤寒，又曰风湿相搏，当是风寒并感，应入太阳下篇，不应置之太阳中篇。因本是湿邪兼症，故移入湿证条中，汇集一门，以便查核。

大凡中风伤寒之邪，至八九日，设不传入他经，亦必入里而不在表矣。夫寒为阴邪，在表则当体痛，风为阳邪，热郁则必发烦，至八九日之久，烦则或有，体痛者绝少矣。此证虽属伤寒，因又有湿邪搏聚，湿亦阴邪，流于关节，所以身体烦疼，而身重不能转侧也。不呕不渴，邪不在胃，未入于里也。脉浮虚而涩者，浮则为风，浮则按之无力，即所谓浮则为虚也。寒邪在营，血脉不得流利则涩，湿流关节，气血不快于流行亦涩，正风寒湿三气所着之脉，名为湿痹者是也。法当兼治，故以桂枝附子汤主之。

若其人大便硬，小便自利者，去桂枝加白术汤主之。

湿在里则小便不利，大便反快，大便硬则湿不在里，

①【注文浅释】
本条举寒湿发黄，目的在于与湿热发黄作鉴别，并不是错简。

②【临证薪传】
风湿病属于杂病的范畴，虽然可由外感风寒诱发，但一般没有传变。本条风湿病因感寒而致，所以冠以伤寒。风湿相搏为本病的主要病机，风邪与湿邪互相搏结于肌肤，所以身体疼烦，不能自转侧。“相搏”一作“相抟”，指两邪抟聚在一起，于理更胜。麻黄汤证虽然身痛也较甚，但纯因风寒闭郁，不兼湿邪，而转侧自如。本证兼有湿邪，不但剧痛，而且重著难以转侧。此外，麻黄证脉象浮紧，风寒束表正气不虚。本证脉象浮虚而涩，乃表阳不足而风湿搏结，经脉阻滞的征象。呕与渴是少阳与阳明的主证，故特提出不呕不渴，以证明非少阳、阳明两经的热证，所以治宜温经助阳、祛风胜湿的桂枝附子汤。

小便利则湿气已去，不须汗泄，故去桂枝。想风湿之后，寒湿之余气未尽，身体尚疼，转侧未便，故仍用去桂枝之白术附子汤也。

桂枝附子汤方[①]

桂枝四两　**附子**二枚　**生姜**三两　**甘草**二两　**大枣**十二枚

上五味，以水六升，煮取二升，去滓，分温三服。

风邪非桂枝不能汗解，寒邪非附子不足以温经，非生姜亦不能宣散，甘草大枣，缓姜附之性，助桂枝而行津液也。此方乃太阳上篇误下之后，脉促胸满微恶寒之桂枝去芍药汤而加附子，非汗后遂漏不止之桂枝加附子汤也。桂枝附子汤乃去芍药者，故另立一名而无“加”字。桂枝加附子汤乃不去芍药者，即于桂枝全汤中加入，故多一“加”字。若不去芍药之酸收，即为伤寒无汗之禁剂矣。然既曰伤寒而不用麻黄汤，独取桂枝者，非但用之以解散卫分风邪，因其见证皆属阴寒，阳气已弱，脉已浮虚，不宜大汗。若大汗之，非惟犯上文汗大出者，但风气去湿气在之戒，具有亡阳之祸，故用桂枝附子汤，但令微微似欲汗出，则风湿皆去，不必用术燥湿也。观仲景立法处方无不各有深意，如太阴发汗而用桂枝汤，厥阴攻表亦用桂枝汤，其义自见。即使少阴之用麻黄，亦必与附子同用者，阴经皆以阳气为重故也。又如《金匮》所载云，湿家身烦疼，可与麻加术汤发其汗为宜，慎不可以火攻之一节，因承上文身疼发热，面黄而喘，头痛鼻塞，烦而脉大，无阴寒之症，故不用附子而忌火攻。既见头痛发热，邪在阳经，况有湿气而身体烦疼，自宜发汗，故用麻黄全汤，更加术以燥湿也。又《金匮》湿病条中，更有风湿脉浮，身重汗出恶风者，不用桂枝汤加减，而用防己黄芪汤主之者，以脉

①【案例犀烛】

病者，余瑞林，年37岁，业商，地址绍兴城。病名：风湿。原因：素体阳虚，肥胖多湿，春夏之交，淫雨缠绵，适感冷风而发病。证候：头痛恶风，寒热身重，肌肉烦疼，肢冷溺涩。诊断：脉弦而迟，舌苔白腻兼黑，此风湿相搏之候。其湿胜于风者，盖阳虚则湿胜矣。疗法：汗利兼行以和解之，用桂枝附子汤，辛甘发散为君，五苓散辛淡渗泄为佐，仿仲景徐徐微汗例，则风湿俱去，骤则风去湿不去耳。

处方：川桂枝一钱，云茯苓六钱，苍术一钱，炙甘草四分，淡附片八分，福泽泻一钱五分，炒秦艽一钱五分，鲜生姜一钱，红枣二枚。

效果：一剂微微汗出而痛除，再剂肢温不恶风，寒热亦住，继用平胃散加木香、砂仁温调中气而痊。（摘自《全国名医验案类编》，作者何廉臣）

按语：此病素体阳虚，湿邪胜于风邪，故用桂枝附子汤，加秦艽以温散肌表风湿，更以苍术、茯苓、泽泻培脾利水，使湿从小便而去，制方内外兼顾，可算精当。

浮汗出恶风，似乎风邪在表，应用桂枝，而仲景又侦知其卫气已虚，皮肤不密，毛孔不闭，所以汗出恶风，乃湿家之表虚者，故用防己利水，以黄芪固表，白术甘草燥湿补中而已。皆因其表气已虚，卫阳不固，并微似汗之桂枝，亦不轻用矣。非用意渊深，而能制方若是邪！

去桂枝加白术汤，即术附汤。

桂枝附子去桂枝加白术汤者，即于桂枝附子汤方内，去桂枝，加术三两，余依前法。

去桂枝加白术汤者，即术附汤也。因承上文桂枝附子汤加减，故云去桂枝加白术汤也。古方术上无"白"字，故称术附汤，成氏不晓，误附于太阳上篇遂漏不止之桂枝加附子汤后。前既无仲景原文，方法后但虚悬此方，殊无着落用处，致方氏无从查考，遂谓加减旧阙，有补出之说。喻氏仅采取方氏《条辨》作《尚论》篇，故亦不能分辨。

方中用附子二枚。古之附子，乃山野所生，或小于今之种莳者，亦未可为定法，恐是后人传写之误。以愚意度之，当以应用之分两为度。桂枝四两，即宋之一两八分，元则较重于宋，今更重矣。生姜三两，即宋之八钱，附子若用一枚，约重一两二三钱，炮过可得干者三钱半，若分三次服，亦不为过。前人有古方不可治今病之说，皆不知古今斤两不同故也。

风湿相搏，骨节烦疼掣痛，不得屈伸，近之则痛剧，汗出短气，小便不利，恶风不欲去衣，或微肿者，甘草附子汤主之。[①]

风湿相搏，与前文同义。掣痛者，谓筋骨肢节抽掣疼痛也。不得屈伸，寒湿之邪，流着于筋骨肢节之间，故拘挛不得屈伸也。近之则痛剧者，即烦疼之甚也。疼而烦甚，人近之则声步皆畏，如动触之而其痛愈剧也。汗出，即中风汗自出也。短气，邪在胸膈而气不得伸也。小便

①【医理探微】

上条身体疼烦，不能自转侧，是风湿留着于肌表。本条骨节疼烦掣痛不得屈伸，乃风湿留注于关节。由于痛势严重，所以近之则痛更甚。前条不呕不渴，说明里和无病。本条既有汗出恶风，不欲去衣的卫阳虚不固证，又有短气、小便不利的湿邪内阻证。由于湿邪内阻，气化失宣，所以上则呼吸短促，下则小便不利。间或兼见身体微肿，也是湿邪外薄所致。总之，本条内外俱病而病势偏于里，所以治宜甘草附子汤缓祛风湿。

不利，寒湿在中，清浊不得升降，下焦真阳之气化不行也。恶风不欲去衣，风邪在表也。或微肿者，湿淫肌肉，经所谓湿伤肉也。风邪寒湿搏聚而不散，故以甘草附子汤主之。

甘草附子汤方[①]

甘草二两　附子二枚，去皮　白术二两　桂枝四两

上四味，以水六升，煮取三升，去滓，温服一升，日三服。得微汗则解，能食。汗出复烦者，服五合。恐一升多者，服六七合为妙。

风邪在表，故汗出恶风而不欲去衣，非桂枝不足以汗解卫邪。湿淫在经，非术不足以助土燥湿。因寒湿流于关节，致骨节烦疼掣痛而不得屈伸，下焦无火，气化不行而小便不利，故用附子以温经散寒，则阳回气暖而筋脉和同，东风解冻而水泉流动矣。《经》云：阳气者，精则养神，柔则养筋。筋柔则无掣痛不得屈伸之患矣，甘草所以缓阴气之急，且为桂枝汤中本有之物。因汤中之芍药，能收敛助阴，故去之耳。虽名之曰甘草附子汤，实用桂枝去芍药汤，以汗解风邪，增入附子白术，以驱寒燥湿也。

中暍证治第十

太阳中热者，暍是也。其人汗出恶寒，身热而渴也。[②]

暍者，盛夏暑热中之邪气也。暍证三条，有本证变证之不同，盖示人以病无定情，证变不一，勉人当随证立法，无一定不移之治也。此条先言本证之情形如此，而以"中热"二字通解"暍"字之义，即《内经·热论》所谓病暑也。王肯堂云：中暍中暑中热，名虽不同，实一病也[③]。谓之暍者，暑热当令之时，其气因暑为邪耳，非即夏月暑热当令之正气也。夫冬月之寒邪，感之则为伤寒，而四时皆有

①【案例犀烛】

高汉章，得风湿病，遍身骨节疼痛，手不可触，近之则痛甚，微汗自出，小便不利。时当初夏，自汉返舟求治，见其身面手足俱有微肿，且天气颇热，尚重裘不脱，脉象颇大，而气不相续。其戚友满座，问是何症？予曰：此风湿为病。渠曰：凡驱风利湿之药，服之多矣，不唯无益，而反增重。答曰：夫风本外邪，当从表治，但尊体表虚，何敢发汗；又湿本内邪，须从里治，而尊体里虚，岂敢利水乎？当遵仲景法，处甘草附子汤。一剂如神，服至三剂，诸款悉愈，可见古人之法用之得当，灵应若此，学者可不求诸古哉！（摘自《得心集医案》，作者谢星焕）

按语：既然是风湿之邪为病，何以屡服祛风利湿之药无益而反增重？主要因患者表里之阳均虚，必须温经助阳，俾表里之阳恢复，则风湿之邪自去，谢氏正是抓住了这一病机关键，而选用甘草附子汤，取得了显效。由此可见，用方既要深入了解其主要作用，又必须审证确切，针对病机，其效才能如鼓应桴。

②【医理探微】

暑邪亦属六淫之一，感受了暑邪，也是先犯太阳之表。由于暑热蒸腾，腠理开泄，所以汗出。汗出则表气不固，所以恶寒，其与感受寒邪、卫阳被郁遏的恶寒不完全同。暑热最耗津液，所以不但周身发热，而且口渴。

③【注文浅释】

钱氏引王肯堂语来论证暍、暑、热三者的关系，名虽不同，实为一病，颇中肯，有助于对中暍的理解。

不时之寒，感之亦为伤寒。春令之风邪，感之则为中风，而四时皆有不时之风，感之亦为中风。春尽夏初，风邪未已，温热初行，感之则为风温。夏令之夏至以前，热气未甚，其气尚温，其邪感之则为温病，即《素问》所谓先夏至日为病温者是也。然亦四时皆有不时之温暖，故有春温冬温之病。即秋气肃爽之时，亦有感受非时之温暖，而成秋温者矣。惟中暍一证，独于盛暑中有之，其他时令，则绝无也。大凡四时游行于两间之邪气，即阴阳升降，气候变化中之太过不及、偏盛偏虚之乖气也，但借四时寒暑温热之气，中人而为风寒温暑之病。然皆因人之虚而中之耳。故《灵枢》云：风雨寒暑，不得虚邪，不能独伤人，必因虚邪之风，与身形两虚相得，乃客其形也。是以中暍一症，非盛夏之热气，乃暑热中之邪气也，即《热论》所谓后夏至日者为病暑是也。其气之中人也，亦必由营卫而入，与风寒无异，故曰太阳。但较之中风，则同一发热汗出恶寒，而多一渴证。其所以渴者，非若风寒本属寒因，至郁热之邪入里，胃中热燥，方见渴证。暍乃暑热之邪，其气本热，不待入里，故中人即渴也。若阳明证，虽亦发热汗出，然不恶寒而反恶热矣。若邪入阳明之里而渴欲饮水，则亦无恶寒者矣。此中风与中暍，太阳与阳明之辨也。然温病亦发热而渴，以不恶寒者，方为温病。暍虽身热而渴，则又恶寒矣，此又中暍与温病之殊也。温病与中暍，皆夏令暑热之邪。暍症恶寒而温病不恶寒者，以温邪为夏至以前之病，纯阳当令之时，其温热之邪，布于皮肤，充于肌肉，渐至入里，则表里皆热，故不恶寒也。暍证为夏至以后之病，阳极阴生之后，阴气已长，当暑汗大出之时，腠理开张，卫阳空疏，表气已虚，不能胜受外气，故汗出恶寒也。前太阳中风，汗出恶风，为表邪未解，故以桂枝汤汗解之。太阳阳明中风，项背强，几几汗出恶风者，亦以太阳表症未罢，故以桂枝加葛根汤汗解之。至于热邪入胃，渴欲饮水，口干舌燥，或大汗出后，大烦渴不解，脉洪大者，方以白虎加人参汤主之。此条虽不立治法，而于《金匮要略》中此条之下，以发热恶寒之证，似乎表邪未解，即以白虎加人参汤主之，何也？盖以风虽阳邪，尚非温暑可比，故虽发热汗出，仍当以汗解为治。暑属纯阳之气，本系热邪，况盛夏则暑汗大出。《内经·热论》虽曰：暑当与汗皆出而勿止。然《疟论》又云：令人汗出空疏，腠理开，故暑邪得入，是热邪乘腠理之虚而为暍证也。所以即用石膏以治时令暑热之邪，又加人参以补汗出之表虚，添津液而治燥渴也。此条虽未言脉，而下文之脉微弱，及弦细芤迟，皆虚脉也。以暑热之邪而脉不大，汗出恶寒之症而脉不浮，其为虚邪无疑。证热脉虚，宁非人参白虎之治乎？故曰脉虚身热，得之伤暑也。世俗不知仲景立法，原以桂枝治中风，麻黄治伤寒，而以青龙治温，白虎治暑，先立四大柱，而后察其证变，通其治法，以尽其变，寒热温凉补泻，随症设施。非独拘拘于大顺散、苍术白虎汤、香薷饮，治暑诸方而已也。

【辨误】暑病一门，从来议论繁多，纷纷莫定。刘氏云：洁古谓静而得之为中暑，动而得之为中热。东垣谓避暑于深堂广厦，得之曰中暑，宜大顺散。劳役得之曰中热，宜苍术白虎汤。夫暑热一也，夏之令气也，静居堂厦而病，乃夏月伤冷之病，何可以中暑而别求于中热邪？丹溪谓夏月阳气尽出于地，人之腹属地气，于此时浮于肌表，腹中虚矣。夏月伏阴在内，此“阴”字有虚之义，若作阴冷看，误矣。前人治暑，有用大顺散温热药者，盖以凉亭水阁、寒泉冰雪所伤也，非为伏阴而用。火令之时，烁石流金，有何阴冷？孙真人令人夏月服生脉散，非虚而何？愚窃谓《内经·热论》，以后夏至日者为暑病，则夏至以后，立秋以前，正酷暑炎蒸之际，凡受暑热中之邪气，皆是热邪，即所谓中暍者是也。盖暑即是热，热即是暑，但

《内经》则谓之病暑。[1] 仲景则谓之太阳中热，而名之曰中暍也。暑热既非二证，动静岂可分属？东垣之深堂大厦，及劳役得之，亦即静动之谓也。岂可亦以中暑中热之名，分隶其下，而以大顺散，苍术白虎汤主之邪；毋怪后人之议之也。丹溪以"阴"字作"虚"字解，恐未尽善，既云夏月伏阴在内，又曰火令之时，烁石流金，有何阴冷，岂所谓伏阴之阴，全是虚邪？孙真人虽令人夏月服生脉散，其本意盖恐盛夏暑汗过泄，故用人参五味以敛之；盛火克金，故以人参麦冬救之，乃未中暑时，预防调摄之方耳，非谓中暑之人，可概用生脉散补敛之药也。不然，则《素问・热论》所谓暑当与汗皆出，勿止之语，可竟弃而弗用邪？是以夏月之病，非必皆中暑也。大顺散为饮冷寒中之药；人参白虎乃暑热袭虚之治；五苓散为温下焦，渗小便之法；益元散为清暑利小便之用；香薷饮为解散和中渗利之剂。当因证而施，岂可泛用？其虽在夏月，若头痛恶寒，发热无汗者，亦是暑热中之寒邪所中，仍当以治伤寒法汗解之。盖因本是夏月之伤寒，原属麻黄汤证也，若兼有温暑之邪，则又大青龙证矣。第别其感受之风寒暑湿，即当以仲景风寒暑湿之法治之。未可以天时之寒暖，遂变易其法也，何也？天地四时，有寒热温凉之正气，各司其令，若有不时之温暖，即有春温冬温之厉病，又有非时之暴寒，故四时皆有伤寒。月令所谓春行冬令，春行夏令，夏行春令，夏行冬令，及秋行冬令，冬行春令之类，皆足以致疾疫灾眚之变，又岂可悉依司令之正气而施治哉？是以四时之气，不偏则不病，病则治其偏胜之邪气可也。宁可胶于前人之谬，谓寒凉必不可用之于三冬，汗剂必不可用之于盛夏乎？此从来俗习之弊也。《溯洄集》中，王履氏亦谓中暑中热为一证，言暑热之令，大行于天地之间，劳役之人，或因饥饿令元气亏乏，不足以御天令之亢热，因虚则邪入而病。若不虚则天令虽亢，亦无由伤之。至于避暑

①【注文浅释】
暑与热不同，暑为热之极，致病力极强，不仅热像重，伤津耗气，且容易出现闭窍、动风、动血等危证。同时，暑有明显的季节性，一般出现在夏至到处暑之间。再者，暑邪只能外感，而热邪既可外感，亦可内生。钱氏将暑等同于热，显然是不恰当的。

于深堂大厦，得头痛发热等症者，亦伤寒之类，不可以中暑名之，乃身中阳气，受阴寒所遏而作也，苟欲治之，则辛温轻扬之剂发散可也。若大顺散一方，甘草最多，姜桂杏仁次之，其初意本为病者伏热引饮过多，脾胃受湿，呕吐，水谷不分，脏腑不调所立，故甘草干姜皆火炒，用肉桂而非桂枝，盖温中药也。若以此治静而得之之证，吾恐不能发表，反增内烦矣。世俗往往不明，类曰夏月阴气在内，大顺散为必用之药。夫阴气，非寒气也。盖夏月阳气发散在外，而阴则在内耳。岂可视阴气为寒气而用温热之药乎？其苍术白虎汤，虽或宜用，岂可视为通行之药乎？必参之治暑诸方，随所见之证而治之，然后合理。夫所谓静而得之之证，虽当暑月，即非暑病，宜分出之，勿使后人有似同而异之惑。王氏此论，伤寒暑病划然，颇足证前人之失。但治暑诸方，大概皆出于后人之手，非活法也。不若参之仲景诸法，虽无方可据，而其治法，则于脉证，乃禁汗禁下中可推也。所以不立方者，盖欲令人随证变通，非若后人之大顺散，及苍术白虎汤，使人通行概用也。

太阳中暍者，身热疼重而脉微弱，此夏月伤冷水，水行皮中所致也。[①]

身热，太阳表证也。不言汗出恶寒者，邪气较轻于前也。疼重者，身体重而疼痛也。伤寒则有身疼腰痛，骨节疼痛之证，而湿家亦有筋骨烦疼，一身尽疼，关节疼痛之证，此以中暑之阳邪，而亦有此寒湿之证。是以知其为夏月伤冷水，水行皮肤中所致也。伤冷水者，或饮冷水，或以冷水盥濯，水寒留著，皆可渗入皮中也。中暑之脉本虚，又以水寒所伤，故尤见微弱也。言太阳经为暑热之邪所中，其邪由营卫而入，故有表证而发热也。前症本恶寒汗出而渴，此条不汗不渴而身疼重者，以既为暑邪所中，又为冷水所伤，水既行于皮中，故无汗而不渴也。暑病之脉本虚，又为寒湿所伤，所以脉微弱也。然论中不立治

①【医理探微】

本条太阳中暍，与上条单纯暑热伤津有别，不仅身热，而且沉重疼痛，脉象微弱无力，很明显是水湿之邪侵入皮肤肌腠所致。中暍本为暑邪致病，何以会出现水湿见证？这是由于夏季炎热，用冷水沐浴，而水湿自皮肤渗入之故。“此以夏月伤冷水，水行皮中所致”，正是对上述脉证病因病机的说明。由此可见，虽然同是中暍，但施治是绝对不可混同的。

法，而《金匮要略》于此条之下，有一物瓜蒂汤主之。王肯堂云：瓜蒂一物散，或曰五苓散。愚窃以理推之，若暑邪盛而表证甚者，当以瓜蒂之苦寒，上涌下泄，使水去而表邪亦去，以因吐得汗，有发散之义故也。若身热微而表症少，但脉微弱而疼重，水行皮中者，则水寒较胜，自当用五苓散，以助下焦蒸腾之气，使上焦肺气下行，通调水道，下输膀胱，使从水道气化而出可也，但在临证者用之得宜耳。

太阳中暍者，发热恶寒，身重而疼痛，其脉弦细芤迟，小便已，洒洒然毛耸，手足逆冷。小有劳，身即热。口开前板齿燥，若发汗则恶寒甚，加温针则发热甚，数下之则淋甚。[①]

首条以“中热”二字释“暍”字之义，言其人汗出恶风，身热而渴，乃论太阳中暍之本症也。其二条同是太阳中暍，身但热而不恶寒汗出，其暑邪较轻。又以不渴身疼重脉微弱，而知其为夏月伤冷水，水行皮中所致，此中暍之有兼症者也。此条亦是太阳中暍而发热恶寒，不云汗出而又不渴，是以知其非阳邪独盛之暍也。既非伤冷水，又身重而疼痛，弦细芤迟，皆阴脉也。弦则阴邪劲急，细则元气已虚，芤则脉空，迟则为寒。中暑之脉虽虚，未必若是之甚，是以知其为阴寒之证也。小便已，洒洒然毛耸者，小便虽通，其茎中艰涩可知，卫阳已虚，恶寒之状可见，乃下焦无火，气化不快于流行也。四肢为诸阳之本，手足逆冷者，是阳虚而气不达于四肢也。凡此，皆阴寒无火之脉症也。小有劳身即热者，病暑之人，非必勤动作劳，然后谓之劳也，即起居动静间，小有劳动，即扰动其阳气，而虚邪伏暑，即因之而发热也。口开前板齿燥者，脉虽弦细芤迟，症虽手足逆冷，以小劳而鼓动其阳邪，身热而枯燥其津液，虽不渴而板齿燥矣。成氏云：《内经·生气通天论》云，因于暑汗，烦则喘喝。盖因烦热则气不得

①【医理探微】
本条太阳中暍的病因为暑湿相兼而又气阴不足，因而病情十分复杂。发热恶寒，身重疼痛，乃暑湿在表。脉弦细芤迟，为气阴不足。小便已洒洒然毛耸，因为太阳膀胱之气被湿邪所困，小便时阳气随尿外泄而一时虚馁，所以尿后毫毛耸立洒淅形寒。手足逆冷，乃阳气为阴湿所遏，不能外达四末。劳则伤气，气虚阳浮，所以小有劳身即发热。暑热灼津，津不上承，所以张口则前板齿燥。总之，本证是暑兼湿邪、正虚邪实，治疗必须兼顾，既要清暑利湿，又要益气滋阴。发汗、温针、攻下皆属禁例。误发其汗，则伤阳气而恶寒甚；误用温针，则助暑邪而发热甚；误用攻下，则阴液伤而小便淋涩甚。所谓“甚”，当是指原有的证情因误治而更加严重。

息而喘喝，喘喝则口开而前板齿燥也。若发其汗，则卫阳愈虚，阳虚则生外寒，故恶寒甚。若加温针，则火力内攻，必反助其暑热之阳邪，故发热甚。邪不在里而数下之，适足以败坏真阳，使下焦愈冷，气化不行，小便艰涩而淋甚也。此条但叙脉证，而不言所以然之故，又无治法，但言不可用火攻汗下，可见古人立法，道不轻传，欲令后之有知识者，自行推测。倘得悟彻精微，庶或知难而不至于怠忽耳。故云：若能寻余所集，思过半矣。愚窃以理推之，当以五苓散助其下焦蒸腾之气，使气液上腾而津回燥润，小便顺利，卫气强而邪自解矣。设阳回气复之后，暑邪未尽而身热反渴者，人参白虎汤，仍可酌用也。

重编张仲景伤寒论证治发明溯源集卷之五终。

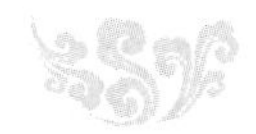

重编张仲景伤寒论证治发明

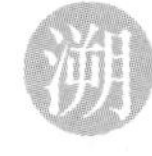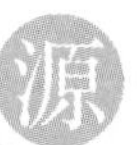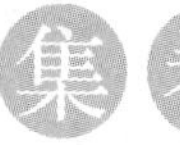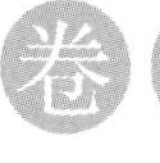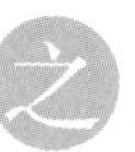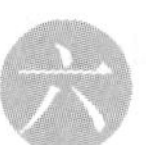

虞山　钱　潢　天来甫　著

门人　侄　楫　商舟　孙尔镃　玉万　订

阳明篇纲领

阳明受病原始

问曰：阳明病外证云何？答曰：身热汗自出，不恶寒，反恶热也。

此设为问答，以别阳明之外证，与太阳不同也[①]。如太阳中风，则发热汗出而必恶风恶寒。若阳明中风，虽同一身热汗自出，即不恶寒而反恶热矣。反恶热者，以邪入阳明之经也。《灵枢·阴阳系日月篇》云：辰为左足之阳明，巳为右足之阳明。此两阳合明于前，故曰阳明。盖辰巳之前，午居离位，乃至阳之地，邪并于阳，阳盛则热也。故《阴阳别论》以胃脘之阳为二十五阳之主，所以能运化腐熟，而为水谷之海也。邪气入之，则阳邪炽盛，故不恶寒而反恶热也。以后凡称阳明病者，皆必有此等证，然后可称阳明病也。

问曰：病有一日得之，不发热而恶寒者[②]，何也？答曰：虽得之一日，恶寒将自罢，即自汗出而恶热也。

此又设问以辨阳明本经自感之表邪，与太少二阳经之表证迥异也。夫寒邪之在太少二阳经也，有六七日表证仍在者，有八九日不解表证仍在者，有四五日身热恶风项强胁满者，五六日往来寒热者。惟阳明本经自感之寒

①【医理探微】

本条设为问答，以突出阳明外候，使医者对阳明病能有全面的认识，从而更有利于阳明病的辨证。只要见到身热，汗自出，不恶寒，反恶热等证，就可确诊为阳明病。阳明主燥，所以《内经》有“阳明之上，燥气治之”的论述。邪入阳明，大都从燥而化。因此，太阳病的恶寒，到了阳明就恶寒罢而反恶热。胃为津液之腑，阳明热盛，迫液外泄，则腠理开而汗出。

②【医理探微】

“不发热”，《玉函经》作“不恶热”，但如果不发热，怎么知道为阳明病？当然，阳明病恶寒，也有其独具的特点。“恶寒将自罢”，就是对阳明恶寒特征的概括，不但时间短暂，而且程度轻微，所以不经过治疗，很快就会自然停止，从而汗出恶热。

邪，亦由营卫而入。营卫属太阳，故有一日得之，不发热而恶寒者。然一日之后，邪入阳明肌肉之分，由渐入里，故不待解散，其恶寒将自罢，即自汗出而反恶热矣。不似太阳传经之邪，必待误汗误下及利小便，或汗不彻，然后转属阳明也。

问曰：恶寒何故自罢？答曰：阳明居中，土也，万物所归，无所复传，始虽恶寒，二日自止，此为阳明病也。

此又以明阳明伤寒入里而不恶寒之故也。曰恶寒何故自罢，曰阳明之经，在太少二阳之间，胃为阳明之府，又在心肺之下，肝肾之上而居中，与脾脏以膜相连而为表里，犹大地居天之中，故为中央土也①，土为万物之所归。邪气入胃，不比在经之邪，而能游行传遍，至此而无所复传，惟有攻下之法而已。经所谓土郁则夺之也，故始初之一日，尚在表而恶寒，至二日渐入阳明之里而自止，此为阳明之里证也。然邪气初到阳明，何以即入里乎？曰若分而言之，则太阳有经，故外以经脉为表，内以膀胱为里，是以里证少而表证多。阳明亦有经，故亦以经脉为表，而以胃腑为里，里证多而表证少。所以太阳治表之法居多，其治里之法，惟五苓散而已。阳明治里之法居多，其治表之法，惟葛根汤而已。然葛根汤之治表，亦必藉太阳之麻黄桂枝，方能发表，以邪从营卫而入，必由太阳故也。若以大概言之，则太阳专主乎表，必因误治而入里。阳明专主乎里，六经之邪皆可归入，入则无所复传，而成阳明下证，故谓之万物所归也②。二日自止者，即《内经·热论》所云，一日巨阳受之，二日阳明受之之谓也。然此亦阳明之大意，立法之常经，犹未尽其变也。若在经之邪，至入里之候，或迟或速，其不齐正未可量也。

问曰：何缘得阳明病？答曰：太阳病，若发汗，若下，若利小便，此亡津液，胃中干燥，因转属阳明，不更衣，内实大便难者，此名阳明病也。

①【注文浅释】

土是五行之一，脾胃隶属于土。由于脾和胃的生理功能以及病态表现不同，所以有脾属阴土，胃属阳土的分别；又因土的方位在中央，所以说阳明居中主土。

②【注文浅释】

阳明以燥气为本，五脏六腑、四体百骸，都资养于胃，各经的寒热“邪气”都可归并阳明，阳明燥实秘固，通畅即愈，不通则死，所以说无所复传。无所复传，是以五行学说来假释阳明病的病理，此不过譬喻之词，不可机械看待。

此又以明邪在太阳，因误治而传入阳明之里也。曰因何缘故而得阳明病乎，曰太阳病，若误发其汗，或早下之，及利其小便，皆足以丧胃中之津液，损胃阳之真气，使热邪乘虚入里，故为亡津液而胃中干燥。因热邪转属阳明胃经，故使不更衣。更衣者，凡贵人大便后，必更换所服之衣，故称大便曰更衣。不更衣则内实而大便难，此名阳明病也。不曰不大便有燥屎，而曰不更衣大便难者，缓词也，言此不过无津液而大便难，非若正阳阳明之热邪实于胃，有燥屎而谵语潮热不大便也，故一以小承气和之，一以大承气攻下之也。不大便则绝不能大便，今曰大便难，则犹欲大便而但觉难也。

本太阳初得病时，发其汗，汗先出不彻，因转属阳明也。

言寒邪初入太阳，因邪气在表而发其汗，汗多固嫌于太过，然汗少亦为不及，不及则汗不彻而留邪内入，由太阳转属阳明矣。此示人以太阳传入阳明之故也。

伤寒转系阳明者，其人濈然微汗出也。

转者，以此转属于彼，即传经之谓也。系，连属也。濈然，濈濈然微汗润湿之貌。言以无汗之伤寒，才入阳明，即濈然微汗而现阳明经证矣，此示人以验邪入阳明之候也。

伤寒发热无汗，呕不能食，而反汗出濈濈然者，是转属阳明也。

寒邪在表，则发热无汗；寒邪在胸，则呕不能食，皆太阳寒伤营之表证也[①]。以无汗之伤寒，而反汗出濈濈然者，是太阳之经邪，失治而转属阳明。以阳明病法多汗，故反濈濈然汗出也。

阳明病，欲解时，从申至戌上。

此概言阳明病欲解之愈时也。阳明者，两阳合明也。《至真要大论》，帝曰：愿闻阴阳之有三也何谓？岐伯曰：

①【医理探微】

太阳病位在表，里气尚和，一般食欲如常，口和能食。虽然表邪内干，胃气上逆，间有呕逆或干呕，但绝不会不能食。葛根加半夏生姜汤所主治的呕证，并非纯属太阳，而是二阳合病。可见，认为“呕不能食”是太阳本证的说法是不恰当的。阳明病的不能食，有两种情况，一是阳明中寒证，一是大承气汤证，但两者都无呕证，可见“呕不能食”亦非阳明胃热。要知呕为少阳主证，呕不能食，表明病势正在由表向里过渡，已离太阳之表，未全入阳明之里，只有“汗出濈濈然”才是转属阳明的标志。

气有多少异用也。帝曰：阳明何谓也？曰：两阳合明也。曰：厥阴何谓也？曰：两阴交尽也。《天元纪大论》云：帝曰，何谓气有多少？鬼臾区曰，阴阳之气，各有多少，故曰，三阴三阳也。以愚意测之，庖牺氏之作易也，阴阳各一太少耳。惟人身之经脉有三，故帝亦不知而有此问也。其所以谓之多少异用者，盖以少为阴阳之初生，故谓之少；太为阴阳之盛极，故谓之多。少则其气必盈，阴盈则阳必亏，阳盈则阴必亏，故其用异；太则其气必亏，阴亏则阳必盈，阳亏则阴必盈，故其用亦异也。是故阳明者，太少两阳合明之盈气。厥阴者，太少两阴交尽之盈气也。若以经脉言之，《阴阳离合论》云：少阴之上，名曰太阳。太阴之前，名曰阳明。厥阴之表，名曰少阳。盖以三阳居三阴之上而在外，阳明又在二阳之间，居身之前，其太少之气，各有多少，至阳明两阳并合而为盛阳，故曰阳明。又云：中则为阴，其冲在下，名曰太阴。太阴之后，名曰少阴。少阴之前，名曰厥阴。三阴居三阳之下而在内，厥阴又在二阴之中，居身之下，其太少之气，亦各有多少，至厥阴两阴交尽而为至阴，故曰厥阴。《灵枢·阴阳系日月篇》云：足之十二经，应十二月，合之于脉，则辰者三月，主左足之阳明。巳者四月，主右足之阳明。此两阳合于前，以上半年为三阳之所属，而阳明又居于太阳少阳之中，故曰两阳合明也。又曰戌者九月，主右足之厥阴，亥者十月，主左足之厥阴，为两阴之尽，以下半年为三阴之所属，而厥阴又居于太阴少阴之间，故曰两阴交尽。而仲景以从申至戌为阳明之旺时者，是不以经脉言，而以阳气之生旺言也。夫寅卯为阳气初出而发生，故为少阳，巳午为阳气盛长而畅达，故为太阳。至申酉而阴已长成，收气虽至，正阳极之时。如初秋之收气已至，而炎暑未除，热气犹盛，此正太少两阳之所归，故胃虽六月之未土，而大肠又兼谓之阳明燥金也。至戌而为阴盛剥阳之时，一日之气亦同,故其气不能更旺于戌,故曰戌上。

阳明上中下三篇纲领

问曰:病有太阳阳明,有正阳阳明,有少阳阳明[①],何谓也?答曰:太阳阳明者,脾约是也。正阳阳明者,胃家实是也。少阳阳明者,发汗利小便已,胃中燥烦实,大便难是也。

此又设问以明邪入阳明之证治,各有不同。有太阳之邪,初入阳明境界,仍当用太阳治表之法者,如用桂枝汤麻黄汤及葛根汤桂枝加葛根汤者是也。有邪虽深入阳明,太阳症犹未罢而不可下者,有邪在太阳,误汗吐下,更利其小便,致胃中亡津液而干燥,大便难而为脾约[②]者,是为太阳阳明。有邪入阳明之里,既无太阳未罢之证,又无传入少阳之兼证,乃阳明中土,万物所归,无所复传,而为胃实攻下之证者,是谓正阳阳明。有阳明之邪,或太阳之邪传入少阳,但见少阳一症,便不可汗吐下,止以小柴胡汤和之者;有邪气既在少阳,因误发其汗,利其小便,令胃中津液干燥烦实,乃邪气复归阳明而大便难者,皆谓之少阳阳明。此三节乃阳明三篇之纲领,今即以此三节,分置三篇之前,以三节之所属,分隶其下,以便检阅,其解各见本条之下。

阳明风寒辨证

阳明病,能食者为中风,不能食者为中寒[③]。

能食为中风者,风性虽温而客热不能杀谷。然合胃热,则能消谷善饥,故能食也。不能食为中寒者,寒邪在胃,则不化不纳,故不能食也。前太阳以营卫分风寒,此以能食不能食为辨者,何也?岂阳明本经自受之邪,不由营卫乎?曰:非也,前得之一日,不发热而恶寒,非营卫而

①【医理探微】

太阳阳明为外感兼夹杂病,实际属于合病;少阳阳明为少阳误治转属阳明,性质同并病,只是没有命名罢了。至于正阳阳明,“正”是纯的意思,不夹杂太阳或少阳,单纯为阳明燥实证。

②【注文浅释】

脾约证的特点是“不更衣十日,无所苦”,乃习惯性便秘,大多见于杂病,绝不会是外感病初期。

③【医理探微】

之所以据能食、不能食来辨中风、中寒,是因为胃主纳。能食,标志着胃阳素旺,阳能化谷,而风为阳邪,故能食名为中风;不能食,标志着胃阳素弱,不能化谷,而寒为阴邪,故不能食,名为中寒。由此可见,中风与中寒,也不是单指六淫的外因,而是内外因综合的病机概念。

何？且有阳明病而用麻黄汤桂枝汤者，非由营卫而入乎？《灵枢·邪气脏腑病形篇》云：诸阳之会，皆在于面。方乘虚时及新用力，若饮食汗出，腠理开而中于邪，中于面则下阳明，中于项则下太阳，中于颊则下少阳。阳明居身之前，虽主肌肉，亦必待腠理开而中于邪。邪气由外而入，安得不由营卫乎？然仲景不以营卫立辨，而以能食不以食为别者，因太阳居身之表，为最外一层，脉证疑似，表里参错，千蹊万径，变幻无穷。最难察识，非营卫无以为辨，故不得已而用之。至邪入阳明，内关胃气，即以能食不能食证之，风寒判然，何等明白，何等显易！一言破惑，智愚尽晓，何快如之？又何必喋喋于极难辨别之营卫乎？此仲景立法之所以妙也。

【辨误】此条本所以别阳明本经自感之风寒，而《条辨》谓是太阳传来之辨验，非阳明自中而然也。不知太阳有经，阳明亦有经。若果自太阳传来，则仲景已有明训曰：太阳得病时，汗先出不彻，因转属阳明；又曰伤寒发热无汗，呕不能食，而反汗出濈濈然者，是转属阳明也；又曰伤寒转系阳明者，其人濈然汗出也。观此条之语气，以能食不能食辨别风寒，犹为初症，岂非阳明经之自感乎？至于中风中寒之称，方氏又谓中寒即伤寒之互词，“中伤”二字之于风寒，亦从来之通称，通篇虽无伤风一说，然以中寒论之，则中风得称伤风，亦可推也。此说虽近似有理，然仲景立法垂训，宁肯模糊笼统，使后人于暗中摸影邪？愚考之论中，自太阳篇中至三阴诸证，凡寒邪为病，无不称伤寒者，此条为阳明纲领，独有“中寒”二字，已自不同，后节条目中，更有阳明病若中寒不能食，及阳明病不能食，攻其热必哕，胃中虚冷故也。阳明脉迟，食难用饱，诸证，皆阳明中寒也。盖伤则邪入犹浅，中则邪入较深，所以即能伤犯胃气而不能食也。试观太阳误治，乘虚陷入，不痞结于胸中，即入里而伤胃。何况阳明本经受邪，入胃尤为易便，故有得之一日，不发热而恶寒，二日恶寒自罢，即便汗出而恶热，从可推矣。盖风之中人也，仅伤于卫，寒之伤人也，已伤其营，俱为在表之邪而已。至失治误治，方得入里。若寒邪之中，气已达内，非复风邪之中人可比，是以六经条下，风必称中者。风本阳邪，性温而缓，必待中而后能伤卫。若伤风，不过鼻塞声重咳嚏而已，岂得与伤寒并峙乎？寒本阴邪，其性锋锐，伤之则透卫入营，中之则内犯胃气而不能食矣。至三阴证中，仲景虽不言中，而太阴之呕吐自利，腹满而痛；少阴脉沉足冷，吐利烦躁，身踡四逆；厥阴之呕吐涎沫，下利清谷，以至囊缩等证，岂非后人之所谓直中乎？然则"中伤"二字，方氏既有箭中刀伤之喻，而又谓之通称之互词，然欤否欤？

阳明上篇

太阳阳明证治第十一

阳明中风

阳明病，脉迟，汗出多，微恶寒者，表未解也，可发汗，宜桂枝汤。

邪在太阳，则以浮缓为中风。阳明已在肌肉之分，与太阳稍异，故不曰缓而曰迟。所谓迟者，非寒脉之迟，乃缓脉之变称也，又非中寒之阳明脉迟也[①]。若阳明脉迟，即不能食矣。下文阳明中风者皆能食，但此条以风邪在太阳之表，仍是风伤卫分，故不言能食而亦以桂枝汤主之也。汗出多者，太阳中风，已是阴弱而汗自出矣。而阳明证又法当多汗，二证兼并，故汗出多也。太阳中风本恶寒，邪入阳明，当不恶寒而反恶热矣。今风邪尚在太阳卫分，故仍恶寒。但邪气已属阳明，故虽恶寒而亦微也。然

①【医理探微】

阳明病并非都是热实证，也有虚证、寒证。本条阳明病脉迟，当是阳明寒证。汗出多，微恶寒，则是兼太阳表虚，营卫不和，所以说表未解也。表未解，自应发汗解表，但汗出已多，所以不用麻黄汤，而宜桂枝汤解肌表之邪。

汗出已多，邪气当解而不恶寒矣，以汗多而仍恶寒，是以知太阳之表证尚未解也，故云可发汗，宜桂枝汤。

太阳病，项背强，几几，反汗出恶风者，桂枝加葛根汤主之。

旧注云：几几，伸颈之貌，动则伸颈摇身而行。项背强者，动则如之，此成氏之说也。夫项背已强缩而不得伸，又安能伸颈摇身而行乎？几几，按字义本属象形，言鸟之短羽者，飞则几几然，所以形容病人之颈项俱病，俯首不能自如之貌。盖因太阳之经，自头而行于背，故项强。阳明之经，自面而行于身之前，故颈病。《灵枢・脉经篇》云：足太阳之脉，其直者从巅入络脑，还出别下项，挟脊抵腰中。足阳明之脉，旁约太阳，循颐后，出大迎，循夹车，过客主人，循发际，其支者下人迎，循喉咙，入缺盆。以二经并皆受邪，故颈项皆病，所以不得引伸而几几然也[①]。此条与阳明伤寒之几几无汗恶风者，互相对待，彼以太阳寒邪初入阳明，其无汗恶风之太阳表证仍在，故以有麻黄之葛根汤主之。此以太阳风邪初入阳明，其汗出恶风之太阳表证仍在，故以桂枝加葛根汤主之。盖无汗恶风及汗出恶风，皆太阳中风伤寒之见证，惟几几为颈病，故属阳明。以太阳证多，阳明证少，故仍谓之太阳病，而各以伤寒之麻黄，中风之桂枝为主治，而加入葛根以解阳明初入之邪也。夫阳明本多汗，太阳中风亦自汗出，此以太阳中风传入阳明，本当汗出而谓之反者，非阳明中风，不应汗出而曰反也。盖因阳明伤寒条下，有几几无汗恶风，故此曰反汗出也。

①【医理探微】

太阳病兼项背强几几证，大多是无汗恶风，这是因为太阳经脉循行在脊背之间，风寒外束，太阳经脉阻滞，经气不利的缘故。本条却见汗出恶风，故用一“反”字以资区别。项背强几几与阳明无涉，避开背强，却大谈颈属阳明，实在牵强之至。临床实践证明，葛根用于项背强有特殊效果，离开实际去侈谈归经，是不恰当的。

桂枝加葛根汤方

葛根四两　**桂枝**三两　**芍药**二两　**生姜**三两　**大枣**十二枚，擘　**甘草**二两上六味，以水一斗，煮取三升，去滓，温服一升，如桂枝汤法。

于桂枝汤方内，加葛根三两，余依桂枝汤法。

【辨误】按太阳阳明几几证二条，其治反汗出恶风，既名之曰桂枝加葛根矣。无汗恶风者，乃伤寒初入阳明，故仍用麻黄汤之汗泄，而加入葛根，以解阳明初入之经邪。本当名之曰麻黄加葛根汤，两方并峙，则风寒各异，自无交互舛错之病矣。不意但名之曰葛根汤，其名义稍觉模糊，致后之昧于理者，搅乱错杂，以桂枝汤中之芍药，误入有麻黄之葛根汤中。芍药乃敛阴收汗之药，岂宜用之于无汗恶风之伤寒。至以葛根汤中之麻黄，误入桂枝加葛根汤中，岂反汗出者之所宜。况太阳中风本自汗出，阳明又多自汗，宁可更用麻黄又发其汗乎？恐不止于津液枯竭，而有亡阳之祸矣。前注皆失于觉察，相沿传习，其害有不可胜言者，故特拈出，以辨千载之误。

阳明病，脉浮而紧者，必潮热，发作有时。但浮者，必盗汗出。

邪在太阳，以浮紧为寒，浮缓为风。在阳明则紧为在里，浮为在表，脉浮而紧者，言浮而且紧也，谓邪虽在经。大半已入于里也。邪入于里，必发潮热，其发作有时者，阳明气旺于申酉，故日晡时潮热也，潮热则已成可下之证矣。但脉尚兼浮，则为表邪未尽，犹未可下也。若但浮者，风邪未全入里，其在经之邪未解，必盗汗出也[①]。阳明本多汗多眠，故有盗汗。然不必阳明始有盗汗，如太阳上篇脉浮而动数，因自汗出之中风，即有盗汗。盖由目瞑则卫气内入，皮肤不阖，则盗汗出矣。此示人当以脉症辨认表里，未可因潮热而轻用下法也。

阳明病，但头眩，不恶寒，故能食而咳，其人必咽痛。若不咳者，咽不痛。

但头眩者，热在上也。不恶寒，即阳明篇首所谓“不

①【医理探微】

首先提出阳明病，已经明确交代在里热实证的基础上，见到脉象浮而紧，浮因热盛，紧为邪结，是热盛燥结的征象。如果但见脉浮，标志着有热无结，阳明热势盛于外，寐时阳气入阴，在外的卫气不至，在里的阳热更甚，于是热迫津液外泄而为盗汗，故据脉浮推断必盗汗出。

恶寒反发热”之义也。能食，阳明中风也。咳者，热在上焦而肺气受伤也。中风之阳邪壅于上焦，故咽门必痛也。若不咳者，上焦之邪热不甚，故咽亦不痛。此条纯是热邪，当与阳明中寒之不咳不呕，手足不厥，头不痛一条，两相对待，盖示人以风寒之辨也。

脉浮发热，口干鼻燥，能食者则衄。

脉浮发热，邪在表也。口干鼻燥，阳明之脉，起于鼻之交頞中，下循鼻外，上入齿中，还出挟口环唇，下循喉咙，入缺盆。《热论》云：阳明主肉，其脉挟鼻络于目，故身热目疼，而鼻干不得卧也。能食者，阳明中风，热邪能杀谷也。阳明郁甚，不得汗泄，逼血妄行而出于上焦清窍也。

阳明病，口燥，但欲漱水不欲咽，此必衄。

口燥者，热在上也。但欲漱水不欲咽者，邪热未入于胃也。若热邪入胃，则必渴欲饮水。今但漱而不欲咽，是邪未入里，阳邪独盛于上，故迫血妄行而上溢，所以必衄也。

若渴欲饮水，口干舌燥，白虎加人参汤主之。

承上文言不但口燥，若口干舌燥，且渴欲饮水者，方是邪热归胃，胃中热燥而津液枯涸也。当清胃热而滋养其津液，故以白虎加人参汤主之。

若脉浮发热，渴欲饮水，小便不利者，猪苓汤主之。

脉浮发热，太阳表邪犹未解也。渴欲饮水，当属胃热。若渴欲饮水而小便不利者，仍是足太阳膀胱之里证，非胃中热燥也[①]。盖膀胱为州都之官，津液藏焉，太阳热邪归腑，则热聚膀胱，气化失常，下焦之气液不得上腾，故渴欲饮水。下焦之地气既不得升，则上焦之肺气不降，是无高源之水矣。《水热穴论》云：肾为本而肺为末。膀胱者，肾之府也，本末不相通，故渴而小便不利也。若邪气止在太阳一经而内犯膀胱者，仲景必以五苓散治之矣。

①【医理探微】

本证与白虎加人参汤证颇似相近，论中并举于此，寓有鉴别诊断的重要意义。二证均有发热，渴欲饮水。但一是大渴大汗，小便通利，纯属热盛津伤，所以用白虎加人参清热生津；一是小便不利，而无大汗出，不但热邪伤阴，而且兼有水气，所以用猪苓汤滋阴清热利水。

若太阳上篇之中风发热，六七日不解而烦，渴欲饮水，水入则吐者；又如太阳中篇发汗已，脉浮数烦渴者；又如本以下之故，心下痞，与泻心汤痞不解，其人渴而口燥烦，小便不利者，皆以五苓散主之。此条因是太阳阳明兼证，且阳明乃两阳合明，至阳之腑，又中风而非中寒，故不宜用桂。但以猪苓汤渗泄膀胱之热邪，使阴阳升降，气液通行，邪可分消矣。

猪苓汤方[①]

猪苓去皮　茯苓　阿胶　滑石嫩者，研细　泽泻以上各一两

上五味，以水四升，先煮四味取二升，去滓，纳阿胶，烊消，温服七合，日三服。

猪苓及茯苓泽泻，义见五苓散论中。滑石者，十剂中之通剂也。李时珍曰：滑石利窍，不独小便也，上能利毛腠之窍，下能利精溺之窍。盖甘淡之味，先入于胃，渗走经络，游溢精气，上输于脾。肺为水之上源，下通膀胱，津液藏焉，气化则出，故滑石上能发表，下利小便，为荡热燥湿之剂。阿胶乃济水之伏流，阴水也，能清肺益阴，用此水以搅浊水则清。盖济水质清而性重，其性趋下故也。成氏谓阿胶之滑以利水道，不知何所考据。

阳明病，汗出多而渴者，不可与猪苓汤，以汗多胃中燥，猪苓汤复利其小便故也。

阳明病，法当多汗。若汗出多，则胃中之津液已外泄矣，其渴固所宜然。且又无小便不利之证，故不可与猪苓汤，何也？以汗出既多，则胃中之津液枯燥，若更与猪苓汤复利其小便，是又下竭其津液矣，焉得不为脾约乎？当滋其津液，渴自止矣。

病人烦热，汗出则解，又如疟状，日晡所发热者，属阳

①【案例犀烛】

高某，女性。患慢性肾盂肾炎，因体质较弱，抗病功能减退，长期反复发作，经久治不愈。发作时有高热、头痛、腰酸、腰痛、食欲不振、尿意窘迫、排尿少，有不快与疼痛感。尿检查混有脓球、上皮细胞、红细胞、白细胞等。尿培养示：有大肠杆菌。中医诊断：属淋病范畴。此为湿热侵及下焦。治宜清利下焦湿热，选张仲景《伤寒论》猪苓汤。猪苓12克，茯苓12克，滑石12克，泽泻18克，阿胶9克（烊化兑服）。水煎服6剂后，诸症即消失。（摘自《岳美中医案集》，作者岳美中）

按语：该患者长期患病，体质较弱，当有肾虚之证，正虚邪恋，所以久治不愈。出现高热、头痛、腰酸痛、食欲不振、尿急少而痛，辨为肾阴虚膀胱湿热内蕴之证。治疗上当攻补兼施，用猪苓汤原方，滋养肾阴、清利湿热，方证对应，切中病机，故6剂而愈。

明也。脉实者宜下之，脉浮虚者宜发汗，下之与大承气汤，发汗宜桂枝汤。

此亦太阳入阳明之辨证法也。言病人烦热，至汗出而后解者，又或如疟状，必至日晡时发热者，即潮热也。如此，则邪气已属阳明矣。然表里之分，当以脉辨之，若按其脉而实大有力者，为邪在阳明之里而胃实，宜攻下之。若脉浮虚者，即浮缓之义，为风邪犹在太阳之表而未解，宜汗解之。谓之浮虚者，言浮脉按之本空，非虚弱之虚也。若虚弱则不宜于发汗矣，宜详审之。脉实者下之，以其胃热，故宜与大承气汤。浮虚者汗之，以其风邪未解，故宜与桂枝汤[①]。

阳明病，脉浮而紧，咽干口苦，腹满而喘，发热汗出，不恶寒，反发热，身重。若发汗则燥，心愦愦，反谵语。若加烧针，必怵惕烦躁不得眠。若下之，胃中空虚，客气动膈，心中懊侬，舌上苔者，栀子豉汤主之。

脉浮为邪在阳明之经，紧则入于里矣，解见上文第十三条。胃开窍于口，咽则胃之门户也，邪热在胃，故咽燥口苦而腹满也。喘者，腹满而胀，气不得息，非肺家之痰喘，即《阴阳应象论》所谓身热喘粗也。发热汗出，阳明表证也。不恶寒反恶热，邪入阳明之本症也。腹满身重，本属太阴。《经》云：脾胃以膜相连，邪热在胃，阳明胃腑受病，则太阴脾土亦病，故身重也。表里皆有邪，若治其表，而以辛温发汗，则亡津液而胃中热燥，必使心神愦愦，反增谵语。若以烧针取汗，则阳邪受火，愈增煽动，故心神为之怵惕惊恐。阳盛而烦，阴虚而躁，故不得眠也。若下之，则表邪未解，里邪未实，徒伤胃气。曰胃中空虚者，非谓胃中之水谷尽出，乃胃中之阳气空虚也。正气虚而客邪动于膈间，故心中懊侬。懊侬者，若有所忧闷悔恨然也。但言舌上苔而不言其色与状者，以意揆之，当是邪初入里，胃邪未实，其色犹未至于黄黑焦紫，必是白中微黄

①【医理探微】

从整个病情来看，本条颇近似太阳阳明并病，正当表里传变之际，所以有偏表偏里的差异，有宜汗宜下的不同。其审证关键主要是脉象的虚实。脉实者里必实，所以宜大承气汤，攻其里实。脉浮虚者，表证未罢，里虽实而未甚，所以宜桂枝汤和营解表。本证也可以说是表里同病而里不虚，原则上是先表后里，所以应当先解表而后攻里。解表发汗用桂枝汤，只是举例而言，不必拘泥。脉实可予大承气汤，也是举例而言，仍当根据病情的轻重缓急，选用三承气汤。

耳。邪气初入，既不可汗下，而烧针又非阳邪所宜，邪在膈间，治无他法，不得已而用高者越之之法，故以栀子豉汤主之。

阳明病下之，其外有热，手足温，不结胸，心中懊侬，饥不欲食，但头汗出者，栀子豉汤主之。

虽误下之，而外仍有热，是邪气犹在外也。四肢为诸阳之本，而禀气于胃，误下之而手足尚温，是胃气未伤而邪未入阴也。不结胸，邪未尽陷也[①]。心中懊侬，饥不能食，但头汗出者，热客胸中，虚邪搅扰于膈间也。头为诸阳之会，阳邪郁蒸于上，阴阳之脉络不得相输，故但头汗出而身无汗，所谓齐颈而还也，当用栀子豉汤以吐胸中之邪，吐则并可得汗而解外也。

①【注文浅释】

不结胸，指没有心下痞硬疼痛等证，也就排除了结胸证。因为心中懊恼，但头汗出，也可见于结胸证。因此，不结胸在这里颇有鉴别诊断意义，不可忽视。

阳明中风，口苦咽干，腹满微喘，发热恶寒，脉浮而紧，若下之，则腹满小便难也。

口苦咽干，腹满微喘，即上文咽燥口苦，腹满而喘也。脉浮而紧，亦与上条同义。上文发热汗出，不恶寒而反恶热。

邪入阳明已深，以其经邪未解，故不可下。此条尚发热恶寒，则知太阳之经邪亦未解也，庸可下乎？若早下之，则胃气空虚，表邪陷入而腹更满，阳气虚损，三焦不运，气化不行，津液不流而小便难矣。

阳明中风，脉弦浮大而短气，腹都满，胁下及心痛。久按之，气不通，鼻干不得汗，嗜卧，一身及面目悉黄，小便难，有潮热，时时哕，耳前后肿。刺之小差，外不解。病过十日，脉续浮者，与小柴胡汤。脉但浮无余证者，与麻黄汤。若不尿腹满加哕者，不治。

脉弦，少阳风木之邪也。浮为风邪在表，大则阳明热邪在里矣。腹满，阳明里证也。腹都满，言遍腹皆满也。满甚而气不得通，故短气也。胁下及心痛，即少阳篇所谓胸胁满痛也。少阳之脉合缺盆，下胸中，贯膈络肝属胆，循胁里，故胁下及心胸间皆痛也。久按之气不通者，言不按已自短气，若久按之，则气愈不通，盖言其邪气充斥也。鼻干，阳明之脉络于鼻也。邪入阳明，法多汗，不得汗，则阳明之经邪，愈不得泄矣。嗜卧，阳明里邪也。盖邪在阳明之表，则不得卧；邪在阳明之里，则嗜卧也。一身及面目悉黄，因不得汗泄，热邪不能发越，而阳明瘀热在里故也。小便难者，邪热闭塞，三焦不用，气化不行也。若小便利，则不能发黄矣。潮热，阳明里实也。时时哕者，邪热伤胃，胃气不通，气逆而作呃忒也。耳前后肿，虽三阳之脉络皆至耳，阳明之脉，已见前第十二条。然少阳之脉起于目锐眦，上抵头角，下耳后，其支者从耳后入耳中，出走耳前，风热上壅，故前后皆肿也。刺之小差者，刺少阳阳明之络，则热邪暂泄，经气稍通，故肿处小差也。里证如此深重，则外证亦可以已矣。若外证犹未解者，是邪未尽入也。[①]病情至此，其脉当不浮矣，既有外证未解，病过十日，而其脉续见浮者，则阳明里邪，有向外复出之机，重归少阳之经，故与小柴胡汤和解之，以引出其半表半里之邪。若脉但浮，浮为邪气在表，且从前诸余症悉无者，是邪尽还表，复出太阳营卫之间矣，治之无难，一汗而愈矣，故重与麻黄汤。然治中风而以麻黄汤者，以邪气重大深入，致腹满发黄，潮热不得汗小便难之剧证，非复桂枝汤可啜粥汗解之症矣。况阳明本应多汗，今不得汗而脉浮，故以麻黄汤发其汗，经所谓开腠理，致津液，通气也。若邪不复外出而郁于里，则大气不得升降，津液不得流行，而三焦之气化绝，故不尿。中气闭塞而腹满甚，胃阳败绝而加哕者，乃必死不治之证，故无治法也[②]。

①【注文浅释】

从“外不解”三字，是知针刺后里热已解，外与里相对而言，非指太阳之表不解。如少阳之外证未解，当和解少阳，虽病过十日，亦需用小柴胡汤治疗。从“脉但浮……用麻黄汤”来对证，则该证除了脉浮外，当尚有其他少阳见证。

②【注文浅释】

腹满加哕，甚于时时哕，是中土已败。《素问》云“病深者，其声哕”，所以为不治之候。

中风脾约

太阳阳明者，脾约是也。

太阳阳明者，言病在太阳，无论中风伤寒，因误治失治而传入阳明，或已传阳明而太阳证犹未罢者。若发汗，若下，若利小便，亡津液而胃中干燥，大便难者，遂为脾约也。脾约以胃中之津液言，胃无津液，脾气无以转输，故如穷约而不能舒展也。《经脉别论》云：饮入于胃，游溢津气，上输于脾，脾气散精，上归于肺，通调水道，下输膀胱，水精四布，五经并行。《阳明脉解》云：脾病不能为胃行其津液，四肢不得禀水谷气，气日以衰，盖水谷入胃，脾主为胃行其津液，散精四布，以滋养灌溉夫一身内外者也。若汗吐下及利其小便，竭其胃中之精液，使脾气无精气可散，绝上下之转输，而为屯膏之吝，故谓之约。所谓脾约者，非但下文浮涩相搏，方谓之脾约也。历来注家，但见此条中有其脾为约句，皆指以为脾约，其余无此句者，遂不晓矣。不知凡太阳阳明证，不论中风伤寒，因误吐误汗误下，及利其小便，致胃中津枯而大便难者，皆谓之脾约，非独麻仁丸一条而已也。故成注云：如论中之太阳病，若吐若下若发汗后，微烦，小便数，大便因硬者，与小承气汤，即是太阳阳明脾约病也。观此，则知正阳阳明乃热邪宿垢实满于胃，故曰胃实而有荡涤之剂；太阳阳明因胃中津液枯燥，脾气无精可散，肠胃枯涩，故曰脾约，所以仅有和胃润燥之法。义详下文其脾为约句下辨误中，此不多赘。但看胃实与脾约二义，一责之脾，一责之胃，命名立义，泾渭迥殊，宁可混为一例邪？

太阳病，寸缓关浮尺弱，其人发热汗出，复恶寒，不呕，[①]但心下痞者，此以医下之也。其不下者，病人不恶寒而渴者，此转属阳明也。小便数者，大便必硬，不更衣十日，无所苦也，渴欲饮水，少少与之，但以法救之。渴者宜五苓散。

缓浮弱，皆言脉之虚也。寸为气口，缓则胃气虚。关主中州，浮则无力，乃脾土弱也。尺为命门，弱则真阳衰矣。皆误下所致，乃下截医下之之张本也。发热汗出复恶汗者，太阳中风之表证犹未除也，不呕则邪未入少阳。

①【注文浅释】
寸缓关浮尺弱，相当于阳浮阴弱，是太阳中风证的脉象。发热汗出而又恶寒，是太阳中风的主证。不呕，是胃和无病，这一系列脉证，太阳表虚证无疑。

且胸为太阳之分，不呕则邪不在胸，因邪陷入里，故但心下痞也。若此者，皆以表邪未解之时，为医误下之所致也。如其未经误下者，必无邪陷之变，病人不恶寒而渴者，此太阳之邪转属阳明也。若更小便数，则津液下渗，故知大便必硬。然以小便数，又知其里无大热，不过因汗出小便数，以致津液枯燥而成脾约耳。里无热邪，但有宿食，虽不更衣十日，无所苦也。若渴欲饮水，乃胃中津液少，非胃热也，当少少与之，以润其涸燥，多则恐无热以消之也。但以法救之句，所包者广，非一法也。如坏病所谓随证治之，以法治之之意也。若不大便，则以小承气汤和胃；若津液虚竭，则以白虎加人参汤救津液之类，皆救法也，当因时制义可也。渴用五苓散，曰宜而不曰主之者，谓可用则宜用也。言假如既非阳明热实之证，渴欲饮水而水不能止其渴，非胃热也。如太阳上篇大汗出，胃中干，烦燥不得眠，欲得饮水者，少少与之，胃和则愈矣。若饮水不止，当仍是太阳之邪内犯膀胱，下焦气化不行，不能蒸腾其气液，上升而为津唾，故渴也，所以宜五苓散[①]。

阳明病，本自汗出，医更复发汗。病已差，尚微烦不了了者，此大便必硬故也。以亡津液，胃中干燥，故令大便硬，当问其小便日几行，若本小便日三四行，今日再行，故知大便不久出。今为小便数少，以津液当还入胃中，故知不久必大便也[②]。

言脾约本因津液枯竭，非热邪燥结可比，未可轻下，更伤元气也。病在阳明，本自汗出，医更重发其汗，病虽已差，尚微觉烦闷，其语言神志，若有所不了了者，此内中大便必硬故也。无他，皆以汗出过多，内无津液，胃中干燥，遂为脾约，故令大便硬也。然且勿轻下，当问其小便每日几行，若本小便日三四行，今日仅再行，故知大便不久出，何也？今为小便较前日所行之数，已少其半，是下

①【临证薪传】

五苓散所治之渴，乃水停气不布津而津不上腾，所以用之以化气利水，气化则津得输布而渴止，并非真能消热回津，滋燥解渴。如用于燥热伤津的口渴，则不啻抱薪救火，不但不会生效，而且势必招致不良后果。

②【注文浅释】

根据本证机转，当然不可攻下，而应静以俟之。但是我们认为酌进滋液润肠方药，还是可以的。

焦之气，能蒸腾上行，津液当还入胃中，能自润其枯燥，故知不久必大便自出也。

阳明病，自汗出，若发汗小便自利者，此为津液内竭，虽硬不可攻之。当须自欲大便，宜蜜煎导而通之。若土瓜根及与大猪胆汁，皆可为导[①]。

言阳明病已自汗出，若又发其汗，小便又自利者，此为渗泄之极，使胃中之津液内竭。然大便虽硬，其小便自利，则知里无热邪，不可攻之。当须自欲大便而不可得，宜用蜜煎法导而通之。若土瓜根及大猪胆汁，皆可润导。

蜜煎导法[②]

白蜜七合，一味入铜铫中，微火煎老。试其冷则硬，勿令焦，入猪牙皂角末少许，热时手捻作梃，令头锐根凹，长寸半者三枚。待冷硬，蘸油少许，纳谷道中。其次以锐头顶凹而入，三枚尽，以布着手指抵定。若即欲大便，勿轻去，俟先入者已化，大便急甚，有旁流者出，方去手，随大便出。

猪胆导法

极大猪胆一枚，用芦管长三寸余，通之，磨光一头，以便插入谷道。用尖锋刀刺开胆口，以管插入胆中，用线扎定管口，抹油，捻入谷道，插尽芦管，外以布衬手，用力捻之，则胆汁尽入，方去之。少顷，大便即出。

阳明病，其人多汗，以津液外出，胃中燥，大便必硬，硬则谵语，小承气汤主之。若一服谵语止，更莫复服。[③]

此条虽无小便自利之津液下走，然汗多则津液之枯，一也，故胃中燥，大便必硬而为脾约也。至硬则谵语，比前不同矣。前大便虽硬，皆未谵语，此独谵语者，以胃中少有热邪，导法止入谷道，不由胃中而下，不能逐热，故以小承气汤和之。所以一服谵语止，即禁止之曰更莫复服，盖以些小实热，不须峻下，故中病即止。恐复服则再伤津液，损坏元气，所以叮咛戒谨如此。

①【临证薪传】

这种便秘没有腹满痛、潮热等证，故不宜用承气汤攻下，而当用蜜煎方以外导。但使用本方，最好是在大便欲解而又解不出来的时候，才能事半功倍。文中提出“当须自欲大便”，确实为经验之谈。外导的药物不仅蜜煎一方，所以又举出土瓜根及大猪胆汁皆可为导，一个外导法列举三张方剂，既符合随宜取用的原则，同时也体现了仲景博采众方的精神。

②【案例犀烛】

许叔微治艾道先，染伤寒近旬日，热而自汗，大便不通，小便如常，神昏多睡，诊其脉长大而虚，予曰：阳明证也。乃兄景先曰：舍弟全似李大夫证，又属阳明，莫可行承气否？予曰：虽为阳明，此证不可下，仲景阳明自汗，小便自利者，为津液内竭，虽坚不可攻，宜蜜兑导之。作三剂，三易之，先下燥粪，次泄溏，已而汗解。（摘自《伤寒九十论》，作者许叔微）

按语：此证热而自汗，大便不通，小便如常，神昏多睡，很似承气证，但脉长大而虚，津液内竭，决定以蜜煎外导，从而获得预期效果。假使不辨虚实，投承气等攻下剂，其后果就很难设想了。

③【临证薪传】

这种谵语是因硬便所致，所以治宜下法。不过，燥结的程度尚不太甚，因而不宜用峻攻的大承气汤，只需小承气汤和其胃气。至于若一服谵语止者，更莫复服的医嘱，也不可忽视，这是告诫凡用攻邪之剂，中病即止，即使是小承气汤也是如此。

发汗多，若重发汗者，亡其阳，谵语脉短者死，脉自和者不死。

夫阳者，气也。汗者，营血中之阴液也。阳气鼓动，阴液外泄而为汗。阴液外泄，则阳气随之而散亡矣。此言太阳受病之时，已多发其汗，若邪转阳明，又重发其汗，发之不已，以致阳气随汗而丧亡，故曰亡其阳。神者，阳之灵也，阳亡则神散而不守；阴者，胃中之津液也，汗多则阴竭而胃燥，故谵语也。脉者，气之先，血之府也。脉之动，阳气鼓之也。阳亡阴竭，故脉短促而死也。但言亡其阳而不及阴者，重阳气也。其独重阳气者，何也？盖无阳则阴无以生也。若汗虽多而脉自和者，则真元未散，阳气犹未亡也，故曰不死。虽云不死，然亦危矣。

脉浮而芤，浮为阳，芤为阴，浮芤相搏，胃气生热，其阳则绝。

此二条，总结上文汗下，及利小便，亡津液而致脾约之见证也。浮为阳邪盛，芤为阴血虚。搏，聚也。浮芤并见，故曰浮芤相搏。阳邪盛则胃气生热，阴血虚则津液内竭，故其阳则绝。绝者，非断绝败绝之绝，言阳邪独治，阴气虚竭，阴阳不相为用，故阴阳阻绝而不相流通也，即《生气通天论》所谓阴阳离决，精气乃绝之义也。注家俱谓阳绝，乃无阳之互词，恐失之矣。

趺阳脉浮而涩，浮则胃气强，涩则小便数，浮涩相搏，大便则难，其脾为约[①]，麻仁丸主之。

趺阳，足趺上动脉也，又名冲阳，胃脉也。浮为阳脉，趺阳浮，则阳邪入胃而胃中热，故曰胃气强，非胃阳之正气强也。涩为阴脉，趺阳涩，则津液热燥而小便短数，故云小便数，非气化行而津液多之频数也。浮涩两相搏聚，则知胃气热而津液枯矣，所以大便难而其脾为约也。所谓脾约者，胃无津液，脾气无精可散而穷约也。脾既无精可散，胃终热燥而大便难，故当以通肠润燥为治，而以麻

①【医理探微】
脾约证便秘，既有别于单纯热结，也不同于单纯津液亏虚，所以既不可单用苦寒泻下，也非单用滋阴润肠所能为力，而宜用兼有润肠泻下两方面作用的麻子仁丸。由此可以断言，解释脾约证的病理机转只强调任何一个方面都是片面的。

仁丸主之[①]。

麻仁丸方[②]

麻子仁二升　杏仁一升　芍药半斤　厚朴一斤　枳实半斤　大黄一斤

上六味，为末，炼蜜为丸桐子大，饮服十丸，日三服，渐加以和为度。

麻仁味甘而润。李时珍云：麻仁阿胶之属，皆润剂也。杏仁苦辛油滑，皆润燥之剂。芍药酸收，所以益阴而敛津液也。厚朴辛温，下气而宽中。枳实味苦，能破结利气。大黄苦寒下泄，而能荡除实热，药物虽峻，实和胃之法也。观蜜丸则其性滞缓，分服则力小而绵，饮服则又和之矣。又云未效渐加，以和为度，则进步舒缓，此所以为和胃润燥之剂欤？

【辨误】脾约一证，成注谓俭约之约，又为约束之约。《内经》曰：饮入于胃，游溢精气，上输于脾，脾气散精，上归于肺，通调水道，下输膀胱，水精四布，五经并行，是脾主为胃行其津液者也。今胃强脾弱，约束津液，不得四布，但输膀胱，致小便数，大便难。愚谓胃强脾弱之说，固属误谬，而约束津液，不得四布之论，尤背经旨，何也？脾气既弱，岂反能约束胃中之津液邪？况津液既不得四布，岂能但输膀胱？太阴阳明论云：四肢皆禀气于胃，而不得至经，必因于脾，乃得禀也。今脾病不能为胃行其津液，四肢不得禀水谷气，气日以衰。以此推之，则胃中之津液，必待脾气散精，而后津液通行。若云脾弱而不能为胃行其津液则可，若云胃强脾弱而约束津液则不可。曾不知津液本在胃中，脾气既弱，岂胃强而反自为约束乎？《条辨》亦云胃强则脾弱，脾弱则不能为胃行其津液以四布，使得偏渗膀胱而为小便数，致大便干而为胃实，犹反

①**【临证薪传】**

本方虽是润肠缓下之剂，但仍兼破结行滞之品。老人或久病，津枯血燥和内无邪热的便秘，还应审慎使用。

②**【案例犀烛】**

徐，能食，夜卧则汗出，不寐，脉大，大便难，此为脾约。处方：麻仁丸一两，作三服，开水送下。（摘自《经方实验录》，作者曹颖甫）

按语：胃中有热，则能食，脉大；邪热扰阴，则夜卧汗出而不寐；脾阴不足，则肠燥大便难。见证虽与条文所述不尽相同，但胃强脾弱的病机则完全一致，所以亦用麻子仁丸。

被胃家约束而受制，故曰脾约。[1]方论虽与成氏无异，然偏渗膀胱之说，尤属不经。不思经文本云脾气散精，上归于肺，然后能通调水道，下输膀胱，水精四布。既云脾弱不能为胃行其津液以四布，又云使得偏渗膀胱而为小便数，然则偏渗之路，又何途之从，而能使小便数邪？《尚论》因反被胃家约束而受制之说，故设门人问云：以胃强脾弱，不能为胃行其津液，一如懦夫受悍妻之约束乎？喻氏答云：仲景但云胃强，未说脾弱。所谓胃强，正因脾之强而强。盖约者，省约也。脾气过强，将三五日所受之谷，省约为一二弹丸而出，是脾气过燥，故令大肠之津液日渐干枯，所以大便为难也。岂脾弱不能约束胃中之水，反能约束胃中之谷邪？若必传会前人，而以脾约为脾弱，将指杀妻之吴起为懦夫乎？观前人议论，大约雷同，而喻氏独能立异，似乎识见不同，然其实皆非也。其“但云胃强，未说脾弱”二句，最为精当。若云胃强，正因脾之强而强，遂云脾气过强，又太过之词也。不知仲景但云胃气强，亦未云脾气过强。但云亡津液，胃中干燥，亦未云脾气过燥。凡此之类，悉非仲景之旨，皆过情之论也。夫脾约原非脾弱，所以仲景不责之脾，但责之胃，故独云趺阳脉浮而涩，浮则胃气强，涩则小便数。即上文浮为阳，芤为阴，浮芤相搏，胃气生热之义也。盖趺阳，胃脉也。所谓浮者，非邪气在表之浮也，以趺阳之脉，但主胃气，不主表邪故也。所以浮则为胃中之阳邪有余，芤则为胃中之阴液不足。浮芤之脉，并见于趺阳一部，使阴阳偏胜偏枯，失亢害承制之道，所以胃气生热，故曰胃气强。谓之强者，非胃阳之真气强，乃热邪在胃而强也。涩则小便数者，胃不能藏津，脾不得散精，胃中枯燥，水精不得四布，故不能下输膀胱，故小便短促而频数也。数则胃中之津液愈竭而阴气大亏，所以趺阳脉涩，然非因脉涩而致小便数也，小便数则脉涩矣。此仲景倒用之文，后学惑焉，故不能解耳。惟

①【注文浅释】
趺阳脉转候脾胃，趺阳脉浮，为胃中有热，胃气亢盛，故脉应之而浮；涩为脾阴不布，故脉应之而涩。胃强脾弱，则弱者受强者之约束，而气馁不用，因此，脾失转输，津液不能四布，而但输膀胱，所以小便数而大便干硬。

不能解，所以止晓麻仁丸之一条，有“其脾为约”四字，便独认为脾约，此外更不知有脾约矣。不思仲景云太阳阳明者，脾约是也。以一句而总该太阳阳明一篇之义，其旨甚广，岂独指浮涩相搏之一证乎。若推脾约之义，胃气非必真强，脾亦何弱有，但因汗吐下，及利小便之后，胃中枯燥，已无津液，脾虽不弱，有何精气之可散，津液之可行，故困约而不能舒展其运用，犹巧妇不能作无米之炊耳。非脾病而不能为胃行其津液也，以胃无津液可行，如穷约之状耳。岂胃气真强，脾气真弱哉？是以太阳阳明篇首，即有太阳入阳明之文曰：太阳病，若发汗，若下，若利小便，此亡津液，胃中干燥，因转属阳明，不更衣内实大便难者，此名阳明病也。又云脉阳微而汗出多者为太过，阳脉实而发其汗，汗出多者亦为太过。太过为阳绝于里，亡津液，大便因硬也。又云：太阳病，若吐若下若发汗，微烦，小便数，大便因硬者，与小承气汤和之愈。又太阳病，寸缓关浮尺弱，其不下者，病人不恶寒而渴者，此转属阳明也。小便数者，大便必硬，不更衣十日，无所苦也。又云其热不潮者，未可与承气汤。若腹大满不通者，可与小承气汤微和胃气，勿令大泄下。凡此诸证，皆亡津液而大便难，无大实热之脾约证也。所谓大便难，非不大便也，盖欲出而坚涩不得出也。其他虽有不言亡津液而大便难者，亦皆论太阳邪入阳明之故，汇合而成太阳阳明篇也。若但以麻仁丸一症为脾约，岂能尽合仲景通篇立名之义乎？至若太阳阳明之脾约，与少阳阳明之胃中燥烦实，大便难者，实为相近，盖太阳以误汗误下，且利其小便，故令胃中干燥空虚而邪气入胃，虽无大热实，而亦必以小承气和之麻仁丸润之也。少阳亦禁汗下，若妄汗下之，且利其小便，故令胃中燥烦实，大便难，亦是邪气入胃。仲景不言治，而其法可类推矣。奈何《尚论》必以为不可触类而推，又设难以为热邪必自太阳而阳明，阳明而少阳，必待日久而后津液受烁，大便方难。其邪在太阳，未入于胃，何得津液即便消耗？持论如此，是太少毕竟不相连属，则太少两经之合病并病何来？太阳之邪未入胃，则太阳阳明之名义安在？若曰津液不当即耗，岂忘却篇首之若汗若下若利小便之亡津液，胃中干燥之语邪？又谓脾约之症，乃未感之先，其人素惯脾约，故邪未入胃而胃已先实，此论尤为背理。仲景为天下后世立法，安肯因平素燥结之人，遂立伤寒误治之太阳阳明脾约一例邪？总因但晓浮涩相搏之一症为脾约，犹未协通篇立法之旨耳。

阳明伤寒

阳明病，脉浮无汗而喘者，发汗则愈，宜麻黄汤。

邪在太阳之表，则脉有浮缓浮紧之分，病有风寒营卫之别。若阳明之经，已在肌肉之分，营卫之内，以胃腑为里，故前以能食不能食辨别风寒，此亦不以紧缓为辨。但见脉浮，则知初入之邪，犹在太阳，无汗而喘，则知与太阳中卷之首条无异矣，故曰发汗则愈，宜麻黄汤。然此条脉证治法，皆寒伤营也。若无“阳明病”三字，不几列之太阳中篇，而仲景何故以阳明病冠之耶？盖以太阳中篇之第一条曰：恶寒体痛，脉阴阳俱紧者，名曰伤寒。其次条又曰：恶风无汗而喘者，麻黄汤主之。此条虽亦无汗而喘，然无恶风恶寒之证，即阳明所谓不恶寒反恶热之意，是以谓之阳明病也①。

太阳病，项背强几几，无汗恶风者，葛根汤主之。②

此与前阳明中风第十二条反汗出恶风相对待，前为中风之邪初入阳明而设，此因伤寒邪气初入阳明而设也。义在阳明中风条下，然项背强，无汗恶风，皆太阳经寒伤营之本证也。以才见几几一证，便是太阳寒邪已入阳明之经矣。以邪气初入阳明之一二，故以葛根汤主之③。

①【医理探微】

阳明病并非都是热实证，也有虚证、寒证。本条为阳明寒证兼表，不过不是自汗表虚，而是无汗表实罢了。虽然无汗而喘，肺卫闭郁，但闭郁尚不太甚，所以脉象但浮而不紧。既然是无汗表实，所以治宜麻黄汤发汗。

②【医理探微】

本条与桂枝加葛根汤证同是项背强几几，恶风，所不同处仅是汗之有无，彼证自汗，而本证无汗，所以前者用桂枝汤，仅加一味葛根；此证则更加入麻黄。从证候的性质来看，不管中风，还是伤寒，都属于风寒，所以不必强分，只须辨汗之有无，自汗用桂枝加葛根汤，无汗用葛根汤，就不会发生讹误。

③【临证薪传】

葛根汤有解肌发汗、升津舒筋的作用，不仅能治太阳经脉不利的项背强几几证，而且能治表邪内迫的下利证。葛根能鼓舞胃肠津液外达肌表，所以治疗项背强与下利都有良好的效果。

葛根汤方

葛根四两　麻黄三两　桂枝二两　芍药二两，后人误人　甘草一两　生姜三两　大枣十二枚

上七味，㕮咀，以水一斗，先煮麻黄葛根减二升，去沫，纳诸药，煮取三升，去滓，温服一升，覆取微似汗，不须啜粥。余如桂枝法将息，及禁忌。

葛根汤，即麻黄汤加入葛根也。因项背强，无汗恶风，纯是太阳伤寒表证，故仍以麻黄汤汗解其寒邪。然较之麻黄汤证不喘，故去杏仁。但以几几为颈项俱病，项虽属太阳，而颈已属阳明，是以知太阳寒邪，已经透入阳明疆界，故入葛根以解阳明初入之经邪也。李时珍曰：《本草十剂》云，轻可去实，麻黄葛根之属。盖麻黄为肺经专药，肺主皮毛，故可以发太阳之汗。葛根乃阳明经药，兼入脾经，脾主肌肉，故能解肌。二药皆轻扬发散，而所入则迥然不同也。辨误见前桂枝加葛根汤下。

伤寒呕多，虽有阳明症，不可攻之。

呕者，邪在胸膈。胸属太阳，故《伤寒》首条云：太阳病，恶寒体痛呕逆，脉阴阳俱紧者，名曰伤寒。若伤寒呕多，则太阳表证未罢，虽有阳明见证，未可轻下，下之必有变逆之患，故曰不可攻之[①]。

阳明病，心下硬满者，不可攻之，攻之利遂不止者死，利止者愈。

见证虽属阳明，而心下尚硬满。心下者，心之下，胃之上也。邪未入胃，尚结于胸膈之间，即太阳结胸之类也。虽属阳明，犹未离乎太阳也，故不可攻之。攻之则里虚邪陷，随其误下之势，利遂不止者，正气不守，真元暴亡，所以死也。即太阳篇之结胸证，脉浮大者不可下，下之则死，其义一也。若利止者，中气足以自守，真元不致

①【医理探微】

呕是少阳主证，虽有阳明不大便等里实证，但不可攻下。因呕多为病势上逆，同时也标志着正气有祛邪向上之势，治病必须顺其病势，不应逆其所治；否则，反致病变增重。本证呕多，可用小柴胡汤先治少阳，如果用下，也只能以大柴胡汤和解兼下。少阳阳明同治，绝不可选用大承气汤专攻里实。

骤脱，故邪去而能愈也。

脉阳微而汗出少者，为自和也，汗出多者为太过。阳脉实，因发其汗，出多者亦为太过。太过为阳绝于里，亡津液，大便因硬也。

浮候为脉之阳，沉候为脉之阴，微则经邪衰而表气虚，实则经邪盛而表气实。阳明证本多汗，中风又汗自出，故浮候之阳脉既微，则邪气已衰而汗出自少，少则津液不耗，正气不虚，故为自和也。若脉阳微，则表气已虚，若汗出多者，必亡津液而虚正气，故为太过。阳明证虽多汗，而伤寒亦可无汗，风邪盛者亦可发微汗，所以太阳阳明证中，有项背强几几，反汗出恶风者，用桂枝加葛根汤；无汗恶风者，以用麻黄之葛根汤主之，是皆发微似汗以解之也。故阳脉实者，因发其微似汗而邪气得解，足矣。若令汗出多者，亦为太过，凡此二太过者，皆足以泄卫阳而丧津液者也。何也？谷入于胃，胃中阳气，蒸腐水谷，其精华之清气，化而为营，行于脉中，变赤化血，所以滋养一身；谷之浊气，降于下焦，下焦之真阳，蒸腾其浊中之清气，是谓清阳之气，直达皮肤而为卫气，所以捍卫风寒，固密皮毛者也。汗出则阳气鼓动，阴液外泄，太过则胃中之阳气孤绝，故曰阳绝于里[①]。阳亢而津液消亡，使肠胃枯槁而大便因硬也。

伤寒四五日，脉沉而喘满。沉为在里，而反发其汗，津液越出，大便为难，表虚里实，久则谵语。

四五日，邪气入里之时也。在太阳则四五日，亦有表未解者。若脉沉则邪已内入而归里矣，故喘满也。满者，邪入于胃也。喘者，满而气促，非肺病也，所谓满则必喘也[②]。脉沉既为在里，而反发其汗，是病在里而反攻其表也。表既无邪，发汗则徒使津液外越，胃中干燥，遂成脾约，故大便难也。妄发其汗，则表气愈虚，津竭便难，则里邪更实，所以久则谵语也[③]。谵语皆由胃实，仲景虽未立

①【注文浅释】

这里的阳绝，就是阳气偏盛的意思。由于津液不足，致阳气偏盛，津伤阳盛，故而大便干硬不通。若是阴阳离绝，则危在顷刻，岂止大便干硬而已。

②【医理探微】

喘满证候，有因表邪敛束，有因里气壅塞。但表邪致喘必有恶寒发热等表证，里实之喘必有恶热便秘等里证。同时表证之喘满，其满在胸部，脉必浮；里证之喘满，其满在腹部，脉必沉。本证喘满脉沉，属里不属表可知，可是反用发汗剂以发其汗，以致津液外越，而肠中干燥，大便为难。

③【注文浅释】

本条纯属于里证，表虚是指误汗而汗出津液外越，里实是指肠中干燥而便难，所以预断病的发展趋势为久则谵语。

方，推其汗后津枯，表虚里实，大约亦如下文小承气和之而已。

伤寒十三日不解，过经谵语者，以有热也，当以汤下之。若小便利者，大便当硬而反下利，脉调和者，知医以丸药下之，非其治也。若自下利者，脉当微厥，今反和者，此为内实也，调胃承气汤主之。

邪气在表，至七日而六经已尽，至十三日而再经亦尽，故谓之过经。过经而谵语者，以邪入阳明之里，胃中有实热也，故当以汤下之。曰汤而不曰承气者，以上四句是起下文语，乃借客形主之词，故在所忽也。若小便利者，其水谷自别，津液下渗，大便当硬矣，而反下利，下利则脉不当调，今脉自调和者，非变症使然，知医以丸药误下所致也。以理推之，上截谵语而胃中有热，故当以汤下之。此因小便利，则里无大热可知。大便虽硬，无热不须峻下，当以调胃承气汤和胃，令大便微溏，足矣。不然，胆导蜜导法可耳，岂容以峻厉丸药下之邪？故曰非其治也。若不因误下而自下利者，脉当微厥。微厥者，忽见微细也。微厥则正气虚衰，真阳欲亡，乃虚寒之脉证也。今下利而脉反和者，此为内实。内实者，胃中本有实邪也。然内实则脉象亦当实大，而脉反和者，何也？盖不下利之内实，脉方实大，此以丸药误下，气已下泄，故脉仅得调和而不能实大也。内虽实而脉和，且小便自利，则里无大热，不须攻下，故以调胃承气汤主之①。调胃本云少少温服，以平胃实，胃和则愈矣。

太阳病，若吐，若下，若发汗，微烦，小便数，大便因硬者，与小承气汤和之。愈。

邪在太阳，无论桂枝麻黄，皆取微似汗而已。凡吐下发汗，皆足以伤胃气而损津液，令胃气空虚，虚邪入胃，故微烦也。微烦则里无大热，故小便频数，数则津液又从下竭，而气液不能上腾还胃，故大便因硬而成脾约也。以汗

①**【医理探微】**

调和与微厥是对脉象常与变的说明，乃是示人脉证合参的辨证方法，对于疑似难明的证候，尤其具有指导意义。尽管证实而脉象不虚，但既经误下，胃气难免受伤，自不宜再用峻剂，所以选用具有缓下作用的调胃承气汤。

吐下后，胃气已虚，津液已竭，且无大热，不必攻下，故与小承气汤，令微溏以和之，则愈矣。

阳明中寒

阳明病，脉迟，食难用饱，饱则微烦，头眩，必小便难，欲作谷疸。虽下之，腹满如故，所以然者，脉迟故也。

脉迟，中寒也。食难用饱，饱则微烦者，胃寒不化，强饱则满闷而烦也。头眩者，谷不腐化而浊气郁蒸也。必小便难者，寒邪在里，下焦无火，气化不行也。食既不化，小便又难，则水谷壅滞，所以欲作谷疸。谓之欲作，盖将作未作之时也。谷疸者，寒在中焦，胃不能化，脾不能运，谷食壅滞，中满发黄也。《通评虚实论》云：黄疸暴痛，五脏不平，六腑闭塞之所生也。此虽下之，腹满如故，不为少减者，皆以脉迟而寒邪在里，所以寒下无效也。《阴阳应象论》云：寒气生浊，热气生清。又云：浊气在上，则生䐜胀。若不温中散寒，徒下无益也。

阳明病，若中寒不能食，小便不利，手足濈然汗出，此欲作固瘕①，必大便初硬后溏。所以然者，以胃中冷，水谷不别故也。

①【医理探微】
燥屎阻结证与欲作固瘕证的寒热虚实截然相反，必然还具有其他许多不同的兼证。只要掌握一属燥热，一属湿寒的性质特点，还是不难区别的。

"若"字不必作"如"字解，若中寒不能食者，言阳明若为寒邪所中而不能食者，即前不能食者为中寒之义也。小便不利者，寒邪在里，三焦之气化不行也。濈然汗出，邪入阳明之本证也。手足濈然汗出，则又不同矣。《阳明脉解》云：四肢者，诸阳之本也。《灵枢·终始篇》云：阳受气于四末。太阴阳明论云：四肢皆禀气于胃。如下文阳明脉迟，有潮热而手足濈然汗出者，为大便已硬，此胃气实而手足濈然汗出也。此所谓手足濈然汗出者，以寒邪在胃，欲作固瘕，致四肢不能禀气于胃，阳气不达于四肢，卫气不固，故手足亦濈然而冷汗出也。寒邪固结，中气不行，所以欲作固瘕。固瘕者，寒聚腹坚，虽非石瘕肠覃，月令所谓水泽腹坚之意也。初硬后溏者，胃未中寒之时，中州温暖，尚能坚实。自中寒之后，胃寒无火化之功，三焦无气化之用，水谷不分，胃气不得坚实而溏也。故又申明其旨曰，所以然者，以胃中冷，水谷不别故也。

【辨误】注家以前人坚固积聚为谬，而曰大便初硬后溏，因成瘕泄。瘕泄，即溏泄也，久而不止，则为固瘕。愚以“固瘕”二字推之，其为坚凝固结之寒积可知，岂可但以溏泄久而不止为解。况初硬后溏，乃欲作固瘕之征，非谓已作固瘕，然后初硬后溏也。观“欲作”二字，及“必”字之义，皆逆料之词，未可竟以为然也。

阳明病，初欲食，小便反不利，大便自调，其人骨节疼，翕然如有热状，奄然发狂，濈然汗出而解者，此水不胜，谷气与汗共并，脉紧则愈[①]。

初者，阳明本经受病之初也。欲食，非能食也。仲景原云能食为中风，不能食为中寒，曰初欲食者，谓阳明受病之初，寒邪在经，尚未深入，胃气犹在，故欲食也。胃无邪热，小便当利，今小便不利，故曰反也。寒邪固闭，三焦不运，气化不行，故小便反不利也。若阳明热邪归里，大便当硬，今反自调，尤知无里热也。骨节疼者，在经之寒邪未解也。翕翕如有热状，寒气衰而阳欲复也。奄然发狂，郁伏之阳迅发，汗欲出而烦躁如狂也。翕然有热，奄然发狂，则阳回气润，阳蒸阴而为汗，故濈然汗出而寒邪得解也。水不胜，谷气与汗俱并，未详其义。或曰水者，津液也。谷气者，胃气也。水不胜者，津液不足以作汗也。脉紧则愈者，在太阳则紧为寒邪在表，在阳明则紧为里气充实。脉浮为邪气在经，紧则浮去而里气充实也。原其所以然之故，皆由寒邪郁滞，无阳气以蒸腾，则津液不得外达而为汗，故曰水不胜也。胃阳之谷气，既不能蒸津液而为汗，故谷气与汗共并而不得发泄也。《素问·评热论》云：人之所以汗出者，皆生于谷，谷生于精。今邪气交争于骨肉而得汗者，是邪却而精胜也，精胜则当能食而

①**【医理探微】**

脉紧则愈，是补充说明病将解时的脉象，指脉紧实有力，标志着正气不虚，足以驱邪外出，所以为愈候。切不可误认为是邪盛的脉紧，否则将无法索解，这正是脉证合参的特色，极有辨证价值。此外，讨论本证时，还有几点值得注意的地方：

一是本证的奄然发狂，乃正能胜邪，正气驱邪向外而正邪相争的反应，为汗解的先兆，绝不是病情恶化。对此必须有充分的认识，才不致临时慌乱。

二是本证骨节疼，翕翕如有热状，与太阳表证相似，但太阳表证必恶寒，为风寒外袭；本证没有恶寒，是水湿郁滞，所以不属太阳而属阳明。

三是本证与前条欲作固瘕证亦有相同之处，但前证是胃中寒，不能食；本证是胃和能食。前证是大便初硬后溏；本证是大便自调。因此，在病机上又截然有别了。

不复热。复热者，邪气也。汗者，精气也。以此推之，则人身之汗，皆生于胃中之谷气。精者，津液之谓也。谷生于精者，言津液乃谷气所化也。谷气者，胃中之阳气也。阳气胜，则能蒸津液而为汗，故为邪却而精胜。若寒邪胜，阳气不能蒸津液而为汗，故谓之水不胜也。谷气说见太阳上篇火劫第四条。

阳明病，不能食，攻其热必哕，所以然者，胃中虚冷故也，以其人本虚，故攻其热必哕。

不能食，阳明中寒也。攻其热者，以寒药治之也。哕，呃逆也。其所以然者，盖以阳明中寒，胃中虚冷故也。以其人平素胃气本属虚寒，而粗工浅智，妄拟为热，而以寒下之药攻之，致苦寒伤胃，令胃阳败绝而成呃逆难治之证也。

若胃中虚冷不能食者，饮水则哕。

言胃中虚冷而不能食者，胃脘之阳大衰，非但以寒攻热而致哕也，即以冷水饮之，则哕矣。

脉浮而迟，表热里寒，下利清谷，四逆汤主之。

此与少阴厥阴里寒外热同义。若风脉浮而表热，则浮脉必数。今表虽热而脉迟，则知阴寒在里，阴盛格阳于外而表热也。虚阳在外，故脉浮；阴寒在里，故脉迟，所以下利清谷。此为真寒假热，故以四逆汤祛除寒气，恢复真阳也[①]。若以为表邪而汗之，则殆矣。

阳明病，反无汗而小便利，二三日呕而咳，手足厥者，必苦头痛。若不咳不呕，手足不厥者，头不痛。

阳明本经受病，固当自汗出。即从太阳转入阳明者，亦当濈然汗出矣，此以无汗，故曰反也。其所以无汗者，寒在阳明之经也。小便利者，里无热邪也。二三日呕而咳，则知无汗在二三日之前矣。二三日前，即称阳明病，尤知其为阳明本经自入之邪，非太阳传经之邪矣。然邪由营卫而入，必假道于太阳而入，所以无汗也。一日无汗

①【注文浅释】
本条不仅下利清谷，而且脉迟，里虚寒证比较典型，所以虽有脉浮与发热的表证，却用四逆汤先救其在里之虚寒。

而小便利，至二三日呕咳手足厥者，寒邪入里也。呕者，寒邪深入而犯胃也。咳者，有声无痰之称，阴盛迫阳于上，肺气上逆而咳也。四肢为诸阳之本，《太阴阳明论》云：四肢皆禀气于胃。寒邪入胃，则阳气不充于四肢，致阴阳不相顺接而厥也。呕咳而厥，则阴邪纵肆，格阳于上，故虚火上浮而必苦头痛也[①]。若不呕不咳不厥，则无阴盛格阳之病，故头亦不痛也。

【辨误】此条与阳明中风之但头眩不恶寒，故能食而咳，其人必咽痛，若不咳者咽不痛之条，一寒一热，恰相对待。盖示人以辨证之法也，奈何注家以为无汗呕咳，手足厥者，得之寒因而邪热深也。不知厥阴条内之厥者必热，前热者后必厥，因是阴阳相半之经，故有厥深热亦深，厥微热亦微之论。所以又云反发其汗者，必有口伤烂赤之患，此条虽属阳明，实阳明中寒之证，并无热邪在里，岂可亦作此论。且又云若不咳不呕不厥而小便利者，邪热必顺水道而出。窃恐既有邪热在里，小便未必顺利，即使能利，邪热亦未必肯从小便而出。若曰不从汗少，偏从水道而出，吾不信也。成氏以伤寒寒邪内攻立论，方氏以寒胜为解，当亦不甚相远也。

阳明病，法多汗，反无汗，其身如虫行皮中状[②]者，此以久虚故也。

邪在阳明，于法当多自汗，今反无汗，而身如虫行皮中状者，皆由寒邪郁于肌腠之间，不得发泄故也。此无他，不过因元气素虚，无阳气以鼓泄其阴液以为汗，使邪气欲出而不得之所致也。

食谷欲呕者，属阳明也，吴茱萸汤主之。得汤反剧者，属上焦也。[③]

此所以辨太阳阳明之疑似也。食谷欲呕，似乎阳明中寒之不能食，故曰属阳明也。胃寒不纳，故以吴茱萸汤温胃。若得汤反剧者，非胃寒也，仍是太阳之表邪在胸而

①**【医理探微】**

由于中寒饮聚，胃气失降，上逆则呕，射肺则咳；阳虚不能温于四末，则手足厥冷；头为诸阳之会，寒饮上逆，侵犯在上之清阳，所以知必苦头痛。这是就已知测未知的辨证方法，对提高问诊技能极有启发帮助。为了确切证明中寒阳虚，小便利又是一个很重要的参考依据，开始即提出“小便利”，以示不可忽视。总之，反无汗而小便利，是中寒阳虚的必见证候，是否有水寒上逆，又以呕、咳、厥为依据。因此，不咳、不呕、不厥，也就不会有水寒上逆的头痛了。

②**【医理探微】**

本证身痒如虫行皮中状与桂麻各半汤证的身痒症状近似，但病机完全不同。彼因风寒微邪郁于肌表，不能透达，故治宜小发汗以祛邪；此缘正虚津亏，不能化汗达邪，则治当养津液而扶正。一为表实，一属久虚，必须明辨。

③**【医理探微】**

胃主纳谷，胃气以下行为顺，胃寒则不能纳谷，胃气不降而上逆，所以食谷欲呕。既是阳明虚寒，温中降逆，自为的对治法，那么吴茱萸汤也自是的对主方了。然而，病情是复杂的，临床上食谷欲呕，服用吴茱萸汤，也间有不是痊愈而是更加剧烈的，可能是上焦蕴热的缘故。这就表明任何事物都不能视作绝对。论中所以这样叙述，正是临床实践的总结，不但有正面的经验，也有反面的教训，所以尤为可贵。同时也可看出临床辨证必须周密细致，切忌马虎大意。

呕，犹未入胃，故为属上焦也。娄氏谓得汤反剧者，火也，当用生姜黄连治之，其意因得热反剧，故以苦寒为治，而加生姜止呕。不知仍是太阳呕逆，尚属表邪，仲景虽未立方，若发热无汗，尚未发表，外邪将次入胃而呕者，邪犹在胸，当以栀子豉汤涌之，庶几近似。

吴茱萸汤方[①]

吴茱萸一升，洗　人参三两　生姜六两　大枣十二枚

上四味，以水七升，煮取二升，去滓，温服七合，日三服。

吴茱萸一升，当是一合，即今之二勺半。人参三两，当是一两，即宋之二钱七分。生姜六两，当是二两，即宋之五钱余。大枣当是四五枚。水七升，亦当是三升。观小承气汤止用水四升，调胃承气只用水三升，此方以辛热补剂，而用之于表里疑似之间，岂反过之？大约出之后人之手，非仲景本来升合分两，学者当因时酌用。铢两升合法见卷首。

阳明病，脉迟，虽汗出不恶寒者，其身必重，短气腹满而喘。有潮热者，此外欲解，可攻里也。手足濈然而汗出者，此大便已硬也，大承气汤主之[②]。若汗多微发热恶寒者，外未解也，其热不潮，未可与承气汤。若腹大满不通者，可与小承气汤微和胃气，勿令大泄下。

脉迟，阳明中寒之脉也，表邪未解，当恶寒而无汗，今虽汗出而不恶寒者，是邪气已入阳明之里。然终是脉迟，为阴寒邪气，脾胃以膜相连，故有其身必重，短气腹满之太阴兼症也。邪实中焦，所以腹满身重。满则胃中填胀，故短气而喘也。既汗出不恶寒而又潮热，乃外证欲解。邪已入胃，可以攻里之候也。然四肢皆禀气于胃，胃气实则手足濈濈然汗出，此为大便已硬，然后可以大承气汤主

①【案例犀烛】

吴孚先治一伤寒，头痛，不发热，干呕吐沫，医用川芎、藁本不应。吴曰：此厥阴中寒之证，干呕吐沫，厥阴之寒上干于胃也。头痛者，厥阴与督脉会于巅，寒气从经脉上攻也。用人参、大枣益脾以防木邪，吴茱萸、生姜入厥阴以散寒邪，且又止呕，呕止而头痛自除，设无头痛，又属太阴，而非厥阴矣。（摘自《名医类案》，作者江瓘）

按语：本案病情，主要属于肝胃之寒邪上逆，所以用吴茱萸汤有效。

②【临证薪传】

大小承气的运用区别，视肠腑燥实的程度而定。大承气证之日晡潮热，手足濈然汗出，皆燥屎硬结之征；小承气证无潮热，无手足濈然汗出，是燥结的程度尚较轻微，所以虽腹大满不通，但只宜用小承气汤。这正体现着具体分析、灵活论治的精神，而不同于死板公式。本证脉迟，不仅不是属寒，而且是燥结程度严重的反映，理当用大承气汤峻攻。

之。若其人汗多微发热而恶寒者，则又不然，汗多则知邪气已在阳明，发微热恶寒，则又知太阳之表症未罢，故曰外未解也。凡邪实于胃，至申酉阳明气旺之时，必发潮热。若其热不潮，则阳明里邪未实，大便犹未硬也，故未可与承气汤。然虽未可下，若腹大满不通者，不得已而欲下之，可与小承气汤，微和其胃气，勿令大泄下。何也？终以脉迟之故，胃中无大实热，所以不可大下也。

大承气汤方[①]

大黄四两，酒洗　厚朴四两，炙，去皮　枳实五枚　芒硝三合

上四味，以水一斗，先煮二物取五升，去滓；纳大黄，煮取二升，去滓；纳芒硝，更上火微一两沸，分温再服。得下余勿服。

热邪归胃，邪气依附于宿食粕滓而郁蒸煎迫，致胃中之津液枯竭，故发潮热而大便硬也。若不以大承气汤下之，必致热邪败胃，谵语狂乱，循衣摸床等变而至不救，故必咸寒苦泄之药，逐使下出，则热邪随宿垢而泄，犹釜底抽薪，薪去则火亦随薪而出矣。然非必宿垢满实而泄之也，胃中之热邪盛者，亦在所必用。古人所谓用之以逐热邪，非下糟粕也。其制以苦寒下泄之大黄为君，咸寒软坚下走之芒硝为臣，又以辛温下气之厚朴为佐，破气泄满之枳实为使，而后可以攻坚泻热也。若脉弱气馁，热邪不甚者，未可轻用也。

【辨误】成氏谓承，顺也。邪气入胃，胃气郁滞，糟粕秘结，壅而为实，是正气不得舒顺也。以汤荡涤，使塞者利而闭者通，正气得以舒顺，故曰承气也。愚谓此解犹未足以发仲景立方之义。谓之承气者，盖承其邪盛气实，而以咸寒苦泄，荡涤攻下之也。但热实气盛者可用，无实热

①【案例犀烛】

李士材治一伤寒，八九日以来，口不能言，目不能视，体不能动，四肢俱冷，咸谓阴证。诊之六脉皆无，以手按腹，两手护之，眉皱作楚，按其趺阳，大而有力，乃知腹有燥矢也，欲予大承气汤。病家惶惧不敢进。李曰：君郡能辨是证者，唯施笠泽耳。延诊之，若合符节。遂下之，得燥屎六七枚，口能言，体能动矣。故按手不及足者，何以救垂绝之证耶。（摘自《续名医类案》，作者魏之琇）

按语：李氏所治乃是里有燥实的热厥证，六脉皆无，可见邪气阻遏之甚。从足部趺阳脉大而有力，及腹诊眉皱作楚，断为里有燥屎，而用大承气汤，足见其胆大心细。

而正气虚馁者，不可攻也。若胃气已败，正气将绝，虽力攻之，亦不得下矣，此无气可承之故也。即《内经》亢则害，承乃制之义，谓热邪亢害，而以咸寒苦泄承制之，非舒顺其正气之谓也。观太阳阳明脾约之治，以无大实热，但胃中津液枯燥，故仅以小承气及麻仁丸和润其胃燥，不令大泄下，则晓然矣。

小承气汤方[①]

大黄四两，既名之曰，小当是二，两汉之二两即宋之五钱外，分二次服耳　**厚朴**二两，当是一两　**枳实**三枚

以上三味，以水四升，煮取一升二合，分温二服，初服汤当更衣，不尔者尽饮之，若更衣者勿服之。

小承气者，即大承气而小其制也。大邪大热之实于胃者，以大承气汤下之。邪热轻者，及无大热，但胃中津液干燥而大便难者，以小承气微利之，以和其胃气，胃和则止，非大攻大下之驶剂也。以无大坚实，故于大承气中去芒硝；又以邪气未大结满，故减厚朴枳实也。创法立方，惟量其缓急轻重而增损之，使无太过不及，适中病情已耳。若不量虚实，不揆轻重，不及则不能祛除邪气，太过则大伤元气矣。临证审之。

阳明中篇

正阳阳明证治第十二

阳明胃实

阳明之为病，胃家实[②]是也。

邪自太阳传来，或本经自受，皆属在经之邪，可更传少阳，亦可传入三阴，或邪欲自解，亦可还表，仍入太阳。

①【案例犀烛】

李士材治一人伤寒至五日，下利不止，懊侬目胀，诸药不效，有以山药、茯苓予之，虑其泻脱也。李诊云：六脉沉数，按其脐则痛，此协热自利，中有结粪。小承气倍大黄服之，果下结粪数枚，利止，懊侬亦痊。（摘自《续名医类案》，作者魏之琇）

按语：此证下利是热结旁流，诸医均作虚治，无怪不效。李氏根据六脉沉数，按脐疼痛，断为中有结粪，辨证既确，所以投剂即收显效。

②【医理探微】

胃家实是胃与大肠的邪实，既指有形热结，也寓无形热盛。前者宜用下法，后者宜用清法，所以清下两法，都是治疗胃家实的正治方法。

所谓传经之邪也，其在经之时，可以此传彼，故曰转属阳明，又曰属阳明也。若此者，未可即谓之阳明胃实也。唯经邪内入阳明之里，邪热实于胃腑，方可谓之胃实。夫阳明居中，土也，万物所归，至无所复传之地，而成可下之证，故曰阳明之为病，胃家实是也。

伤寒三日，阳明脉大。

邪在太阳，则有浮缓浮紧之脉，而不言脉大。在少阳则有弦细弦数之脉，而亦不言大。即太阳阳明及少阳阳明，亦不言大。唯邪气独在阳明，无太少两经之兼证者，为正阳阳明胃实之症，乃两阳合明之经，水谷之海，多气多血，且邪并于阳，故恶热而脉大也。阳明伤寒，必至三日而脉大者，盖得之一日，尚不发热而恶寒，邪犹在表也。二日恶寒自罢，即自汗出而恶热，则阳明证已见矣。三日阳明之里热盛，故脉大也。惟大则为阳明胃家实热之脉，不大不足以言胃实也。[①]若阳明病而脉不大者，即脉迟及浮缓浮紧浮弦之类，皆太少兼证之脉也。

正阳阳明者，胃家实是也。

凡邪自太阳传来，虽阳明见证居多，若略见太阳症有未罢者，尚当解散太阳邪气，未可攻下。若已传少阳，才见少阳一二证，阳明症虽多，汗下在所必禁。故仲景谓伤寒中风，有柴胡证，但见一证便是，不必悉具，即使邪入阳明，适太阳证已罢，少阳证未见而热不潮者，亦尚未可与承气。以邪气尚在阳明之经，胃邪未实，故犹未可下。必邪入阳明之里，胃实而发潮热者，知其大便已硬，当亟用攻下，以逐外入之邪，存胃中之津液，而病却如失矣。此所谓无所复传之地，当下之候，故胃实为正阳阳明也。

太阳病，三日，发汗不解，蒸蒸发热者，属胃也，调胃承气汤主之。

蒸蒸发热，犹釜甑之蒸物，热气蒸腾，从内达外，气蒸湿润之状，非若翕翕发热之在皮肤也。邪在太阳已三日，

①【医理探微】

阳明病脉象多显得洪大有力。临床上如见到里热证候，又见到大的脉象，就可确诊为阳明病。不过，这主要多见于无形热盛于外的阳明热证。如果是有形热结于里，则脉多沉实，甚或沉迟有力，就不一定是大脉。所以不能看作绝对。所谓三日，仅是约略日数，不应泥定。

表证未解，发热恶寒无汗之候。发汗则当热退身凉而解矣，乃邪气仍不解，反蒸蒸然发热，则其身热汗出不恶寒之阳明证已现，邪不在太阳可知矣。而蒸蒸之热，又为热气自内而出，并不在阳明之经，已入阳明之腑，故曰属胃也。邪既入胃，必致热耗津液，故当调和其胃气。谓之调胃者，盖以大黄去胃热，而以甘草和胃也。其所以止用调胃者，以未至潮热便硬，故不须攻下。既无潮热便硬等胃实之证，而三日即用调胃者，以邪既入里，必损胃中之津液，且无太阳表证，故不以为早也。

阳明病，不吐不下，心烦者[①]，可与调胃承气汤。

心烦者，胸中烦悗也，然烦有虚实之不同，此以阳明病而未经吐下，则胃中之津液元气无损，为热邪在胃之烦可知。但不若潮热便硬之胃实，所以不必攻下，而可与调胃承气汤也。

阳明病，潮热，大便微硬者，可与大承气汤，不硬者，不可与之。若不大便六七日，恐有燥屎，欲知之法，少与小承气汤。汤入腹中，转矢气者，此有燥屎，乃可攻之。若不转矢气，此但初头硬，后必溏，不可攻之，攻之必胀满不能食也。欲饮水者，与水则哕，其后发热者，必大便硬而少也，以小承气汤和之，不转矢气者，慎不可攻也。矢屎同。[②]

此以下四条，皆示人以用承气之法。若认证未的，不可轻投峻剂，当先以小承气探其虚实，以为进止，不可忽遽以致误也。言病在阳明，因潮热而知其大便微硬者，可与大承气汤，不硬者不可与之。若不大便已六七日，惟恐其有燥屎，然犹未知其燥与不燥，欲知之法，当先少与小承气汤，汤入腹中转矢气者，此有燥屎欲出也，乃可攻之。若不转矢气，则知胃无实热，大约但初头硬，后必溏，故不可攻之，攻之则胃阳败损，中气虚寒而胀满不能食也。欲饮水者，胃热未甚，不可与也，若与水，则水寒伤胃而哕

①【医理探微】
未经过催吐或泻下法的治疗，而心烦不安，这是胃肠燥热壅结所致。《内经》说："胃络上通于心。"胃热炽盛，心神被扰，所以心烦。提出不吐不下，意在表明本证心烦为有形之实热，以便与汗吐下后无形之热留扰胸膈之烦作鉴别。这种心烦是有形之实，当然非清宣郁热的栀子豉汤所能治，所以宜用缓下泄热的调胃承气汤。

②【医理探微】
本条内容有三个方面：一是大承气汤的宜忌及误服的变证。大承气汤是峻下剂，用之得当，效如桴鼓；用之不当，反易伤胃气而引起变证。日晡潮热，是阳明燥热结实的征象，这时只要大便微硬，就可用大承气汤攻下；如大便未硬，则不可用。二是当里实程度尚未确诊时，可用给药探察法。假使病人不大便已五六天，要想知道肠中燥结的情况，可用少予小承气汤的试探方法。如服后有矢气转动，则是燥屎已成，由于病重药轻，屎未动而气先行，可用大承气汤峻攻。如服后不转矢气，则肠内燥屎未成，初头虽硬，后必溏薄，那就不可用大承气汤峻攻。如果不当攻而误攻，势必损伤中气，发生胀满不能食，以至欲饮水者，饮水则呃逆等变证。三是下后又作发热，当是大便复硬而少，可予小承气汤和之，慎不可用大承气汤峻攻。攻下后所以又见发热，乃是余邪复聚，再次成实的缘故。但毕竟是在下后，其大便虽硬，数量必然不多，所以只宜用小承气汤和下。这又说明药味的多少，用量的大小，应随具体病情而定。只有这样，才能药证符合，收其功而免蹈其弊。最后又郑重指出"不转失气者，慎不可攻也"，可见仲景对使用峻攻剂的慎重。

矣。哕者，呃忒也。若服小承气，虽不转矢气，而其后又复发热者，乃潮热之类也，以此测之，则胃邪虽非大实，而未尽全空，必大便虽硬而少也。少则仍不必攻，当以小承气汤和之足矣，不可用大承气汤。故又缴云，不转矢气者，慎不可攻也。

【辨误】“其后发热”句，当从“不转矢气”句落下为是。观末句复云不转矢气者，慎不可攻，则前后照应显然矣。而注家谓攻后重复发热，胃热至此方炽，误矣。若既攻之后，胀满不能食，又至饮水则哕，胃气已是虚冷，岂能重复发热，使大便复硬乎？此必无之事，下笔详慎。智虑周密者，当不应若是。

得病二三日，脉弱，无太阳柴胡证，烦躁心下硬，至四五日，虽能食，以小承气汤少少与，微和之，令小安，至六日与承气汤一升。若不大便六七日，小便少者，虽不能食，但初头硬，后必溏，未定成硬，攻之必溏，须小便利，屎定硬，乃可攻之，宜大承气汤。①

二三日，邪未深入之时也。脉弱，虚寒之候，非可小之脉也。无太阳柴胡证，邪气已在正阳阳明矣。烦躁心下硬，胃实之征也，以日数尚少，恐胃邪未实，延至四五日，胃邪当实矣。虽能食者，盖能食则为中风之阳邪，且能食又疑其胃未实满，似不当攻下，又以脉弱之故，未可遽下，故用小承气汤少少与之，以微和其胃气，使胃邪稍缓，令得小安。至六日量其胃邪果实，方与承气汤一升，以尽其邪。若初病至六七日不大便者，其胃气当实，而其小便少者，乃下焦无火，气化不行也。虽不能食，似乎胃中实满，而不知不能食者为阳明中寒，胃无热邪，其大便但初头硬，后出者必溏，恐未必一定皆成硬，所以攻之必溏也。须，待也，言当待其三焦之阳气流行，则膀胱之气化能出而小便分利，阳气旺而水谷分消，屎定成硬，乃可攻之。以六七日不大便，又待其小便利而屎已硬，故宜用

①**【医理探微】**

得病二三天，无太阳、柴胡证，这是一种排除的辨证方法，说明邪不在太阳和少阳，那么，烦躁、心下硬，证属阳明胃实无疑。然而，仅是烦躁而心下硬，却未见腹胀满，可见肠无燥屎，只是胃气壅滞。一开始即提出脉弱，旨在突出患者的体质较弱，以引起注意，不能作为单纯的实证治疗。至四五天，患者能食，根据常规辨证，便硬能食，为小承气汤证，自应治以小承气汤。但是病人的体质素虚而脉弱，就不可贸然给予，而应当慎重斟酌。文中于能食之前加上“虽”字，实含有深一层的辨证意义。然而，里实已具，下法又不能不用，因此，在给药方法和时间上适当改变，不是分温二服，而是少少给予小量以微和胃气，使得小安；到了第六天，再增量服下一升。这样，既可收攻下之效，又可避免损伤正气。

不大便六七天，不能食，按照常规辨证，是大承气汤证，自应用大承气汤。但是，绝不能仅据此一端即下燥屎已成的诊断，还须参考小便情况。如小便少，虽然不能食，大便也未全硬，往往是初硬后溏，误用攻下，必定是大便溏薄；必须小便利，大便才完全干硬，才可使用大承气汤。

大承气汤。

【辨误】注谓胃弱而膀胱气化之源窒，恐未必然。若膀胱气化，岂可责之于胃乎？《经》云：膀胱者，州都之官，津液藏焉，气化则能出矣。又云：三焦者，决渎之官，水道出焉。膀胱虽藏津液，非三焦之火气运行，则不能气化而出。盖三焦为命门之用，乃先天真阳之气也，又何关乎后天之胃弱乎？又谓此段之虽能食，虽不能食，全与辨风寒无涉。云另有二义。岂仲景立法，理无一贯，又令后人二三其说邪？

阳明病，谵语发潮热，脉滑而疾者，小承气汤主之。因与承气汤一升，腹中转矢气者，更服一升，若不转矢气，勿更与之。明日不大便，脉反微涩者，里虚也，为难治，不可更与承气汤也。[①]

邪在阳明而谵语发潮热，则邪热当实于胃，而为可下之证矣。脉滑则食停于胃，疾则热邪过甚，躁动已极，其变态有不可测者，以未见实大之脉，不可轻下，故不用大承气汤，而以小承气汤主之。因与承气汤一升。若腹中行动而转矢气者，此胃中有实热也，更服一升，以去其热邪宿滞。若不转矢气者，是胃无实邪也，勿更与之。至明日而竟不大便，其脉反微涩者，知其内无真气矣。脉微则真阳衰，涩则阴气竭，阴阳俱虚，故曰里虚也。里气既虚，以滑疾之脉而反变微涩，是邪盛正虚，所以为难治。如此者，正气将败，断不可更虚其虚。是以不可更与承气汤也。

阳明病，下之，心中懊侬而烦，胃中有燥屎者可攻。腹微满，初头硬，后必溏，不可攻之。若有燥屎者，宜大承气汤。

前阳明上篇，有下之而胃中空虚，客气动膈，心中懊侬，舌上苔者，不用攻下，而以栀子豉汤主之。及下之不结胸，心中懊侬，饥不能食，亦以栀子豉汤主之者。一以

①【医理探微】

本条对临床的指导意义主要有三个方面：

一是“阳明病……小承气汤主之”。指出辨证必须脉证并重，里实虽然比较典型，但脉象露有虚的苗头，使用下法就应当慎重。阳明病，谵语潮热，应属于大承气汤证，但大承气汤证脉当迟实，现在脉滑而疾，滑为流利不定，疾为脉搏极其快速，从脉来看，不仅燥结程度未甚，而且露出里虚之机。脉证合参，当属邪实正虚，不但不可用大承气汤，就是用小承气汤也应慎重，不是连服多次，而是先进一服，观察药后有无腹中转气，再决定是否继续用第二服。有些注家把滑疾说成小承气汤证的主脉，是不恰当的。周禹载曾强调指出“一见滑疾，便有微涩之虑，所以一试再试而不敢攻也”。确是入理深谈。

二是“因与承气汤一升……勿更与之”。提示服小承气汤一升后，可能有两种情况，一是腹中转气，为燥屎已成，可再服药一升；二是不转气，为燥屎未成，即当停止后服，不可再服。与209条“若不转气者，此但初头硬，后必溏，不可攻之”的精神是一致的。所不同处，彼条指禁用大承气汤；本条有里虚之虑，小承气汤亦不可续服，足见仲景用下的慎重。

三是“明日又不大便……不可更与承气汤也”。指出药后大便虽通，但明日大便又秘结不通，脉仅由滑疾变为微涩，里虚的本质毕露，即使便秘，也不可再用承气汤一类方剂。文中没有明确是小承气汤，当包括调胃承气汤在内。从“又不大便”的“又”字来看，当是大便复秘，有注为大便仍秘，恐未尽合。

脉尚浮紧，发热汗出；一以其外有热但头汗出，此皆表未解而误下所致。虽未结胸，而邪已入膈，乘其将陷未陷之时，故用高者越之之法，以涌出其邪耳。此以阳明病而不言外证，是已无表邪也。既无外证而下之，心中懊侬而烦者，当是热邪在里也①。察其脉症，若舌苔黄黑，按之而痛者，或脉大沉实者，乃胃中有燥屎，可攻之证也。若腹微满，则知证兼太阴，里无大热可知，若攻之，必初头硬，后必溏泄，故不可攻之也。若上截所谓胃中有燥屎者，乃胃实之证，宜大承气汤。

病人不大便五六日，绕脐痛，烦躁，发作有时者，此有燥屎，故使不大便也。

不大便五六日而绕脐痛者，燥屎在肠胃也。烦躁，实热郁闷之所致也。发作有时者，日晡潮热之类也。阳明胃实之里证悉备，是以知其有燥屎，故使不大便也。

病人小便不利，大便乍难乍易，时有微热，喘冒不能卧者，有燥屎也，宜大承气汤。

凡小便不利，皆由三焦不运，气化不行所致。惟此条小便不利，则又不然，因肠胃壅塞，大气不行，热邪内瘀。津液枯燥，故清道皆涸也。乍难，大便燥结也；乍易，旁流时出也②。时有微热，潮热之余也。喘者，中满而气急也。冒者，热邪不得下泄，气蒸而郁冒也。胃邪实满，喘冒不宁，故不得卧，经所谓胃不和则卧不安也。若验其舌苔黄黑，按之痛而脉实大者，有燥屎在内故也，宜大承气汤。

大下后，六七日不大便，烦不解，腹满痛者，此有燥屎也，宜大承气汤。③

①【医理探微】

泻下法之后，病人仍然心中懊侬而烦，这有多种原因，应当进一步分析研究。如果有腹部大满，或绕脐痛、潮热、手足汗出等证，表明肠中仍有燥屎阻结，仍可用大承气汤攻下，切不可拘于下后。文中虽没有记载这些证候，但从“胃中有燥屎”句不难推知。另外从“腹微满，初头硬，后必溏，不可攻之”，也可作为反证。至于既然不可攻下，又应治以何法何方，论中虽未交代，但是既有心烦，又有腹满，不难看出主治心烦腹满的栀子厚朴汤当是比较理想的方剂。

②【医理探微】

燥屎内结，一般是大便不通，本条所举不是大便不通，而是乍难乍易。乍难还容易理解，乍易则非常理可通，既然燥屎阻结，大便怎么能够乍易？这时询问小便的情况，有着重要的辨证价值，根据二便之间的关系，小便数者，大便必硬；本证小便不利，则津液能回流入肠，所以燥屎虽结，有时尚能乍易。本条起首即提出“小便不利”，正是突出本证的辨证眼目。将乍易解释为热结旁流，理虽可通，究竟不惬原意。

③【医理探微】

阳明里实证，大下之后，便通热退，自然向愈。本条提出下后复见里实的一种情况，大下后又六七天不大便，同时烦躁不解，而且腹满胀痛，这是燥屎复结，仍当再进攻下，不可因已用大下而印定眼目，遂而改弦易辙，反而因循致误。六七日不大便，烦不解，腹满痛，就是肠有燥屎的确据。关于大下之后，何以会仍有燥屎？当是因这六七天所进的食物，由于传导不畅，糟粕未能排出而滞留肠中，与余邪相合又形成燥屎的缘故。当然，是否可以再下，还应以辨证为前提，如果烦不太甚，腹微满不通，那么攻下法就应慎用，尤其是大承气汤。

阳明胃实而大下之，邪食皆可去矣。下后又六七日不大便，其烦闷终不解，反腹满而痛者，此尚有燥屎未尽也，非更为攻下不可，故宜大承气汤。

汗出谵语者，以有燥屎在胃中，此为风也，须下之。过经乃可下之，下之若早，语言必乱，以表虚里实故也。下之则愈，宜大承气汤。

阳明外证，本已自汗出，而中风亦汗自出，然谵语而汗出，则胃家实热也，所以有燥屎在胃中。风者，阳邪也，此因太阳中风之阳邪，传入阳明胃腑之所致，故曰此为风也[①]。但胃中之燥屎须下之，然必过经乃可下之。过经者，非所谓过经十余日，及十三日方谓之过经。言太阳之表邪已罢，邪气已过阳明之经，入里而胃实，乃可下之。若有太阳证未罢，固不可下；即阳明之经邪，尚未入里，亦不可遽下[②]。下之若早，则胃气一虚，外邪必陷，必至热甚神昏，语言必乱。盖以表间之邪气，皆陷入于里，表空无邪，邪皆在里，故谓之表虚里实也。邪既尽入于里，则邪热实于胃中，故下之则愈，宜大承气汤。

阳明病，谵语，有潮热，反不能食者，胃中必有燥屎五六枚[③]也。若能食者，但硬耳，宜大承气汤。

此条示人以机宜活法，未可以能食不能食，执泥其法，以为中风中寒而致误也。阳明病而谵语潮热，邪热已实于胃矣，反似阳明中寒之不能食，故曰反也。然所以不能食者，何也？若果中于寒，必有如中寒条内胃中虚冷之变矣。今谵语潮热，乃因胃中实满，故不能食，是以知必有燥屎五六枚也。若能食者，胃中未至实满之极，但屎硬耳，然硬亦在所当下，故皆宜大承气汤。

伤寒若吐若下后不解，不大便五六日，上至十余日，日晡所发潮热，不恶寒，独语如见鬼状。若剧者，发则不识人，循衣摸床，惕而不安，微喘直视，脉弦者生，涩者

①【注文浅释】

本证是肌表之邪未解，阳明里实已成。汗出为风邪在表，谵语是燥屎内结。然而，阳明病法多汗，但本证汗出是太阳表虚，仲景深恐医者误认作阳明汗出，所以着重指出“此为风也”，以期引起注意。

②【注文浅释】

表里证同具的治疗原则之一，里实者治应先表后里，表解乃可攻里，一般不得违反，所以接着指出“须下者，过经乃可下之”。所谓“过经”，就是太阳表证已经解除之后。唯恐认识还不够清楚，所以又补充说明本证的病机特点是“表虚里实”，如果表未解而误下，则表邪尽陷而里热益甚，谵语必然更加严重而语言更加错乱了。关于“下之愈，宜大承气汤”，也是倒装文法，当接在“过经乃可下之”后面。

③【注文浅释】

“胃中”是部位概念，实际是指大肠，胃中是不会有燥屎的。

死[①]。微者但发热谵语者，大承气汤主之，若一服利，止后服。

伤寒法当先汗，此但曰若吐若下后不解，明是当汗不汗而误吐误下，以致外邪内陷而不解也。邪既入里，而不大便五六日，则热邪郁结于内，再上至十余日，郁蒸愈久，热邪愈深矣。日晡，未后申酉之间，阳明气旺之时也。潮热为阳明里证，当下之候也。不恶寒，阳明之本证，言无外邪也。独语，谵言妄语也。如见鬼状，邪热炽盛，不得下泄，浊邪上迫，目昧神昏而妄见也。剧者，病之甚也。发，发作之时也。言病之剧者，其发作之时，邪热肆虐，蔽塞清道，夺人聪明，乱人心志，故令不识人也。循衣，遇衣则扪而循之也。摸床，摸其所卧之床也，言两手无措，撮空之状也。惕而不安，动惕不能安卧，即经所谓病则恶人与火，闻木声则惕然而惊也。微喘，气短促而呼吸无力也。直视，目光直而睛不转动也。《素问·解精微论》云：夫心者，五脏之专精也。目者，其窍也。华色者，其荣也，有德则气和于目。王太仆云：神内守则外鉴明。盖热邪壅盛，神志俱夺而不守也。《金匮真言论》云：东方青色，入通于肝，开窍于目。故直视又为肝气将绝也。弦脉属肝，弦则少阳之生气未绝，三焦之真气尚行，且弦脉气旺而有力，故生。若如新张弓弦，则亦真脏之绝脉，未必生矣。涩脉属阴，涩则阴气虚竭，阳邪迫烁，精枯髓涸，故死也，病之剧者则然。若邪之轻微者，但发热谵语而已，当以大承气汤主之。邪热既微，若一服即利，止后服。

阳明病，发热汗多者，急下之，宜大承气汤。

潮热自汗，阳明胃实之本证也。此曰汗多，非复阳明自汗可比矣。汗多则津液尽泄[②]，卫阳随之而外走，顷刻有亡阳之祸，故当急下，庶可以留阳气而存津液，故宜大承气汤。然必以脉症参之，若邪气在经而发热汗多，胃邪未实，舌苔未干厚而黄黑者，未可下也。

①【医理探微】

剧重证情的预后，取决于脉诊。若剧者，发则不识人，是神识昏糊，较独语如见鬼状更为严重，并且惊惕不安，循衣摸床，微喘，直视。这种局势，已由阳明波及心肝肺肾诸脏。不识人、惊惕是心阴大伤，循衣摸床是肝阴大伤，微喘直视是肺肾之阴大伤，邪实正衰，证势十分险恶，是否还有治愈希望？此时诊脉有着十分重要的参考价值，所谓脉弦者生，涩者死，就是根据脉象作出的结论。弦与涩相较，弦脉形长而至数分明，涩脉形短而至数不清。“长则气治”，因知弦脉为尚有生机，“短则气病”，所以脉涩断为不治。这全是从整体出发，脉证合参作具体分析，不同于后世脉书的据脉定证，不应相提并论。

②【医理探微】

多汗本来是便硬的成因之一，《论》中 213 条云：“阳明病，其人多汗，以津液外出，胃中燥，大便必硬。”但是大便燥结，里热蒸迫，又是发热汗多的根源，汗出之势急而量多，如果不止，津液行将涸竭，此时使用清法，只是扬汤止沸，所以必须釜底抽薪，急用大承气汤攻下，才能热除汗止。略有犹豫，必致津液全竭而难以挽救。

发汗不解，腹满痛者，急下之，宜大承气汤。

邪气在表，发汗则当解矣。若发汗不解，显系邪不在表，已入里而为胃实，故腹满而痛也[①]。腹满且痛，治之不可少缓，缓则必致伤胃，故当急下，宜大承气汤。

腹满不减，减不足言[②]，当下之，宜大承气汤。

此承上文言下之而腹满不减，虽或稍灭而不足以言减，是胃中邪食过于坚实，不为攻下所夺也，当下之，宜大承气汤。然有下之而脉症不为少减者，死证也。

伤寒六七日，目中不了了，睛不和，无表里证，大便难，身微热者，此为实也，急下之，宜大承气汤。

六七日，邪气在里之时也。不了了，视物不能明了也。睛，目瞳子也。睛不和，精神不能贯注，故视不明也。外既无发热恶寒之表证，内又无谵语腹满等里邪，且非不大便，而曰大便难，又非发大热而身仅微热，势非甚亟也。然目中不了了，是邪热伏于里而耗竭其津液也。《经》云：五脏六腑之精，皆上注于目。热邪内烁，津液枯燥，则精神不得上注于目，故目中不了了睛不和也。此终为邪热内实于里也，当急下之，以救阴液，宜大承气汤[③]。

夫实则谵语，虚则郑声。郑声，重语也。

谵语，谵妄之语也。郑声，郑重之声也。邪热内实，则神昏颠倒，言词错乱，故语无伦次也。正气内虚，神思虽昏，不能谵妄，但模糊作重声而已。或曰，虚则气少轻微，当语言无力矣，岂能作重语邪？曰：正气虚，故音响深沉；邪气实，故郑声重语。虽曰虚则郑声，实正虚邪实所致也。若但虚无邪，则亦不作郑声矣。

向以“重”字读平声，恐误。王肯堂云：只一语而频言之，盖神有余则能机变而乱语，神不足则无机变而但守一声也。此说虽亦有重叠之意，然其理颇通。

直视谵语，喘满者死，下利者亦死。

谵语虽非死证，直视则心神不守而精气竭，目系不转

①【医理探微】

病在太阳，发汗则邪去正安。病在阳明，发汗则伤津而热邪更炽。今发汗而病不为解，则非表邪可知。汗伤津液，则肠中燥结更甚，气机窒塞不通，所以腹部胀且痛，恐下缓则胀痛不除，故宜用大承气汤急下。

②【医理探微】

腹满有虚实之辨。虚寒腹满，由于脾虚不运而寒凝气滞，里阳时通时闭，其腹满常有缓解的时候。实热腹满，由于燥屎阻结，气滞不通，因而腹满无轻减之时，所谓“腹满不减，减不足言”，正是对阳明燥实腹满特征的描绘。这种腹满，必须治以攻下，所以宜用大承气汤。

③【注文浅释】

虽然没有明显的表证，也没有典型的里实证，仅是大便难，身微热，但突然发生目中不了了，而且眼球转动不灵活，这是燥热灼烁，真阴将竭的反应。因此，必须用大承气汤急下，否则就将燎原莫救。

而肝将绝，以直视谵语而加之以喘满。喘则膻中迫促而气不接，满则传化不通而胃气绝，故死。《五脏别论》云：魄门亦为五脏使。《脉要精微论》云：仓廪不藏者，是门户不要也，得守者生，失守者死。以直视谵语，若下利则中气不守而脾已绝。肾主二阴，下利则真气不摄而下焦脱，乃所谓门户不要，失守者死也。

阳明发黄

阳明病，无汗，小便不利，心中懊侬者，身必发黄[①]。

此言发黄之由，皆因无汗及小便不利之所致也。邪入阳明之经，本当身热汗自出，及入阳明之腑，亦必潮热自汗。若无汗，则邪不得外泄而热郁于内，小便不利，则水不得下泻而湿停于里，湿气郁热，瘀热在胃，不得发泄，故心中懊侬而知其必发黄也。黄者，中央脾土之色也，胃为脾之腑，脾乃胃之脏，脾胃以膜相连而为一合。胃实郁蒸，故脾病而现黄色也。脾本恶湿，况湿热并郁乎？

阳明病，面合赤色，不可攻之，必发热黄色，小便不利也。

此言表邪未解，误下而致色黄也。面合赤色，成注谓合，通也。阳明病面色通赤，热在经也。方氏云：合，应也。面应赤色，攻之则亡津液。其说非也，当以成说为是。盖阳明居身之前，其脉起于鼻之交頞中。《灵枢·邪气脏腑病形篇》云：诸阳之会，皆在于面。其中人也，方乘虚时，及新用力。若饮食汗出，腠理开而中于邪。中于面，则下阳明，故热在阳明之经，皆现于面，所以面色通赤。此时邪方在经，尚未入里，不可攻之，攻之则胃虚邪陷，热郁于里。其所以必发热色黄者，以小便不利，湿与热并，郁蒸于里故也。若小便利，必不能发黄矣[②]。

阳明病，发热汗出者，此为热越，不能发黄也。但头汗出，身无汗，齐颈而还，小便不利，渴饮水浆者，此为瘀热在里，身必发黄，茵陈蒿汤主之。

①【注文浅释】
本条对发黄的预断，正是以无汗、小便不利，以及心中懊侬为根据的。这种辨证方法，对提高医者诊察病情的预见性极有帮助。

②【医理探微】
如误用攻下，则怫郁之热更加怫郁；同时脾胃为下药所伤，水湿不能输运下行，因而小便不利，怫郁之热与在里之湿相合，纠结不解，湿热郁蒸，于是必发热色黄，且小便不利又是主要条件。最后提出小便不利，旨在突出这一症状的辨证意义。

此又详言发黄与不发黄，皆由汗之有无，小便利与不利，以反复互明前义也。然此条又当与太阳中风脉浮动数之末证参看，谓邪气虽在太阳，误下则邪陷入里，湿热即可入胃郁蒸而发黄[①]，非有阳明太阳之别也。言邪在阳明而发热汗出，乃其本证。若此者，为热邪已经随汗发越于外。虽或另有他证，然必不能发黄也。若但头汗出，则阳邪独盛于上。身无汗，则热邪不得外泄。齐颈而还者，三阳之经络皆上至头，三阴之经络皆至颈而还，足见邪热固闭，阴阳离异，营卫不行，腠理不通也。邪热炽盛而三焦不运，气化不行，故小便不利，水湿不得下泻，且胃热枯燥而渴饮水浆，则水湿又从上入，其湿蒸郁热，瘀蓄在里，故身必发黄，其湿热之邪，急宜攘逐，故以茵陈蒿汤主之。

①【医理探微】

阳明发黄，多由于湿热郁蒸所致。形成湿热郁蒸的条件，主要是无汗与小便不利。无汗则热不得越，小便不利则湿不得泄，湿热交蒸，郁而不达，因而酿发黄疸，但头汗出，剂颈而还，乃是因湿热内郁而熏蒸于上的缘故。里热炽盛，所以渴引水浆。治疗湿热发黄，要在清热利湿。本证治以茵陈蒿汤，取其苦寒通泄，使湿热之邪从小便而出，湿去热清，则发黄自消退而愈。

茵陈蒿汤方

茵陈蒿六两　栀子十四枚　大黄二两

上三味，以水一斗，先煮茵陈减六升，纳二味，煮取三升，去滓，分温三服，小便当利，尿如皂角汁状，色正赤。一宿腹减，黄从小便去也。

茵陈性虽微寒，而能治湿热黄疸，及伤寒滞热，通身发黄，小便不利。栀子苦寒，泻三焦火，除胃热时疾黄病，通小便，解消渴心烦懊侬，郁热结气，更入血分。大黄苦寒下泄，逐邪热，通肠胃。三者皆能蠲湿热，去郁滞，故为阳明发黄之首剂云。

阳明病，被火，额上微汗出，小便不利者，必发黄。

此言阳明无汗，而以火劫之，反增火邪，以致小便不利而发黄也。阳明被火，即太阳中风，以火劫汗之属也。以中风之阳邪被火，是亦两阳相熏灼也。若能通身得汗，则热越而不能发黄矣。今云额上微汗，则周身无汗可知，更小便不利，则湿气又不得下泄，是与上文但头汗出，身无汗，剂颈而还之证同，而更增火邪矣，故必湿热壅滞，郁蒸而发黄也。

伤寒七八日，身黄如橘子色，小便不利，腹微满者，茵陈蒿汤主之。

此言阳明发黄之色，状与阴黄如烟熏之不同也[①]。伤寒至七八日，邪气入里已深，身黄如橘子色者，湿热之邪在胃，独伤阳分，故发阳黄也。小便不利，则水湿内蓄，邪食壅滞而腹微满也。以湿热实于胃，故以茵陈蒿汤主之。

伤寒身黄发热者，栀子柏皮汤主之。

发黄本由乎湿热，此以伤寒而不言无汗，更不曰小便不利，但曰身黄发热者，是热胜于湿，无形之邪郁蒸而发黄也。故不必茵陈大黄，而以栀子柏皮汤主之。

栀子柏皮汤方[②]

栀子十五个　**甘草**一两　**黄柏**二两

上三味，以水四升，煮取一升半，去滓，分温再服。

栀子苦寒，解见前方。黄柏苦寒，《神农本草经》治五脏肠胃中结热黄疸，泻膀胱相火，故用之以泻热邪。又恐苦寒伤胃，故以甘草和胃保脾，而为调剂之妙也。

伤寒瘀热在里，身必发黄，麻黄连轺赤小豆汤主之。

瘀，留蓄壅滞也，言伤寒郁热，与胃中之湿气，互结湿蒸，如淖泽中之淤泥，水土黏泞而不分也。故成注引经文云：湿热相交，民多病瘅。盖以湿热胶固，壅积于胃，故曰瘀热在里，身必发黄也。麻黄之用，非热在里而反治表也。赤小豆之用，所以利小便也。翘根梓皮，所以解郁热也。上文云，无汗而小便不利者，身必发黄，故治黄之法，无如汗之，则湿热从毛窍而散，利其小便，则湿热由下窍而泄，故以麻黄连轺赤小豆汤主之。

①【医理探微】

湿热发黄的黄色鲜明，与寒湿发黄的黄色晦暗截然不同，特举出“如橘子色”来形容比喻，这样就更有利于鉴别辨证。由于湿热郁滞，所以小便不利，腹部微满，病势偏重于里，故以茵陈蒿汤主治。

②【案例犀烛】

张，脉沉，湿热在里，郁蒸发黄，中痞恶心，便结溺赤，三焦病也，苦辛寒主之。处方：杏仁，石膏，半夏，姜汁，山栀，黄柏，枳实汁。（摘自《临证指南医案》，作者叶天士）

按语：叶氏此案用药，亦从栀子柏皮汤演绎而来。因其恶心，故加姜汁半夏以和胃降逆；因其中痞便结，故加枳实、杏仁以宣化泄痞；更妙在使用石膏，取其独清阳明无形之热，与栀子、黄柏等药配伍，则尤能擅清热利湿之功。正因为中痞恶心，本方所以去满中之甘草。综观本案治疗，加减进退，井井有条，堪为应用古方的典范。

麻黄连轺赤小豆汤方[①]

麻黄二两，去节　**赤小豆**一升，即今赤豆之小者　**连轺**二两，连翘根也　**杏仁**四十个，去皮　**生梓白皮**一升　**甘草**一两，炙　**生姜**二两，切　**大枣**十二枚

以上八味，以潦水一斗，先煮麻黄再沸，去上沫，纳诸药，煮取三升，分温再服。

赤小豆非今一头红黑者，古人以黑豆黄豆为大豆，绿豆赤豆白豆登豆皆为小豆。以小豆中之赤者，故曰赤小豆。李时珍曰：以紧小而赤黯色者入药，稍大而鲜红淡红者，并不治病。花似豇豆而小，淡银褐色，荚长二三寸，比绿豆荚稍大，三青二黄时即收之，可煮可炒，可作粥饭，馄饨馅并佳也。

麻黄汤，麻黄桂枝杏仁甘草也，皆开鬼门而泄汗，汗泄则肌肉腠理之郁热湿邪皆去。减桂枝而不用者，恐助瘀热也。《素问·至真要大论》云：湿上甚而热，以汗为故而止。王冰注云：身半以上，湿气有余，火气复郁，郁湿相薄，以苦温甘辛之药，解表流汗而祛之是也。赤小豆除湿散热，下水肿而利小便。李时珍云：赤小豆，小而色赤，心之谷也，其性下行，通乎小肠，能入阴分，治有形之病，故行津液利小便，消胀除肿，止吐治痢，解酒病寒热，疗痈肿，通乳汁，下胞衣。产难服之，降令太过，津血渗泄，所以令人肌瘦身重也。吹鼻瓜蒂散及辟瘟疫用之，亦取其通气除湿散热耳。梓白皮，性苦寒，能散温热之邪，其治黄无所考据。连翘根，陶弘景云：方药不用，人无识者。王好古云：能下热气，故仲景治伤寒瘀热用之。李时珍云：潦水乃雨水所积。韩退之诗云：潢潦无根源，朝灌夕已除。盖谓其无根而易涸，故成氏谓其味薄不助湿气而利热也。

①【案例犀烛】

伏暑湿热为黄，腹微满，小便利，身无汗，用麻黄连翘赤小豆汤治疗。处方：麻黄，连翘，豆豉，茵陈，赤苓，川朴，枳壳，通草，神曲，苦杏仁，赤小豆，煎汤代水。（摘自《柳选四家医案·王旭高医案》，作者柳宝诒）

按语：湿热发黄而身无汗，未提大便秘，可见病机偏重于表，故以麻黄、杏仁、豆豉、连翘从表主治，以赤苓、通草、茵陈、赤小豆清利湿热；兼见腹微满，为湿阻气机不宣，故加枳壳、川朴、神曲。

伤寒脉浮而缓，手足自温者，是为系在太阴。太阴身当发黄，若小便自利者，不能发黄。至七八日大便硬者，为阳明病也。[①]

伤寒脉浮而缓，与太阳下篇大青龙汤第二条相同。然邪在太阳，为伤寒而见中风之脉，则有发热恶寒之表证。此条不言表证者，以邪不在三阳也。夫缓者，脾之本脉，故在太阳则浮缓为中风，而有发热恶寒之表证；在太阴则浮缓为伤寒，而无发热恶寒之表证，此阴阳经络之分也。然同曰伤寒脉浮而缓，何以别其为太阳太阴乎？但观手足自温，则知通身无热矣。即所谓无热恶寒，为发于阴也。况脾主四肢，手足本关足太阴者乎！曰自温，则又知非少阴厥阴之四肢厥冷矣，非太阴而何，故曰是为系在太阴也。然太阴湿土之邪郁蒸，当发身黄，若小便利者，其湿气已从水道而去，故不能发黄也。湿气已去，至七八日，大便硬者，为太阴复转阳明，胃实而成可下之症也。此条当细加体认，上半节与太阴篇无异，此以七八日大便反硬，为转属阳明；彼以七八日后暴烦下利，为脾家实。一症而各阴阳，一源而分泾渭。病情之变化如此，故入阳则为阳邪而成阳症，入阴则为阴邪而成阴症矣，宁有一定之可拟哉？

阳明蓄血

阳明病，下血谵语者，此为热入血室。但头汗出者，刺期门，随其实而泻之，濈然汗出则愈。[②]

下血，男子妇人均有之证也。男子必由肠胃，妇人则以经血为主耳。谵语本阳明胃热之证，然下血而谵语，则又不同矣。因阳明热邪煎迫，使阴血损动，经脉乍开，热邪乘间突入，故为热入血室也。血室者，冲脉也。冲脉起于气街，出于胞中，为血之海，故谓之血室。且《脉要精微论》云：脉者，血之府也。《五脏生成》篇云：诸血者皆属于心。热入血室，则经脉受邪，所以心神昏乱而谵语也。

①【医理探微】

本条的主要精神有：①太阴病与其他各经病的主要区别，三阳病手足热，三阴病手足寒，而太阴病手足自温；②太阴病发黄的病理机转，脾虚湿郁，小便不利，则发黄；小便利，湿有去路，则不发黄；③太阴与阳明的关系，太阴转属阳明，是由虚转实，湿邪化燥，其辨证要点是便硬；④不仅太阴可以转属阳明，少阴厥阴亦可转属阳明，如少阴三大承气证，厥阴有一小承气证。

②【医理探微】

太阳篇所载热入血室证三条，均有经水适来适断等情况，可作诊断的参考。本条所述的谵语，头汗出证候，颇与阳明气分燥结证相似，所不同的仅是大便下血一证，因此下血即成为本证的辨证眼目，也即热入血室与阳明气分燥结证的辨证关键。本证由于邪热入血，血为热迫，故便血；内热蒸腾，故头上汗出；血室隶于肝脉，肝主藏魂，热入而魂为所扰，故谵语。所以也宜治以刺期门法，以泻血分之实邪。如果刺后周身濈然汗出，表明血分之邪转由气分外出，则邪随汗解而病愈。

但头汗出，可见惟三阳之经脉流通，三阴之经，皆至颈而还。营卫不通，则周身无汗，故营阴血分之邪，不得外泄也。期门者，肝之募穴也。足厥阴之脉，起于足大趾之大敦穴，终于乳下之期门，从此内入腹中而属肝络胆矣。以肝为藏血之脏，邪既入血，则热邪实满于经脉，故刺之以泄其实邪，所以谓之随其实而泻之也。经气得泄，自当濈濈然邪随汗出而愈矣。然不以桃核承气及抵当等汤治之者，仲景原云：热入血室，毋犯胃气，及上二焦。盖以热邪在厥阴之经，无关气分故也。

阳明病，其人喜忘者，必有蓄血，所以然者，本有久瘀血，故令喜忘。屎虽硬，大便反易，其色必黑，宜抵当汤下之。

喜忘者，语言动静，随过随忘也。言所以喜忘者，以平日本有积久之瘀血在里故也。前太阳证中因郁热之表邪不解，故随经之瘀热，内结膀胱，所以有如狂发狂之证。此无瘀热，故但喜忘耳[①]。《素问·调经论》云，血气未并，五脏安定，血并于下，气并于上，乱而喜忘者是也。屎虽硬，大便反易者，以气分无热，所以不燥，况血乃濡润之物，故滑而易出也。屎皆瘀血所成，故验其色必黑，宜以抵当汤下之。

病人无表里证，发热七八日，虽脉浮数者，可下之。假令已下，脉数不解，合热则消谷善饥[②]，至六七日不大便者，有瘀血也，宜抵当汤。

上四句，所以发疑证之端，自“假令”以下，方进而推求疑证之实，以见临证之不易，宜详审而不可忽也。无表里证者，言不恶寒而但发热，则邪不在太阳之表。但发热而不潮热谵语，则邪又不在阳明之里矣。既无表里证而又发热，其证已属可疑，其热邪自有留蓄之处矣。脉浮数为邪热在表，然发热至七八日，量其邪热已入阳明，即所谓身热不恶寒反恶热之证。故脉虽浮数，似有表症未除，

①【医理探微】

太阳蓄血证的神志见证是如狂、发狂，其辨证要点为少腹急结或硬满，小便利，表明病不在气而在血。阳明蓄血证也有神志见证，但不是发狂，而是喜忘，由于早有宿瘀，肠胃之热与宿瘀相结，在上的心气失常，所以喜忘。《灵枢·大惑论》云：“上气不足，下气有余，肠胃实而心肺虚，虚则营卫留于下，久之不以时上，故善忘也。”这就是说上虚下实，本证正是肠胃因瘀而实，所以大便色黑，血液属阴，其性濡润，离经的血液与燥屎相混一起，所以大便虽硬而排便反而容易，这种大便黑硬易解，正是阳明蓄血的特征之一，因而也是蓄血喜忘的主要辨证依据。王肯堂说：“邪热燥结，色未尝不黑，但瘀血则溏而黑黏如漆，燥结则硬而黑晦如煤，为明辨也。”虽然与“屎硬反易”略有不同，但仍有一定参考价值。

②【医理探微】

所谓合热，意指热不仅在气分，而是合于血分，所以虽下而发热不退，脉数不解。胃虽热而无实滞，加上血热熏蒸，因而消谷喜饥。病机重点是热与瘀血相合。因此，虽然至六七日不大便，却非承气汤所能治，而宜抵当汤攻逐瘀血。这又寓有气血的辨治意义。

亦为可下之证也。下之则胃中之热去，脉数可以解矣。假令已下之后而脉数仍不解者，是邪不在胃，与气分无涉，而在阴分血分矣。若苟邪热在胃，则热伤气分。非惟客热不能杀谷，且有潮热谵语腹满烦躁之证矣，岂能消谷善饥邪？或邪不在胃，但虚无热，则当胃气平和，亦不至消谷善饥。此因热在血分，虽不在胃，而人之营卫气血，两相交互，环注于一身内外者也。虽以空虚无邪之胃，而胃中虚阳，与血分热邪并合，则能消谷善饥，故曰合热则消谷善饥。盖热邪留着之处则异，而其熏蒸之气则同受也。前发热已七八日，血受煎迫，而已内溢矣。《灵枢·百病始生篇》云：阴络伤则血内溢。内溢则后血者是也，自此而又六七日不大便，则离经之血，瘀蓄不行，故宜抵当汤下之。

若脉数不解而下利不止，必协热而便脓血也。[①]

言若已下而脉数不解，邪热已伤阴血而中气已虚，肠胃不固，既不能消谷善饥，又不能六七日不大便，遂因下后之虚，热邪乘势下走而下利不止者，必至以虚协热，使离经之血，溢入回肠，即随下利而便脓血也。如厥阴经之厥少热多而热不除者，必便脓血，下利脉浮数者，必圊脓血。况阳明为两阳合明之经乎？以此推之，无论阴经阳经，但阴阳之气偏胜偏虚，即可为病，无经络之定分也。

①【注文浅释】

宋版作："若脉数不解，而下不止，必协热便脓血也。"

下后脉数不解，里热未除可知。下利不止，是中气因下而伤；瘀血被热所蒸腐，故协热而便脓血。

阳明下篇

少阳阳明证治第十三

少阳阳明

少阳阳明者，发汗利小便已，胃中燥烦实，大便难是也。

此言少阳入阳明之由也。少阳阳明之证，有阳明之经邪传入少阳者，有少阳之经邪归入阳明胃腑者，皆可称少阳阳明。虽两经之兼证，然论中已有明训曰：伤寒中风，有柴胡证，但见一证便是，不必悉具。又申之以禁例曰：少阳不可发汗，不可吐下。若此，则凡见少阳一症，汗吐下三法，皆在所禁矣。若以少阳证而发其汗，且利其小便，令胃中之津液干燥而烦，是少阳之邪，并归于胃，故曰燥烦实，实则大便难也。盖以少阳胆经，内藏精汁，不出不纳，无本经里证，既不内入三阴，故复归阳明中土而大便难。既归阳明，则邪气已离少阳，而汗下之禁已弛，其治当与太阳阳明之脾约不远矣。仲景虽不言治法，而但曰胃中燥烦实，大便难，则是与前太阳阳明之亡津液，胃中干燥，大便难之证无异。其和胃之法，从可推矣。

服柴胡汤已，渴者，属阳明也，以法治之。

此亦邪自少阳入阳明也。服柴胡汤者，邪在少阳故也，无论他经传入，或本经自感，但见少阳证，即当用之以和解半表半里之邪，无他法也。服已而渴，非复少阳证之或渴或不渴矣。夫少阳之渴，热犹在经而未入里，故虽渴不甚，但以小柴胡加栝蒌根治之而已。至服汤之后，当邪解而渴止矣。乃服已而渴，知邪已入胃，胃中津液枯燥，即前渴欲饮水之渴，故曰属阳明也。但云以法治之而不言法者，盖法无定法也[①]。倘虽属阳明，而少阳证尚有未罢，犹未可轻犯少阳之禁。若竟归阳明，即当以治阳明法治之，不必更拘少阳法也。邪热既以归胃，当审其虚实而治之可也。假令无形之热邪在胃，烁其津液，则有白虎汤之法以解之；若津竭胃虚，又有白虎加人参之法以救之；若有形之实邪，则有小承气及调胃承气汤和胃之法；若大实满而潮热谵语，大便硬者，则有大承气攻下之法；若胃气已实而身热未除者，则有大柴胡汤两解之法。若此之类，机变无穷，当随时应变，因证便宜耳，岂有一定之法可立？又岂因久远遗亡之所致哉？

①**【注文浅释】**

今服柴胡汤后，由不渴演变为渴，表明胃热津伤较甚，因知少阳之邪已经转属阳明，那么，就应该按照治阳明的方法以治之。然而，未出具体方剂，只提出“以法治之”，不难看出，是示人灵活掌握，以避免执方之弊。

【辨误】夫邪之入少阳也，或从太阳与阳明传来，或本经自受。盖太阳主外而居表，邪气由此假途而入，在所不免，然未必一定从阳明传入也。虽云太阳总营卫而主第一层，阳明主肌肉而为第二层，少阳主躯壳之里而为第三层，而其经脉，则太阳之脉行身之背，阳明之脉行身之前，少阳之脉行身之侧，虽各有支别，行度而不乱，然其交互盘错，则有不能必相离异者，故其受邪必不能按次循序，先后不紊。若云必由太阳而传阳明，阳明而传少阳，挨次轮传，则太少有所间隔，何谓两阳合明乎？且合病并病条中，不当有太少合并之病矣，更曷为有柴胡桂枝汤之太少两解，及柴胡桂枝干姜汤乎？注家谓风寒皆从阳明而传少阳，此又云少阳重转阳明，则邪还阳明，岂知阳明传少阳者，乃在表之经邪也，故谓之传经。少阳属阳明者，乃入胃之腑邪也，为自经入里，非惟三阳之邪自经归里，皆必入胃。胃实而后可下，即三阴证中如太阴症之腹满时痛至大实痛者，即以桂枝大黄汤主之。及腐秽当去之类，又如少阴症中之承气汤急下三条，厥阴证中之下利谵语，有燥屎者以小承气汤，皆邪气入胃，所谓阳明中土，万物所归，无所复传之地也。惟此三阴下证，然后可称重转阳明，邪还阳明。以既入三阴，理难再返，故曰重转。若在三阳，不过邪气入里，谓之转属阳明而已，岂宜胶固其层次之说，而又茫然混称其为重转阳明也哉？

阳明病，发潮热，大便溏，小便自可，胸胁满不去者，小柴胡汤主之[①]。

此阳明兼少阳之证也。邪在阳明而发潮热，为胃实可下之候矣。而大便反溏，则知邪虽入而胃未实也。小便自可，尤知热邪未深，故气化无乖而经邪尚未尽入也。胸胁满者，邪在少阳之经也。少阳之脉循胁里，其支者合缺盆，下胸中。胸胁之满未去，其邪犹在半表半里之间，故为少阳阳明。然既曰阳明病，而独以少阳法治之者，盖

①**【注文浅释】**

宋版《伤寒论》作："与小柴胡汤。"

小柴胡汤是治少阳病的主方，本条因为兼有阳明，尚有和解兼攻的大柴胡汤可供选择。用"与"字，不用"主之"，正是辨证论治精神的具体体现。

阳明虽属主病，而仲景已云伤寒中风，有柴胡证，但见一证便是，不必悉具，故凡见少阳一证，便不可汗下，惟宜以小柴胡汤和解之也。

阳明病，胁下硬满，不大便而呕，舌上白苔者，可与小柴胡汤。上焦得通，津液得下，胃气因和，身濈然而汗出解也[①]。

此亦阳明兼少阳之证也。上文虽潮热而大便反溏，小便自可，此虽不大便而未见潮热，皆为阳明热邪未实于胃之证。前云胸胁满未去，此云胁下硬满而呕，皆为少阳见证，而似差有轻重，以致后人有少阳为多之解。然仲景之意，不过互相发明，初无少异，但训人以见证虽有不同，其理本无二致也。言证见阳明而又胁下硬满，此证兼少阳也。少阳之脉行身之侧，循胁里，邪气入经，故硬满也。不大便为阳明里热，然呕则又少阳证也，少阳之支脉，合缺盆，下胸中，邪在胸中，故呕也。舌苔之状，虽各有不同，而寒热虚实，及邪之浅深，证之表里，无不毕现。智者明睿所照，自是纤毫无爽。若热邪实于胃，则舌苔非黄即黑，或干硬，或芒刺矣。舌上白苔，为舌苔之初现。若夫邪初在表，舌尚无苔，既有白苔，邪虽未必全在于表，然犹未尽入于里，故仍为半表半里之证。邪在半里，则不可汗；邪在半表，则不可下，故可与小柴胡汤以和解之。少阳之经邪得解，则胸邪去而其呕自止，胁邪平而硬满自消，无邪气间隔于中，则上焦之气得以通行无滞，故胃中之津液得以下流，而大便自通，胃气因此而和，遂得表里畅达，通身濈然汗出而解矣。

"上焦得通""津液得下""胃气因和"三句，成氏未悟其旨，故不能解。方氏已知津液得下为大便行矣。喻氏因之，故曰既云津液得下，则大便自行，亦可知矣。而犹未知上焦得通，胃气因和之义，故有风寒之邪，协津液而上聚膈中之说，又多一篇泛论。盖小柴胡非上焦之药，因

①【临证薪传】
小柴胡汤并无直接的发汗作用，何以服后能得汗出病解？其机制如何，值得研究。本条接着提出"上焦得通……身濈然汗出而解"，就是仲景对服小柴胡汤汗解机制的进一步说明。小柴胡汤的和解枢机，仅是一种形象化譬喻，实际上具有宣通上焦气机的作用，药投中病，上焦气机得通，则津液自能输布下达全身，胃气因之亦能和调内外，胃气和则一身之气皆和，所以能濈然汗出，而邪随汗解。不仅能汗出病解，由于津液得下，还具有利小便作用；由于胃气和，津液布，还具有通大便功能。因此，小柴胡汤不但能和解少阳枢机，而且广泛适用于许多病证。

少阳之脉络循胸胁，邪入其经，故胁硬满而呕。胸胁如此，所以上下不通，既得和解，而少阳之经脉流通，硬满已消，一无障碍，故上焦之气得以通行，而胃中之津液，亦随气下走，燥去而大便通矣。胃气因和者，因大便通而胃气得和也，即前太阳阳明证中小承气和胃之义也。前以汗吐下后，又利其小便，虽无大热，奈胃中之津液枯涸，故成脾约。胃中既无津液，无以流通，故不得已而以小承气和胃，及麻仁丸润燥，令胃和则愈。此以未经汗下，津液无损，故不必小承气而后和，但得和解而气通津下，大便自通，胃气自和矣。仲景之文，虽未显言，然推其词气，已无余蕴矣。若但举其所知而遗其所不知，是终未得其全旨，恐于后学，终无益也。

重编张仲景伤寒论证治发明溯源集卷之六终。

重编张仲景伤寒论证治发明

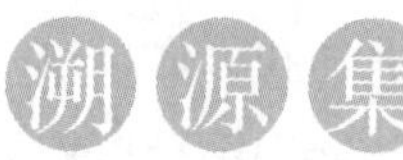

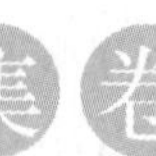

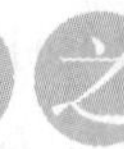

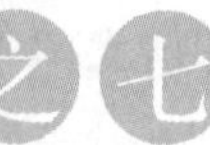

虞山　钱　潢　天来甫　著
　　　男　格　寿平
门人　朱良弼　赉予　订
　　　程来祉　克昌

少阳全篇合病并病附

少阳证治第十四

少阳正治

少阳之为病，口苦咽干目眩也。[①]

少阳者，足少阳胆经也。胆为东方初生之木，名之曰少阳者，天地之阳气生于黄泉，则草木之根荄，勾萌于至阴坤土之中，谓之厥阴。至三阳开泰，阳气透地，则萌芽生动。二月而阳气上腾，以雷霆之鼓，风雨之润，而草木条达，阳气附于草木而初生，故为之少阳。人身以脏腑居于躯壳之中者为三阴。阳气由命门而出，为无形之三焦。《难经》所谓命门为三焦之原是也。三焦附于肝胆，犹天地之阳气附于草木也。是为少阳，主乎躯壳之里层，由此而盛阳外布于肌肉而为阳明。行于营卫，达于皮毛而为太阳矣。《灵枢·经脉篇》云：足少阳之脉，起于目锐眦，出走耳前，至目锐眦后，下颈入缺盆。邪在少阳之经，故目眩而咽干。又云是动则病口苦，善太息。且手少阳脉之支者，亦走耳前，至目锐眦。动则病耳聋嗌肿喉痹，故少阳之为病，口苦咽干目眩也。

伤寒中风，五六日往来寒热，胸胁苦满，默默不欲饮食，心烦喜呕，或胸中烦而不呕，或渴或腹中痛，或胁下痞

①【医理探微】

胆为少阳之府，胆热上蒸则口苦；邪渐化热，伤及津液则咽干；风火上扰则目眩。太阳风寒表证，口不苦，咽不干，目不眩；阳明里热实证，虽然间有口苦咽干，但无目眩，而且因热盛伤津很甚，必然舌燥烦渴，程度上有着轻重的不同，何况阳明热实还有潮热、便秘、腹部满痛等主证。因此，以这三个自觉证作为少阳病提纲，还是有一定意义的。或者主张以小柴胡证的往来寒热、胸胁苦满、嘿嘿不欲饮食、心烦喜呕等四个主证为少阳病提纲，我们认为必须与口苦、咽干、目眩结合起来，才有辨证价值。如果无口苦、咽干、目眩，单是往来寒热、胸胁苦满、心烦喜呕、嘿嘿不欲食，也不一定都是少阳病。

硬，或心下悸，小便不利，或不渴，身有微热，或咳者，与小柴胡汤主之。

五六日，六经传邪之候也。往来寒热者，或作或止，或早或晏，非若疟之休作有时也。以五六日而尚往来寒热，则知邪未入阴，犹在少阳也。少阳之脉，虽行身之侧，而其实则躯壳之里层也，向外则由阳明达太阳而为三阳，表也。向内则躯壳中之脏腑为三阴，里也。少阳居于表里之间，故为半表半里。邪在少阳，则所入已深。① 卫气周行一身，故邪气与卫气合则病作，与卫气离则病休。卫气旋转流行，如环无端，故其寒热之作，必待正邪相遇，所以有往来之不齐也。非若太阳居表之最外一层，营卫所在，邪气入之，即寒热不休也。其所以寒热者，《疟论》所谓邪并于阳则阳胜，并于阴则阴胜。阴胜则寒，阳胜则热也。胸胁苦满者，少阳脉之支者，别锐眦，下大迎，合于少阳，下颊车，自颈合缺盆以下胸中，贯膈络肝属胆，循胁里，出气街，其直者从缺盆下腋，循胸过季胁，邪入其经，故胸胁苦满，或胁下痞硬也。胸胁苦满，故默默不欲饮食，然邪在半里，为入阴之渐，且少阳与厥阴相为表里，所以如厥阴证之默默不欲食，及饥不欲食，或腹中痛也。邪热在胸，故心烦喜呕，或但胸中烦而不呕，或心下衄衄然悸动也。或渴或不渴者，寒热往来，或作或止，即《疟论》所云或甚或不甚，故或渴或不渴也。邪在半表，故身有微热。少阳之脉下胸中，邪入胸中而犯肺，故或咳也。或者，或有或无，非必皆有也。大凡邪气在表，表实则当汗解；邪气在里，里实则当攻下；邪在膈上，将次入里，则当用吐。今邪在半表半里之间，汗之则达表之途远，误汗则阳气虚而邪必犯胃，恐有谵语烦悸之变生；吐下则内陷之机速，误吐下则正气伤而虚邪内侵，恐有惊悸之患作。故汗吐下皆在所禁，而以小柴胡汤和解其半表半里之邪也。以下凡称少阳病者，其见证皆具载此二条中，虽未必全见，

①【医理探微】
少阳枢机不利证，汗下诸法皆无能为力，只有用小柴胡汤才能取效，因而又称为柴胡证。也正由于邪在表里之间，病势不定，而病情变化较多，所以又提出七个或然证：如邪郁胸胁，未及于胃，则烦而不呕；热较盛伤及津液，则口渴；胆木犯脾土而脾络不和，则腹中痛；肝胆气血郁滞过甚，则胁下痞硬；若胆失疏泄，影响三焦通调水道功能，则水饮内停而小便不利，凌心则悸，犯肺则咳；若里热轻而津液未伤，则不渴；表邪未尽，则身有微热等。虽然病情各别，但总的病机仍是少阳枢机不利，故仍当以小柴胡汤加减化裁治之。

或见一二证者，即谓之少阳病也。义见下条。

小柴胡汤方[①]

柴胡半斤　**黄芩**三两　**人参**三两　**甘草**三两　**半夏**半升　**生姜**三两，切　**大枣**十二枚，擘

上七味，以水一斗二升，煮取六升，去滓，再煎取三升，温服一升，日三服。

柴胡汤而有大小之分者，非柴胡有大小之异也。盖以其用之轻重，力之大小而言也。大柴胡汤能两解表里之邪者，以柴胡汤解其半表之邪，而以大黄攻下其在里之实邪，其功力较大，故谓之大。小柴胡汤，兼能和解半表半里之邪，且可以调护其正气，其功用较缓，故谓之小也。夫小柴胡汤，乃升发少阳之要剂也。草木得阳气而升发，阳气出地而发生草木，阳气附于草木，故木为少阳。若木得邪气而抑郁不舒，则少阳之气，不能宣布其发生矣。故《六元正纪大论》云：木郁则达之。木气条达，则少阳之气升发，天地变化而草木蕃矣。人身之阳气，由肾水中命门而出，从三阴而始达少阳。若为邪气所遏，其气不得由阳明而达太阳，邪客其经，所以往来寒热，胸胁满而胁下痞硬，或呕或渴之证。肝胆受邪，故口苦咽干目眩也。邪在少阳，内逼三阴，达表之途辽远，汗之徒足以败卫亡阳。少阳虽外属三阳，而入里之路较近，下之适足以陷邪伤胃，汗下俱所不宜，故立小柴胡汤以升发少阳之郁邪，使清阳达表而解散之，即所谓木郁达之之义也。故少阳一经，惟此一方，无他法也。虽有多证，亦不过因此出入变化而已。至变证已离少阳，柴胡不中与之，则更用他法矣。虽后人之补中益气汤及逍遥散之类，其升发清阳开解郁结之义，亦皆不离小柴胡之旨也。方用柴胡为君者，李时珍云：柴胡乃手足厥阴少阳之药，劳在脾胃有热，或

①【案例犀烛】

齐秉慧治张太来妻，寒热间作，口苦咽干，头痛两侧，默不欲食，眼中时见红影动，其家以为雷号，来寓备述。予曰非也，少阳胆热溢于肝经，目为肝窍，热乘肝胆而目昏花，予用小柴胡汤和解少阳，加当归、香附宣通血分，羚羊角泻肝热而廓清目中，不数剂而愈。（摘自《齐氏医案》，作者齐秉慧）

按语：往来寒热，当属柴胡汤证，故以小柴胡汤化裁。症见口苦咽干、目见红影，故用全方，又加宣通气血的当归、香附，加泻热凉肝的羚羊角。

阳气下陷，则柴胡乃引清气，退热必用之药。李东垣谓能引清气而行阳道，伤寒外诸有热则加之，无热则不必也。又能引胃气上行，升腾而行春令。又凡诸疟，以柴胡为君，随所在经，分佐以引经之药。十二经疮疽中，须用以散诸经血结气聚。愚按所谓清气者，下焦所升清阳之气也。谓之清阳者，盖谷之浊气降于下焦，为命门真阳之所蒸，其清气腾达于上，聚膻中而为气海，通于肺而为呼吸，布于皮肤而为卫气，运行于周身内外上中下而为三焦，附于肝胆而为少阳风木，故清阳不升，内无以达生发阳和之气，所以外不能驱邪出表矣。《阴阳应象论》云：清气在下，则生飧泄；浊气在上，则生䐜胀。此阴阳反作，病之逆从也。因此而东垣有能引胃气上行，升腾而行春令之语。濒湖有脾胃有热，阳气下陷，引清气而退热之用，是下焦之真阳虚，则当以温补命门为主；下焦之真阳不上行，则当以升发清阳为急，必使阳气运行，清阳出上窍，浊阴出下窍，清阳发腠理，浊阴走五脏，清阳实四肢，浊阴归六腑，然后阴阳各得其用也。小柴胡汤之用柴胡，盖取其清阳发腠理也。黄芩者，佐柴胡而彻其热也。《藏气法时论》云：肝苦急，急食甘以缓之。故用人参甘草之甘缓。胆为奇恒之腑，其精汁无余，所以藏而不泻，与他腑之传化不同。况少阳为春生之始气，春气旺则百物皆生，故十一脏皆取决焉。手少阴三焦以气为用，气不旺，则不能运化流行，故以人参助其升发运行之力也。其在本方，已有因证加减之法，今世俗皆弃人参而不用，以为稳当，乃盲医不知虚实之故也。惟热盛而邪实者，乃可去之，或有兼证之不相合者，亦可去也。若邪轻而正气虚者，未可概去也。或邪气虽盛而正气大虚者，亦当酌其去取也。如柴胡桂枝汤，虽发热微恶寒，支节烦疼，微呕而心下支结，为外证未去，乃太少兼证，故于小柴胡之半剂，加入桂枝汤之半以两解之，而人参仍不去也。又如柴胡桂枝干姜汤，虽已发汗而复下之，不为不虚矣，又以胸胁满而微结，但头汗出，往来寒热，非惟少阳之邪未解，太阳亦未解也，故增入桂枝干姜栝蒌牡蛎，而人参半夏姜枣皆减去矣。又如柴胡加芒硝汤，虽有潮热胃实之证，以其胸胁满而呕，本属柴胡证，奈以非其治之丸药下之，致成少阳坏病，故但加芒硝而人参仍不去也。更如大柴胡汤，以太阳病而过经十余日，反二三下之，亦可谓虚矣。更后四五日而柴胡证仍在，故先与小柴胡汤，服汤而呕不止，心下反急，郁郁微烦不解者，盖因邪自太阳误下入里，且柴胡证仍在，故仍以柴胡解少阳之邪，加入大黄枳实，以攻入里之邪，合而为两解表里之剂。然以太阳入里之热邪未去，所以竟去人参也。若此之类，皆去取之法。仍小柴胡汤之变法也。总之邪气独在少阳，未见有去人参者；若兼太阳表症，及阳明胃实者，未有不去人参者也。若能得其去取之旨，便能随证加减，无不得心应手矣。半夏辛温滑利，可以去胸胁之满，及痞硬之邪，即半夏泻心之义，非独治痰蠲饮也。生姜辛而能散，大枣甘而和缓，可以和营卫而调其往来之寒热也。以一方而该一经之证，苟非灵机活泼，随证转移，曷足以尽其变哉[①]？

后加减法

若胸中烦而不呕，去半夏人参，加栝蒌实一枚。

伤寒郁热之邪，及中风之阳邪在胸，皆可发烦。邪在少阳可烦，太阳之邪在胸亦烦，以邪热接聚于胸中而烦闷，不宜补气，故去人参。外邪犯胃，寒饮聚于胃口则呕，故用半夏之辛温滑利以蠲饮。若不呕，则邪未犯胃，饮未抟结，故去半夏也。松蒌实甘寒润燥，降火治咳嗽，故加之以去胸邪而止烦热。李时珍云：张仲景治胸痹痛引心背，咳唾喘息，及结胸满痛，皆用栝蒌实，乃取其甘寒不犯胃气，能降上焦之火，使痰气下降也。成氏不知此意，乃云苦寒以泻热，盖不尝其味，随文附会耳。然栝蒌之性

①【注文浅释】

本方用于少阳枢机不利证候。由于少阳病有汗吐下三禁，所以又名三禁汤。《千金要方》载黄龙汤，药味与本方全同，当属于小柴胡汤的异名。

滑，半夏亦滑，因栝蒌甘寒，宜于烦热；半夏辛温，故不用也。

若渴者去半夏，加人参合成四两半，栝蒌根四两。

半夏辛辣而温热，故不宜于燥渴。栝蒌根苦寒而能彻热生津，故宜加入。增人参者，所以益气而添津液也。

若腹中痛者，去黄芩，加芍药三两。

腹痛为太阴脾病。张元素云：芍药白补赤散，能泻肝益脾胃，酒浸行经，上中部腹痛，与姜同用，温经散湿通塞利腹中痛。胃气不通，白芍入脾经，补中焦，乃下利必用之药。盖泻利皆太阴病，故不可缺，得甘草为佐，治腹中痛。热则少加黄芩，寒则加桂，此仲景神方也。李时珍谓白芍益脾，能于土中泻木；赤芍散邪，能行血中之滞。日华言赤补气，白治血，欠审矣！如此，则丹溪所云腹痛多是血脉凝涩，亦必酒炒用，然止能治血虚腹痛，余并不治之说，非确论矣。腹痛已属太阴，黄芩寒中，故去之[①]。愚谓太阴腹痛者，合温药治之则可。若兼阳明胃实，腹满而痛，当用承气汤者，非芍药所能治。若腹虽痛而有表邪未去者，亦未可用，不可概以芍药为腹痛必用之药也。

若胁下痞硬，去大枣，加牡蛎四两。

少阳之经脉下胸中，贯膈属肝络胆，循胁里，邪入其络，故胁下痞硬。去大枣者，恐其甘缓也。牡蛎之加，成氏谓咸以软坚而已，后人皆附会焉，不知仲景但以之治胁下痞硬，而不用之以治心下痞硬，则知不但咸以软坚，并可以平肝邪而入少阳之络矣。《神农本经》不言及此，惟《名医别录》有治心胁下痞热之语。王好古亦云：以柴胡引之，能去胁下硬；以茶引之，能消项上结核；以大黄引之，能消股间肿；以地黄为使，能益精涩小便。想亦有所自也。柴胡龙骨牡蛎汤中，用之以治胸满烦惊，不可转侧，亦所以平木气而解少阳之邪也，岂止咸以软坚之

①【临证薪传】
本方和解少阳枢机，能外解半表之寒，内清半里之热，能升清降浊，通调经腑，不仅疏泄肝胆，而且疏理脾胃；不仅通利三焦，而且入血散结。因此，不但用于外感热病，而且广泛应用于临床各科病证。

用耶？

若心下悸，小便不利者，去黄芩，加茯苓四两。

悸者，惕惕然跳动之谓也。然有心下心中脐下之不同，如心中悸而烦者，小建中汤之悸也；脉结代而心动悸者，炙甘草汤之悸也；发汗过多，叉手冒心而悸者，桂枝甘草汤之悸也；汗出不解，发热心下悸，头眩身瞤动，振振欲擗地者，真武汤之悸也；发汗后，脐下悸，欲作奔豚者，茯苓桂枝甘草大枣汤之悸也。凡此诸悸，皆太阳误治之虚邪所致也，即少阳中风，两耳无闻，目赤胸满而烦者，亦因吐下之虚而致惊悸也。虽伤寒脉弦细，头痛发热者，已属少阳。若误汗之，致胃不和而谵语者，当以小承气和胃则愈，其证似乎胃实，然亦因邪在少阳，不可汗而汗之，邪乘误汗之虚，陷入于胃，胃不和则烦而悸耳，亦虚邪也。至于三阴之悸，皆阴盛阳虚，可不言而喻矣。所以阳明一经，实邪居多，故绝无悸病。惟太阳病而小便利者，饮水多，必心下悸，小便少者，必苦里急之一条，与此义相符。盖以太阳之热邪，尚未入腑，膀胱无热，故小便通利。里既无热，所以饮水多则水寒停蓄，胃气不得流行，故心下衄衄然悸动也，况于小便不利者乎？此以少阳虚无之腑，以气为用，邪气犯之则虚，故小柴胡汤中有人参之补。虽非饮水多而致心下悸，以小便不利，亦必三焦不运，阳气不行，水饮停蓄于胃，故令心下悸也。去黄芩者，恶其寒中也。加茯苓者，取其淡渗，其性上行而下降，利水而泻下。若小便得利，悸自当止耳。然既去黄芩之寒中，加茯苓之淡渗，则知中气已寒。倘下焦无火，气化不行，设小便仍不利者，五苓散或可采择也。

若不渴，外有微热者，去人参，加桂三两，温覆取微汗愈。

不渴则邪未入里。外有微热则表证未除。去人参者，恐其固太阳之表邪也。然何以知其为太阳之表邪乎？

观加桂去人参，则知为太阳之表邪矣。温覆取微汗，所以解太阳之风邪也。所谓加桂者，乃桂枝，非桂肉也。李东垣曰：经云，味薄则发泄，故桂枝上行而达表；味厚则发热。桂肉下行而补肾。此但曰加桂而未云桂枝，然以温覆取微汗推之，知其为桂枝无疑矣。传写脱落，其义可见。

若咳者，去人参大枣生姜，加五味子半升，干姜二两。

有声无痰曰咳。咳者，肺气上逆也。肺为主气之脏，通呼吸而行卫气。若气上逆，则不宜于补，故去人参大枣之甘。生姜则不必去也，加五味子干姜者，即小青龙汤之制也。小青龙以水寒伤肺，故以此收肺气之逆，此方用之，其义一也。但肺寒气逆者宜之，肺热气盛者，未可加也。所谓半升者，非今升斗之升也，以五味子而加半升，令人读之，无不骇异。以为五味子之酸收，本为难用，宁有即用半升之理？孰知古之所谓升者，其大如方寸匕，以铜为之，上口方各一寸，下底各六分，深仅八分，状如小熨斗而方形，尝于旧器中见之，而人皆不识，疑其为香炉中之器用，而不知即古人用药之升也。与陶隐居《名医别录》之形象分寸皆同，但多一柄，想亦所以便用耳。如以此升之半，作一剂而分三次服之，亦理之所有，无足怪也。今废而不用久矣，故人皆不知有此。谓即当今升斗之升，所以骇其用之不当，而曰古方不可治今病也。宜哉！

【辨误】《条辨》及《尚论》皆作伤寒五六日，中风往来寒热。成无己注本，作伤寒中风五六日，其注中谓《玉函》曰：中风五六日，伤寒往来寒热，即是或中风，或伤寒，非是伤寒再中风，中风复伤寒也。即仲景所谓伤寒中风，有柴胡证，但见一证便是，正或中风或伤寒也。其说颇合于理，当从之。[①]方氏云：《脉经》作中风往来寒热，伤寒五六日之后，心烦作烦心，心下作心中，身有作外有。虽传写

①**【注文浅释】**
伤寒五六日中风，不是既伤寒又中风，而是说伤寒五六日，或者是感受风邪，都可以发生寒热往来等证候。

之不同,其实非二义也。

伤寒中风,有柴胡证,但见一证便是,不必悉具[①]。

前二条,备言少阳经之诸见证。然未必诸证悉备,恐后人必以诸证全见者,方为少阳病,故又立此条,以申明上文或胸中烦,或渴或腹中痛等诸或有或无之义也。伤寒中风者,或伤寒或中风也。言伤寒中风证中,凡见少阳证,即为柴胡汤证。即使但见一证,便是邪气已入少阳,不必如上文之诸证悉具也。如但见少阳本经证,止宜以小柴胡汤主之。若有他经兼症者,仍当以小柴胡为主,而兼用他经药治之。如已见柴胡证,而有太阳证未罢者,即以小柴胡加桂枝汤主之。如少阳未解,而阳明之里邪已急,则用小柴胡去参甘,增入大黄为大柴胡汤以两解之矣。又如少阳误治而为坏病,则有柴胡加芒硝汤,及柴胡桂枝干姜汤、柴胡龙骨牡蛎汤等方,皆一小柴胡汤之变制也。盖以每见少阳一证,即以小柴胡主治,故称柴胡证也。旧本柴胡汤诸加减方,皆杂入太阳篇中,今悉收置少阳篇内,以小柴胡为主方而总统之,而以诸方隶其下,俾学者循其序而施治焉,庶或可以希仲景之意,稍得其一二,未可知也。

伤寒四五日,身热恶风,颈项强,胁下满,手足温而渴者,小柴胡汤主之。[②]

四五日,三阳传遍之后也。身热恶风项强,皆太阳表证也。胁下满,邪传少阳也。手足温而渴,知其邪未入阴也。以太阳表症言之,似当汗解,然胁下已满,是邪气已入少阳。仲景原云伤寒中风,有柴胡证,但见一证便是,不必悉具。故虽有太阳未罢之证,汗之则犯禁例,故仍以小柴胡汤主之。但小柴胡汤,当从加减例用之。太阳表证未除,宜去人参加桂枝,胁下满,当加牡蛎,渴则去半夏,加栝蒌根为是。

伤寒阳脉涩,阴脉弦,法当腹中急痛者,先用小建中

①【医理探微】

所谓柴胡证,应包括少阳病提纲与小柴胡汤所治的四个主证在内。如果这些证候完全具备,自不难诊断。然而,临床的证候表现非常复杂,典型的证候极为少见,所以贵在见微知著,审察病机。本条提出"但见一证便是,不必悉具",正是示人以执简驭繁的辨证方法,不仅适用于辨柴胡证,也适用于辨其他汤证。历来对主证问题见解不一,存在较大争议。其实论中有许多条文已经作出了具体的例证,如少阳病篇264条"耳聋目赤,胸满而烦",265条"头痛发热,脉弦细",阳明病篇266条"胁下硬满,往来寒热",229条"胸胁满不去"以及149条、379条的"呕而发热"等,都体现了但见一证便是的精神。虽然仅仅是个别症状,却足以表明病机确属柴胡证;或病机重点在少阳枢机不利,就应当以柴胡汤主治。

②【医理探微】

伤寒四五日,身热恶风,太阳之表未罢,手足温而渴,已见阳明之里,胁下满为少阳主证。项强属太阳,颈强为阳明,颈项强既非太阳,也非阳明,而是少阳的经脉受邪的缘故。三阳证候均见,正标志着病势进展在由表入里的过渡阶段。但并未三阳均治,而是独治少阳,使枢机运转,上下宣通,内外畅达,则太阳之表,阳明之里同时可解,所以特提出以小柴胡汤主治,这是治病针对主要矛盾的具体范例。当然,根据小柴胡汤加减法,本证太阳之表未尽,可加桂枝以和表;不呕而但渴,宜去半夏加栝蒌根以清热生津。

汤。不差者，与小柴胡汤主之。[①]

阳主表，阴主里。弦主肝邪劲急，涩为营血留滞，故弦属肝邪，涩为阴脉也。寒在半表，卫气不行，营血不贯，则脉不流利而涩。邪入少阳，肝木气旺，脉来劲急则弦。阳脉涩者，盖轻取其浮候则涩也；阴脉弦者，重按其沉候则弦也。阳脉涩，则知营卫不和，气血涩滞而邪在半表；阴脉弦，则知邪气半已入里，木旺乘土，太阴受病矣。太阴脾土，为肝邪所犯，故腹中急痛也。腹中者，足太阴之脉，起于足大趾之端，上膝股内前廉，入腹属脾络胃，故腹为太阴之部位也。急痛者，厥阴肝木劲急之阴邪伤脾也。《藏气发时论》云：肝苦急，急食甘以缓之。又云脾欲缓，急食甘以缓之。故先用小建中汤之甘，以缓肝脾之急而建立中气也。中气已旺，肝邪当退矣。若犹不差者，是少阳之邪犹未解也，仍与小柴胡汤主之，以和解其邪，但恐腹中急痛，其中气必寒，成氏去黄芩加芍药之外，或姜桂可加入也。

伤寒五六日，头汗出，微恶汗，手足冷，心下满，口不欲食，大便硬，脉细者，此为阳微结。必有表复有里也，脉沉亦在里也。此句应下文脉虽沉紧[②]。**汗出为阳微，假令纯阴结，不复有外证，悉入在里。此为半在里，半在外也。脉虽沉紧，不得为少阴病，所以然者，阴不得有汗，今头汗出，故知非少阴也**[③]。**可与小柴胡汤，设不了了者，得屎而解。**

①【医理探微】

本条所说的阳脉、阴脉，阳指浮取，阴指沉取，也就是脉搏浮涩沉弦。涩主血虚不畅，弦主筋脉拘急，多见于木邪克土、肝脾失调的证候，腹部挛急疼痛即其常见的症状之一，所以说法当腹中急痛，似乎是据脉断证，实际也是脉证合参的诊断方法。所谓“法当”，就寓有推理、预测的精神。通过问诊，自不难得到印证。小柴胡汤本来也可治疗木邪干土的腹痛，但本证太阴虚寒较著，里虚者先治其里，因而宜用小建中汤以温养中气，且方中重用芍药，亦能制木舒挛缓急止痛，土建木平，而腹痛可止。假使未止，再用小柴胡汤以疏泄肝胆，清解少阳之邪。这一治疗步骤，即先补后和，从内至外的法则。有些注家认为先予小建中汤而腹痛未止是药不对证，又改用小柴胡汤。果如所说，岂不成了以药试病？这种说法显然不够允当。殊不知文中提出“先与”，就意味着还有“续与”，是分为两步走的治疗方案，第一个方法能够解决最好，假使解决不了，再用第二个方法。也可理解为先解决其里虚，再治疗其实邪；先补太阴，再和少阳。其处理原则和太阳少阴证的精神是一致的，先用四逆汤温里，再用桂枝汤和表同见。

②【注文浅释】

此为钱氏在条文中的注释。

③【医理探微】

本条从“伤寒五六日”，至“复有里也”，是论述阳微结的脉证及阳微结的病机特点。但是这些脉证，颇似阴证、虚证、寒证，较难确诊，因而接着反复讨论，指出了辨证的关键——头汗出。以阴不得有汗，据以推断证属阳微结，不是少阴的纯阴结。微恶寒，手足冷，是阳郁于里不得外达；脉沉细或沉紧，也是因阳郁于里而脉道滞塞，不是阳虚里寒。既然已排除了里虚寒的阴结，就自应属于里实热的阳结了。但是大便虽硬，却无潮热、腹满痛等证，仅见心下满、口不欲食，可见只是胆胃气滞的阳微结证。最后在明确诊断的前提下，作出针对性的治法，可予小柴胡汤。这是因为小柴胡汤和解枢机，不仅能和表里，而且能调经腑，恢复胃气和降功能，所以药后自能结开便通而愈。似使药后大便未通，证情还没有完全消除，所谓“不了了”，是指已经获效，但病情尚未完全解除的意思。只要大便一通，则自然痊愈。示人不必改弦易辙而投其他下剂，以免诛伐太过。当然，也不能认为绝对禁下，在小柴胡汤中酌加一些泻下药物也是可以的。关于“必有表复有里”与“半在里半在外”，皆是对举之词，意在说明阳微结证的病机特点，热虽结于里，但病势轻浅，所以既不可发汗，也不可攻下，更不能表里同治，只宜用小柴胡汤和解少阳枢机。因此，不应理解为表里证同具，更不能理解为一半表证与一半里证。

此条非但别少阳少阴之疑似，推而广之，实六经辨别阴阳之精义也。五六日，邪气入里之候也。头汗出，邪在阳经也。恶寒为三阴之本证，而三阳之表证，亦皆恶寒心下满者；少阳病有胸满，而少阴证中亦有胸满；手足冷为少阴，而厥阴有厥深热亦深者。少阳有默默不欲食，而厥阴亦默默不欲食。唯大便硬，则与三阴无涉矣。诸证杂见，阴阳参错，难于辨认。详察其脉，若但细而未见沉迟者，此为犹在少阳，但阳微阴盛，阴邪结于里，故有手足冷，心下满，口不欲食之阴寒里证，而更有头汗出之阳证在，以此推之，此为阳微而结，其邪必有表复有里也。若其脉沉，亦邪气在里之脉也。虽手足冷，不饮食，似乎皆为在里之阴邪，然头汗出，犹为阳证，但阳气微弱耳。何以言之？假令纯阴结，不得复有头汗出之外证，邪气当悉入在里矣。此因尚有阳经之外证为半在里，半在外，故谓之有表复有里也。所以脉虽沉紧，尚不得为少阴病，其所以然者，邪在阴经，不得有汗，故少阴证中之汗曰反汗出而为亡阳也。今头汗出，则三阳之经络皆上至头，三阴之经脉剂颈而还，皆不上头，故知非少阴也。邪气仍在半表半里，是仍在少阳也，可与小柴胡汤以和解之。设不了了者，设或目中不了了也。若至目中不了了，则邪气已离少阳而归阳明之里矣，即阳明中篇之所谓目中不了了，睛不和，无表里症，大便难，此为实也，急下之之义，故当用土郁夺之之法，所以谓之得屎而解也。若未至不了了，则邪气尚在少阳，未可妄下也。

【辨误】《尚论》谓阳微结者，阳邪微结，未尽散也。以方注作阳气衰微，故邪气结聚为大差。云果尔，则头汗出为亡阳之证，非半表半里之证矣。果尔，则阴结又是阴气衰微矣。愚窃谓“阳微结”三字，而以阳邪微结解之，是以“微结”二字联讲，故以阳气衰微为误。然则下文汗出为阳微句之“阳微”二字，又当作如何解？若以头汗出为亡阳，则太阳上篇脉浮动数条中之但头汗出，余无汗，齐颈而还者；及阳明篇中之但头汗出，身无汗，齐颈而还，小便不利，身必发黄者，皆为亡阳证邪？更以阴结为阴气衰微，则又是以曲作直，指鹿为马之谈矣。岂知仲景本意，谓伤寒本应无汗，以卫阳衰弱，阳气不固，所以头汗出而微恶寒，故云汗出为阳微。以见虽有手足冷，心下满，口不欲食之阴寒里证，而尚有汗出恶寒在表之阳邪，非纯阴结也。假令纯是阴邪内结，不得复有外证，当悉入在里矣。以阳气虽微，而其阳证尚在，故为半在里半在外也。如此，则为阳气衰微而阴邪内结也明矣。岂可强词夺理，谬以汗出为亡阳之证，阴结为阴气衰微乎？平心论之，是邪非邪，况目中不了了，自有阳明原文具在，宁可又以大柴胡为和法乎？

伤寒腹满谵语，寸口脉浮而紧，此肝乘脾也，名曰纵，刺期门[①]。

此二条，又示人以病无定例，法无定法，于艰难疑惑之中，另辟手眼，即《内经》所谓揆度奇恒之类也。腹满，足太阴脾病也。谵语，足阳明胃实也。腹满为脾脏寒，有可温之理；谵语则胃家热，又有可下之机矣。寸口，气口也。气口为手太阴之脉，乃主气之脏。营卫之气，五十度而复会于手太阴，故为胃气之脉。而胃为水谷之海，五脏六腑之大源。五味入口，藏于肠胃，以养五脏气，皆变现于气口。今气口脉浮而紧，浮则为风，紧则为寒，皆邪气在表之脉也。论证则邪不在表，言脉则邪不在里。况太阴篇之腹满，全无可汗之法。即阳明篇之腹满，若脉浮而紧者，亦无可下之条。脉证参差，艰于施治，深察其故。若果邪气在表，不应寸口独浮独紧，脉尚浮紧，邪当在表，亦不应腹满谵语。唯仲景知其邪犯中焦，所以独变现于气口，故命之曰：此肝乘脾也。谓之肝乘脾者，乘其所胜也，以木性本能制土，乃五行生克之常，于理为顺，于事为

①【医理探微】

腹满谵语，近似阳明里实证，但脉象不是沉迟实大，证候不兼烦躁潮热。寸口，实际指腕部的寸关尺，不是专指寸脉。寸口脉浮而紧，近似太阳伤寒主脉，但是没有恶寒发热、头痛项强等表证，可见腹满谵语不属阳明，脉浮而紧也非太阳，而是因肝邪乘脾所致，切不可误作太阳与阳明病证，而误用治太阳、阳明的方法。本条主要精神是肝乘脾证与太阳、阳明证的鉴别诊断，因而极有辨证意义。肝乘脾何以会发生上述见证？《辨脉法》说："脉浮而紧者，名曰弦也。"换言之，弦脉可表现为类似浮而紧，实际是肝木旺之征。"肝气盛则多言"，肝旺也可发生谵语。肝木乘脾，脾气困滞不运，则可发生腹满，其与阳明里实腹满有着本质的不同。肝木与脾土，乃五行学说顺次相克的关系，所以名之为纵。既非太阳之表，又非阳明之里，汗法与下法，当然都不可用。病机的关键在于肝旺，所以刺期门以泄肝，肝气平则脾不被克，而腹满谵语自除，脉浮而紧自和。

直，故名之曰纵。纵者，纹理顺直之谓也。既无汗下之法，又知肝木克制脾土，故以泄肝为治。期门者，足厥阴肝经之募穴也，其脉起于足大趾之大敦穴，终于乳下巨阙两旁各四寸半之期门穴，自此内入，则属肝络胆矣，故刺之以泻其盛，所谓随其实而泻之，则其气平而邪自解矣。

伤寒发热，啬啬恶寒，大渴欲饮水，其腹必满，自汗出，小便利，其病欲解，此肝乘肺也，名曰横，刺期门。[①]

伤寒发热，乃已发热之伤寒也。啬啬恶寒，风邪在表也。大渴欲饮水之证，上篇中风发热，六七日不解而烦，有表里症，故渴欲饮水，此邪犯太阳之里而渴也；又太阳病发汗后，大汗出，胃中干，欲得饮水，此因大汗出后，胃中津液干燥而渴也。上文风寒并感之渴欲饮水，及阳明篇之渴欲饮水，口干舌燥者，皆以白虎加人参汤主之，此等俱无表证而热邪入胃之渴也。今发热而啬啬恶寒，则邪犹在表；大渴欲饮水，则邪又在里。以表邪如此之盛，或兼见里证者固有之，然未必有若此之里症也。里症如此之甚，表邪未解者亦有之，而未必犹有若此之表证也。其所以然者，虽系伤寒发热而啬啬恶寒，乃营卫不和之证也。盖以肺主皮毛而通行营卫，肺脏受邪，皮毛不密，故啬啬恶寒也。大渴欲饮水者，注家俱谓木盛则热炽，非也。其腹必满，岂独饮水而后满乎？腹满本为脾病，《经脉别论》云：饮入于胃游溢精气，上输于脾，脾气散精，上归于肺，通调水道，下输膀胱，水精四布，五经并行，岂有所谓大渴欲饮水之证乎？此因肝木克制脾土，故知其腹必满，以脾病而不能散精，无以上输于肺，则肺气困弱，何以朝百脉而输精于皮毛乎？是以啬啬恶寒，大渴欲饮水，以润其枯涸也。此所谓肝乘肺者，肺本金藏。肝木之所受制，焉能乘之，以肝木之旺气，乘克土之胜，贾其余勇，来侮困弱之肺金，于理为不顺，故谓之横。若肺能自振，

①【医理探微】

本条所述也是类似太阳和阳明证象，而实际是肝乘肺所致，这样的类似证极易误诊。由于既有恶寒发热，颇像太阳表证；又有腹满大渴，颇像阳明里证，所以辨证的难度尤大。以伤寒冠首，可能与外感有关，但是主要因肝肺失调，肝气偏盛，肺气偏弱。肝气盛而乘肺，肺主皮毛，肺病则毛窍闭塞，所以发热恶寒。肺司治节，肺病则治节之令不行，水道不能通调而下达膀胱，所以小便不利，同时津液不能正常输布，则渴欲饮水。水入反停贮不化，气机郁滞，因而腹满。文中虽然没有明确提出小便不利、无汗，但从“自汗出，小便利，其病欲解”，不难看出无汗与小便不利为必具之证。也正是因为本病的重点为肺的功能失调，所以一见到“自汗出，小便利”，就标志着肺的功能恢复，那就有自愈的可能。当然这仅是可能，绝不是必然。如果依然无汗而小便不利，就应当及时治疗。本证既然由肝乘肺所致，那么，治病求本自以治肝为首务，所以也宜刺期门法。肝气不盛，肺的功能得到恢复，诸证即可解除。就五行的关系来说，肝木反乘肺金，是侮其所不胜，所以名曰“横”。

终不为木所侮，其气自能行营卫，通皮毛而自汗出，则发热恶寒当解。能通水道，输膀胱，则小便利而腹满当消，故曰其病欲解。若未得解者，刺期门以泄肝邪之旺，则脾肺之围解矣[①]。

少阳传阴

服柴胡汤已，渴者属阳明也[②]。

注见少阳阳明篇。

伤寒三日，少阳脉小者，欲已也。

《热论》云：三日少阳受之，则伤寒三日，乃邪传少阳之时也。若邪在少阳，脉必弦数而不小。三日而少阳脉小，为少阳不受邪矣。即使已传少阳而得此脉，亦必邪气轻微，故为将解而欲已也。

少阳病，欲解时，从寅至辰上。

少阳者，发生草木之初阳也。自一阳来复于子，阳气萌于黄泉，木气即含生于少阴之中。至丑而为二阳，至寅而三阳为泰，阳气将出。至卯则其气上升于空际而为风，阳气附于草木，木得阳气而生长。在人则阳气藏于两肾之中，所谓命门先天相火也。其阳气流行于上中下者曰三焦，其成形而生长条达者曰胆，其气旺于寅卯。至此而经气充盈，正可胜邪，故为病之欲解时也。至辰土而其气已化，阳气大旺，将成太阳，则阳不为少矣，故曰自寅至辰上。

伤寒三日，三阳为尽，三阴当受邪，其人反能食不呕，此为三阴不受邪也。

此所以验阳邪不传阴经之法也。《素问·热论》云：一日巨阳受之。故头项痛，腰脊强。二日阳明受之，阳明主肉，其脉挟鼻络于目，故身热目疼而鼻干不得卧也。三日少阳受之，少阳主胆，其脉循胁络于耳，故胸胁痛而耳聋。三阳经络皆受病，而未入于脏者，故可汗而已也。四日太阴受之，太阴脉布胃中络于嗌，故腹满而嗌干。五日

①【注文浅释】

纵与横两条在《伤寒论》原文中，紧接于柴胡加龙骨牡蛎汤证之后，主要因为二证的临床表现颇似太阳与阳明证，最易误诊，于是即时提出，意在揭示辨证方法与论治原则，以利于提高诊疗水平。因而绝不是次序颠倒，内容讹误。此二条运用五行生克之理分析病机、确定治法，并且冠以纵与横名称，虽然仅有两条条文，实具有典范作用和指导意义。

②【医理探微】

嘿嘿不欲饮食，为小柴胡汤主证之一，其原来不渴可知，虽然间有或渴，但其他主证尚在，渴亦必不太甚，所以用小柴胡汤去半夏加蒌根，即可收效。今服柴胡汤后，由不渴演变为渴，表明胃热津伤较甚，因知少阳之邪已经转属阳明，那么，就应该按照治阳明的方法以治之。然而未出具体方剂，只提出“以法治之”，不难看出是示人灵活掌握，以避免执方之弊。

少阴受之，少阴脉贯肾络于肺，系舌本，故口燥舌干而渴。六日厥阴受之，厥阴脉循阴器而络于肝，故烦满而囊缩。三阴三阳五脏六腑皆受病，以此推之，则伤寒三日，自太阳而之少阳，三阳为尽矣。四日当传太阴，而三阴当受邪矣。若已传太阴，其脉布胃络嗌，腹满嗌干，自不能食矣，即太阴篇首所谓腹满而吐，食不下，时腹自满之证也。若其人反能食不呕，是邪气未入太阴，故为三阴不受邪，其邪即从阳经解矣[①]。

①【注文浅释】

此条与太阳病篇第5条"伤寒二三日，阳明少阳证不见者，为不传也"的精神是一致的，旨在强调病情传变与否，不应拘于日数。所谓伤寒三日，三阳为尽，三阴当受邪，乃是计日传经的传统旧说。而实际很少这样，绝对不可执泥。病情的传变与否，以及如何传变，取决于多方面的因素，今能食而不呕，表明胃气调和，邪就不会传入三阴，从而断定三阴不受邪。这对于病变转归、病势进退的预断，具有普遍意义。

伤寒六七日无大热，其人躁烦者，此为阳去入阴故也。

此言邪自三阳传入三阴之验也。伤寒六七日，邪持三阳已久，而身无大热，似乎阳经之邪已解，当无躁烦之证矣。盖躁者，阴邪也。烦者，阳邪也。邪在阳分则烦，邪入阴经则躁。其人躁烦者，知其为阳邪传入阴经之故也。阳去入阴，非但指少阳之邪传入阴经也，即太阳阳明之邪，虽不由少阳，亦可传入，前人所谓越经传者是也，所以仲景不独言少阳而总言之曰阳去入阴也。以少阳为三阳尽处，与三阴为邻，故以此二条附入少阳篇后，以为邪气传阴与不传阴之辨也。

少阳禁例

伤寒脉弦细，头痛发热者属少阳。少阳不可发汗，发汗则谵语，此属胃。胃和则愈，胃不和则烦而悸。[②]

②【医理探微】

根据脉弦细来参合头痛发热，就可以确诊为病属少阳。病不在表，自非汗法所宜，所以有不可发汗之禁。误汗则津液外越，里热更炽，于是胃燥成实而发生谵语。这类变证，可能有两种不同的转归：

一是胃和则愈，可治以承气汤一类方剂，下其里实，实邪去则胃自和，胃和则谵语等证自罢。

二是胃不和，不但谵语等证未愈，而且增加烦悸，这是邪实正虚，病势进一步加剧。

寒邪在太阳而头痛发热者，脉必浮紧。若传入少阳，则胆腑肝脏，皆属东方木气，所以脉见弦细，此太少不同之胗也，故云属少阳。然邪入少阳，已在三阳之第三层，逼近于里，其入已深，达表不易，以并无邪气之太阳居表，汗之适足以损泄卫阳，使胃中之津液外走，而胃脘之阳亦亡矣，阳亡而邪气乘虚入胃，故云发汗则谵语也。谵语者，邪气入胃，胃实所致也。邪既属胃，是属阳明而非少阳矣，故当和胃。如阳明篇以小承气和胃，令大便微溏，胃和则愈也。胃不和者，以阳气虚损之胃，邪热陷入而胃虚邪实，所以烦闷而衄衄然悸动，此少阳误汗之变症也，可不慎欤？

少阳中风，两耳无所闻，目赤胸中满而烦者，不可吐下，吐下则悸而惊。

上文云伤寒，此言中风；上文言伤寒邪入少阳禁汗，此言少阳中风禁吐下，非谓伤寒中风禁各不同，皆互相发明之意也[①]。前云伤寒脉弦细者属少阳，乃太阳传少阳之语。此条直曰少阳中风，为本经自受之邪，似有二义，然亦非谓伤寒必自太阳传来，中风偏可本经自感，亦皆互明其义也。足少阳之脉，起于目锐眦，上抵头角，下耳后，其支者从耳后入耳中，出走耳前，至目锐眦后。阳邪入络，故两耳无所闻而目赤也。其支者别锐眦，下大迎，合手少阳，下颈合缺盆以下胸中，故胸中满而烦也。邪在少阳，已在半里，吐下则胃虚邪陷而变生矣，以虚邪在里，与正气不协，故胃不和而惕惕然悸动也。少阳与厥阴，脏腑相为表里，至少阳之腑邪，深入犯脏，致厥阴肝脏受邪而惊骇也，此少阳误吐误下之变也。临证施治，其可忽诸？

少阳坏病

本太阳病不解，转入少阳者，胁下硬满，干呕不能食，往来寒热，尚未吐下。脉沉紧者，与小柴胡汤[②]。若已吐下发汗温针，谵语，柴胡证罢，此为坏病，知犯何逆，以法治之。

坏病说，已见太阳坏病条下。此一节，乃少阳经之坏病也。以下误治诸条，皆犯少阳禁例，致生变证，皆坏病也。以其不循本经治法，妄施汗下，因而生变，乃医坏之也，故称坏病。但变证已生，本证已坏，非复柴胡之旧矣。故于临症之时，当审其形势，察其变端，知犯何经何络，何脏何腑，何虚何实，何故变逆，然后以法治之也。法者，即下条诸治逆之法也。

①【注文浅释】

足少阳之脉，起于目锐眦，走耳中，下胸贯膈，风热之邪随经上扰，壅遏清窍，则耳聋目赤，少阳经气郁滞，则胸中满而烦。并不是有形实邪，当然不可用吐法和下法。如果误用吐下，势必致气损液耗，引起心悸、惊惕等变证。

宋版《伤寒论》中，本条在上条之前。两条合看，即是治疗少阳病的三禁。由于小柴胡汤是治疗少阳病的主方，因此又名三禁汤。

②【医理探微】

本条首先提出本太阳病不解，转入少阳，表明是自太阳传来。胁下硬满，干呕，不能饮食，往来寒热，无疑为少阳的主证，可是脉却非弦细，而是沉紧，脉与证不符，有人认为此当舍脉从证，似乎简要可从，然而少阳病脉何以会沉紧却没有交代。殊不知本条的最可贵处，正是示人在脉证不符情况下如何辨证的范例。脉沉紧，一般应是少阴里寒，而不是少阳病，此时的脉沉紧，乃与太阳病脉浮紧相对而言，特提出尚未吐下，这是结合问诊，极有参考价值。若是经过吐下，沉紧则可能是正伤邪陷于里，未经吐下，只表明邪已内传，但不是邪陷，况且少阳主证已具，脉证合参，因此断为邪在少阳，可治以小柴胡汤。似乎是舍脉从证，实际上仍是脉证合参。应具体分析，而不是仅就表面简单理解。

此条言本太阳受邪而不解，遂致转入少阳也。胁下硬满，干呕不能食，往来寒热，即首条往来寒热，胸胁苦满。默默不欲食，心烦喜呕，胁下痞硬之柴胡汤证也。邪传少阳，汗吐下三法，俱在所禁。若尚未吐下，则治不为逆，脉虽沉紧，似乎寒邪已入于里，而其往来寒热，胁下硬满之半表证尚在，是脉虽沉紧，而邪气犹在少阳，未入于里也，故当仍与小柴胡汤。若已吐下发汗温针，而致邪陷入里，胃实谵语者，是邪不在少阳，而柴胡证已罢矣，此为医所坏也，察之而知其所犯何逆，而以下文诸法治之也。

凡柴胡汤病证而下之，若柴胡证不罢者，复与柴胡汤，必蒸蒸而振，却发热汗出而解。

柴胡汤证，即前往来寒热，胸胁硬满，默默不欲食，心烦喜呕，或渴或不渴等证也。凡见此证，不必悉具，皆当以小柴胡和解其邪，不宜用汗下等法。若见此证而误下之，幸无他变，柴胡证不罢而仍在者，此虽误下而未至变逆，邪气尚在少阳也，当复与柴胡汤，必蒸蒸而振。蒸蒸者，热气从内达外，如蒸炊之状也。邪在半里，不易达表，必得气蒸肤润，振战鼓栗，而后发热汗出而解也。然服小柴胡汤而和解者多矣，未必皆蒸蒸而振也。此因误下之后，元气已虚，虽得柴胡和解之后，当邪气已衰，正气将复之际，但元气已虚，一时正难胜邪，必至邪正相搏，阴阳相持，振战寒栗，而后发热汗出而解也。若正气未虚者，不必至振战而后解也[①]。若正气大虚，虽战无汗者，是真元已败，不能作汗也。危矣！殆矣！

伤寒五六日，呕而发热者，柴胡汤证具，而以他药下之，柴胡证仍在者，复与柴胡汤。此虽已下之不为逆，必蒸蒸而振，却发热汗出而解。若心下满而硬痛者，此为结胸也，大陷胸汤主之。但满而不痛者，此为痞，柴胡汤不中与之，宜半夏泻心汤。[②]

此解已见痞症条下。因本是少阳变证，故复见于少

①【注文浅释】

柴胡证，治以下法，自属误治，最易致少阳之邪内陷而发生其他变证，则非柴胡汤所能主治。但还应以证为凭，如果柴胡证仍在，则知邪未内陷，仍可再用柴胡汤。不过，邪虽未陷，正气毕竟受到损伤而虚。因此，服柴胡汤后，正气得药力之助，奋起祛邪而正邪剧争，于是蒸蒸而振栗战抖，继之发热汗出，邪随汗解。这样的汗出病解，即后世所说的战汗，大多见于病程较长，正气较虚，邪在表里之间。若病势浅表，正气不虚，汗解时是不会发生振栗的。

②【医理探微】

柴胡汤证具，反用他药下之，当然属于误治。但由于患者的体质与误用的药物都有一定的差异，因而误下后就有许多不同的转归。本条所述主要有三种情况：

一是误下后柴胡证仍在，因知邪未内陷，虽然误下，不是逆候，所以仍可再用柴胡汤治疗。不过，原来的证情虽然未变，但正气毕竟受到损伤，当服用助正达邪的小柴胡汤后，正气得药力之助而奋起祛邪，于是发生蒸蒸而振，随之发热汗出而病解。这种汗解方式，后世称为战汗。如果病程很短，邪在表而正气不弱，汗解时是不会发生振战的。

二是误下后邪已内陷，如果其人素有痰水，热与水结，就会发生心下满而硬痛的大结胸证，可治以大陷胸汤。

三是患者素无痰水，虽然误下邪陷，仅是心下闷满，但不疼痛，这与有形邪结的结胸证不同，而是正虚邪结，胃气壅滞的痞证。邪已内陷，当然非柴胡汤所能治，而必须使用苦辛甘相伍的半夏泻心汤了。

阳本篇。其上半截，是承上文语，言误下之而不变逆者，复与柴胡汤，必蒸蒸而振，却发热汗出而解。若误下之后，心下满而硬痛者为结胸，但满而不痛者为痞，二者虽有阴阳虚实之分，皆以误下变逆，非复少阳本证，皆坏病也，故曰柴胡不中与之。结胸为阳经热入之邪，故以大陷胸汤攻之。其阴经虚痞之邪，则以半夏泻心汤开之。所谓知犯何逆，以法治之之义也，详见痞结条中。

得病六七日，脉迟浮弱，恶风寒，手足温，医二三下之，不能食而胁下满痛，面目及身黄，颈项强，小便难者，与柴胡汤。后必下重，本渴而饮水呕者，柴胡汤不中与也。食谷者哕。①

此言误下之后，已成坏病，不可仍用柴胡汤再误也。六七日，六经传遍之后，入里传阴之时也。脉迟，非寒邪入里，及邪中三阴之迟也。浮弱，即太阳中风阳浮阴弱也，言风邪在卫。脉但阳浮而阴弱，尚未郁而为里热，未见数脉，故云迟也。恶风寒者，即太阳上篇啬啬恶寒，淅淅恶风，乃阳浮阴弱之见证也。手足温，非系在太阴之脉浮缓而手足自温之温，亦非少阴手足温者可治之温，并非厥阴晬时脉还之手足温也，此所谓手足温者，言脉虽迟而恶寒，其手足则温。病已六七日，而其邪犹在太阳，非若三阴之脉沉迟则手足厥冷也。俗医不知脉迟浮弱而恶风寒，为表邪未解，但拘日数之多，而于脉症不加察焉，意谓六七日之久，邪必在里，遂二三次下之，致里虚邪陷，由少阳而内入阳明之里，故有不能食而胁下满痛之少阳证，面目及身黄之阳明里症，即阳明篇所谓瘀热在里也。邪虽内陷，究竟颈项仍强，则太阳阳明之表证犹在，然何以知其为两经之表证乎？盖颈在身之前而属阳明，项在身之后而属太阳故也。又因里热内瘀，肠胃之传化失常，三焦不运，气化不行，故小便难。若小便利，则不能发黄矣。如此之表里有邪，三阳俱病，而与柴胡汤，不惟不足以和

①【注文浅释】

脉浮弱，恶风寒，自是桂枝证，然而桂枝证脉不迟，今兼见脉迟，并且手足不发热而是温暖，根据“脉迟为寒，为在脏”，与“太阴伤寒，手足自温”来推断，当系太阳中风证兼太阴虚寒，照理应当治以温中和表，如桂枝人参汤。医生竟屡用攻下，以致诛伐无过，中气大伤，土虚湿郁，因而发生以下一系列变证。脾胃阳伤，故不能食，土虚而肝木横逆，故胁下满痛，湿邪郁于表，故面目及身黄，湿邪滞于下，故小便不利，湿邪痹于上，故颈项强。其中不能食与胁下满痛，颇与柴胡证的不欲饮食、胸胁苦满相似，极易误作柴胡证而用柴胡汤。柴胡汤虽为和剂，但柴芩同用，毕竟偏于苦寒，以致药后脾气更伤，中气下陷，而大便下重。至于口渴，原属柴胡或有证，但此证渴而饮水则呕，乃饮停津不上承，与柴胡证的或渴完全不同，当然也不适用柴胡汤。由于脾阳衰败，胃中虚冷，还可能发生食谷者哕的变证，可与阳明病篇194条、226条合勘。

解少阳之邪，而太阳阳明未散之表邪，及阳明发黄之瘀热在里，得汤中人参甘草之滞补而愈固，所以湿热下坠，后必下重也。后，谓大便也。下重者，非下体沉重，即大便后重，皆湿热壅滞，欲大便而后重不得出也。瘀热在胃，故本渴，渴而饮水，胃中之实邪壅塞，则不能容受，胃气不行，则小肠亦不能传送，故小便不利。膀胱不泻，肠胃不通，大气不得流行，所以上逆而呕也。若此者，非少阳一经独病，故曰柴胡汤不中与也。[①]然则何以治之，仲景不云乎：知犯何逆，以法治之。所谓法者，如此条未下以前之证，不过脉迟浮弱而恶风寒，前太阳中风之治，即法也。二三下之后，致不能食而胁下满痛，则小柴胡，一法也；至面目及身黄，则为阳明里证，柴胡汤即不中与之矣，茵陈蒿汤，一法也；中风之颈项强，乃太阳阳明之表证，桂枝加葛根汤，一法也；伤寒之颈项强，有麻黄之葛根汤，又一法也；太阳之小便不利，五苓散，一法也；阳明之小便不利，猪苓汤，一法也；若少阳阳明兼证之胃实者，则有表里两解之大柴胡汤，一法也；若少阳阳明兼证而正虚里实者，则柴胡芒硝汤，又一法也。此等诸法，不可枚举，论中无不具载，但贵临证施治，审证察脉，详辨经络，分别虚实，何重何轻，何主何客，何先何后，应用何法，应服何方，或一方加减，或两方合用，量时度势，以定取舍，真所谓圆融活变，触类旁通。《经》云，审察病机，无失气宜者是也。至于食谷者哕，以不能食而胁下满痛，身黄小便不利，而又有下重渴呕之证，若再误犯谷气，必至哕而不治矣。哕者，即呃逆也。《灵枢》云：平人之哕者，谷入于胃，气注于肺，有故寒气，与新谷气，俱还入于胃，新故相乱，真邪相攻，气并相逆，复出于胃，故为哕。若病深而哕，乃胃败而中气将绝也。故《素问・宝命形论》云：盐之味咸者，其气令器津泄，弦绝者其音嘶败，病深者其声哕，人有此三者，是为坏府，毒药无治，短针无取。此皆绝皮伤肉，血气争

①【医理探微】
本证的不能食，胁下满痛，呕，均似柴胡证；颈项强也似邪阻少阳经络；渴、小便难，又似小柴胡汤证的或有证，因此最易误诊为柴胡证。然而柴胡证之呕是木火犯胃所致，与饮水无关，而本证之呕，是饮水始呕，乃脾虚失运，湿阻饮停，与少阳病完全不同，最后提出“本渴饮水而呕者，柴胡汤不中与也”，可见这是审证的关键，由此不难推知不能食，胁下满痛，发黄，颈项强，小便难等皆不是少阳病柴胡证，而是土虚湿郁的病变。所以误用了小柴胡汤后，使中寒更甚，脾气更伤而气陷，因之后必下重，胃气更冷而气逆，因之食谷者哕。

黑。所以仲景阳明中风，即有加哕者不治之语，其原文与此条亦大同小异。乃成氏以为食谷者物聚而哕，方氏谓过饱则亦当哕噫，岂有病至如此之剧，尚能过饱乎？观其以哕噫并言，是以呃逆与嗳食气同论矣。轻重不分，吉凶不辨，毫不知其为不治之证，所以疑其为末后尚有脱落，不知仲景以不治之证作结，彼竟茫然不知，何哉《尚论》并弃而不载，又不知何意。前辈用心，终莫知其意指也。

伤寒五六日，已发汗而复下之，胸胁满，微结，小便不利，渴而不呕，但头汗出，往来寒热，心烦者，此为未解也，柴胡桂枝干姜汤主之。[①]

伤寒发汗，固所宜然，虽五六日，若表证未除，非必当攻下之期也。必察其汗后表证尽去，里邪已实，然后方可议下。汗下得宜，自无他变矣。今已发汗而复下之，致胸胁满而微结，是必汗不彻而表邪未尽，因下早而外邪内陷也。胸胁满者，邪入少阳也。少阳之脉下颈合缺盆，下胸中，循胁里故也。微结者，邪之所结者小，不似结胸之大且甚也。小便不利而渴者，汗下两竭其津液之所致。虽为太阳之邪入里而犯膀胱，然亦少阳之兼证也。不呕者，邪未尽入少阳也。但头汗出，则知邪在阳经，未入于阴也。邪气既不全在于表，又未全入于里，而在半表半里之间，少阳之分，故往来寒热也。心烦，邪在胸膈也。凡此者，皆太少两经之外证未解，小柴胡汤不中与也，故以柴胡桂枝干姜汤主之。

柴胡桂枝干姜汤方[②]

柴胡半斤　**桂枝**三两　**干姜**三两　**栝蒌根**四两　**黄芩**三两　**牡蛎**三两　**甘草**二两

上七味，以水一斗二升，煮取六升，去滓，再煎取三升，温服一升，日三服。初服微烦，后服汗出便愈。

①【医理探微】

伤寒五六日，已用汗法解表，又用下法攻里，而病不解除，足见汗下均不得当。而胸胁满微结，往来寒热，心烦，均是少阳主证，因知为邪入少阳，枢机不利。三焦决渎失职，所以小便不利，水蓄气滞，津不上承则口渴，胃气尚和则不呕，阳郁不宣，邪热上蒸则头汗出。总的病机为少阳枢机不利，微饮内结，阳热遏郁。治当和解枢机，宣化停饮，透达郁阳，方用柴胡桂枝干姜汤。

②【案例犀烛】

女性，23岁。停经5个月，多白带，无妊娠征象。近7日来觉口苦，胸胁苦满，不思饮食。前日先感周身骨楚，腰痛，继来月经，色鲜红，气腥量少。小便不利，便时尿道刺痛，唇干燥，口微渴，喜热饮，心烦，夜间头部汗出，腰酸腹痛，舌淡苔薄，脉弦数。此素体血少，近则少阳受邪，拟柴胡桂枝干姜汤以和少阳，加四物以养血：柴胡15克，桂枝10克，干姜6克，天花粉12克，黄芩10克，炙甘草6克，牡蛎12克（先煎），干地黄10克，赤芍10克，川芎3克，当归10克。1剂。

二诊：口苦，腰酸，腹痛大减，白带亦少，胸闷、心烦、口渴等症均除，经仍未净。续服两剂，经净带止而愈。（摘自《伤寒论方运用法》，作者张志民）

按语：闭经与白带，都是妇女的常见病，并无用柴胡桂枝干姜汤的记载，但此案用本方加四物，竟收到显著效果，其关键在于辨证。从胸胁苦满、不思饮食、小便不利、头汗出、唇干燥、口微渴等证，结合苔脉，符合少阳枢机不和、水阻阳郁的病机，所以选用本方；因经量少色鲜，而配伍养血活血的四物汤，充分体现了辨证论治的优越性，并为如何运用本方提供了有益的借鉴。

名曰柴胡桂枝干姜汤，实小柴胡汤加减方也。小柴胡汤后加减法云：若胸中烦而不呕，去半夏人参加栝蒌根。盖胸中烦则邪热入里，以有邪气者不为虚，故去人参，恐其固邪气也。加栝蒌根，所以召津液而止渴润燥也。不呕则胃无邪气，痰饮不积，又以渴故，所以不用半夏之辛温也。若胁下痞硬，去大枣加牡蛎，今胸胁满而微结，故去大枣之甘缓；牡蛎咸寒，能治伤寒寒热，胁下痞热，故加入也。若不渴，外有微热者，去人参加桂枝，温覆取微汗。今既不渴，而又往来寒热，以但头汗出，太阳之邪未去，故去人参也；加桂枝所以解肌而除太阳未去之邪也。误下之后，胃阳已伤，邪气已结，加入干姜，辛以开结，温以守中，同黄芩则寒热相因，调剂之功成矣。

伤寒六七日，发热微恶寒，肢节烦疼，微呕，心下支结，外证未去者，柴胡桂枝汤主之。

此条虽非误治，然亦失治之证也。伤寒至六七日，经尽传里之候也。发热微恶寒，支节烦疼，即伤寒首条发热恶寒，骨节疼痛之表症犹未解也。微呕而心下支结，则邪犯胸膈矣。胸虽太阳部分，然足少阳之脉，下颈入缺盆，下胸中，故寒热而呕，又为少阳症也。其邪气支结于心下，已为半里之症；[①]发热恶寒，支节烦疼，又为在表之邪，是邪气半在表半在里也。以外证未去，固当解表，而少阳又禁汗，故不用麻黄而以柴胡为主，加入桂枝汤，以和解太少二阳之邪也。

【辨误】成氏云：支，散也。王肯堂云：支结，支撑而结也。若训作散，则不能结矣。方注云：支结，言支饮抟聚而结也。喻氏云：心下支结，邪结于心下偏旁，不中正也。若谓支饮结于心下，梦语喃喃，吾不识支饮为何物也。诸说纷纷，略无定论。愚谓成氏以"散"字训之固误，而方氏以支饮持聚为解，亦未中窾。《尚论》谓邪结于心下偏旁而不中正，若果如其说，则仲景不谓之心下

①**【医理探微】**

"心下支结"是少阳病的症状，不过证情比喜呕与胸胁苦满为轻。"心下支结"这一特定的症状描绘，不外两种情况：一是指病人自觉症，自己感觉心下支撑闷结；一是指部位不在中央而偏于一旁。必须全面体会，才能避免与痞证、结胸证相混淆。

矣。诸说之中，当以支撑之解为近是，后更有支饮悬饮之支，义颇相同。然疑惑未悉，不敢穿凿，姑留以俟智者之辨。

柴胡加桂枝汤方①

柴胡四两　**桂枝**一两半　**人参**一两半　**甘草**一两　**半夏**二合半　**黄芩**一两半　**芍药**一两半　**生姜**一两半　**大枣**六枚

上九味，以水七升，煮取三升，去滓，分温服一升。

小柴胡及桂枝汤之义，各见本方论中矣。此因太少兼证，故用两方合治之法。然邪自太阳陷入而结于心下，则必由阳明少阳之经，假道而入矣。但用柴胡桂枝而不及阳明者，以阳明里证居多，无解肌发表之专药，且无阳明见症故也。太阳阳明证中，虽有葛根汤，亦必借麻黄桂枝两方，加入葛根以解其邪耳。然既曰伤寒，不用麻黄而但用桂枝者，岂桂枝汤非太阳伤寒之禁剂邪？盖以邪入少阳，即以少阳为主，即前所谓伤寒中风，有柴胡证，但见一证便是，不必悉具之义也。邪在少阳，又在禁汗禁下之例，故但以桂枝合柴胡，并解太少之邪也，以两方各用原方之半，合作一剂同用，故谓之柴胡加桂枝汤也。然表邪尚盛之伤寒，参芍非所宜用，当于临证时去取可也。

①【案例犀烛】

高某，女，43岁，2016年8月14日初诊。主诉：发热1个月。1月前因受凉后出现发热，最高温度达38.5℃，伴恶寒，口服"感冒灵"后症状未见缓解。随后每每恶寒，旋即汗出热减后，发热复起，中西医治疗乏效，遂来求诊。刻诊：发热，恶风，汗出，身困乏力，口干口苦，左侧头痛，纳可寐安，舌红苔微黄，脉弦。拟柴胡桂枝汤加减：柴胡20克，黄芩9克，白条参9克(另炖)，桂枝15克，白芍15克，甘草5克，沙参20克，连翘15克，板蓝根12克，陈皮12克。7剂，日1剂，水煎服，早晚饭后40分钟温服。

二诊(2016年8月21日)：病人诉药后热退，余证皆减，食欲不振，寐安，舌质红苔白，脉弦。予前方去板蓝根，加谷麦芽各12克，续服7剂，煎服法同前。药后随访，诸症悉除，热病已痊愈，未再复发。

按语：纵观本案，伤寒日久，表病未除，当有内传之机，犯及少阳，当属太阳少阳并病。患者外感风寒，卫遏营郁，故发为发热恶寒；随后因失治，太阳病未罢，邪气内传少阳。太阳风寒外束，营卫不和，卫外不固，营阴外泄，故见恶风汗出；少阳郁热，耗伤气津，肢体不荣，故见口干口苦、身困乏力；少阳胆经从头走足，起于目外眦，沿侧头部、身体侧部及下肢外侧下行，少阳郁热，循经上犯头面，而致偏头痛。结合舌脉，辨为营卫不和，少阳郁热证。

治当和解少阳，兼以解表，吾师投柴胡桂枝汤加减。该方由小柴胡汤及桂枝汤合方，各取半量，正取"柴胡汤重于和里，桂枝汤重于解肌"之义，柯韵伯谓之"双解两阳之轻剂"。方中柴胡味苦微寒，具疏泄、升散之性，重用以和解少阳、解郁退热，为少阳经之主药；黄芩苦寒，清少阳邪热，与柴胡配伍，外透内泄，祛邪外出；白条参甘平，益气养阴，润而不燥；桂枝解肌祛风，芍药酸苦益阴，二药合用，补散并用，调和营卫，祛邪敛阴；连翘、板蓝根可清热解毒；沙参可补益气津；同时配伍陈皮、甘草补益脾胃，以防苦寒之性伤及脾胃，全方共奏清热解表，调和营卫之功。

二诊之时，患者热退，余证皆缓，诉纳差，效不更方。因考虑上方中寒凉药较多，可伤及脾胃而致纳差，且今热退，故去板蓝根，并予加用谷芽、麦芽开胃健脾，以复脾机，并顾护脾胃。本案方机相符，如此桴鼓相应，用之辄效。(张喜奎医案)

伤寒八九日，下之，胸满烦惊，小便不利，谵语，一身尽重，不可转侧者，柴胡加龙骨牡蛎汤主之。

八九日，经尽当解之时也。下之，误下之也。胸满，误下里虚，邪气陷入也。烦者，热邪在膈而烦闷也。惊者，邪气犯肝，肝主惊骇也。小便不利，邪自少阳而入里，三焦不运，气化不行，津液不流也。谵语，邪气入里，胃热神昏也。一身尽重，《灵枢》谓脾所生病也。不可转侧，足少阳胆病也。言伤寒八九日，经尽当解之时而不解，因误下之后，使太阳之经邪，传至少阳而入里也。然何以别其为少阳乎？少阳篇云：少阳中风，胸中满而烦，及胸中烦而不呕，或心烦喜呕，或小便不利者是也。《灵枢·经脉篇》云：足少阳之脉，其支者下颈合缺盆，下胸中，贯膈络肝属胆，循胁里，是动则病心胁痛，不可转侧。《至真要大论》云：阳明司天在泉，燥淫所胜，肝木受邪，民病左胠胁痛，不可反侧者，盖胆附于肝，少阳厥阴相为表里，仲景所谓脏腑相连也。《经脉篇》云：足太阴之脉，属脾络胃，是动则病身体皆重，故厥阴在泉，风淫所胜，湿土受克，则身体皆重也。盖以邪气入胃，胃病而脾亦病也。《太阴阳明论》云：脾胃以膜相连耳，皆因误下而阳虚阴盛，故一身尽重而不可转侧也，所以《脉解篇》有云：所谓不可反侧者，阴气藏物也，物藏则不动，故不可反侧也。然此条经络纠纷，变症杂出，未可以寻常治疗也，故以小柴胡为主，加龙骨牡蛎汤主之[①]。

①【医理探微】

伤寒虽然已经八九日，并不一定是阳明实证，却治以下法，这是误治，势必损伤正气，导致邪热内陷，热炼津液成痰，痰热内蕴，则三焦经气俱滞，胸阳失展则胸满，痰热扰神则烦惊，上蒙心窍则言语谵妄。决渎不行则小便不利，阳郁于里不得畅达于外，而在外的经脉壅遏，则一身尽重，难以转侧。本证邪气弥漫，病兼表里，虚实互见，故治以和解少阳枢机为主，参以通阳泻实，坠痰镇惊，而用柴胡加龙骨牡蛎汤。

柴胡加龙骨牡蛎汤方

柴胡四两　**半夏**二合，洗　**龙骨**一两半　**牡蛎**一两半　**人参**一两半　**茯苓**一两半　**铅丹**一两半　**桂枝**一两半　**大黄**二两　**生姜**一两半　**大枣**六枚，擘

上十一味，以水八升，煮取四升，纳大黄切如棋子，更

煮一二沸，去滓，温服一升。

邪入少阳，故以小柴胡之半剂为主，以和解少阳之邪。人参以补益下后之虚，半夏以滑利胸膈之气，姜以宣达其阳气，枣以和润其津液也。去甘草者，恐助胸满也。去黄芩者，阳虚阴盛，避寒凉也。[①]桂枝辛温，助阳和卫，合姜枣而为桂枝去芍药汤，可以汗解太阳之余邪，而成太少两解之剂。其去芍药者，恐其益阴收敛也，且桂枝全汤为伤寒之禁剂者，亦恶芍药之酸收也。下篇蜀漆龙骨牡蛎救逆汤中之去芍药，亦此义也。牡蛎者，小柴胡本方加减法中，原有胁下痞硬者，去大枣加牡蛎四两之法。观其但用之于胁下痞硬，而不用之于心下痞硬，则知非但咸以软坚，抑且可以平木气而伐肝邪矣。李时珍云：龙者，东方之神，故其骨与角齿，皆主肝病。许叔微云：肝藏魂，魂游不定者，以此治之，则亦非但前人所谓重涩而已。总之一身皆重，不可转侧，皆少阳肝胆之邪，偏着于胁耳。二物之用，既能平肝木之邪，又以重镇之性，兼治其烦惊也。若曰载神之舟楫，则枯骨朽壳，岂能载虚灵之生气乎？吾恐未必然也。至于铅丹一味，皆以为重镇心脏之惊，余细阅论中，并无心脏受病之文。若必以惊为心病，则仲景胡不以丹砂镇之，而偏以铅丹为重？盖心固主惊，而肝脏亦主惊骇。是故，铅丹之为物也，非惟金能制木，重可镇惊，况铅本北方之黑，因制炼之功，化而为南方之赤，则坎离一交，水火既济，以之治肝木之邪，有三家相见之奇，五行攒簇之妙矣。大黄乃荡涤之药，热邪在胃，谵语神昏，非此不疗。但因下后之虚，故切如棋子，仅煮一二沸，使性味不全，则不成峻下矣。同人参则补泻兼施，佐茯苓则渗利并用，此所以为非常之治也。殚心思，竭智力，其所以为立法之圣欤？

太阳病，过经十余日，反二三下之。后四五日，柴胡证仍在者，先与小柴胡汤，呕不止，心下急，郁郁微烦，为

①【注文浅释】
许多注本载本方均无黄芩，钱天来直接提出去黄芩的原因是“阳虚阴盛，避寒凉也”，果如所说，何以不去大黄？

未解也。与大柴胡汤下之则愈。

邪入太阳，循经而行，六日而经尽。六日以后，第七日为一经，至十余日而太阳之邪不解，谓之过经不解，即太阳总证中所谓再作经也。以太阳之邪，久而未解，当仍以汗解为是，而反二三下之，后四五日而柴胡证仍在者，则知虽屡经误下，而外邪犹未全入于里，尚在少阳半表半里之间，故先与小柴胡汤。服汤后而呕不止，则少阳半表半里之邪，犹未解也。心下急，则邪已入阳明之里，胃邪实而胀满矣，热邪在里故郁烦也。表里俱未解，邪不独在少阳一经，小柴胡不中与也，当以表里两解之大柴胡汤下之，则愈矣。

大柴胡汤方①

柴胡半斤　**黄芩**三两　**芍药**三两　**半夏**半斤　**枳实**四枚　**大黄**二两　**生姜**五两，切　**大枣**十二枚，擘

上八味，以水一斗二升，煮取六升，去滓再煎，温服一升，日三服。

大柴胡汤者，以小柴胡为主治而增减以大其用也。盖小柴胡为少阳一经之专剂者，以不出不纳之胆腑，以气为用之三焦，邪入其经，不过虚无偏胜，邪正不和之气耳。故以柴胡黄芩生姜半夏以解散其邪，人参甘草以补其正，

---

①**【案例犀烛】**

林某，男，28岁，2018年5月6日初诊。主诉：便秘2周。2周前因食用大量辛辣之品，加之近日气温较高，烈日当空，外出奔走，汗出如雨，出现大便五六日一行，干结难排，自服“麻仁软胶囊”亦乏效，特来求诊。刻下：今大便又已4日未排，伴胸中持续灼热感，心烦，口干口苦，汗多，小便数而色黄，寐差，口渴饮水不解，纳可，舌质红苔薄黄，脉弦数。处方：大柴胡汤加减。柴胡12克，黄芩12克，枳实12克，厚朴12克，白芍9克，大黄6克（后入），连翘12克，菊花15克，火麻仁15克，炒枣仁15克，生牡蛎30克（先煎），甘草5克。7剂，日1剂，水煎，早晚饭后温服。

服药后当晚大便即排，质坚量多。7剂尽后，再予大柴胡汤加减调治14日。药后大便通畅，余症悉除，未再复发。

按语：便秘病有虚有实，《伤寒论·辨脉法》云：“其脉浮而数，能食，不大便者，此为实，名曰阳结也。”本案便秘为少阳阳明合病之腑实证。患者饮食不节，加之气候炎热，外出奔走，汗出过多，热炽津伤，少阳郁热，枢机不利，肠燥腑实而致本病。阳明腑实，化热化燥，肠腑津伤，故见大便干结难排，五六日一行；少阳枢机不利，郁热伤津，故而口渴口苦，饮水不解；胸为少阳分野，少阳郁热，阳明不降，热扰心神，故而胸中灼热，心烦不寐；邪热逼津外泄而见多汗；肠腑热实，水液偏泄膀胱，故而小便数而色黄；舌质红、脉弦数亦为少阳郁热兼阳明腑实之征。

治以和解少阳，泻热通腑。方用大柴胡汤加减。大柴胡汤出自《伤寒论》，具有和解少阳、内泻热结之功，主治少阳阳明合病。方中柴胡、黄芩疏解少阳之郁滞，宣透半表半里之邪热；枳实破结下气；大黄清泻阳明邪热以通腑，芍药微寒合甘草酸甘化阴；枳、朴同用，下气除满以助通腑，二药与大黄合用，即蕴“微烦，小便数，大便因硬者，与小承气汤和之愈”之意；火郁发之，故加连翘、菊花轻清宣透，清热泻火；再添火麻仁润肠通便；酸枣仁、牡蛎宁心安神。因本案无原方大柴胡汤证“呕不止”之症，遂原方去降逆止呕之生姜、半夏；邪气较盛，故去滋腻之大枣，易之以甘草调和诸药。

三诊时基本痊愈，大便已通，脉不数，苔不黄，热象已退，口微干乃津伤未复，遂再加石斛养阴清热善后，药后大便通畅，疾病得除。（张喜奎医案）

大枣之甘缓以和其性，所谓和解之剂也。至邪既内入，已归阳明之里，乃有形之实邪，则当以承气汤攻下之矣。此以少阳未罢，阳明里实，若但用和解之小柴胡，不惟不足以解散少阳半表之客邪，而人参甘草，反足以助阳明胃家之实热，故于小柴胡中，去人参甘草之补，增入小承气之半，以泄胃中之实热也。用芍药者，以参甘既去，故用之以扶土敛阴，兼平少阳木气之邪，李时珍谓芍药能于土中泻木者是也。两方合用，则二阳并治，表里兼施，故为两解之剂云。

太阳病，过经十余日，心下温温欲吐而胸中痛，大便反溏，腹微满，郁郁微烦，先此时自极吐下者，与调胃承气汤。若不尔者不可与。但欲呕，胸中痛，微溏者，此非柴胡证，以呕故知极吐下也。[①]

此辨症似少阳而实非柴胡症也。言邪在太阳，过一候而至十余日，已过经矣，而有心下温温欲吐，胸中痛，大便反溏，腹微满，郁郁微烦之证。若先此未有诸症之时，已自极其吐下之者，则知胃气为误吐误下所伤，致温温欲吐而大便反溏，邪气乘虚入里，故胸中痛而腹微满。热邪在里，所以郁郁微烦，乃邪气内陷，胃实之症也。胃实则当用攻下之法，以胃气既为吐下所虚，不宜峻下，唯当和其胃气而已，故与调胃承气汤，阳明篇所谓胃和则愈也。若不尔者，谓先此时未曾极吐下也。若未因吐下而见此诸症者，此非由邪陷所致，盖胸为太阳之分，邪在胸膈，故温温欲吐而胸中痛也。大便反溏，热邪未结于里也。腹满郁烦，邪将入里而烦满也。若此者，邪气犹在太阳，为将次入里之征，若以承气汤下之，必致邪热陷入而为结胸矣，故曰不可与也。但前所谓欲呕胸中痛微溏者，虽有似乎少阳之心烦喜呕，胸胁苦满腹中痛之证，然此非柴胡症也，更何以知其为先此时极吐下乎？以欲呕乃胃气受伤之见证，故知极吐下也。

①【医理探微】
由于温温欲吐，胸中痛微溏，类似柴胡证，恐医者误作柴胡证，所以又明确指出这是误吐下所致的邪实正伤证，只宜调胃而不宜柴胡。征之临床，温温欲吐与喜呕有别，不应混为一谈。联系上下文来看，但欲呕，当是指欲吐而言，也可能是吐的笔误。

太阳病，十日以去，脉浮细而嗜卧者，外已解也。设胸满胁痛者，与小柴胡汤。脉但浮者，与麻黄汤。[①]

十日以去，言十日已过也。伤寒之脉浮紧，浮则邪气在表，紧则寒邪固闭。至十日已去而脉见浮细，浮则按之无力，细则邪解正虚也。同一浮脉，浮紧则为寒邪在表，以浮而紧也，紧则有力，故为邪气实，浮细则为邪退正虚者，以浮而细也，细则弱小，故为正气虚。仲景所谓浮为在表，浮则为虚之别也。且嗜卧则正虚而倦怠，邪退而安静矣，故为外已解也。设或胸满胁痛者，是太阳虽罢，而邪已转入少阳矣，故与小柴胡汤以和解半表半里之邪。若其脉但浮而不细，又无胸满胁痛之少阳见证，则是寒邪独在太阳之表，故当以麻黄汤发汗也。

【辨误】成氏谓脉浮细而嗜卧，表已罢也。病虽已，和解之，并不言设胸满胁痛者，与小柴胡汤之义，岂太阳病虽已，无故而又以治少阳之小柴胡汤和之？是毫不知太少之传变，病情之进退，方法之各殊而混解之，其何以阐发仲景立法之旨乎？方氏云：脉浮细而嗜卧，大邪已退，胸满胁痛，则少阳未除。试问十日已去，脉未浮细之前，少阳证安在，而曰未除邪？又云：脉但浮则邪但在表，故与麻黄汤。不知仲景之意，云脉若不细而但浮，为邪气但在太阳，故与麻黄汤，非已传少阳而又还表也。未达其旨而解之，其为注也，不亦难乎？

伤寒十三日，胸胁满而呕，日晡所发潮热，已而微利。此本柴胡证，下之而不得利。今反利者，知医以圆药下之，非其治也。潮热者，实也，先宜小柴胡以解外，后以柴胡加芒硝汤主之。

伤寒邪气，六日而遍行于六经之表，七日经尽当衰。《素问·热论篇》所谓七日巨阳病衰是也。十三日，则已再经矣，而邪犹未解，胸胁满而呕，日晡所发潮热，已而微利者，何也？十三日不解，胸胁满而呕，则邪传少阳矣。

①**【医理探微】**

本条内容分三段论述，同样是示人动态分析病情、病势的方法。

1. “太阳病，十日以去，脉浮细而嗜卧者，外已解也”。说明患太阳病的病程已达十日以上，此时大多正气较虚，邪亦不甚，脉象浮细，浮，表明邪未传里，细为邪气已衰；嗜卧，标志着已无所苦，正气无须再与邪争，因而安静睡眠。脉证合参，从而得知表邪已解，病将向愈。如脉不是浮细，而是微细，或是洪大，前者属少阴阳虚，后者属阳明热盛，那么，前者就可能为类似嗜卧，实际是精神衰疲的“但欲寐”，后者则可能是高热神昏的嗜卧，都是病情转重，而绝不是已解。

2. “设胸满胁痛者，与小柴胡汤”。假使出现胸满胁痛的少阳主证，则不是表解，而是邪势内传，少阳枢机不利，随证转方，应该用小柴胡汤以和解少阳枢机。

3. “脉但浮者，与麻黄汤”。这又是说明麻黄汤的使用，以证为据，并不一定都用在病的初期，此病虽然病程较长，已经十日以上，但是表证仍在，又未内传，脉象但浮而不细，也无嗜卧，则仍当用麻黄汤以发汗解表。

《伤寒论》这样的条文极多，看上去十分凌乱，实际是揭示辨证论治的规律，是示人具体分析的活法，因而这类条文最有价值。

日晡所发潮热，邪气又入阳明矣。已而微利者，因误下而胃虚邪陷所致也。此等胸胁满而呕者，本柴胡证，因少阳半表之邪未解，邪持表里之间，故下之而不得利。今反利者，知庸医不察表里，以丸药下之耳，盖丸药但能攻里而不能解表故也。以两经兼证，舍少阳之半表不治，而仅攻阳明之里邪，致胃气一虚，少阳之邪，并陷入里而反下利，非其治也。前所谓潮热者，胃实也，胃邪虽实，奈少阳半表之邪未去，当先用小柴胡汤以解外邪，然后再以柴胡汤加入芒硝下之，则胃中之热邪亦解，所谓胃和则愈也。然有潮热胃实之证，仍留人参而不去者，以少阳本属虚邪，又以十三日之久，元气自耗，更因误下之虚，故虽加泻实之芒硝，而人参不去也。

柴胡加芒硝汤方[①]

于小柴胡汤方内，加芒硝六两，余依前法。服不解，更服。

热入血室

妇人中风，发热恶寒，经水适来，得之七八日，热除而脉迟身凉，胸胁下满，如结胸状，谵语者，此为热入血室[②]也。当刺期门，随其实而泻之。

言妇人中风而在发热恶寒，表证未解之时，经水适来，得之而至七八日之间，热退身凉而脉迟，似乎邪气已解，不意胸胁下满，如太阳热邪内陷结胸之形状，且谵语者，何也？盖少阳之胸胁满，邪在半表半里，尚属阳分，必往来寒热，其脉必弦细而数，阳明胃热之谵语，脉必实大，此证则脉迟而热除身凉矣。临证之时，殊令人不解。仲景云：此为热入血室也。夫血室者，冲任二脉也。《灵枢》谓天地有四海，人身亦有四海，而冲脉为血之海。《素问·上古天真论》云：女子二七而天癸至，任脉通，太冲脉

①【医理探微】

该方用量，仅有小柴胡汤的三分之一，确实是药剂之最轻者。药量应因人随证而异，那种以经方用量皆重的看法，未免失之偏颇。《金匮玉函经》为《伤寒论》的别本，所载的柴胡加芒硝大黄桑螵蛸汤，实际是柴胡加芒硝汤又加大黄、桑螵蛸两味，虽然在一百十二方之外，也应属于仲景方。大黄与桑螵蛸相伍，其他医籍还未见到。

②【注文浅释】

根据热入血室大多与经水适来适断有关，近代医家多数倾向于血室即子宫的意见，然而景岳在其所著的《伤寒典》中又说："血室者，即冲任血海也，亦血分也。凡血分之病，有畜血者，以血因热结而留畜不行也；有热入血室者，以邪入血分而血乱不调也。故血畜者，去之则愈，血乱者，调之则安。"由此可见，张氏也并未将血室专属子宫，却提出"邪入血分而血乱不调"，这就大大扩充了热入血室的范围。那么，冲任血海，肝脏、子宫当然都有关联了。

盛，月事以时下。《骨空论》云：冲脉者，起于气街，并少阴之经，挟脐上行，至胸中而散。唐王太仆云：任脉当脐中而上行，冲脉挟脐两旁而上行。气街者，穴名也。冲脉起于气街者，从少腹之内，与任脉循腹并行也。《灵枢》云：冲脉者，十二经之海，与少阴之络起于肾下，出于气街。又曰：冲脉任脉者，皆起于胞中，上循脊里，为经络之海，其浮而外者，循腹各行，会于咽喉，别络唇口。血气盛，则皮肤热，血独盛，则渗灌皮肤生毫毛。由此言之，冲任二脉，从少腹之内，上行至中极之下，气街之内明矣。愚按冲任二脉，皆奇经中之阴脉也。阴血充盈，气满当泻，溢入子宫而下出，谓之月事以时下。如太阴晦朔弦望之候，盈缩各有其时。月事之下，犹月之盈极当亏也。冲任为经血所积受之处，故谓之血室。此以中风寒热之时，适遇冲任盈满，当泻之候，或热邪煎逼，胞脉已开，子宫之血方出，而热邪排阀直入，致为热入血室也。热但内入血室，阳分无邪，故热除而身凉，邪已陷入阴中，遂现阴症之脉，故脉迟也。冲脉挟脐上行，至胸中而散，且胸胁为少阳脉之所至，肝为厥阴藏血之脏，与少阳相表里，脏病则腑亦病，即下文所谓脏腑相连，故少阳亦病而胸胁下满，如结胸状也。谵语者，邪在阴分，即下文所云昼日明了，暮则谵语，如见鬼状也。此为邪热入于足厥阴肝经藏血之脏，当刺肝经之募穴名期门者，以泄其邪，乃随其邪气所实之处，而泻其有余之邪也[①]。

妇人中风，七八日续得寒热，发作有时，经水适断者，此为热入血室，其血必结，故使如疟状。发作有时，小柴胡汤主之。

前条但言中风之寒热，此条承上文止言续发之寒热；前但云经水适来，此但言经水适断。盖因中风发热恶寒之时，经水适来，以致热入血室，既入之后，邪热阻绝，遂致经水适断，所以其血必结，非后人所谓适来为经之初

①【案例犀烛】

一妇人患热入血室证，医者不识，用补血调气药，迁延数日，遂成血结胸，或劝用小柴胡汤。予曰：小柴胡用已迟，不可行也，无已，则有一焉，刺期门穴斯可矣，但予不能针，请善针者治之，如言而愈。（摘自《本事方》，作者许叔微）

按语：从此案的疗效来看，可见针刺期门具有独特的作用，而非一般汤剂所能代替，值得进一步深入研究。

来，适断为经之已尽，而谓之乘虚而入也[①]。至后血弱气尽，或可言经尽耳。谓之结者，邪与血结，气乖凝聚而不得出也。邪血凝聚于经络胞脉之间，内未入府，外不在表，而在表里之间，仍属少阳，故使如疟状而发作有时也，当以小柴胡汤主之。前后妇人中风两条，仲景虽分言之，以互相发明其义，而学者当合论之以悉其旨可也。但前以七八日而脉迟身凉，此以七八日而续得寒热，皆热邪已入之变症，又示人以热入血室之见症，颇有不同，无一定之式，未可执泥以生疑二也。但不揣愚昧，意谓仲景氏虽但曰小柴胡汤主之，而汤中应量加血药[②]，如牛膝、桃仁、丹皮之类，其脉迟身凉者，或少加姜桂，及酒制大黄少许，取效尤速，所谓随其实而泻之也。若不应用补者，人参亦当去取，尤未可执方以为治也。古人立法，但与人以规矩而已，学者临证消息可也。所谓书不尽言，言不尽意，其是之谓乎。

妇人伤寒发热，经水适来，昼日明了，暮则谵语，如见鬼状者，此为热入血室，无犯胃气，及上二焦，必自愈。

前言中风，此言伤寒，以见风寒郁热之邪，皆可入血室而致变也。伤寒发热者，谓寒邪已发热而经水适来也。昼日明了者，邪不在阳分气分，且昼则阳气用事，卫气行阳二十五度之时。《生气通天论》云：平旦人气生，日中而阳气隆，日西而阳气已虚，气门乃闭是也。暮则谵语者，邪在阴分血分，夜则阴气用事，卫气行阴二十五度之时。《五脏生成篇》云：人卧则血归于肝，肝受血而能视。热邪入阴血之分，故不得眠而谵语如见鬼状也。热入血室，非惟不在营卫，而更与肠胃无涉，故曰无犯胃气。病在下焦血分，与上二焦绝不相关。汗吐下三法，徒损无益，犯之适足以败胃亡阳，故禁止之曰无犯胃气。使真元无损，正旺邪衰，必自愈也。设或未解，期门可刺，如前小柴胡加减可用也[③]。

①【注文浅释】

历来注家对经水适来适断的虚实问题，有截然相反的两种意见：一为经水适来为虚，适断为实，其理由是经水适来，则血室空虚，热邪随虚而入，所以为虚；适断是经水未尽，热入则血结不行，所以为实。另一为经水适来为实，适断为虚，其理由是经水适来，则血去不多，故为实；经水适断，则血室空虚，故为虚。也有提出适来是得病之际，经水方来，故血不结；适断是未病之前经水已来，而得病之后经水方断，适断不等于适净，所以其血必结。我们认为辨别虚实，应当根据全部病情进行综合分析，不能仅据经水的适来、适断一个方面就下结论。

②【注文浅释】

钱氏提出小柴胡汤中应量加血药，并联系前条热除脉身凉，列举具体药味，虽然不是定论，但对如何随证加减化裁，具有启迪意义。

③【医理探微】

妇人伤寒发热，如果邪向内传，不值月经期，多传于少阳或阳明气分，适值月经期，就有邪入血室的可能。热入血室，除了会有胸胁下满如结胸状，或寒热发作有时等见证，还会出现昼日明了，暮则妄言妄见的神志症状。这是因为病在血分而不在气分，气属阳，所以昼日明了；血属阴，所以暮则谵语。这种谵语，和阳明燥实无关，当然不宜攻下，邪不在表，亦不在膈，所以也不可发汗、涌吐，“无犯胃气及上二焦”即指禁用汗吐下三法。至于“必自愈”，是说有自愈的可能，不是不治自愈。钱氏所言“设或未解，期门可刺，如前小柴胡加减可用也”，是符合“随其实而取之”精神的。

血弱气尽腠理开，邪气因入，与正气相搏，结于胁下，正邪分争，往来寒热，休作有时，默默不欲饮食，脏腑相连，其痛必下，邪高痛下，故使呕也①，小柴胡汤下之。

血弱气尽者，谓血气皆虚也，言经血已尽之后，不惟血弱而气亦虚衰矣。盖人以阳气阴血，两相依附而成形体。盖血泻之后，气亦随之而虚矣。以血弱气尽之时，营卫不密，腠理偶开，邪气因其开而遂入，与正气两相搏聚而结于胁下少阳之分。正气与邪气分争，一如少阳症之往来寒热，休作有时，默默不欲饮食。其所以然者，以少阳与厥阴，肝脏胆腑，与其他脏腑不同，胆附肝叶之中，两相连属，故胆病肝亦病也。此条邪从腠理而入，与前热入血室不同，然经尽血虚之候，邪气乘虚而入，与热入血室无异。肝为藏血之脏，足厥阴之脉，起于足大趾，上循足附，上腘内廉，循股阴，入毛中，过阴器，抵小腹，邪入其络，则小腹必痛，故其痛必下。邪在少阳而结于胸胁，故曰邪高；痛在厥阴之络而居少腹，故曰痛下，所以谓之邪高痛下也。邪在胸胁，而厥阴之气又上逆，故使呕也。证虽脏腑相连，而邪结胁下，往来寒热，默默不欲食，皆少阳本病也，故以柴胡汤主之，而厥阴血分之药，或可量入也。

①**【医理探微】**

脏腑相连，脏指肝，腑指胆，肝与胆相连，肝能克脾，脾能传胃，脾与胃亦相连。肝位较胆为下，邪在少阳而痛在胁或腹，所以是邪高痛下，肝气横逆，胆热犯胃，胃气上逆则呕，这表明呕为胆热所致，故呕为少阳主证。

附合病并病篇

合病并病总论

合病者，两经三经一时并受，见证齐发，不似传经之以此传彼也。其证与前三阳篇之表里证同，其当汗当下，不可汗下皆同。以其并感齐发，无先后之不齐，故谓之合。并病者，此经传入彼经，遂至两经俱病，非若传经之此经传入彼经。邪既传入彼经，而此经之证随罢也。谓之并者，一经病而并及他经亦病，故谓之并。然《伤寒论》

中，惟三阳有合并病，三阴证中无之。盖因太阳皆属汗证，阳明多下症，而少阳全不可汗下，其治法迥殊，不可淆乱，故立法森严，精详审辨，倘治法一差，变证立至。非若三阴证之阴寒相似，理中四逆辈可通用也，故立合病并病之条，以见两经三经之病，偏多偏少，何重何轻，当以何者主治，何者当禁。如太阳证当汗，而与少阳合并，则禁汗。如阳明当下而太阳证未罢，则仍当汗而禁下。又如三阳合并，有少阳证在内，则汗下皆禁。若太少证俱罢，则仍可下之类也。然合病并病，非三阳经诸证之外，更别有合并病也。其合并之义，即所以申明三阳传变之中，又有两经三经齐病，非传非变者；更有一经病，并及他经亦病，遂至两经皆病者之分别也。总之中风伤寒，有一定之例，一曰传经，乃以此传彼，彼病而此罢也。设有未罢，不可但治受传之经，如太阳未罢不可下，少阳未罢不可汗下之类也。二曰合病，乃两经三经一时并感，见证齐发也。三曰并病，乃一经受病，传入他经，而本经之证仍未罢，彼此皆病也。至若变证，非天然自感之病，皆误治失治所致，乃人事所召，即坏病也，又不在定例中矣。夫《伤寒论》中之合并二义，自当各因其证治，分隶三阳条下。如当汗之并病，及用麻黄汤之合病，自当隶于太阳篇中；如用葛根汤，及葛根半夏汤之合病，当隶于太阳阳明篇中；用大承气，及白虎汤之合并病，当隶于阳明中篇；如用黄芩汤，及黄芩半夏生姜汤，至刺大椎，刺肺俞肝俞，刺期门之合并病，当隶于少阳篇中为是。旧因王叔和编次之时，杂乱于三阳篇中，不使各归本属。而成氏注本，又不正其失，一任其颠倒错乱。以后注家，虽议论繁多，而绝不及此，致《尚论》另立一门，后之学者，遂疑为三阳诸证之外，又有合并二病，未免多歧之惑。今若仍散归诸篇，恐于丛杂之中，读者模糊阅过，未能专悉其义，故仍喻氏之旧而发明其意，庶令阅者专而易晓，与各归本篇无异矣。倘得其理爽然，又何求焉？

【**辨误**】方氏《条辨》云：合之为言相配偶也。轻重齐，多少等，谓之合。以阳明切近太阳，所以合也。其说如此，岂少阳与太阳仅多阳明之一间，遂无合病邪。若是，则下文太阳与少阳之合病何来？喻氏遂因之而广其说云：两经之证，各见一半，如日月之合璧，王者之合圭璧。界限中分，不偏多偏少。愚谓日月遥相对照，光满而为望，日月同处东北甲地，两相并合，全晦而为合朔，究未必中分各为一半也。至于圭璧，则有桓圭信圭躬圭谷璧蒲璧之不同，谓之五瑞。九峰蔡氏云：古者天子锡诸侯以命圭，圭头斜锐，其冒下斜，刻大小长短广狭如之。诸侯来朝，天子以刻处冒其圭头，察其同异，以辨其伪，故周礼天子执冒以朝诸侯，即周书顾命所谓上宗奉同冒者是也，岂中分一半之谓乎？且二璧之形，圜而中虚，亦未必中分其半也。然合病之两经受邪，亦偏多偏少，故有麻黄承气黄芩白虎诸汤，偏于一经之治，并未中分其半，况更有三经合病者乎？窃未敢以为然也。至并病条下，方氏又云：并，犹合也，云彼此相兼合，而有轻重多寡之不同，谓之并，以少阳间阳明，去太阳远，故但兼并也。窃谓太阳行身之背，少阳行身之侧，阳明行身之前，何间之有，亦何远之有，岂有不能合，而但兼并之理耶？若果如是，则但当有太阳与少阳之并病。不当有太阳与少阳之合病矣。何合并皆有太少之条乎？喻氏又因兼并之说，而曰两经之症，连串为一，如索贯然，即兼并之义也。遂有秦并六国之喻，殊足惑乱人意。若曰如秦并六国，则六经病证，皆当并入一经矣，岂止两经兼并而已哉？嗟嗟！仲景之立法也何精，后人之注释也何晦！仲景之为后世虑也何深，后人之读其书也何浅！呜呼！道之不明也，有以夫！

合病证治第十五

太阳与阳明合病，喘而胸满者[①]，不可下，麻黄汤主之。

太阳阳明合病者，谓太阳阳明两经皆有见证也，以两经见证之中，有喘而胸满之证，是太阳之表邪偏重于阳明也。岂方氏所谓轻重齐、多少等，及喻氏两经各见一半乎？夫喘者，肺邪盛满之所致也。寒邪入腠而肺主皮毛，皮毛为肺之合，肺脏受邪，故气满而喘也。所以伤寒首条，即曰头痛发热，身疼腰痛，恶风无汗而喘者，麻黄汤主之。盖麻黄为辛散肺气之专药，杏仁为滑利肺气之要药，汤中惟桂枝为解散卫邪之太阳经药耳。仲景以手太阴药，治足太阳病者，皆以肺主皮毛故也。且胸为太阳之部位，《脉要精微论》云：背者，胸之府也。足太阳之经脉凡四行，皆在背而行于督脉之两旁。《痹论》云：卫气循皮肤之中，分肉之间，熏于肓膜，散于胸腹，营卫皆统于太阳，故胸属太阳。胸满者，太阳表邪未解，将入里而犹未入也。以阳明病而心下硬满者，尚不可攻，攻之遂利不止者死，况太阳阳明合病乎？此以太阳表症未罢，攻之恐邪陷变逆，故曰不可下，而以麻黄汤专发太阳之寒邪也。此条当自太阳伤寒例中遗出。

太阳与阳明合病者，必自下利，葛根汤[②]主之。

太阳阳明合病，虽与前条同义，然上条之邪在胸膈，犹未犯胃。此曰必下利，则邪已内侵而犯胃矣[③]。盖以太

①【医理探微】

太阳、阳明都有喘证，属太阳的治当发汗，属阳明的治当攻下。本条主要示人治疗喘证，必须辨清表里，辨表里的依据是注意满的部位。喘因肺气实，肺气实胀，故胸满。胸乃阳明之部分，喘而胸满，所以说是太阳阳明合病。

②【案例犀烛】

孙某，女，42 岁，腹痛、腹泻、大便带血已 5 年，每日大便七八次，经常腹痛。乙状结肠镜检查发现：降结肠有散在黏膜溃疡，呈岛屿状，黏膜充血。曾服中西药无效。现仍项强无汗恶风，两上肢有时发麻。脉浮紧，苔白、舌边有齿痕。辨证：两阳合病，风寒犯表，邪伤肠道。治则：解肌和里，升阳止泻。处方：葛根 12 克，麻黄 9 克，桂枝 6 克，白芍 6 克，生姜 6 克，甘草 6 克，大枣 3 个，地榆炭 15 克。服 3 剂后，便血止，腹痛止，便次减少至每日两三次，脉同前。处方：在前方中加诃子 12 克。服六剂后临床治愈。治疗 3 个月复查，降结肠黏膜无异常发现。（摘自《经方验》，作者刘景祺）

按语：慢性结肠炎是临床常见病，病情相当顽固，本案按照二阳合病治疗，用葛根汤加地榆炭获效，又加诃子竟得全功。足证所谓二阳合病并非专指外感急病，凡是既有风寒外邪，又有肠病腹泻，就可以葛根汤主治。方中加入地榆、诃子，颇具巧思。如果不加用二药，就不会有这样好的效果。对于如何运用经方，颇有借鉴意义。

③【医理探微】

二阳合病，固然是指两经症状同时出现，但究其病机却偏重在表，下利由表邪内迫所致，所以不是两经同治，而是专治其表，表解则利自止。从表象来看，存在着两种矛盾。从实质来说，表邪是主要矛盾，于是集中力量去解决表邪问题。这是极其宝贵的经验总结，充满了辩证法思想，也是仲景专门提出合病并病证治的意义所在。

阳之郁邪，既在营卫；而阳明之热邪，又盛于肌肉之间，两经之邪热并盛，不待全陷而热邪内逼，胃中之真气不守而必下利矣。然虽下利，而其邪犹在于表，未可责之于里。既非误下之后，胃气未虚，断不可以协热下利之法治之，当仍以两经之表证为急，故以葛根汤主之。盖以麻黄桂枝解太阳营卫之邪，加入葛根，以解散阳明肌肉之经邪，早解其表，即所以杜其入里之途也。

【辨误】《尚论》谓葛根汤，即桂枝汤加葛根，不用麻黄者是也。其说恐非，当云中风自汗者，用桂枝加葛根汤；伤寒无汗者，用有麻黄之葛根汤，乃为活法。阳明篇首有汗出恶风者，太阳阳明中风也，故用桂枝加葛根汤；无汗恶风者，太阳阳明伤寒也，故用葛根汤。葛根汤乃桂枝麻黄之合剂而加葛根者，桂枝加葛根汤乃桂枝全汤而加葛根者也。此但曰葛根汤，而不曰桂枝加葛根汤，岂非用麻黄者乎？然下文葛根加半夏汤已有麻黄，此条之葛根汤，已不待言矣。况前有麻黄者，但称葛根汤；无麻黄者，即名之曰桂枝加葛根汤矣，又何庸辨乎？

太阳与阳明合病，不下利，但呕者，葛根加半夏汤主之。①

①**【医理探微】**
本条与上条同样是因风寒之邪侵表，内迫阳明的见证，所不同的是，前者是迫于肠，气不升而下利；此证是犯于胃，气上逆而呕吐，所以用葛根汤解肌发汗治其表邪，但加半夏一味，降逆治呕。

如前太阳与阳明合病，不下利而但呕者，是郁热之表邪内攻，不下走而上逆也。呕则邪在胸中而犯胃口，故于两经解表之葛根汤，加入辛温蠲饮之半夏，以滑利胸膈之邪也。

葛根加半夏汤方

葛根四两　麻黄三两，去节　桂枝二两　芍药二两　甘草二两　生姜三两　大枣十二枚　半夏半斤

上八味，以水一斗，先煮葛根麻黄减二升，去白沫。纳诸药，煮取三升，去滓，温服一升，覆取微似汗。义见

注中。

太阳与少阳合病，自下利者，与黄芩汤。若呕者，黄芩加半夏生姜汤。[①]

太少两阳经之证，并见而为合病。太阳虽在表，而少阳逼处于里，已为半表半里，以两经之热邪内攻，令胃中之水谷下奔，故自下利。当用黄芩撤其热，而以芍药敛其阴，甘草大枣，和中而缓其津液之下奔也。若呕者，是邪不下走而上逆，邪在胃口，胸中气逆而为呕也，故加半夏之辛滑，生姜之辛散，为蠲饮治呕之专剂也。

黄芩汤方

黄芩三两　芍药二两　甘草二两　大枣十二枚

上四味，以水一斗，煮取三升，去滓，温服一升。日再，夜一服。若呕者，加半夏半升，生姜三两。

黄芩加半夏生姜汤即附前方服法内。

阳明少阳合病，必下利，其脉不负者，顺也。负者，失也，互相克贼，名为负也。脉滑而数者，有宿食也，当下之，宜大承气汤。

阳明者，胃土也。少阳者，肝胆木也。两经俱感，二经之证并见。热邪连结，逼近于里，里受外迫，土受木刑，胃土不守，水谷下奔，故必下利。而其脉不负者，为顺而无害。若负者，则为丧失之败证矣。所谓负者，即胜负之负也。以木土克贼之证，而胃家之真气无损，则其脉虽或数或大，而其冲和浑厚之气仍在，是木虽克土而土不受伤，故为顺而无害，是谓有胃气者生也。若土受木克，胃土之气伤败，其脉或弦细劲急而悬绝，或如新张弓弦，或如循刀刃，如按琴瑟，或右寸关弦细短促而不可按，或微细而结代之类，是中土已坏而呃忒。手足逆冷，青黄尘垢之色必现，为真气丧失之死证，所以谓之相克贼，名为负

①【临证薪传】

本条虽是太少合病，但病势偏重于少阳，自下利，为少阳半里之热犯及肠胃所致，所以治宜黄芩汤清解少阳，遏其内传之势，庶少阳热除而太阳之邪亦解；若兼见呕逆，再加半夏生姜降逆和胃。本论合病下利共有三条而治各不同，一为太阳与阳明合病，病势重心在表，下利乃风寒表邪所致，所以用葛根汤解表为主。本条太阳与少阳合病，病势重心在少阳里热，所以用黄芩汤清里为主。256条是阳明与少阳合病，以阳明里实为关键，所以用大承气汤攻下。这表明治病必须抓住病机矛盾的主要方面，才有可能提高疗效。这一辩证的思想方法，具有极为重要的指导意义，值得深入研究。

也。《素问·阴阳别论》云：脉有阴阳，凡阳有五，五五二十五阳。所谓阴者，真藏也，见则为败，败必死也；所谓阳者，胃脘之阳也。三阳在头，三阴在手，所谓一也。愚按经义，盖以胃脘之阳，为二十五阳之主，其后天生和长养之气，皆由此出。谓之三阳在头者，言三阳经之胃脉，在结喉两旁各一寸半之动脉，名曰人迎。三阴经之胃脉，在右手鱼际后一寸之寸口脉，名曰气口，即手太阴肺脉也，故曰肺朝百脉。《经》云：气口独为五脏主者，以胃为水谷之海，五脏六腑之大源。五味入口，藏于肠胃，以养五脏气。气口者，脉之大会，五脏六腑之气，皆变现于气口也。此二脉者，皆同一胗候胃气之脉，故曰所谓一也。若存冲和浑厚之气，则为不负而顺；若无胃气冲和，即为真藏之脉而失矣。若其脉滑而数者，滑则有力而流利，乃胃实气旺之象，为顺而不负之脉。滑数则热邪盛于里，气食实于胃，故为有宿食停留。视其舌苔黄黑而厚，按其胃脘及绕脐硬痛者，是少阳阳明之经邪，皆归阳明之府矣，故当下之，宜大承气汤。

三阳合病，脉浮大，上关上，但欲眠睡，目合则汗。[①]

成氏以浮属太阳，大为阳明，其说虽是，而不知浮大之脉，但见于关上，盖指阳明脉浮大而言也。观下文见证，皆属阳明，即可知矣。更以关脉独候少阳之气而曰胆热则睡，岂右关亦候肝胆邪？其说尤未尽善。《素问·脉要精微论》云：附上，左外以候肝，内以候膈，右外以候胃，内以候脾。关上者，指关脉而言也。仲景辨脉篇中，称尺脉曰尺中，关脉曰关上，寸脉曰寸口。《内经》则但言尺中寸口而不言关。盖言尺泽曰尺中，鱼际曰寸口，尺寸之中，则为上下之半，故谓之关。所以全部《内经》，但有尺脉寸口而不及关也。至《平人气象论》中，于尺寸则亹亹言之，而并不言关也。今言脉浮大而上关上者，谓关脉之浮大，上出关上也。然左肝虽候肝，而少阳胆经，乃肝之

①【医理探微】

太阳、阳明、少阳三经同时俱病，为三阳合病。脉浮大，浮为太阳之脉，大为阳明之脉。上关上指脉形弦长，为少阳之脉。但欲眠睡，颇似阴盛阳虚的少阴病，但少阴阴盛阳虚，脉必沉而微细，本证脉浮大弦长，可见绝非少阴，而是枢机不和。且少阴病必是无热恶寒，本证必有阳热见证，不难区别。

至于目合则汗，亦缘于少阳半里之热，目合时卫气行于阴而里热甚，表阳不致，因而热迫液泄，腠理开而盗汗出。少阳为枢，外邻太阳，内接阳明，三阳合病，以少阳为主，所以盗汗责之少阳胆热，而与阳明热盛的自汗出病机有着浅深轻重的不同。本条未出治法，后世主张用柴胡剂，可以参考。

合也，故少阳受邪，浮大于左；右关候脾胃，故邪入阳明而右关浮大也。其不言左右而但言脉浮大上关上者，乃该左右而合言之，以见邪自太阳而来，与少阳热邪、阳明热邪、三经郁热之气并蒸，令人蒙昧昏冒，故但欲眠睡也。目合则汗者，即阳明中风条下所谓脉但浮者，必盗汗出之义也。此本阳明中风，故脉浮大。中风本阳浮阴弱，原多自汗，而目合则卫气内入，不能司其开阖，毛孔不闭，所以汗出也。此条三阳合病，在太阳则当汗解，在阳明又当攻下，惟少阳受邪，汗之则谵语，下之则悸而惊，所以汗下皆禁。然三阳俱受邪，何以独重少阳而禁汗下乎？仲景云：伤寒中风有柴胡证，但见一证便是，不必悉具。盖言若见少阳一证，即当以少阳为主故也。然则仲景不言治法，其终何以施治乎？曰浮大之脉独见于关上，且言眠睡，目合则汗，皆为阳明见证，是邪热独盛于阳明矣。舍汗下和解之法，其惟下文之同治乎？

三阳合病，腹满身重，难以转侧，口不仁而面垢，谵语遗尿，发汗则谵语，下之则额上生汗，手足逆冷。若自汗者，白虎汤主之。[①]

腹满身重，即阳明篇所谓其身必重，腹满而喘，及腹满痛之类也。难以转侧，口不仁而面垢者，《灵枢·经脉篇》云：足少阳之脉，是动则病口苦善太息，心胁痛，不能转侧，甚则面有微尘，身无膏泽。《至真要大论》阳明在泉，及阳明司天，民病喜呕，呕有苦，善太息，心胁痛，不能反侧，甚则嗌干面尘，身无膏泽。此皆阳明燥金司气，少阳肝胆受邪之应也。然胃开窍于口。《灵枢》云：胃和则口能知五味矣。此所云口不仁，是亦阳明胃家之病也。谵语，邪热在胃也。惟遗尿则邪在足太阳之里，热在下焦，故膀胱不摄而妄出也。以三阳合病而见证如此之剧，既有少阳并受之邪，汗下皆在所禁，汗之则犯少阳之戒，故谵语。病至谵语遗尿，正气已自不守。若下之则胃阳

①【医理探微】

本条旨在示人临床治疗抓主要矛盾的方法。所谓三阳合病，意指病变的范围很广，证情极为复杂，这就要求找出主要矛盾，采取的对治法才能提高疗效。从所述的证候来看，主要是阳明气分之热独重，阳明经气壅滞，所以腹满身重，难以转侧；胃热灼津耗气，胃之窍出于口，舌体属胃，所以口不仁而言语不利，不知食味。阳明主面，胃热蒸郁，津液上泛，所以面部油垢污浊。热上扰而神明昏乱，则谵语；热下迫而膀胱失约，则遗尿；津液被热迫而外越，则自汗出。证候虽杂，不外邪热亢盛，所以独清阳明，而用白虎汤主治。正由于证情复杂，因而也最容易误治，所以又列举汗下之禁，并指出误治后的变证，以期引起注意。阳明气热炽盛，当然禁用发汗，误汗则津更伤而热益炽，因而谵语更甚。《玉函经》作"发汗则谵语甚"，比较合理，可从。里热虽炽，尚无燥结，当然也不可攻下，误下则热更内陷，阳气愈郁，热蒸于上则额上生汗，阳不外达四末则手足逆冷。有认为是误下亡阳，或阴竭阳越，似嫌言之过甚，不切实际。

丧失，而额上生汗矣，何也？头为诸阳之所聚，而阳明行身之前，额则阳明之部位也。《素问·阳明脉解》云：四肢者，诸阳之本也。太阴阳明论云：四肢皆禀气于胃。误下而胃阳丧亡，致邪气入阴而手足厥冷，故汗下皆在所禁也。若虽见前三阳诸证而又自汗者，知太少之邪已减，独归并于阳明之里，即阳明篇首所谓身热汗自出，又所谓阳明病法多汗者是也。邪热在里，既不须汗，又不堪下，故以白虎汤主之。

并病证治第十六

二阳并病，太阳初得病时，发其汗，汗先出不彻。因转属阳明，续自微汗出，不恶寒。若太阳病证不罢者，不可下，下之为逆，如此可发小汗。设面色缘缘正赤者，阳气怫郁在表，当解之熏之。若发汗不彻，不足言，阳气怫郁不得越，当汗不汗，其人躁烦，不知痛处，乍在腹中，乍在四肢，按之不可得，其人短气，但坐以汗出不彻故也，更发汗则愈。何以知汗出不彻，以脉涩故知也。[①]

二阳，太阳阳明也。并病者，谓太阳虽受邪，虽已传入阳明，而太阳仍未罢，两经俱病也。此条虽云二阳并病，其创法之意，盖示人以两经之邪，有偏盛于太阳者，治法亦当以太阳为主，未可轻治阳明也。自“太阳初得病时”，至“汗出不恶寒”句，是言太阳转入阳明之故，即传经之义也，乃一条之总义。自“若太阳病证不罢者”。至“可小发汗”句，是汗不彻而太阳未罢之轻者，此段为客。“面色缘缘正赤句”至末，方是主，谓太阳之邪正盛而未解，其初入阳明之邪，尚轻而可忽，当以太阳表证为主治也，意谓太阳初得病时，发其汗，汗先出不彻，其邪不得尽去，因而转为阳明。邪既转属阳明，随即有自微汗出不恶寒之阳明见证，非若太阳证之身热恶寒无汗也。即阳明篇首之身热汗自出，不恶寒反恶热之义也。若邪已转属阳明，

①【医理探微】

本条内容主要有以下几个方面：一是说明二阳并病的成因与临床特征。太阳病本当发汗，但用药不当，或病重药轻，或服药不如法，以致汗出不透，太阳表邪未得尽解，而邪势内传，转属阳明。于是由太阳之无汗，转为阳明之自汗出；由太阳之恶寒，转为阳明之不恶寒。二是阐述二阳并病的治法与禁忌。太阳表证并发阳明里实证，治应先解其表，后攻其里。太阳表证未罢，不可用下法，但阳明证已见，又不宜用峻剂发汗，只可用小发汗法。如果先用下法，就会表邪内陷，造成结胸、痞利等许多变证。太阳表证未解的标志是面色缘缘正赤，乃阳气怫郁于表所致，可用熏法取汗，以达到解表的目的。三是补充汗出不彻还可以发生的另一种证候。所谓不足言，指汗出很少，微不足道，那就使邪气遏郁于肌腠之中，营卫不能通畅，因而躁烦不安，游走疼痛，乍在腹中，乍在四肢，以手摸按，得不到固定的痛处。由于表气郁塞，则肺气遏阻而气息短促，但能坐位而不能平卧。这也是汗出不彻的缘故，不可误认为是其他病变，只需再发其汗，就可诸证全除。最后又以问答方式，指出汗出不彻的脉象涩而不畅，以资佐证。这种涩脉是因营卫流行不畅，必然涩而有力，与血虚的涩而无力不同，应注意区别。

而太阳病证尚有不罢者，是表证犹未尽除，邪气未归阳明之里，胃邪未实，为不可下，下之为逆，如此等未尽之表邪，不过因汗出不彻耳，其邪去多留少，可小小发其汗，邪当自解。设若病人之面色缘缘然正赤而浮现于面者，乃阳气为寒邪所闭，怫郁于表，当汗解之，或熏之取汗。此虽同一汗出不彻之证，其留邪甚多，一如全未解散之太阳表邪。若前所谓发汗不彻，可小发汗之说，又不足言矣。此因阳气怫郁，为寒邪所束，怫郁于皮肤腠理之间，不得发越，乃当汗不汗，致令人郁闷烦躁也。不知痛处者，谓所受寒邪，若但在太阳之表，则如伤寒首条，有身疼腰痛骨节疼痛之证，其痛处自有定在。此因寒邪虽在太阳，已曾转属阳明，而阳明之经已在肌肉之分，且腹中四肢，皆阳明胃经之所属也。是以《素问·太阴阳明论》中，有四肢皆禀气于胃之语。《阳明篇》中，即有脉浮大而短气，腹都满之证。盖因太阳邪气初转阳明，在经在腑，未有定所，故觉乍在腹中，乍在四肢，按之不可得，其人气短耳，即《素问·离合真邪论》所谓此邪新客，溶溶未有定处也。见证如此，虽太阳初转阳明，而太阳表证正盛，阳明不足论也。但坐以汗出不彻之故[①]，更发其汗则愈矣。然何以知其汗出不彻乎？夫脉者，气血流行之动处也，寒伤营血，不得汗泄，阳气郁滞，血脉不快于流行则涩，此以脉涩，故知之也。

二阳并病，太阳证罢，但发潮热，手足漐漐汗出，大便难而谵语者，下之则愈，宜大承气汤。

太阳阳明并病，与上条同义，但上文则太阳证多而未解，虽有阳明证而犹未可下，当专以太阳主治而宜汗。此条则言太阳证已罢，但有潮热手足汗出，大便难而谵语等阳明胃实诸证，应以阳明为治而当下，皆示人以辨证施治之法也[②]。

太阳与少阳并病，头项强痛，或眩冒，时如结胸，心下

①【注文浅释】
对“但坐”的理解，注家们存在较大分歧：一是指原因，如钱天来；二是作为症状。从下文“以汗出不彻故也”，是一个完整的句子，前面若加上“但坐”二字，反而累赘。因此，我们认为作原因解不如作症状解合理。

②【注文浅释】
本条虽然也是二阳并病，但太阳表证已罢，全是阳明里实证。潮热、手足漐漐汗出、谵语，都是典型的里实证候，虽然仅是大便难，也应当使用大承气汤。这表明大承气汤的运用，是综合全部病情来决定的。

痞硬者，当刺大椎第一间，肺俞肝俞。慎不可发汗，发汗则谵语，脉弦。五六日谵语不止，当刺期门。[①]

头项强痛，太阳证也。眩冒，少阳肝胆病也。足少阳之脉，起于目锐眦；足厥阴之脉，上入颃颡，连目系。邪热在少阳，肝胆脏腑相连。热邪在络，上侵目系，故眩冒也。或眩冒者，或时眩冒也。时如结胸者，时或如结胸之状，而实非结胸也。少阳之脉，下颊车，合缺盆以下胸中，邪在少阳，故时如结胸而心下痞硬也，况胸又属太阳者乎？邪在太阳则当汗，邪在少阳则禁汗，太阳与少阳并病，亦不可汗。既不可汗，则两经郁经之邪无可解之法，故当刺大椎第一间，及肺俞肝俞。又叮咛之曰：慎不可发汗，发汗则谵语，与少阳篇禁例无异也。大椎者，背脊共二十一节，最上之第一节骨上，即百劳穴也。肺俞者，第三椎两旁各一寸半之二穴也。肝俞者，第九椎下两旁各一寸半之二穴也。刺大椎者，所以泄头项强痛之邪也。刺五分，留三呼，泻五吸。刺肺俞者，泄肺气以开皮毛也。寒邪客于皮毛，皮毛者，肺之合也，然泄肺气而开皮毛，本当以麻黄汤发汗，乃为正治，因太少并病不可发汗，故刺之以泄皮毛而代麻黄汤之汗也。可刺三分，留七呼。刺肝俞者，泻少阳之邪也，可刺三分，留六吸。凡此三刺，皆可泄两经之气，解太少之邪者也。故邪在少阳，慎不可发汗，发汗则里虚邪陷而谵语矣，谵语则邪犯阳明，脉当洪大而不弦。弦者，少阳肝胆之邪也，脉弦而五六日谵语不止，是木邪盛而未欲解也。故当刺肝经之募穴期门，以泄其邪，所谓随其实而泻之也。

【辨误】《条辨》不知胸属太阳，及少阳之脉亦下胸中，而以胸为阳明部分，固谬。又疑云肝与胆合，刺肝俞以泻少阳。肺与膀胱，非合也，以肺主气，故刺之以通膀胱之气化欤？不知太阳之表邪在外，膀胱之气化在里，通其在里之气化，岂能即解在外之表邪？其说更谬。《尚论》不

①**【医理探微】**

此证虽有太阳之表，却不可发汗；虽似结胸，也不可泻下，最好是用刺法治疗。何以宜刺大椎、肺俞、肝俞？因为大椎是手足三阳经交会的地方，刺大椎可治外感风寒、项强发热；肺俞与肝俞都属于太阳膀胱经，刺肺俞可以理气、退肌表之热，刺肝俞可以和血、泻少阳之火。一方面外解太阳，另一方面寓有宣肺畅肝的作用，所以三穴并刺，治太阳、少阳并病有良效。假使误用汤剂发汗，反而徒伤津液，少阳之火愈炽，木盛侮土，因而发生谵语。这种谵语与阳明谵语不同，脉弦为鉴别要点，所以谵语脉弦并提。经过五天，谵语仍然不止，可见木火犹炽，故刺期门穴以治之。期门是肝之募穴，刺之则木火得泄，木火除则谵语自止。

加揆度，遂取其论以为说，云膀胱不与肺合，然肺主气，刺肺俞以通其气。斯膀胱之气化行而邪自不能留矣！呜呼，以智者而亦蹈前人之辙迹，其亦以盲引盲之谓乎？嘻！

太阳少阳并病，心下硬，颈项强而眩者，当刺大椎肺俞肝俞，慎勿下之。①

此即上文之证治也。以上文但言不可发汗，而未言不可下，故此条又重申不可下之禁也。

太阳少阳并病而反下之，成结胸心下硬，下利不止，水浆不下，其人心烦。

上文所谓时如结胸，乃其本证，非误下之变。故不过时常如结胸之状，而心下痞硬，乃似结胸而非结胸也。此因太少两经并病，皆不可下，以不可下者而反下之，遂成结胸心下硬。又因误下之虚，中气不守而下利不止，邪陷胸中而水浆不下矣。其人心烦者，误下之后，阳邪陷膈，故作虚烦也。然其证已剧，而仲景不立治法，致方氏疑为脱简。而《尚论》云：并病即不误下，已如结胸心下痞硬矣，况误下乎？比太阳误下之结胸，殆有甚焉。且其人心烦，似不了之语，以太阳经结胸证悉具，烦躁者亦死，意者此谓其人心烦者死乎？愚恐未必尽皆死证也。夫三阳经之烦证不一，皆非死证，惟烦躁并见者为重耳。以烦属阳而躁属阴也，所以三阴之手足厥而烦躁者多死。而三阳篇中，如汗不出而烦躁者，为邪气不得外泄之表实，故用大青龙汤之汗剂。如发汗若下之，病仍不解而烦躁者，为阳虚阴盛之里虚证，故以茯苓四逆汤温之。唯结胸证悉具而烦躁者死。盖以太阳误下，邪已陷入而为结胸，且诸证悉具，烦躁则阴极阳亡，所以死也。此虽亦以反下而成结胸，其人虽心烦而未躁，或有治法，未可知也。当于仲景诸烦证中，约略寻讨其活法可也②。

重编张仲景伤寒论证治发明溯源集卷之七终。

①【注文浅释】
本条所举的证候与前条大致相同，所以都采用针刺大椎、肺俞、肝俞的方法。所不同的，是彼条指出禁汗，并交代了误汗的变证和刺期门的救误法；本条仅指出禁下，却未说明误下后的病情变化。然而能将两条内容合起来看，自不难获得较全面的认识。本证虽然是太阳之表未罢，但毕竟邪已内传，所以禁用汗法；但邪虽内传，却未至阳明燥实的地步，所以又禁用下法。最好的治法是针刺大椎、肺俞以解太阳之邪，针刺肝俞以泻少阳之邪，庶太少两阳之邪都得外解而不再内传。

②【注文浅释】
本证不仅心下满硬，而且下利不止，水浆不下，邪结正伤。胃伤则气逆而食不入，脾伤则气陷而利不止。脾胃功能行将败绝，而邪结不去，正虚邪扰，所以心烦。此时补泻两难，预后大多不良。

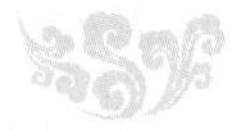

虞山 钱 潢 天来甫 著
男 格 寿平
门人 朱良弼 赍予 订
程来祉 克昌

重编张仲景伤寒论证治发明

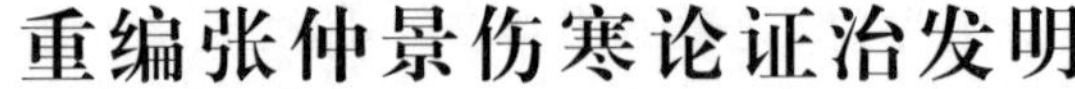

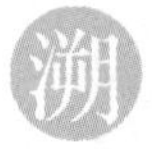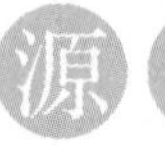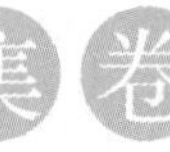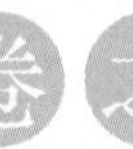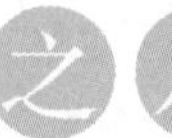

溯源集卷之八

太阴篇霍乱附

太阴证治第十七

太阴伤寒

太阴之为病，腹满而吐，食不下，自利益甚，时腹自痛，若下之，必胸下结硬[①]。

此总叙太阴之见症[②]。言太阴经受病，必见腹满而吐等证也。然非谓诸证皆具，方为太阴也。以后凡称太阴病，必见此等症者，乃为太阴病也。夫太阴者，盛阴也，为东北之艮土。得先天坎中未经生化之阳气而生者，地之纯阴象焉。以地居天之中，先天来复之阳，生于黄泉之下，透地而发生万物。盖以盛阴为体，而以阳气为用，所以地寒则五谷不生，土暖则发生万物，故人身之太阴脾土，亦居五脏之中，具静顺之体，而有健运之用。以胃为之腑而为水谷之海，乃西南之坤土，为后天离火之所生，故属阳明而能腐化水谷，为坤厚载物之象，是以胃则藏五味而化五谷，脾则行精液而运精微，周身脏腑经络，四肢筋骸，皆受其生和长养，为生气之所自出。其经脉行于任脉之两旁，为太阴之经，故易曰坤为腹，盖腹行之脉穴也。腹行之经脉受邪，故为太阴病。所谓邪入阴经，则为阴邪也。太阴之经，以脾为脏，以胃为腑，其经脉受邪，内通脾

①【注文浅释】
硬，宋本作“鞕”。

②【注文浅释】
太阴病虚寒证的提纲、典型证候。

胃[1]。脾胃以膜相连，寒邪在里，故腹满而吐，即《素问·热论》所谓太阴脉布胃中，故腹满而嗌干也。食不下者，在阳明篇中，即所谓不能食者为中寒，况太阴乎？阴邪在中则腹满，上逆则吐，下迫则自利益甚，时常腹自痛也[2]。当温中散寒，以解散其阴邪，如下文所谓理中四逆辈可也。倘粗工不辨阴阳，罔知经络，以腹满而吐，食不下为停食胃实之证，而以苦寒下泄之药误下之，必致伤败胃阳，阴邪内结而胸下结硬矣。胸下者，心胸之下，胃脘之间也。以阴寒硬结于胃脘之中，故谓之胸下结硬，言与结胸不同也。结胸以太阳误下，阳邪陷入阳位，故结于胸。此以太阴误下，胃阳空虚，阴邪结于胸下之胃中，故云结硬于胸下。当此而不知急救胃阳，祛除阴翳，必致胃阳败绝，至呃忒四逆之变而死矣。

【辨误】成氏谓太阴为病者，阳邪传里也，其说殊谬。岂太阴无本经自受之邪乎？又云阴寒在内而为腹痛者，则为常痛，阳邪传里，虽痛亦不常，但时时腹自痛，此论尤谬。岂反忘太阳篇首所云：病发于阳，则发热恶寒，病发于阴，则无热恶寒邪？总之邪入阳经，则发热而为阳邪；邪入阴经，则无热而为阴邪，其旨晓然矣。成氏既为仲景开辟功臣，岂尚懵然未辨乎？恐不若《尚论》所云腹满自利，为太阴之本证，为易晓也。但《尚论》又云：设不知而误下之，其在下之邪可去，而在上之邪陷矣，故胸下结硬，与结胸之变颇同。愚窃谓阳邪因下之太早，故有结胸之变。阴邪本无可下，所以痞结总条有云：发于阳而反下之，热入，因作结胸，发于阴而反下之，因作痞。同是反下变逆，而痞症遂无“热入”二字，下文但以下之太早为结胸之故，并无所以成痞之故，何也？仲景之意，盖谓太阳之邪在表，尚未解散，误下则里虚邪陷，致成结胸，所以有下早之戒。阴邪虽亦有在经在里之分，然三阴终不在表，若误下之，必伤败胃中之阳气，致阴邪僭逆，遂成结硬，故曰

①【医理探微】

阳明病多为里实热证，太阴病多为里虚寒证，所以有“实则阳明，虚则太阴”的说法。阳明和太阴为表里，在病理上又可以互相转化，阳明可转入太阴，太阴可转属阳明。

②【医理探微】

脾土虚寒，阳气忽通忽闭，则腹痛亦时作时止。所谓自痛者，是别于阳明病腑实证的因燥屎而痛。

胸下结硬。前甘草泻心汤条下云：此非结热，但以胃中虚，客气上逆，故使硬也。阴邪始终不可下，下之必致变逆，故曰反下。阴经虽多下证，在太阴必大实痛者，胃气实，然后以桂枝大黄汤下之；少阴证中，亦必以口燥咽干，及心下必硬，口干燥者，至六七日胀满不大便，然后以大承气汤急下之；厥阴证中，亦必以下利谵语：知有燥屎，方以小承气汤下之，皆三阴证中之邪归阳明，方可议下。此条纯是阴邪，有何在下之邪可去。阴邪既非热入，又何在上之邪陷入乎？此论已属不经，况阳邪陷入，仲景必称结胸；阴邪结聚，则称胸下结硬，而必不言结胸。阴邪阳邪，已自不同；陷与非陷，亦自各异，且胸与胸下之部分，更有不同。宁可云胸下结硬，与结胸颇同之理乎？古人立法，语气不同，文法少异，则其意指绝殊矣。后人不能细绎其文，模糊混注，其可为后世训乎？

自利不渴者属太阴，以其脏有寒故也。当温之，宜服四逆辈。

阳经有下利，而阴经尤多下利，惟自利而不渴者方属太阴，何也？以太阴脾脏有寒邪故也。大凡邪入阳经，则发热津枯而渴；邪入阴经，则不热而津液不耗，故不渴，即太阳篇首所谓无热恶寒发于阴之义也。阴寒在里，故腹满痛而自利，乃太阴脾经之本证也。故当温之，宜服四逆辈者，言当用姜附辈以温之也，曰四逆辈而不曰四逆汤者，盖示人以圆活变化之机，量其轻重以为进退，无一定可拟之法也。若胶于一法，则非圆机矣。[①]张兼善云：经言“辈”字，谓药性同类，唯轻重优劣不同耳。四逆汤甘辛相合，乃大热之剂，苟轻用之，恐有过度之失，所以仲景不为定拟。莫若以理中循循用之，至为稳当。夫兼善以四逆为大热而恐其过度，是最不善读书者。观仲景于三阳症中，如误汗亡阳而以真武四逆救之，则曰四逆汤主之；又如少阴厥阴症中寒邪过盛之证，皆曰宜四逆汤，及四逆

①【临证薪传】
钱氏指出“示人以圆活变化之机，量其轻重以为进退”，尤为中肯。就临床而言，轻者可用理中汤温中祛寒，重者则用四逆汤补火生土，实屡见不鲜。

汤主之者，皆以真阳欲绝，急温之法，不待筹画而用之无疑者也。若犹豫不决，迁延时日，则将阳气竭绝，亡可翘足而待，岂理中汤之一味干姜可救耶？唯此太阴之邪，或有可用者，或有不必全用者，故曰宜服四逆辈，而无一定之方也。设阴寒急证，而必以理中汤为稳当，循循用之，则小热不能治大寒，阴邪不退，真阳不复则死矣，其谓之过度耶？抑稳当耶？所以延习至今，庸工皆以稳当为妙，至杀人而竟不自知，愚者反以为热药之误，岂不冤哉？

【辨误】《尚论》云：注谓自利不渴，湿胜也，故用四逆辈以燠土燥湿[①]。此老生腐谈，非切论也。仲景大意，以自利不渴者属太阴，以自利而渴者属少阴。分经辨证，所关甚巨。盖太阴属湿土，热邪入而蒸动其湿，则显有余，故不渴而多发黄。少阴属肾水，热邪入而消耗其水，则显不足，故口渴而多烦躁。若不全篇体会，徒博注释之名，其精微之蕴，不能阐发者多矣。其论如此，乍读之若顿开生面，创辟一新，陈腐皆去，特然杰出，仲景久晦之旨，一旦为光天化日矣。既而思之，喻氏之言，即成注也。成注云：自利而渴者属少阴，为寒在下焦，自利不渴者属太阴，为寒在中焦，与四逆等汤以温其脏。此虽三家之说，实两家言也。及推仲景原文，细绎六经之旨，方氏固谬，而成氏之说亦非，喻氏虽痛斥方注，然其立说，更不能无误谬也。夫方注云：自利不渴为湿胜，太阴湿土，故曰有寒，四逆辈皆能燠土燥湿，故曰温之。仲景以自利不渴为脏寒，方注偏以自利不渴为湿胜；仲景以四逆辈为温，方注偏以四逆辈为燥湿，岂后人之智虑过于前人，注者之识见胜于作者耶？是以谓之不能无过也。成氏以自利不渴属太阴，为寒在中焦，其论未始不正，其自利而渴者属少阴，为寒在下焦，其义何居？试问少阴篇之渴证有几，遍阅少阴篇中，止渴证二条而已，其一则曰五六日自利而渴者，属少阴也，虚故引水自救，小便色白者，以下焦虚有寒，不能

①【医理探微】
因太阴脾阳虚弱，病则从寒湿而化，寒湿之气弥漫所以不渴，但也不是绝对如此，如果腹泻日久或腹泻很是严重，津液外泄过甚，亦会产生口渴，不过渴并不甚，或渴喜热饮，所谓自利不渴，是指太阴初病，泻下程度并不严重而言。

制水，故令色白，此非真渴也。其二则曰下利六七日，咳而呕渴，心烦不得眠，此因阴寒在下，地气不升，气液不得上腾而渴，天气不降，肺气不得下行而壅塞咳呕，故以猪苓汤渗利下焦，上通肺气而已，初非热邪作渴也。其外四十余条，皆无渴证，岂可以自利而渴为少阴之定旨乎？况云自利而渴者属少阴，为寒在下焦。既云寒矣，何渴[①]之有？恐其义未通，不足为定论也。《尚论》以太阴属湿土，热邪入而蒸动其湿，故不渴而多发黄。若湿热发黄，其说则可，如伤寒发汗已，身目为黄，以寒湿在里不解故也，以为不可下，而于寒湿中求之者，岂亦热邪蒸动耶？况成注原云自利而渴者属少阴，为寒在下焦，而喻氏遂因其说而变其词曰：少阴属肾水，热邪入而消耗其水，故口渴而多烦躁。不知下文小便色白，下焦虚有寒，热邪何来，烦躁安在，而作此议论耶？在成氏则但阅太阴篇，有"自利不渴者属太阴"句，及阅少阴篇，见有"五六日自利而渴者属少阴"句，并不体会全篇，通解下文，贸贸焉援笔定论，其于学术，可谓疏矣。虽不应臧否前哲，奈所关者大所虑者深，故不能无辨耳。

伤寒，脉浮而缓，手足自温者，系在太阴。太阴当发身黄，若小便自利者，不能发黄。至七八日虽暴烦，下利日十余行，必自止，以脾家实，秽腐[②]当去故也。

伤寒之脉浮紧，中风之脉浮缓，皆太阳证也。今以伤寒而脉见浮缓，岂风寒并感耶？若果如太阳下篇大青龙汤条下之脉浮而缓，为风寒并受，则当有表证矣。此以邪在太阴，缓为脾之本脉，因邪入阴经，故无发热等证也。手足自温者，脾主四肢也，以手足而言自温，则知不发热矣。邪在太阴，所以手足自温，不至如少阴厥阴之四肢厥冷，故曰系在太阴。然太阴湿土之邪郁蒸，当发身黄，若小便自利者，其湿热之气，已从下泄，故不能发黄也。如此而至七八日，虽发暴烦，乃阳气流动，肠胃通行之征也[③]。

①【医理探微】
此种口渴，不是阳热有余，消烁津液，而是真阳不足，不能蒸化津液上承，其渴必喜热饮，且饮量亦必不多，所谓虚故引水自救，就是具体的说明。

②【注文浅释】
秽腐，宋本作"腐秽"。

③【注文浅释】
本证原是因脾气虚寒，致秽物无力运行而大便不利。今暴烦下利，实是脾阳恢复而驱邪外出之征。

下利虽一日十余行，必下尽而自止，盖以湿气实于脾家，故肠胃中有形之秽腐当去。秽腐去，则脾无形之湿热亦去故也。此条当与正阳阳明发黄篇第七十七条互看，其上节相同而下节各异。前以小便自利而不能发黄之后，以七八日而大便硬者，乃邪归阳明，为可下之证；此以七八日而暴烦下利，秽腐当去，为脾家实，乃邪归太阴，为利尽自止之证。一归于胃实而为阳明证，一归于脾实而成太阴证，其同感而异变，同源而异派，若非谆谆分辨，能无多歧之惑乎？观其立法示人，谓非后学之指南，临证之冰鉴欤？

伤寒胸中有热，胃中有邪气，腹中痛，欲呕吐者，黄连汤主之。①

言伤寒郁热之邪，已内入胸膈，犹未入胃②，胸为太阳所属，则太阳证犹未罢，而胃中反有阴寒之邪气，故腹痛而欲呕吐也。腹痛呕吐，皆属太阴，以胃中有邪气而见太阴证者，太阴阳明论云：脾胃以膜相连，为一表一里故也。然胸中有热，当以寒凉为治，而腹痛欲呕③，则又当以温中为急。从来治寒以热，治热以寒，乃为正治。今胸中有热，胃中有寒，治寒则逆其热，治热必害于寒，不得已而以黄连汤主之。所谓寒因热用，热因寒用，二者相须。《素问·至真要大论》云：逆之从之，逆而从之，从而逆之之法也。

黄连汤方④

黄连三两 **甘草**三两 **干姜**三两 **桂枝**三两 **人参**二两 **半夏**半升⑤ **大枣**十二枚，擘

上七味，以水一斗，煮取六升，去滓，温服一升，日三服，夜二服⑥。

热邪已入胸膈，虽未成结胸，而胸邪非若不开，热气又非寒莫治，故以黄连之苦寒为君，即黄连泻心汤之义

①【案例犀烛】

黄某，宁乡人，先患外感，医药杂投，方厚一寸，后更腹痛而呕，脉象弦数，舌色红而苔黄，口苦。余曰：此甚易事，服药一剂可愈，多则二剂，何延久乃尔，予黄连汤，果瘳。（摘自《豚园医案》，作者萧伯章）

陈亦人按语：案中所叙脉证比较典型，却因医药杂投，屡治不效，而肖氏许以一二剂可愈，给予黄连汤，果然获瘳，足见辨证的重要。

②【注文浅释】

胸中、胃中都是指的部位概念。所谓胸中，实际是指胃；胃中，实际是指肠。

③【医理探微】

之所以胃热肠寒，主要因阴阳升降失其常度。阳在上不能下交于阴，则下寒者自寒；阴在下不能上交于阳，则上热者自热。证情既寒热夹杂，所以治疗也寒热并用。

④【临证薪传】

本方应用范围：①急、慢性胃炎；②急、慢性肠炎；③胆道蛔虫症，慢性胆囊炎；④胃酸过多症；⑤慢性复发性口疮；⑥关格证。

⑤【注文浅释】

宋本“半升”后有“洗”字。

⑥【注文浅释】

“温服一升，日三服，夜二服”，宋本作“温服，昼三夜二。疑非仲景方”。

也。甘草缓腹中之痛，与黄连同用，能泻心下之邪，即甘草泻心汤之义也。若非干姜之温热守中，不足以疗腹中之痛，必人参半夏之辛温扶胃，乃能止欲呕之逆。然胃有实热，则人参即为难用，此乃阴寒虚气，虽有胸中之客热，而无入胃之热邪，仍属太阴本证，故当温补兼施也。用桂枝者，使阳气通行，兼解其未去之经邪也。加大枣者，调停其中气，和协其药性之寒温也。黄连与干姜同用，乃寒因热用，所以治胸中有热也。干姜与黄连并行，即热因寒用，所以治腹痛欲呕也。胸中有热而用黄连者，逆而折之之法也。复用干姜者，求其属以衰之之法也。腹痛而用干姜者，逆者正治也。又用黄连者，从者反治也。胸既有热而腹痛欲呕，又为胃中有寒，一寒一热之邪，而以黄连干姜并驰者，从而逆之，逆而从之也。立方之旨，精矣微矣！

太阴中风

太阴中风，四肢烦疼，阳微阴涩而长者，为欲愈。

此言太阴在经之表证也。太阴中风者，风邪中太阴之经也。四肢烦疼者，言四肢酸疼而烦扰无措也，盖脾为太阴之脏而主四肢故也。然脾脏何以主四肢乎？《素问·阳明脉解》云：脾病而四肢不用者，何也？岐伯曰，四肢皆禀气于胃而不得至经，必因于脾，乃得禀也。今脾病不能为胃行其津液，四肢不得禀水谷气，气日以衰，脉道木利，筋骨肌肉，皆无气以生，故不用焉。此所谓脾主四肢之故也。微涩，皆阴脉也。阳微阴涩[①]者，言轻取之而微，重取之而涩也。邪在阴经，阳未受邪，阴实阳虚而脉偏见于沉候，故阳脉微也。脉者，气血伏流之动处也。因邪入太阴，脾气不能散精，肺气不得流经，营阴不利于流行，故阴脉涩也。阳微阴涩，正四肢烦疼之病脉也。长脉者，阳脉也，以微涩两阴脉之中，而其脉来去皆长，为阴中见阳。长则阳气无损，长则阳气将回，故为阴病欲愈也[②]。

【辨误】成氏谓表邪少则微，里向和则涩，俱误。盖微

①【注文浅释】
阳微阴涩：此处阴阳作浮沉释，即浮取而微，沉取而涩。

②【医理探微】
脉搏方面由阴转阳，这是本证欲愈征兆的主要依据。此外，还当结合整个病情，进行全面分析，如其他症状都相应减轻，才是向愈佳兆。

与涩，皆病脉也。因微涩之中，又见长脉[①]，故知欲愈，非谓微涩即欲愈之脉也。何不云邪不在表间阳分，故阳脉微；邪但在里之阴分，故阴脉涩，然后言得长脉之阳，则为阴病见阳脉者生，为欲愈，则仲景之意得伸矣。奈《尚论》又以阳微阴涩，为风邪已去而显不足之象[②]。脉见不足，恐元气已漓，暗伏危机，故必微涩之中，更察其脉长，知元气未漓，其病为自愈。既以微涩为风邪已去，岂非亦以微涩为欲愈之脉耶？如此而又讥前注，以涩为血凝气滞为大谬，而曰岂有血凝气滞，反为欲愈邪？不知方氏《条辨》，谓阴涩者，太阴统血，血凝气滞也。长为阳气胜，阳主发生，故为欲愈。其说未为大谬，而矫枉其词以陷之，岂理也哉？

太阴病，欲解时，从亥至丑上。

太阴者，阴气之纯全也。先天卦体，阴气生于盛阳之中，故一阴生于午。至亥而为十月之候，卦体属坤，阴气方纯，至子而黄钟初动，阳气虽萌，正阴气盛极之时，故太阴之旺气钟于此，气旺则邪自解矣[③]。至丑而阳气已增，非阴气独旺之时，因丑之上半，阴气尚盛，故曰至丑上。

太阴病，脉浮者，可发汗，宜桂枝汤。

此所谓太阴病者，即上文太阴中风也。上条言阳微阴涩而长者为欲愈，此言其外证，虽见四肢烦疼之太阴证[④]，而其脉尚浮者，则其邪犹在太阳之表[⑤]，犹未深入太阴也。何也？邪从外入，必由营卫，营卫属太阳，风邪在卫则脉浮，故脉浮犹属太阳也[⑥]。即太阳上篇阳浮阴弱之义，故亦宜桂枝汤。

【辨误】夫桂枝汤者，本太阳经中风药也，成氏但言脉浮当汗散，而不言太阴所以用太阳药之故。如此关节，毫不置辨，何怪乎后人有随文顺释之讥乎？《条辨》谓浮则邪见还表，不知此犹初入之邪犯卫，非已入里而又复还表也，此注为误。《尚论》云：太阳脉浮缓为中风，浮紧为伤

①【注文浅释】
成氏认为里向和则涩而长，把涩脉与长脉说成同时并见，与事实不符。

②【注文浅释】
阴涩即沉取脉涩，方氏认为是“血凝气滞”；喻氏认为阳微阴涩都是不足之象，并对方氏提出不同意见。实际两者都有可能，临床辨证都应考虑进去。

③【注文浅释】
脾为阴中之至阴，主旺于亥、子、丑三时，子时正值夜半，为阴极阳还之时，太阴病多为脾虚中寒证，得此时阴消阳长，阳从内生之助，有利于消除中寒，所以太阴病将愈也在其本经当旺的时间。

④【注文浅释】
《阳明篇》187条“伤寒脉浮而缓，手足自温者，是为系在太阴”，亦可参。

⑤【医理探微】
仅举出脉浮作为辨证施治的依据，太阴病本属里证，以理推测当为沉脉。今脉不沉而见浮象，提示当兼表证，在表之邪未罢，故仍以桂枝汤解表。

⑥【注文浅释】
本条乃举脉略证。本证既用桂枝汤治疗，那么以药测证，自当有头痛、发热、恶风等见证。

寒，但揭一"浮"字，义即全该。风邪用桂枝汤，其脉之浮缓，不待言矣。然则寒邪之浮紧，其当用麻黄汤，更不待言矣。况少阳篇中云：设胸满胁痛者，与小柴胡汤，脉但浮者，与麻黄汤。早已挈明麻黄汤之义。故于太阴证中，但以桂枝互之，乃称全现全彰也。不然，同一浮脉，何所见而少阳当用麻黄，太阴当用桂枝也哉[①]？喻氏此论，于太阳则然矣，至于三阴，恐不能不少变其法矣。夫太阳以浮缓自汗为中风，浮紧无汗为伤寒，而有麻黄桂枝之不同者，盖因营卫皆属太阳之表，以风伤卫者汗自出，为卫强营弱，故以桂枝汤汗解卫强之热自发，而以芍药收敛营弱之汗自出，既有芍药之收敛，便不可用之于无汗之伤寒。又以寒伤营者无汗，故以麻黄杏仁开发皮毛，泄营中之寒气，仍以桂枝宣通卫气，助其发汗，既有麻黄之发泄，便不可用之于有汗之中风。以风寒营卫之各殊，所以有麻黄桂枝之迥异。一误用之，变证立起，故立法者不得不辨。至邪入三阴而但举一"浮"字者，但别其在表在里而已。何也？若曰中风有汗，仲景于少阳篇中，明言阴不得有汗矣；若曰伤寒无汗者当发汗，则三阴篇中，无麻黄汤发汗之例。即使少阴有麻黄附子细辛汤，及麻黄附子甘草汤二方，一则以始得之而反发热。曰始得之，是寒邪初感，其入犹浅，尚在营卫，以恶寒脉沉之少阴病，本不当发热者而反发热，是邪犹在表，况太阳与少阴，本为一表一里，故用麻黄以散发热之太阳表邪，用附子以温脉沉之少阴寒气，令命门之真阳有助，即发太阳之微汗，亦无妨矣。一则虽得之二三日，以二三日无里证也。既曰无里证，则是邪犹在表，或反发热，未可知也，故微发汗以解之，而仍以附子温经补阳也。即厥阴条下之麻黄升麻汤，亦因伤寒误下，阳邪陷入阴中而为变逆，故用升举开发之药，汗散之耳。若太阴一经，则唯此二条为风邪在表，前以阳微阴涩而长，故为欲愈。此以脉浮为邪在太阳之表，故可发

①【临证薪传】
此处桂枝汤作轻汗剂用，临床常用于慢性脾胃病患者外感风寒之证。

汗也。然不用麻黄而用桂枝汤者，以阴病本属无阳，既不能若少阴证之麻黄可与附子同用。若误用之，适足以败卫亡阳，况中风原属桂枝汤之本证乎？所以三阴证中，少阴有脉微不可发汗，脉细沉数为在里而不可发汗，反汗出为亡阳。及呕而汗出，汗出不烦，皆非轻证，况有强责少阴汗，及但厥无汗而强发之之难治乎？厥阴有下利清谷，不可攻表，汗出必胀满，及里寒外热，汗出而厥者，更有发热而利，其人汗出不止者死，皆以有阴无阳故也。盖汗虽阴液，实人身之阳气所蒸也，汗出而真阳亦随之而泄矣。宁可以麻黄汤而用之于三阴证乎？况仲景原文，有太阳病，十日以去，脉浮细而嗜卧者，外已解也。设胸满胁痛者，与小柴胡汤。脉但浮者，与麻黄汤之条。诸家俱在太阳篇中，而《尚论》云在少阳篇中。及阅少阳篇，并无此文，乃喻氏但言之于注中。至于仲景原文，反失之而不载。然仲景之意，言太阳伤寒之脉浮紧，若十日以去，其脉浮细，是紧脉已去，变而为虚细之脉。且嗜卧则为邪去而倦怠，为安宁景象，故云外已解也。设使胸满胁痛者，是太阳证虽退，其邪已转入少阳矣，故与小柴胡汤。但浮而不细者，是但有邪气在表之浮脉，而无邪退变虚之细脉，又无胸满胁痛之少阳证，乃邪气独在太阳之表，故当以麻黄汤[①]以汗之，非谓柴胡证而可用麻黄汤也，喻氏岂犹不知麻黄汤，但可用之于太阳无汗之伤寒，而他经皆不可用。虽阳明篇中亦有之，而阳明一经，止有太阳阳明伤寒，有脉浮无汗而喘者，用麻黄汤；项背强，几几无汗恶风者，用有麻黄之葛根汤；太阳阳明合病，喘而胸满者，麻黄汤主之；太阳与阳明合病者，必自下利，以有麻黄之葛根汤主之之类，皆太阳初转阳明，其太阳证居多，而阳明证尚少，故仍以太阳主治而然也。若少阳一经，汗吐下皆在所禁，绝无用麻黄汤者，岂有少谓少阳篇中，早已挈明用麻黄汤之义；太阴证中，但以桂枝互之之说耶？又岂有何

①【医理探微】

这说明麻黄汤的使用，以证为据，并不一定都用在病的初期，此病虽然病程较长，已经十日以上，但是表证仍在，又未内传，脉象但浮而不细，也无嗜卧，则仍当用麻黄汤以发汗解表。

见少阳当用麻黄，太阴当用桂枝之理哉？汗下两法，非唯三阳不可误用，而三阴证中，尤所慎重，用之一差，死生立判。诚用药之权衡，性命之枢机也，安能无辨？

太阴误下

本太阳病，医反下之，因而[1]腹满时痛者，属太阴也，桂枝加芍药汤主之。[2]

此言太阳误下而陷入太阴也。腹满时痛，即前首条之太阴本证也[3]。言本太阳中风，医不汗解而反下之，致里虚邪陷，遂入太阴，因尔腹满时痛，故曰属太阴也[4]。然虽属太阴，终是太阳之邪未解，故仍以桂枝汤解之。加芍药者，桂枝汤中已有芍药，因误下伤脾，故多用之以收敛阴气也。《神农本经》言其能治邪气腹痛。张元素云：与姜同用，能温经散湿通塞，利腹中痛。胃气不通，入脾经而补中焦，太阴病之所不可缺。得甘草为佐，治腹中痛，热加黄芩寒加桂，此仲景神方也。李时珍云：白芍益脾，能于土中泻木，所以倍加入桂枝汤也。若下后脉沉迟而寒者，张元素之姜桂，非谬言也。

桂枝加芍药汤方

于桂枝汤方内，更加芍药三两，随前共六两。余依桂枝汤法。

大实痛者，桂枝加大黄汤主之[5]。

桂枝加大黄汤方

桂枝三两　**大黄**一两　**芍药**六两　**甘草**二两，炙　**生姜**三

①【注文浅释】
因而，宋本作“因尔”。

②【临证薪传】
本方应用范围：①大腹虚满、虚痛；②慢性细菌性痢疾。

③【医理探微】
本证腹满时痛与太阴病提纲条所述的“腹满时痛”的性质并不全相同。提纲证不但腹满时痛，而且自利益甚，全属太阴虚寒，故治以温脾祛寒，可用理中汤。本证不兼自利，因为脾阴损伤，气滞络瘀，所以治用桂枝加芍药汤滋补脾阴，化瘀通络，缓急止痛。

④【注文浅释】
素体脾阴不足，患太阳病后又误用下法，脾阴更伤，致清阳不升，血不濡养经脉；气滞络瘀，大腹失濡而致腹满疼痛。

⑤【案例犀烛】
陈某，女，18岁，学生，2014年5月7日初诊。主诉：反复腹痛1年余。病史：1年余前无明显诱因出现下腹部隐隐作痛，时痛时止，偶有疼痛剧烈，与经期无明显关联。曾查腹部彩超未发现异常，经用西药治疗乏效而来诊。现症见：腹部隐痛，胃脘痞闷，身困，大便两日一行，排出不畅，舌尖红，苔薄白，脉沉。处方：桂枝加大黄汤加减。药用桂枝15克，白芍30克，炙甘草10克，生姜9克，大枣9克，黄芪30克，大黄6克（后下），陈皮12克，山楂20克，谷麦芽各12克。服药14剂而腹痛得愈。张喜奎临床运用桂枝加大黄汤治疗脾阴虚腹痛时，体偏虚者常加黄芪、桑寄生，并配伍谷麦芽、山楂、鸡内金等健胃消食之品以助脾运化，同时参照现代诊断手段，若有结石者，随机加入化石排石之品，疗效昭彰。

两，切 大枣十二枚，擘

上六味，以水七升，煮取三升，去滓，温服一升，日三服。

此承上文言，医误下而腹满时痛者，为属太阴。若大实满而按之痛者，终是阳经传邪。虽属太阴，已兼阳明胃实矣。当下之，然不可如阳明证中之腹满痛者，急下之而用大承气汤也。此本因太阳未解，误下而入太阴，故仍于加芍药之桂枝汤中，增入大黄一两耳。考汉之一两，即宋之二钱七分也。以水七升而煮至三升，分作三次服之，止温服一升。按李时珍云：古之一升，今之二合半，约即今之一饭瓯也。大黄不满一钱，亦可谓用之缓而下之微矣，岂可亦谓之古方不可治今病欤？揆之脉证，尚当察其脉大而舌有苔者，犹恐其少，总在临证者之得其机宜，用之允当可耳。

太阴为病，脉弱，其人续自便利，设当行大黄、芍药者，宜减之，以其人胃气弱，易动故也。

此又承上文而致其反复叮咛之意也[①]。言邪在太阴而脉弱者，其人初虽不便利，至阴邪在里，脾不坚实而续得大便滑利者，设使如上文实痛而当行大黄芍药者，宜比前更减之，何也？以其人阴邪在里，脉弱则胃气亦弱，易于行动故也。大凡人以胃气为本，未可轻易损伤[②]，故虽阳明证中，亦以先硬后溏，未定成硬，恐胃邪未实，而以小承气汤微溏，不令大泄下也[③]。

附霍乱篇

霍乱证治第十八

霍乱证治

问曰：病有霍乱者何？答曰：呕吐而利，名曰[④]霍乱。

①【注文浅释】
本条承上条而来，举例说明临床用药，必须注意患者体质。体质弱的，攻伐药应慎用，或减轻用量。

②【注文浅释】
中气虚弱之人用克伐药，必须注意用量。

③【医理探微】
凡是寒性攻伐之药，均宜慎重使用，即使有腹满时痛或大实痛而需要使用大黄、芍药者，亦必须减轻用量，因中气虚弱，则易致下利，否则必致更虚而下利不止。

④【注文浅释】
名曰，宋本作“此名”。

此言无表证之霍乱也。有声无物为干呕，声物兼有为呕，有物无声为吐。呕则邪气在表，吐则邪气在里。邪独在上，则呕而不利；邪独在下，则利而不呕。若为暴寒所中，寒邪直入中焦，太阴脾脏受寒，故胃中骤冷而上吐下利，转筋腹痛，手足厥逆者，名曰霍乱。此皆六气胜复之变也。太阳寒水，及太阴湿土司天在泉之胜复，或厥阴阳明之胜复皆有之，即少阳少阴二火司天在泉，或为诸寒湿之间气客气所胜者亦然。且尤于阴晴风雨，酷暑暴寒之中，每每有之，一家之中，一里之内，或阖境皆然，乃时行寒湿也。但"霍"字未详其义[①]，大约是倏忽间吐泻扰乱之意耳。成氏以挥霍撩乱解之，恐未必然。方有执云：《灵枢·五乱篇》曰：清气在阴，浊气在阳，清浊相干，乱于肠胃，则为霍乱也。

问曰：病发热头痛，身疼恶寒吐利者，此属何病？答曰：此名霍乱，自吐下[②]，又利止，复更发热也。

此言有表证之霍乱也。发热头痛，身疼恶寒者，寒邪在表也。吐利者，寒邪在里也。言伤寒之邪，在太阳而发热头痛，身疼恶寒，则无吐利。若伤寒之邪，在阴经而有吐利恶寒，则无发热头痛。此虽较前又多表证，酷似伤寒，然吐利仍在，故此亦名霍乱[③]。然始而吐下，继而利止，则霍乱之里邪已矣。复更发热者，表邪未解，霍乱将仍转而为伤寒矣。成氏云：利止里和，复更发热，还是伤寒，必汗出而解。窃恐霍乱暂止，里未必和，吐泻之后，汗不轻发，当谅其虚实，故不言发汗也。

伤寒其脉微涩者，本是霍乱，今是伤寒，却四五日，至阴经上转入阴，必利。本呕下利者，不可治也。似欲大便而反矢气[④]，仍不利者，属阳明也，便必硬，十三日愈，所以然者经尽故也。

此承上文言。以发热头痛，身疼恶寒吐利之霍乱，利既止而复发热，是霍乱仍归于伤寒矣。但伤寒之脉阴阳

①【注文浅释】
挥霍之间便致撩乱，因而名为霍乱。

②【注文浅释】
宋本"自吐下"前有"霍乱"二字。

③【注文浅释】
从病因病机学与发病学的角度来看，霍乱属内伤，伤寒属外感，两者迥别，不可混淆。

④【注文浅释】
矢气，宋本作"失气"。

俱紧，以寒邪在表，或见浮紧，已发热者，或见浮数而已。其脉微涩者，阳气大衰则微，阴血凝泣则涩。微涩之脉，阴阳两受伤残矣[①]。因前本是表里俱寒之霍乱，其寒邪在表则伤阳，在里则伤阴故也。今复更发热，是霍乱不已，仍变而为伤寒。却延至四五日，揆其日数，其候至阴经受邪位次之上，即《素问·热论》所谓四日太阴受之，五日少阴受之是也。至阴经上而竟转入阴，则阴脏受邪，寒邪入里，故必利也。此因前霍乱时，本已先呕下利，至于脉微涩则已在阴阳两伤之后，又因在表之寒邪不去，复更发热，又传入阴经下利，是阴阳已伤再伤，阳气已败复败，故为不可治也。若利止发热之后，至四五日而病人似欲大便，颇虞其复利，而反但转矢气，仍不下利者，此为邪气不转入阴而转属阳明也，何也？凡下利者，必溏泄而无矢气，即或有之，亦必稀粪随矢气而出矣，岂能但转矢气哉？今但转矢气，是以知其大便必硬，已还阳明矣。所谓阳明中土，为万物所归，无所复传之地，至十三日而愈矣。但言便硬而不言下法者，以阴寒吐利之后，胃阳复还而硬，非若阳明证之便硬为实热盛也[②]。经尽者，前太阳总证云：头痛至七日以上自愈者，以行其经尽故也。盖言太阳之邪，七日以上，经尽而衰去也。十三日者，即所谓再作经也。七日太阳之经已尽，复传阳明，至十三日而其经亦尽故也。

下利后，当便硬，硬则能食者愈。今反不能食，到后经中颇能食，复过一经能食，过之一日当愈。不愈者，不属阳明也。

此又承上文言霍乱利止后，复更发热者，是霍乱复为伤寒矣。四五日不转入阴而入阳明之里，则当便硬，硬则胃阳已复，寒邪已去，故当能食而愈也。今反不能食，到后经中颇能食者，言今便已硬，犹不能食者，胃中阳气未回也。后经，谓七日之后，再作一经也。言到七日以后，

①【注文浅释】
脉证合参，提示不同于单纯的伤寒，必须密切注意病程中的变化，以利于掌握病变转归。同时也提示当脉证不符时，应注意过去病史的询问。

②【注文浅释】
本条所说的“属阳明”与“不属阳明”，指胃气的和与不和，不是指阳明病。

再作阳明一经，胃气方醒而颇能食[①]，是复过一经而能食也。如此，则于过经之一日，当即愈，方为转入阳明。如其不愈者，是未入阳明，故曰不属阳明也。可见入阴即为不治，入阳则为即愈，阴阳之迥别如此。

恶寒脉微而复利，利止，亡血也。四逆加人参汤主之。

此又承上文脉微转入阴经必利而言也。言如前证而不发热，但恶寒，脉微而复下利，则阴寒在里，阳气微弱甚矣。而忽得利止，此非阳回利止，乃亡血也。“亡血”二字，以仲景词义推之，皆无阳之意[②]。不知是何深义，殊不能解。如太阳中篇云：假令尺中迟者，不可发汗。盖尺中迟，则为下焦虚冷，真阳衰少，恐更亡其阳，故云不可发汗。不意下文即曰何以知之，然以营气不足，血少故也。以阳虚而云血少，因有“营气不足”四字，此段犹为易解。既云营气不足，则知夺血者无汗，夺汗者无血。天地以阳蒸阴而为雨，人身以阳蒸阴而为汗，故曰阳之汗，以天地之雨名之。若发其汗，则阳气随汗而泄，汗泄则营血去而阳随之以亡矣，故以尺中虚为血少耳。又如厥阴篇中云：伤寒五六日，不结胸，腹软脉虚，复厥者不可下，此为无血，下之死。既曰腹软脉虚，复至四肢厥冷，是以阳虚阴盛而不可下也，亦谓之无血，岂非以无阳为无血乎？此所谓殊不可解者也。此条以恶寒脉微之下利，宁非虚寒所致，而以利止为亡血，而又以四逆加人参汤主之，岂非亦以无阳为亡血乎？此又一殊不能解者也，不得色而强解之。除是阴无阳不生，阳气虚衰，则阴血亦亡，故以四逆汤挽救真阳，而加人参汤以扶补其气血之虚也。未知然否，姑妄议之，以俟后之君子[③]。

四逆加人参汤，于四逆汤内加人参一两，余依前法。

霍乱头痛发热，身疼痛，热多欲饮水者，五苓散主之。寒多不用水者，理中丸主之。

①【注文浅释】
“颇”可作“稍”解，即稍能食。

②【注文浅释】
“亡血”：这里作亡津液解。

③【注文浅释】
此方以四逆汤温经回阳，加人参以生津益血，治疗阴阳两虚证候，最为合适。凡病阳气不足，兼有亡血津枯者，皆可采用，不必局限于霍乱、伤寒吐利一途。

此又承上文言有表证之霍乱，头痛发热身疼而不恶寒者。既不转入阴经，而反热多欲饮水者，非阳明胃热渴欲饮水之证也[①]。盖因本系表里均受寒邪而致霍乱，所以上吐下利。今其头痛发热身疼之太阳表证尚在，因寒邪内犯太阳之府，故膀胱为津液之所藏。寒在下焦，气液不能上腾而为涕唾，所以虚阳在上，热多而欲饮水。即如太阳中篇所谓脉浮数而烦渴者，五苓散主之之义也。故以桂肉之辛热，助下焦肾中蒸腾之阳气，而以四苓沛肺家下行之水，如此则肾中之地气上升而渴自止，肺藏之天气下降而便自利矣[②]。苟非长沙之圣，孰有不认为胃无津液，而用寒凉以济之者耶？然后贤犹未达五苓之义而不敢用，每改桂为桂枝，良可慨也！至于寒多而不用水者，则中焦已寒，脾胃虚冷，故用理中丸温补之也。

理中丸方[③]

人参 白术 甘草[④] 干姜以上[⑤]各三两

上四味，捣筛为末，蜜和丸如鸡黄大[⑥]，以沸汤数合和一丸，研碎温服之，日三服[⑦]，夜二服。腹中未热，益至三四丸。然不及汤，汤法以四物依两数切，用水八升，煮取三升，去滓，温服一升，日三服。

参术甘草，补中气而益脾；干姜温热，守中而散寒，为足太阴之专药，故能治理中焦而驱除阴慝，为脾胃虚寒之主剂也。

后加减方

文理背谬，量非仲景之法，姑存而辨之，以资考校之用。[⑧]

若脐上衄[⑨]者，肾气动也，去术加桂四两。

①【注文浅释】

所谓“热多”“寒多”，乃相比较而言。热多即寒象较轻，并非后世所说的热霍乱，如果真是热证，五苓散是不可用的。

②【注文浅释】

钱氏认为五苓散之治热多欲饮水，是寒在下焦，气液不能上腾，并非真是热证，对于理解本文证治有一定参考价值。

③【案例犀烛】

壬辰夏，姊丈李华甫家多人患疫，予以清解法治之。独其孀居不室之老姊患呕吐下利，而舌黑如煤，人皆以为同时之疫，予诊之，体丰脉弱，畏寒不渴，显系寒湿为病，遂予附子理中汤，数帖而愈。（摘自《霍乱论》，作者王士雄）

陈亦人按语：本案舌黑如煤，似属热证，但体丰脉弱，畏寒不渴，均非热象，从而断为寒湿，予附子理中汤数帖而愈。尤其可贵处是没有被当时多人患疫而印定眼目，足征王氏辨证的精确。

④【注文浅释】

宋本“甘草”下有“炙”小字。

⑤【注文浅释】

宋本无“以上”二字。

⑥【注文浅释】

宋本“大”字前有“许”字。

⑦【注文浅释】

宋本作“日三四”。

⑧【注文浅释】

方后附有八个加减法，有些加减比较特殊，因而引起较多争议，随文敷衍者有之，认为背谬者有之。

⑨【注文浅释】

衄，宋本为“筑”。脐上筑，是肾气动而上逆，所以去白术的运脾升清，加桂枝以平降冲逆。

太阳上篇云：气从少腹上冲心者，必作奔豚。此乃肾气动也。此云脐上衄，则非从下上冲之肾气矣。肾肝在下，岂反于脐上衄衄然而动乎？此所谓衄者，非心下悸，即脐间之动气耳，未可云肾气动也。成氏既注为脾虚肾气动，则脾虚之证，不应去术，又云甘者令人中满，术味甘而壅补，又何去术而独留甘草邪？即此观之，出自仲景者，果如是乎？

吐多者去术，加生姜三两。

霍乱吐多，乃胃气虚寒，最宜理中全用。若胃有宿食，恐助其痞满，固当去之。成氏谓呕家不喜甘，故去术。盖呕与吐，大相悬绝之证也。邪气在表则呕，如中风有鼻鸣干呕；伤寒有体痛呕逆；阳明有伤寒呕多，虽有阳明证，不可攻之，亦是太阳表证未罢也；少阳有呕而发热，心烦喜呕，此皆有表证而呕也。至若吐证，则为寒邪在里，如太阴有腹满而吐；少阴有欲吐不吐，有咽痛而复吐利，有饮食入口即吐，心下温温欲吐；厥阴则有吐蛔而下利者矣。呕吐之分如此，而成氏不辨，以呕为吐，误矣。呕家以生姜为圣药者，取其辛温发散也；吐家以干姜为主治者，取其温中去寒也。方中既有干姜，加与不加皆可[①]。

下多者还用术，悸者加茯苓二两。

霍乱而下多，则寒邪在里，理中自宜全用，已不必言[②]。前小柴胡汤加减云：悸者加茯苓四两。盖以水停心下，小便不利，故心下衄衄然而悸也。此亦加茯苓，焉知上文脐上衄者，非心下悸而又去术加桂邪？总非仲景之笔，遂多此等不伦之语。

渴欲得水者，加术足前成四两半。

太阳邪入膀胱，五苓散之渴也。阳明热邪入胃，津液枯燥，白虎汤之渴也。此因渴欲得水而加术，术性本燥湿，岂宜于渴者？五苓散中用之，全赖肉桂之蒸腾，故气液得升耳。不然，术岂渴证所宜？且理中丸已自有术，又

①【注文浅释】
吐多，是气逆于上，所以去运脾升清的白术，加生姜以和胃降逆。

②【注文浅释】
下多，是脾伤气陷，清阳不升，所以还必须用白术，以运脾升清，培土胜湿。

加至四两半，不知又属何意[1]。成氏谓津液不足则渴，术甘以缓之。愚谓津液不足而反用燥湿之术，已不可解，况渴证而用缓法，何也？

腹中痛者加人参，足前成四两半。

成氏谓里虚则痛，加人参以补之。愚窃谓虚则因何而痛，痛则何故补之[2]。此真所谓随文顺释，洵不虚也。

寒者加干姜，足前成四两半。

原方中四味等分，已有干姜三两，不为少矣。又加一两半，殊未切当。若果至寒甚，何不即加附子，直待腹满，然后加入邪[3]？

腹满者去术，加附子一枚。服汤后如食顷，饮热粥一升许，微自温，勿发揭衣被。

霍乱腹满，本属阴寒，附子或可。至于去术之说，亦当略分虚实。若吐下未已，浊气留中，固当去术[4]；若吐利已过，中气虚寒，则术附恰当同用。即中气不寒者，亦如补中益气汤，治气虚中满可也。若果能饮热粥升许，则术亦可不去矣。饮热粥而微温，勿揭衣被者，即服桂枝汤，取漐漐微似汗之法也。寒邪在里而腹胀，阳气衰微而加附子，似不宜于汗。然已有附子回阳，微汗亦不妨矣。

吐利止而身痛不休者，当消息和解其外，宜桂枝汤小和之。

“消息”二字最妙。方为活法，身痛不休，未易拟议。如伤寒第二条之身疼腰痛，骨节疼痛，乃寒邪在表而痛，此麻黄汤证也。如发汗后身疼痛，脉沉迟者，此乃汗后亡阳，阳虚里寒，无阳气以嘘培和暖其筋骨，营血凝涩而痛，此桂枝加芍药生姜人参新加汤证也。如太阳下篇之首条，发热恶寒身疼痛，不汗出而烦者，此风寒并感，温热之表邪所致，大青龙汤证也。又如太阳下篇伤寒医下之，续得下利清谷不止，身疼痛者，急当救里，宜用四逆汤者，后身疼痛，清便自调，急当救表，宜用桂枝汤者；又如厥阴篇

①【注文浅释】
渴欲得水，是脾不散津，津不上布，故加重白术用量，以运脾布津。

②【注文浅释】
腹中痛，是气虚较甚，因虚而气滞不行，属于虚痛，痛必喜按，所以应加重人参用量，以补中气，庶气行痛止。

③【注文浅释】
寒甚，加重干姜用量，以增强温中祛寒之力。

④【注文浅释】
腹满，是阳虚甚而浊阴不降，故去白术之升。

之下利腹胀满，身体疼痛者；先温其里，乃攻其表，温里宜四逆汤，攻表宜桂枝汤者，历观论中之身疼痛者，表里不同，虚实各异，而更有虚实表里互相参错者。临证酌治，能不为之消息详辨乎？若使毫厘之差，必致千里之谬，死生存亡系焉。司命者其可有所失欤？所以吐利止后之身痛不休，或阳气虚损，营血不行，乃阴寒所致，可用四逆者；或病后新虚，气血未和，而可用如人参新加汤之类者；或果有表邪未解，虽属寒邪，病后不宜更汗，舍麻黄而用桂枝汤和表者，各当以脉证审辨可耳。但其辨甚微，非浅事也。故曰“消息”二字最妙，果能如此，方为活法也[①]。

吐利汗出，发热恶寒，四肢拘急，手足厥冷者，四逆汤主之。

汗出发热恶寒，似桂枝证，然霍乱则与中风迥异。盖中风之初，有表证而尚无里证，但治其表可也。霍乱则方有表证，而寒邪已先入里，故上吐下利也。且吐且利，而又四肢拘急[②]，则诸寒收引也。手足厥冷，则阳气衰微而不充于四肢也。其证之急，里甚于表，故急宜救里，当以四逆汤主之。寒中霍乱，本无汗下及寒凉之治者，皆以寒邪在里，阳气虚衰故也。所以但用温经散寒，而其表证亦无不解也。

既吐且利，小便复利而大汗出，下利清谷，内寒外热，脉微欲绝者，四逆汤主之。

吐利则寒邪在里，小便复利，无热可知，而大汗出者，真阳虚衰而卫气不密，阳虚汗出也。下利清水完谷，胃寒不能杀谷也。内寒外热，非表邪发热，乃寒盛于里，格阳于外也。阴寒太甚，阳气寖微，故脉微欲绝也。急当挽救真阳，故以四逆汤主之[③]。

吐已下断，汗出而厥，四肢拘急不解，脉微欲绝者，通脉四逆加猪胆汁汤主之。通脉汤方见少阴前篇。

此合上文两条之脉证而言。吐利之时，所以有此脉

①【临证薪传】

所谓“消息”，寓有灵活变通、酌情使用的意思。这仅是举例而言，如见身疼痛而脉沉迟，乃营血耗伤，筋脉失养，就非单用桂枝汤所能胜任，而宜用桂枝新加汤；假如卫外阳虚，又当用桂枝加附子汤了，辨证选方，不拘一格。

②【注文浅释】

拘急，即拘挛劲急，后世称为转筋。

③【注文浅释】

本条外无恶寒，与上条兼表不同，证属阴盛格阳，文中用四逆汤，恐系通脉四逆汤之误，可参考少阴病篇 317 条通脉四逆汤证。

证。今吐既已而下利又断，当邪解而愈矣。仍汗出而厥四肢拘急而不解，脉仍微而欲绝者，此寒邪固结而不解，阳气虚尽而欲竭，所以吐亦无气以出而自已，利亦津液不行而自断，此非欲愈之吐下得止，乃无阳气以流行，肠胃不通，脏气不行之征也。当急救真阳，无奈寒邪太盛，又恐拒格而不受，非前方可治，故以热因寒用之通脉四逆加猪胆汁汤主之[①]。

吐利发汗，脉平，小烦者，以新虚不胜谷气故也。

霍乱吐泻，而有发热头痛，恶寒无汗者，苟非阳虚，原当以温中发散治之。今吐利发汗而脉平，则邪解而愈矣。而觉胸中小小烦闷者，盖以病后新虚，胃气未复，食谷太早，未能胜任谷气故也。损谷则自愈矣[②]。

重编张仲景伤寒论证治发明溯源集卷之八终。

①**【注文浅释】**
急用通脉四逆汤以回阳，加猪胆汁以益阴，且防其格拒。

②**【注文浅释】**
这种小烦，只须注意调护，或节其饮食，烦自可除。

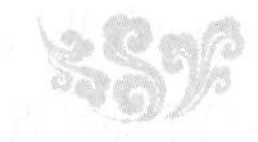

虞山 钱 潢 天来甫 著
门人 孙日照 临若 霍永光 耿文 订

重编张仲景伤寒论证治发明

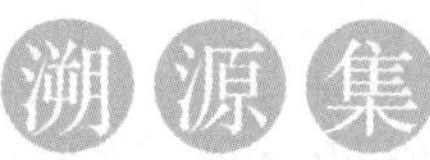

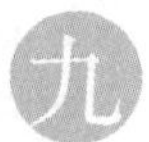

溯源集卷之九

少阴篇

少阴前篇证治第十九

少阴见证

少阴之为病，脉微细，但欲寐也。

少阴者，阴中含阳之体也。十一月冬至子之半，阳气萌于黄泉。在六十四卦为复，在八卦为坎，一阳居于二阴之中。寒水之内，阳气潜藏，易所谓潜龙也。凡阴阳之初，皆含生于少阴。五月之夏至，一阴生于少阴心火之中，离之象也；十一月之冬至，一阳生于少阴肾水之中，坎之象也。以天地阴阳之气，非少不生，故皆生于二少阴。犹女子之非少不生，故子女皆生于少妇之腹，此天地阴阳之至数也。人身之肾，与?? 同体，即古篆文水字之形也。二阴之中，命门之真阳藏焉。左肾属膀胱，藏津液而为肾水之腑；右肾属三焦，运真阳而为命门之用，故肾为膀胱之里，而膀胱为肾之表，三焦为命门之使，而命门为三焦之原。其经起于足掌心之涌泉穴，出然谷，循内踝之后，入跟中，上腨出腘，上股内后廉，贯脊属肾络膀胱。其直者，从肾上贯肝膈，入肺中，循喉咙，挟舌本。其支者，从肺出络心，注胸中。邪入其经，所以有足冷呕咳咽痛等证，故为少阴病也。平脉篇云：大浮动数滑为阳，沉涩弱弦微为阴。脉微细者，皆阴脉也。阳气少则微，阴气盛则细。微细者，阳虚阴盛也[①]。但欲寐者，阴静而阖也。夫阳主动而阴主静，动则辟而静则翕。《易》曰：阖户谓之坤，辟户谓之乾。此动静阖辟之理也。阴邪用事，故目闭而但欲寐也。按《灵枢》：卫气行于阳二十五度，行于阴二十五度，分为昼夜，气至阳而起，至阴而止。是故平旦阴尽，阳气出于目而目张，则气上行于头。日入阳尽而阴受气，夜半而大会，万民皆卧，命曰合阴。又《灵枢·大惑论》曰：夫卫气者，昼常行于阳，夜行于阴，故阳气尽则卧，阴气尽则寤。今但欲寐者，阴邪盛而阳气弱，卫气不能上出于阳故也。又云卫气留于阴，不得行于阳，留于阴则阴气盛。阴气盛则阴跷满，不得入于阳，则阳气虚，故目闭，即此义也。以后凡称少阴病者，必见此等脉证者是也[②]。

少阴病，欲解时，从子至寅上。

少阴为一阳初生之处，坎中之阳也。初阳之孕育，必假少阴之体以为之胞胎。人身之真阳，必赖两肾之寒水以为之闭藏，则癸尽甲出，贞下元生矣。故少阴之于子，太极元气，涵三为一而阳气初生。丑为二阳，则阳气方长之候。寒邪值此，阳回而自解矣。至寅则阳气上达，欲出胞胎而将为少阳，正阳气生旺之地，故曰从子至寅上[③]。

少阴禁例

少阴病，脉微不可发汗，亡（音无）阳故也。阳已虚，尺脉弱涩者，复不可下之。

微者，细小软弱，似有若无之称也。脉微则阳气大虚，卫阳衰弱，故不可发汗以更竭其阳。以汗虽阴液，为阳气所蒸而为汗，汗泄而阳气亦泄矣。今阳气已虚，故曰亡阳故也。若阳已虚，而其尺脉又弱涩者，知命门之真火衰微，肾家之津液不足，不惟不可发汗，复不可下之，又竭其阴精阳气也[④]。此条本为少阴禁汗禁下而设，故不言治，然温经补阳之附子汤之类，即其治也。

①【医理探微】
须知脉微细并提，重点在于微，因为微脉的形状必细。王叔和在《脉经·脉形状指下秘诀》中指出“微脉极细而软，或欲绝，若有若无”；“细脉小大于微，常有，但细耳”。细脉主血虚少，不一定兼微；微脉主阳气虚，而其形必细。因此，脉微细，是心肾阳虚的本质反映。

②【注文浅释】
少阴病首条所以举出这一脉证作为审证提纲，实寓有“见微知著”的积极意义。当然，这一脉证提纲，仅限于少阴寒化证，而不是全部少阴病。

③【医理探微】
因为阳长则阴消，阳进则阴退。少阴病多为心肾阳衰之证，阴寒得阳生之气，有利于消除全身阴寒，寒退而病可解，故为少阴病欲解时。

④【医理探微】
少阴病在化热转成燥实的时候，也可暂用攻下，但阴血虚甚的，则不可妄攻。本条脉微已属阳虚，如果尺部脉微涩，表示阴血亦亏，虽有便秘，亦当禁用攻下。假如误下，必蹈虚虚之害，而祸不旋踵。

少阴病，饮食入口即吐[1]，心下温温欲吐，复不能吐。始得之，手足寒，脉弦迟者，此胸中实，不可下也，当吐之。若膈上有寒饮，干呕者，不可吐也，急温之，宜四逆汤。

欲吐不吐之证，本属少阴。饮食入口即吐，心下温温[2]欲吐而又复不能吐者，寒在胸膈也。此证于始得之时，即手足寒者，乃本经直受之寒邪肆虐，阳气不达于四肢也。弦则为实，迟则为寒，脉弦而迟者，为寒邪实于胸中，不可用苦寒攻下也。大凡热邪之实于胃者，方为可下。热邪在胸，已不可下，况寒邪乎？寒既在胸，因其近而取之，以上出为功，当用高者因而越之之法，故云当吐之。若膈上素有寒饮停积而常作干呕者，是中气本寒，胃气本虚，更不可用瓜蒂散等苦寒之药吐之，重伤胃脘之阳而致变逆也，当急温之，宜四逆汤。

少阴伤寒

少阴病，始得之，反发热，脉沉者，麻黄附子细辛汤主之。

此言少阴之表证也。曰始得之者，言少阴初感之邪也。始得之而即称少阴病，则知非阳经传邪，亦非直入中脏，乃本经之自感也。始得之而发热，在阳经则常事耳，然脉沉则已属阴寒。篇首云：无热而恶寒者，发于阴也。发于阴而又发热，是不当发之热，故云反也。况少阴证中，以恶寒厥冷为本证，邪在阴经，本难发汗，然临证之时，有经有权，察其发热，则寒邪在表；诊其脉沉，则阴寒在里[3]。表者，足太阳膀胱也；里者，足少阴肾也。肾与膀胱，一表一里而为一合，表里兼治，故以麻黄发太阳之汗，以解其在表之寒邪；以附子温少阴之里，以补其命门之真阳，又以细辛之气温味辛，专走少阴者，以助其辛温发散。三者合用，补散兼施，虽发微汗，无损于阳气矣，故为温经散寒之神剂云。

①【注文浅释】
即吐，宋本作“则吐”。

②【注文浅释】
温温：温同愠，意为欲吐不吐，心中自觉泛泛不适。

③【注文浅释】
因脉沉，故知为少阴里虚；因发热，故知为外兼太阳，可见脉证之不能偏废，亦不能偏执，否则会动手便错。

麻黄附子细辛汤方[①]

麻黄二两[②]　细辛二两　附子一枚，炮，去皮，破八片

上三味，以水一斗，先煮麻黄减二升，去上沫，纳药，煮取三升，去滓，温服一升，日三服。

少阴病，得之二三日，麻黄附子甘草汤微发汗。以二三日无里证，故微发汗也。

言邪入少阴，已得之二三日，而犹可以麻黄附子甘草汤微发其汗者，以二三日无脉微沉细，吐利厥冷烦躁之里证故也。非若下文所谓脉沉细数，则为在里而不可发汗，及脉微者为亡阳而不可发汗也。曰无里证[③]，则有表证可知，故微发汗也。但较之前条，无反发热脉沉之甚，故不须更用细辛之温散，又以甘草缓其性而和之，则有等差降杀之不同矣。

麻黄附子甘草汤方

麻黄二两[④]　甘草二两[⑤]　附子一枚，炮，去皮

上三味，以水七升，先煮麻黄一二沸，去上沫，纳诸药，煮取三升，去滓，温服一升，日三服。

少阴病，得之一二日，口中和，其背恶寒者，当灸之，附子汤主之。

此所以证前反发热之意也。《素问·热论》云：一日太阳受之，二日阳明受之，三日少阳受之，四日太阴受之，五日少阴受之。以此言之，则一二日，非少阴受病之时也。非其时而见少阴证，亦本经自受之病，非传经之邪也。口中和者，言口中不燥渴，足见里无热邪也。若三阳热证，不待热邪归里，而已口中不和矣。口中和，则知阴寒在里矣[⑥]。前云反发热，则太阳尚有发热之表邪；此云

①【临证薪传】
本方的主要作用是温经通阳散寒，凡属寒邪痹阻，阳气失展的病证，用之均有良效。

②【注文浅释】
宋本“二两”后有“去节”二字。

③【医理探微】
“无里证”三字，对少阴发汗有非常重大的意义。所谓无里证，即指无吐利等典型的里虚寒证。只有在无里证的情况下，才能发汗与温经并用。如见吐利等证，表明里虚寒已盛，是时虽有表证，亦当先救其里，不能表里同治。

④【注文浅释】
宋本“二两”后有“去节”二字。

⑤【注文浅释】
宋本“二两”后有“炙”字。

⑥【医理探微】
“口中和”三字，是着眼点。因为背恶寒必须是口中和，才是阳虚确据，才可用灸法和热药。如口中燥渴而背恶寒，则属于热盛津伤阳郁，千万不能误作阳虚治疗。

背恶寒，则阳分亦有阴寒之见证矣。夫督脉者，人身阳脉之都纲也，且太阳之经脉四行，皆夹督脉而行于两旁。《素问·金匮真言论》云：人身之阴阳，则背为阳，腹为阴，以背为阳而亦恶寒，则内外皆寒矣。然但恶寒而不发热，则知非三阳表证之恶寒，乃阳虚生外寒也。以口中和而知其里；背恶寒而知其表；曰少阴病，则又知脉之微细，三者合而诊之，自表至里，皆属虚寒，是以知真阳虚惫，阴邪莫制矣，故当灸之。谓灸少阴之脉穴，如涌泉、然谷、太溪、复溜、阴谷等井荥俞经合。即《素问·三部九候论》之所谓下部地，足少阴也。王启玄注云：谓肾脉在足内踝后跟骨上陷中，太溪之分，动脉应手者是也。灸之者，所以温少阴之经也。更以附子汤主之者，又所以温补其肾家之真阳，而散其寒邪也[①]。附子汤与真武汤之药物相仿，真武汤因腹痛四肢沉重，下利而有水气，或咳或呕，邪气未去，故不用人参之补，而加生姜以宣通阳气，辛散阴邪。附子汤之用，虽背恶寒，乃阳虚所致，非在表之寒邪。口中和则里亦无邪，故用补气之人参，以裨附子之温补，佐之以术芍，所以扶中土而敛阴气。盖五行无土不成，水脏之邪，非土莫制也。茯苓淡渗，导入水源，而成入肾补阳之剂。王太仆所谓益火之源以消阴翳也。如下文身体痛，手足寒，骨节痛，以脉沉论之，皆非太阳伤寒脉紧之体痛骨节疼可比，故亦以附子汤主之也。但附子二枚，恐其辛热太甚，或如真武汤之一枚可耳。不然，临证时权其轻重，乃为合法，未可执泥以为定法也。

①【临证薪传】
本方以附子名方，目的在于温补元阳以散寒邪，伍以参、术、苓、芍，则不但温阳胜寒，且能逐水镇痛。试从方中用药规律来看，苓、术并用，善治水气，如苓桂术甘汤、真武汤，均用此二味以治水气。术、附同用，善治筋骨痹痛，如桂枝附子去桂加术汤和甘草附子汤，均用此二味以治风湿证的肢体疼痛。参、附同用，尤擅回阳复脉。此外，一派刚燥之药，伍以芍药，不但可收刚柔相济之效，而且可以引阳药入阴散寒。

附子汤方

附子二枚，去皮，破八片　茯苓三两　人参二两　白术四两　芍药三两

上五味，以水八升，煮取三升，去滓，温服一升，日

三服。

少阴病，身体痛，手足寒，骨节痛，脉沉者，附子汤主之。

身体骨节痛，乃太阳寒伤营之表证也。然在太阳，则脉紧而无手足寒之证，故有麻黄汤发汗之治。此以脉沉而手足寒，则知寒邪过盛，阳气不流，营阴滞涩，故身体骨节皆痛耳。且四肢为诸阳之本，阳虚不能充实于四肢，所以手足寒，此皆沉脉之见证也[①]，故谓之少阴病，而以附子汤主之，以温补其虚寒也。即此推之，太阳篇之发汗病不解，虚故也，以芍药甘草附子汤；及发汗后身疼痛，脉沉迟者，桂枝加芍药生姜人参新加汤主之者，皆汗多亡阳，阴盛阳虚之证，即此义也。

少阴病，脉沉者，急温之，宜四逆汤。

脉沉者，浮候取之则全无，中候切之犹未见，重按之而方得也。沉则在里在下，沉则为阴为寒。曰急温之，则知非沉数沉实沉滑之沉，乃沉迟沉细沉微之沉也。脉沉为邪入少阴，下焦之真火衰微，阴寒独盛，故当急温之而宜四逆汤也。若不急温，则阳气愈虚，阴寒愈盛而四肢厥逆，吐利烦躁之变作矣[②]。

少阴病，恶寒而蜷，时自烦，欲去衣被者可治。

但恶寒而不发热，为寒乔所中也。蜷卧者，蜷曲而卧，诸寒收引，恶寒之甚也。时自烦，欲去衣被，乃阳受阴迫，虚阳上浮，烦躁不宁，乃真阳欲去之机也。然自烦而欲去衣被，则阳气犹存，温经复阳之治可及，故曰可治[③]。

少阴寒利

病人脉阴阳俱紧，反汗出者，亡（音无）阳也，此属少阴，法当咽痛而复吐利。

此言少阴里证也。太阳中篇第一条曰：脉阴阳俱紧者，名曰伤寒。其第二条曰：头痛发热，身疼腰痛，恶风无

①【注文浅释】

从“手足寒脉沉”，可以看出本证的癥结所在，主要是阳气虚弱。由于里阳不足，生阳之气陷而不举，所以其脉沉，阳气虚衰，不能充达于四肢，致手足寒。

②【注文浅释】

为什么要提出“急温之”呢？这是仲景指示我们，对虚寒见证，应该早期治疗，以免延误病机。提出“急温之”，不但可以提高疗效，而且有防止病势增剧的积极意义。

③【注文浅释】

本条仅据“时自烦，欲去衣被”而断为“可治”，显然是不够的，还应结合其他脉证。如手足温等，始为可治；如只见烦而别无其他阳回见证，相反阴寒益甚，则多属不治。

汗而喘者，麻黄汤主之。此曰病人脉阴阳俱紧，则寒伤营之脉也。伤寒本无汗，今反汗出者，以寒邪不在太阳之表，而在少阴之里，命门之真火衰微，不能升越其清阳而为卫气，卫阳不密，玄府不闭，故反汗出也。盖太阳脉紧则寒邪在表，少阴脉紧则寒邪在里，以阴阳脉俱紧者当无汗，而此又汗出，故谓之反。阳气不能外固，故曰无阳。然真阳藏于两肾之中，故又曰属少阴。少阴之脉循喉咙，挟舌本，盖少阴真火衰微，虚阳上泛，故咽痛[①]也。阴邪上逆，胃中虚寒则吐；寒邪在里，中气不守则利，犹太阴之腹满而吐，自利益甚也，能不以温经复阳为治乎？

【辨误】《尚论》云：无阳以护外，所以邪不出而汗先出，误矣。若太阳寒邪在表，则当有汗出邪出之论。若少阴寒邪在里，但复其阳，阳回则阴寒自消，犹东风解冻，大气一至，坚冰自泮，又何邪出之有哉？

少阴病，欲吐不吐，心烦但欲寐，五六日自利而渴者，属少阴也。虚故引水自救，若小便色白者，少阴病形悉具。小便白者，以下焦虚有寒，不能制水，故令色白也。

欲吐不吐者，少阴真火衰微，寒在下焦，阴气上逆，寒邪犯胃，胃寒故也。心烦者，少阴之脉从肺出络心，注胸中。寒盛于下，虚阳上迫，故心烦也[②]。但欲寐，与前第一条同义。五六日，邪传少阴之候也。自利而渴者，阴寒在里，则胃阳不守，故自利。下焦无火，则津液不升，故渴也。《素问·热论》云：五日少阴受之，少阴脉贯肾络于肺，系舌本，故口燥舌干而渴[③]。况又见欲吐心烦但欲寐之证，故云属少阴也。然渴非阳邪，因下焦无火，不能蒸动气液，上焦无灌溉之润，且自利则水谷下趋，而津液消亡矣。夫肾者，水脏也。《上古天真论》云：肾者主水，聚五脏六腑之精而藏之者也。上枯下竭，水脏虚涸，故引水自救，非热燥而渴也。如果热邪作渴，小便当赤。若小便色白，而又有欲吐心烦但欲寐之少阴病形悉具，则其所以

①【医理探微】
本证咽痛，是因阴寒极盛，虚阳上浮所致，大多不红不肿，完全不同于实证咽痛，切不可治以清热利咽等通套药方，也不需要单独治疗，得姜附回阳以后，火归本位，则咽痛亦自能痊愈。

②【医理探微】
这种心烦，和阳明胃实的心烦，以及栀子豉汤证的虚烦，性质上完全不同。阳明胃实的心烦，必有一系列热实证，如便秘、腹满痛、舌苔黄燥、口干燥等症状。栀子豉汤证的心烦，为余热留扰胸膈，必有心中懊侬等情况。本证的心烦，必有下利、脉微细等下焦虚寒见证。

③【注文浅释】
其渴必喜热饮，且饮量亦必不多。

小便白者，以下焦命门火虚，但有寒气在下，无火不能制水，故令色白也。如此者，急当以温经复阳为治，不可因渴生疑，误用寒凉，枉人生命也。

少阴病，下利脉微涩，呕而汗出，必数更衣，反少者，当温其上，灸之。

阳气衰少则脉数，寒邪在经则脉涩。阴邪下走则利，上逆则呕也。肾脏之真阳衰微，不能升越而为卫气，卫气不密，故汗出也。必数更衣，反少者，即里急后重之谓也[①]。盖古之所谓滞下，今之所谓痢疾。利与痢同，盖古人所通用也。此因寒邪下利，非湿热痢之可比，乃下焦阳虚，清阳不能升举，少阴寒甚，阴气内迫而下攻也。阳气陷入阴中，阴阳两相牵掣，致阴邪欲下走而不得，故数更衣。阳气虽不得上行，犹能提吸而使之反少。《经》云：清气在下，则生飧泄。清气者，下焦清阳之气也。皆寒在下焦，清阳不升之病也。当温其上，前注皆谓灸顶上之百会穴，以升其阳。盖百会乃督脉之巅顶，为诸阳之总会，灸之亦足以提吸阳气，但未知果合仲景立法之义否。或曰，仲景无明文，未可强解，以意测之，非必巅顶，然后谓之上也。盖肾居下焦而胃虽居中，然亦在肾之上。胃脘之阳，为后天根本，故有胃气者生也。言数更衣而反少，则下利不快，但因下焦无火，不得以苦寒之药攻其下，当以补暖升阳之药温其胃[②]。且灸之，则下焦之清阳升越，胃中之阳气流行，清阳升而浊阴降，水谷分消而下利自止矣。灸之者，灸少阴之脉穴，或更灸胃之三脘也。即前所谓当灸之，附子汤主之之法，及下文灸少阴七壮之类也。

少阴病，下利便脓血者，桃花汤主之。

见少阴证而下利，为阴寒之邪在里，湿滞下焦，大肠受伤，故皮坼血滞，变为脓血，滑利下脱，故以温中固脱之桃花汤主之。

①【注文浅释】
大便次数多而量反少。

②【医理探微】
本证不仅阳虚血少，而且是阳虚气陷，阴盛气逆。在治疗上，用温阳则有碍于血少，用降逆则有碍于下利，用升阳又有碍于呕逆，汤剂难施。然而毕竟以阳虚气陷为主，所以用灸法以温其上，庶可补汤剂的不及。

桃花汤方[1]

赤石脂一斤，一半全用，一半筛末　干姜一两　粳米一升

上三味，以水七升，煮米令熟，去滓，纳赤石脂末方寸匕，温服七合[2]。日三服，若一服愈，余勿服。

桃花汤，非湿热暴利，积多气实之所宜，盖所以治阴寒虚滑之剂也[3]。李时珍云：赤石脂，手足阳明药也。体重性涩，故能收湿止血而固下；味甘气温，故能益气生肌而调中。中者，肠胃肌肉，惊悸黄疸是也。下者，肠泄利，崩带失精是也。白入气分，赤入血分，故仲景用桃花汤，治下利便脓血，取赤石脂之重涩，入下焦血分而固脱；干姜之辛温，暖中焦气分而补虚；粳米之甘温，佐石脂干姜而润肠胃也。

少阴病，二三日至四五日，腹痛小便不利，下利不止，便脓血者，桃花汤主之。

腹痛小便不利，下利不止而便脓血者，盖阴寒下利也。二三日至四五日，阴邪在里，气滞肠间，故腹痛也。下焦无火，气化不行，故小便不利。且下利不止，则小便随大便而频去，不得潴蓄于膀胱而小便不得分利也。下利不止，气虚不固而大肠滑脱也。便脓血者，邪在下焦，气滞不流而大肠伤损也[4]。此属阴寒虚利，故以涩滑固脱，温中补虚之桃花汤主之。

【辨误】腹痛小便不利，下利不止便脓血者，痢疾也。盖夏秋时行疫痢，或湿热流行，或寒湿浸淫，皆六气淫慝之所致。凡湿火所犯，从下而上，先伤手阳明大肠，使广肠肿溃，皮伤血瘀，变为脓血积滞，气道闭塞，清阳不升，浊气下坠，肠肿路窄，时时欲便而不快，故少腹痛而下重。治宜清湿热，泻大肠，宜通不宜涩，经所谓通因通用也。若不急治而邪气上行犯胃，则必至于胸满不食，恶心干

①【案例犀烛】
某，脉微细，肢厥，下痢无度。予吴茱萸汤但能止痛，仍不进食，此阳败阴浊，腑气欲绝，用桃花汤。处方：赤石脂，干姜，白粳米。（摘自《临证指南医案》，作者叶天士）

②【注文浅释】
“温服七合”四字，宋本置于上文“去滓”后。

③【医理探微】
本条是属于少阴病虚寒性的下利便脓血，其原因是由于脾肾阳气不足，肠胃虚寒，下焦不能固摄所致。故本证下利，必定滑脱不禁，并有脉沉细或腹痛喜按等虚寒性的脉证，与热性下利便脓血根本不同。

④【注文浅释】
阳虚气陷，不能摄血，则大便脓血。

呕，胃气伤败而死矣，今所谓禁口痢者是也。更有时行厉气，随犯随禁者，皆难治之证也。至若寒湿阴邪，动则先犯阴经，中满腹痛，脾胃受伤，小腹绞痛，下利脓血，气化不行，小便点滴。治之之法，宜温宜升，久则宜补宜涩，所谓治寒以热也。其更甚者，大孔开张，血不成积，胃口败绝而殒矣。痢虽一证，而阴阳虚实之治法不同。此条自成氏以来，凡注皆以腹痛为里寒，惟《尚论》以腹痛小便不利为少阴热邪，云注家见用干姜，谓是寒邪伤胃。欠清。盖热邪挟少阴之气，填塞胃中，故用干姜之辛以散之。若混指热邪为寒邪，宁不贻误后人耶？详推此论，未必能矫前人之失。盖腹痛为太阴本证，即有热邪，亦必有宿食积滞，方能作痛[①]。岂但有热邪在内，能作腹痛耶？况“热邪挟少阴之气”句，尤为难解，若果热邪填塞胃中，如何可用干姜之辛热以散之，似属背理。窃恐指为寒邪者，未为大误；指为热邪者，反贻误后人不小矣。若以干姜为误，其误当责之立法之仲景矣。但观痢证，有用大黄黄连而愈者，有用干姜肉果人参附子而愈者，岂非明证耶？

少阴病，二三日不已，至四五日，腹痛小便不利，四肢沉重疼痛，自下利者，此为有水气。其人或咳，或小便利，或下利或呕者，真武汤主之。

少阴病者，即前脉微细，但欲寐，及恶寒脉沉足冷等证也。二三日不已，言少阴本经自感之邪，非三阳传邪也。若自阳经传来，《内经·热论》云：五日少阴受之，则二三日犹在阳明少阳，岂得即称少阴病，而又云不已哉？至四五日，渐久而寒邪愈深，故里寒而腹痛也。小便不利者，阴寒盛极，下焦无火，气化不行也。四肢为诸阳之本，阳气旺，则清阳实四肢，阳太盛，则四肢实而能登高而歌，及弃衣而走也。此以阳衰阴盛，故四肢沉重疼痛也[②]。寒邪已当自利，若里热而小便不利，则水为热邪所耗矣。以寒邪在里而小便不利，是气化不行，寒水停蓄，水谷不分

①【医理探微】

本证腹痛与阳明腑实的腹痛不同。阳明腑实证的腹痛，痛势剧烈，而且拒按；本证腹痛，是隐隐作痛，痛势绵绵，喜温喜按。

②【注文浅释】

水寒之气外攻于表，则为四肢沉重疼痛。

而下利，故为有水气。非水停心下，及肿胀之水也。然病无定情，证有不齐，非必以腹痛小便不利，四肢沉重为定证也。若其人或因少阴脉贯肾络于肺，阴邪在下，虚火上迫，肺气上逆而咳者；或下焦火不能制水，小便利而色白者；或寒邪在里，胃阳败损，肾不能司二阴之窍而下利者；或阴邪上逆，犯胃而呕者皆是也。夫阴邪纵肆，真阳不守，急宜恢复真阳，消除阴翳，故宜以真武汤主之[①]。真武汤论见青龙汤下。

真武汤方，成氏旧本，原在此条之下，其方论前已移附大青龙汤下，此不重赘。然后加减法，为后世俗医所增，察其文理纰缪，恶其紫之乱朱，故重附于此，并逐一指摘其误，使学者有所别识云。

后加减法

若咳者，加五味子半升，细辛干姜各一两。

此三味，小青龙汤证中，因心下有水气，干呕而咳，或利或喘，皆水寒伤肺，肺寒气逆所致。故用芍药细辛干姜五味等药，以收肺气之逆。此条亦有水气，或咳或利或呕，当与小青龙证同治，故从彼方移入此方，深得仲景之意，可称恰当。升法见小柴胡汤注中。

若小便利者，去茯苓。

小便利则气化尚行，或水气去，未可知也。然茯苓虽淡渗，亦有补虚益气之功，故为君子之药。虽温补下焦之八味丸，亦仍用之，此方既与附子白术芍药同用，留之何害，而必去之耶？

若下利者，去芍药加干姜二两。

下利加干姜，极为允当。但去芍药之说，其义未妥[②]。张元素曰：白芍入脾经，补中焦，乃下利必用之药。盖泻利皆太阴病，故不可缺。得甘草为佐，治腹中痛，热加黄芩寒加桂，此仲景神方也。李时珍云：白芍益脾，能于土中泻木。何反去芍药耶？

①【医理探微】
少阴阳虚而兼寒水为患的，才是真武汤证。若仅是阳虚而无水气，便不属真武汤证的范围。

②【临证薪传】
附子与芍药同用，刚柔相济，既能温经，又能开血痹止痛，所以既能治阳虚水寒相搏的四肢沉重疼痛，又能治腹痛。

若呕者，去附子，加生姜足成半斤。

呕加生姜，固为稳当。而去附子之说，是属何意？少阴寒邪下攻则下利，上逆则呕吐。其用附子处，如饮食入口即吐而用四逆汤，非吐而用附子耶；如下利清谷，里寒外热，手足厥逆，脉微欲绝，或腹痛，或干呕而用通脉四逆汤者，非呕而用附子耶；如利不止，厥逆无脉，干呕而烦，用白通加猪胆汁汤者，非呕而用附子耶。如此之类，不可枚举。岂加减家犹未之见，而独于真武汤去之耶。想但见《千金方》呕家多服生姜之语，而忘其为少阴证之腹痛小便不利，四肢沉重疼痛，下利等证耶。其加减如此，谓非出自后世俗医之手而何？

少阴病脉紧，至七八日，自下利，脉暴微，手足反温，脉紧反去者，为欲解也。虽烦，下利必自愈。

脉紧见于太阳，则发热恶寒而为寒邪在表；见于少阴，则无热恶寒而为寒邪在里。至七八日，则阴阳相持已久，而始下利，则阳气耐久，足以自守矣。虽至下利，而以绞索之紧，忽变而为轻细软弱之微脉。微则恐又为上文不可发汗之亡阳脉矣，为之奈何？不知少阴病，其脉自微，方可谓之无阳。若以寒邪极盛之紧脉忽见暴微，则紧峭化而为宽缓矣，乃寒邪弛解之兆也。曰手足反温，则知脉紧下利之时，手足已寒，若寒邪不解，则手足不当温，脉紧不当去。因脉本不微，而忽见暴微，故手足得温，脉紧得去，是以谓之反也。反温反去，寒气已弛，故为欲解也。虽其人心烦，然烦属阳而为暖气已回，故阴寒之利必自愈也[①]。

少阴病，吐利，手足厥冷，烦躁欲死者，吴茱萸汤主之。

吐利，阴经之本证也，或但吐，或但利者犹可。若寒邪伤胃，上逆而吐，下攻而利，乃至手足厥冷[②]。盖四肢皆禀气于胃，而为诸阳之本。阴邪纵肆，胃阳衰败而不守，

①【注文浅释】
“必自愈”，并非待其自愈，主要是说明本病所现的证候，有向愈的趋势。如果再以治疗为辅助，则更可帮助阳气早复，阴阳趋于平衡，而获痊愈。这种治疗，对疾病的加速消退能起到积极的作用。

②【医理探微】
吴茱萸汤证以呕吐为主证，下利、厥冷不是必备的症状。证属中虚肝逆，而浊阴上犯。其与四逆汤证的阴盛阳虚不同，是以虽有下利，但并不太严重。

阴阳不相顺接而厥逆，阳受阴迫而烦，阴盛格阳而躁，且烦躁甚而至于欲死，故用吴茱萸之辛苦温热，以泄其厥气之逆而温中散寒。盖茱萸气辛味辣，性热而臭臊，气味皆厚，为厥阴之专药，然温中解寒，又为三阴并用之药。更以甘和补气之人参，以补吐利虚损之胃气，又宣之以辛散止呕之生姜，和之以甘缓益脾之大枣，为阴经急救之方也。

少阴病，下利，若利自止，恶寒而蜷卧，手足温者可治。

阴寒在里，则胃阳不守而下利。若利自止，则知胃气复固，阳气复能自守。恶寒者，阳虚不能胜任外气也。蜷卧者，身体四肢皆蜷曲而卧，恶寒之情状也。大凡热者，偃卧而手足弛散，寒则蜷卧而手足敛缩[①]。下文恶寒蜷卧而手足逆冷者，即为真阳败绝而成不治矣。若手足温，则知阳气未败，以其阳气尚能温暖四肢，故曰手足温者可治。然治之之法，亦无外乎温经复阳之法也。方氏不知四肢为诸阳之本，而曰四肢属脾。温者，脾土和也。土和则万物生，故曰可治，其谬殆甚。

少阴病，吐利，手足不逆冷，反发热者不死。脉不至者，灸少阴七壮。

前吴茱萸汤条内，言吐利手足厥冷，烦躁欲死。此虽吐利而手足不逆冷，则阳气未损。阴经当无热而恶寒，今反发热，足见阳气已回，故曰不死。既有可生之机而脉不至，则是阳虽未绝，寒邪固闭，脉道郁伏而不通，故灸少阴七壮[②]。少阴穴，即前背恶寒所灸之穴，及井荥俞经合也。可见吐利而手足逆冷，恶寒蜷卧，不发热而脉不至者，即为不治之证矣。

少阴病，下利清谷，里寒外热，手足厥逆，脉微欲绝，身反不恶寒，其人面色赤，或腹痛，或干呕，或咽痛，或利止脉不出者，通脉四逆汤主之，其脉即出者愈。

①【注文浅释】
借以辨别寒证热证，恰当可取。

②【注文浅释】
言脉不至而不言脉绝，固知不是阴阳离绝。由于吐利暴作，阳气乍虚，一时不能接续，共治疗可以用灸法温通其阳，阳气通则脉自至。

清谷，清水完谷也。里寒外热，阴盛格阳于外也。寒甚于里，故下利清谷。四肢厥逆而脉见微细欲绝也。寒甚则当恶寒，而反不恶寒。寒甚则面不当赤而反赤色，虚阳上浮而戴阳也[①]。寒邪在里，或作腹痛；阴气上逆，或作干呕。少阴之脉循喉咙，若阴盛迫阳于上，或作咽痛。寒凝水涸而利反止。阴盛阳衰之极，营血不流，阳气不行而至于脉不出者，当以通脉四逆汤主之。前阳明中寒，表热里寒，下利清谷者，尚以四逆汤主之，况少阴乎？服汤后，阳回气动，其脉即出而仍还于有者，乃阳气未竭，一时为盛寒所抑，郁伏不出耳，故即出为愈也。然即出之脉，与下文暴出者异。所谓即出者，言即渐而出，至于复有，自有而常有，所以为愈。不若暴出之自无而忽有，既有而仍无，如灯光之回焰，乃阳气已竭，得汤之温暖，而作返照之光，则阳气欲绝而死矣。

通脉四逆汤方[②]

甘草三两，炙　干姜三两[③]　附子大者一枚，生，去皮，破八片

上三味，以水三升，煮取一升二合，去滓，分温再服，其脉即出者愈。

通脉四逆汤，即四逆汤而增入甘草一两，倍加干姜也。四逆汤义，见太阳下篇阳旦条下。愚窃论之，以四逆汤而倍加干姜，其助阳之力或较胜。然既增"通脉"二字，当自不同。恐是已加葱白以通阳气，有白通之义，故有是名。疑是久远差讹，或编次之失，致原方中脱落，未可知也。其后加减法，揣其词义浅陋，料非仲景本意，何也？原文中已先具诸或有之证，然后出方立治，则一通脉四逆汤，其证皆可该矣，岂庸续用加减邪？况其立意，庸恶陋劣，要皆出于鄙俗之辈。未敢竟削，姑存之以备识者之鉴云。

①【医理探微】

面色赤是属虚阳浮越之征，应与阳明病面合赤色属于实热者相鉴别。虚阳浮越的面色赤必红而娇嫩，游移不定，且必伴有其他寒证；阳明病的面合赤色是面部通赤，而色深红，必还有其他热证。

②【案例犀烛】

喻嘉言治徐国祯，伤寒六七日，身热目赤，索水到前，复置不饮，异常大躁，门牖洞启，身卧地上，辗转不快，更求入井。一医即治承气将服，喻诊其脉洪大无伦，重按无力。乃曰，是为阳虚欲脱，外显假热，内有真寒，观其得水不欲饮，而尚可大黄、芒硝乎，天气燠蒸，必有大雨，此证顷刻一身大汗，不可救矣。即以附子、干姜各五钱，人参三钱，甘草二钱，煎成冷服，服后寒战，戛齿有声，以重绵和头裹之，缩手不肯与诊，阳微之状始著，再与前者一剂，微汗，热退而安。（摘自《古今医案按》，作者俞震）

按语：喻氏正是抓住了这两点，才不被异常大躁、门牖洞启、辗转不快、要求入井等假热现象所迷惑，从而得出真寒假热的正确诊断，力排众议，毅然投大剂回阳救逆的方药，并采用热药冷服的给药方法而获效。

③【注文浅释】

宋本干姜置于附子前，且"三两"后有"强人可四两"。

面色赤者，加葱九茎。

面色之赤，乃阴盛格阳，虚阳上泛。附子之温，能直达命门，大补坎中之真阳，自能引火归源，导龙归海，何必葱白？其所以用葱白者，盖为阳气不得流通，下利脉微，至厥逆无脉而设也。夫脉者，气血流行之发现处也。阴血非阳气不行，寒邪固闭，阳气郁伏，故以葱白通行阳气，助姜附温经复脉之功耳。然葱之功力，岂能导火归根，而能治面色之赤哉？吾不信也。

腹中痛者，去葱加芍药二两。

寒邪在里而腹痛，既有姜附，自可温中。即加芍药，更为相宜矣。脉又不至，何必去葱。揆之于理，岂非庸俗之见乎？

呕者，加生姜二两。

姜能宣通阳气而解散寒邪，且《千金》谓生姜为呕家圣药，加入为宜。

咽痛者，去芍药，加桔梗一两。

此所谓少阴咽痛者，以少阴之脉贯肾络于肺，循喉咙。挟舌本。所谓咽者，《阴阳应象论》云：地气通于嗌。嗌者，咽物之咽也。地气者，肾中命门之阳气也。犹天地之气，一阳生于黄泉之义。此以阴盛迫阳，下焦真阳失守，虚火在上，故作咽痛。附子峻补真阳，直走下焦，引火归根，其痛自止，未可与下文热在少阴，二三日咽痛，与甘草桔梗汤同论也。一寒一热，阴阳迥殊。况桔梗为舟楫之剂，乘载药力以入肺，不使下行之品。正欲令其虚火下降为宜，岂可更与上焦风热，肺家天气病之喉痛，同日而语哉！至于芍药，性虽酸收，亦可敛火下降，其去留亦无大关系，又何足论哉？

利止脉不出者，去桔梗，加人参二两[①]。

桔梗固为当去，而人参之加，亦可以助姜附而补下利清谷之虚，并可以补气血而鼓动其不至之脉，可称允当。

①【注文浅释】
宋本此后有“病皆与方相应者乃服之”十个字。

少阴病，下利，白通汤主之。

上文下利已多，皆属寒在少阴，下焦清阳不升，胃中阳气不守之病，而未有用白通汤者。此条但云下利，而用白通汤者，以上有“少阴病”三字，则知有脉微细，但欲寐，手足厥之少阴证。观下文下利脉微，方与白通汤，则知之矣。利不止而厥逆无脉，又加猪胆人尿，则尤知非平常下利矣。盖白通汤，即四逆汤而以葱易甘草[①]。甘草所以缓阴气之逆，和姜附而调护中州，葱则辛滑行气，可以通行阳气而解散寒邪，二者相较，一缓一速，故其治亦颇有缓急之殊也。

① 【临证薪传】

恐甘草缓姜、附之性，反掣急救回阳之时，所以去而不用，加葱白取其急通上下阳气。根据317条通脉四逆汤方后加减法有“面色赤者加葱九茎”，因而推知白通汤证中应有面赤症状。

白通汤方

葱白四茎　**干姜**一两　**附子**一枚，生用，去皮，破八片

上三味，以水三升，煮取一升，去滓，分温再服。义见注中。

少阴病，下利脉微者，与白通汤。利不止，厥逆无脉，干呕烦者，白通汤加猪胆汁汤主之。服汤脉暴出者死，微续者生。

上文少阴下利，即以白通汤主之矣。此则下利而脉微，足见阳气愈微，故与白通汤以恢复真阳，消除寒气。不谓服汤之后，利仍不止，反见四肢厥逆而无脉，阴邪上逆而干呕，虚阳受迫而作烦闷者，此非药之误也，以阴寒太盛，热药不得骤入，阴邪纵肆猖獗，扞格而不入耳。故用《素问·至真要大论》中热因寒用之法，从而逆之，反佐以取之。所谓寒热温凉，反从其病之义也。故用咸寒下走之人尿，苦寒滑下之猪胆，以反从其阴寒之性，导姜附之辛热下行，为反佐入门之导引[②]。王启玄所谓下嗌之后，冷体既消，热性便发，使其气相从，而无拒格之患也。服汤后，其脉忽暴出者，是将绝之阳，得热药之助，勉强回

② 【临证薪传】

主以白通汤，更加入咸寒苦降之猪胆汁、人尿作为反佐，使热药不致被阴寒所格拒，从而达到通阳破阴的目的。

焰，一照而熄，故死。若得汤而其脉微续渐出者，为阳气复回，故为生也。阴寒至此，真阳或几乎熄矣，危哉！

少阴负趺阳者，为顺也。

少阴负趺阳句，疑有脱字[①]，不然，何至词不达义耶？前注皆以少阴为水，趺阳为土，恐土不能制水，得以泛溢而为呕吐下利。予其权于土，土强则水有制而平成可几。愚恐犹未合于至理。夫少阴，肾也，水中有火，先天之阳也。趺阳，胃脉也，火生之土，后天之阳也。此承上文下利而言，凡少阴证中诸阳虚阴盛之证，而至于下利，及下利清谷之证，皆由寒邪太盛。非惟少阴命门真火衰微，且火不能生土，中焦胃脘之阳不守，故亦败泄而为下利。少阴脉虽微细欲绝，而为阴寒所胜，则为少阴之真阳负矣。若趺阳脉尚无亏损，则是先天之阳，虽为寒邪之所郁伏，而后天胃脘之阳尚在，为真阳犹未磨灭，所谓有胃气者生，故为顺也。若趺阳亦负，则为无胃气而死矣。

少阴病，脉微沉细，但欲卧，汗出不烦，自欲吐，至五六日自利，后烦躁，不得卧寐者死。

首条云少阴之为病，脉微细，但欲寐也。此条又见沉脉，则寒邪更深。汗出者，内无真阳，卫气不固而腠理不收也。不烦者，虚阳犹未上奔也。自欲吐，即前欲吐不吐之证也。少阴之见证如此，乃当急温急补之时，失此不治。至五六日而更加自利，乃至不烦之证。至阳欲亡而作烦，阴迫阳而发躁，以但欲寐者而不得卧寐，则阳神飞越，真气败亡而死矣[②]。虽欲温之，所谓渴而穿井，斗而铸兵，不亦晚乎？

少阴病，恶寒身蜷而利，手足逆冷者不治。

前恶寒而蜷，因有烦而欲去衣被之证，为阳气犹在，故为可治。又下利自止，恶寒而蜷，以手足温者，亦为阳气未败，而亦曰可治。此条恶寒身蜷而利，且手足逆冷，则四肢之阳气已败，故不温。又无烦与欲去衣被之阳气

①【注文浅释】

少阳负趺阳：少阴即太溪脉，趺阳即冲阳脉。少阴负趺阳，谓太溪脉小于趺阳脉。

②【注文浅释】

阴盛而阳脱于下则利，阳极虚不能入于阴，则见烦躁不得卧寐，阴盛阳脱，正不胜邪，阴阳离决，故主死。

尚存，况下利又不能止，是为阳气已竭，故为不治。虽有附子汤，及四逆白通等法，恐亦不能挽回既绝之阳矣[①]。

少阴病，吐利烦躁四逆者死。

寒邪上逆则吐，下攻则利，阳虚则烦，阴极则躁，而四肢乃诸阳之本也。以吐利烦躁并作，而又四肢逆冷，为阳气竭绝，故死。虽不言脉，脉亦可知矣。

少阴病，下利止而头眩，时时自冒者死。

前条利自止而手足温，则为可治。此则下利止而头眩。头眩者，头目眩晕也，且时时自冒。冒者[②]，蒙冒昏晕也。虚阳上冒于巅顶，则阳已离根而上脱，下利无因而自止，则阴寒凝闭而下竭，是亦所谓上厥下竭矣。于此可见阳回之利止则可治，阳脱之利止则必死矣。正所谓有阳气则生，无阳气则死也。然既曰死证，则头眩自冒之外，或更有恶寒四逆等证，及可死之脉，未可知也。但未备言之耳。

少阴病，四逆恶寒而身蜷，脉不至，不烦而躁者死。

恶寒身蜷而利，手足逆冷者，固为不治，此条但不利耳。下文吐利烦躁四逆者死，此虽不吐利，而已不见阳烦，但见阴躁，则有阴无阳矣，其为死证无疑，况又脉不至[③]乎？前已有脉不至者，因反发热，故云不死；又有脉不出者，虽里寒而犹有外热，身反不恶寒而面赤，其阳气未绝，故有通脉四逆汤之治；此则皆现阴极无阳之证，且不烦而躁，并虚阳上逆之烦，亦不可得矣，宁有不死者乎？

少阴病，六七日息高者死。

少阴病而至六七日不解，其本经之自受者。至此则阴邪已深，脏气已败。若传经之邪，自阳入阴，五日而少阴受之。又已三日，亦不为不深矣。一呼一吸为一息，人身阳气，出自下焦，故命门为三焦之原，阳气上行而为宗气，聚于膻中，故膻中为气之海。上通于肺而为呼吸，一息而脉行六寸，一日一夜，共一万三千五百息，当万物之

①【注文浅释】
然虽说不治，尚非必死之谓，如能及时地投以四逆、白通等一类回阳方剂，或可挽救于万一。

②【注文浅释】
冒者，如以物冒首之状，这里是指眼发昏黑，目无所见的昏晕。

③【注文浅释】
此时脉不至，较脉微欲绝更重，为真阳虚极，无力鼓动血脉运行之故。

数，脉行八百一十丈，其气皆由丹田之关元气海而出，谓之胞中气街者是也。所以肺主出气而肾主纳气，一呼一吸而肾为之本，肺为之末。以少阴肾脏受邪，至于喘息之声已高①，是膻中之气，有出无入，欲归丹田而纳诸肾脏，其可得乎？阳气离根，已从上脱，有不立尽者耶？

少阴后篇证治第二十

少阴中风

少阴中风，阳微阴浮者为欲愈。

脉之阴阳，辨脉载之详矣。然其所以分阴阳者有三：一曰大浮数动滑为阳，沉涩弱弦微为阴，故曰阴病见阳脉者生，阳病见阴脉者死；其二曰寸口脉阴阳俱紧，以一寸口而曰阴阳脉，是浮候为阳，沉候为阴也；其三曰寸口脉微名曰阳不足，尺脉弱者名曰阴不足，此以尺寸分阴阳，即关前为阳，关后为阴之法也。前后注家，俱置之不讲，模糊抹过，恐注家亦未明晓，所以作依样葫芦耳。殊非先觉之所宜也。前太阳中风，阳浮而阴弱，盖以浮候沉候分阴阳也。此所谓阳微阴浮者，是以寸口尺中分阴阳也。若以浮沉二候分阴阳，则沉候岂有浮脉耶，此不辨自明者也。夫少阴中风者，风邪中少阴之经也。脉法浮则为风，风为阳邪，中则伤卫，卫受风邪，则寸口阳脉当浮。今阳脉已微，则知风邪欲解，邪入少阴，唯恐尺部脉沉。沉则邪气入里，今阴脉反浮，则邪不入里，故为欲愈②也。

少阴病，脉细沉数，病为在里，不可发汗。

少阴病，承上文中风而言也。微细为少阴首条之本脉。然风为阳邪，沉则邪入已深，数则热郁阴分③，故为病已在里而不可发汗。非前寒邪在表之反发热，可与麻黄附子细辛汤，及二三日无里证之可与麻黄附子汤，微发汗也。脉微细之伤寒，与脉沉数之中风迥异，而在表在里，尤所当辨，故有是禁。

①【注文浅释】
息指呼吸，高指吸气不能下达。即呼吸浅表的意思。

②【注文浅释】
寸脉微表示邪微，尺脉浮表示阳气得复，反映了正胜而邪衰，故曰“为欲愈”。

③【注文浅释】
数脉似应主热，但数而沉细，就不能肯定属热；相反，大多数属于里虚寒甚，因此说“病为在里”，不可发汗。这在临床上是值得注意的。

少阴误汗

少阴病，咳而下利谵语者，被火气劫故也。小便必难，以强责少阴汗也。

邪入少阴，致咳而下利[①]谵语者，以强逼其汗故也。邪在阴经，苟非真阳欲亡，卫气不固。仲景于少阳篇中，已明言阴不得有汗矣。医以其无汗而妄用烧针取汗之法，致火气入里。少阴之脉贯肾络于肺，循喉咙，火气循经上逆，故为咳。从里下攻则下利，阴经本无谵语，而火气留中，乱人神志，一如阳明胃热之状，揆其所由，皆被火气逼劫故也。肺金受烁，化源已竭，水谷不分而津液已亡，尚有谵语之火气在里，则气化必乖，小便必难也。此无他，皆以火气强责少阴汗故也。

少阴病，但厥无汗而强发之，必动其血，未知从何道出，或从口鼻，或从目出，是名下厥上竭，为难治。

此又以申上文强责汗之误也。言如前篇阴邪入少阴，阳气衰微，不能充实于四肢则厥，脉阴阳俱紧而反汗出者为亡阳。厥则阳气将败，汗出则真阳外走，故皆用附子汤、真武汤，及四逆白通等回阳之法。此以阳邪入少阴，肾家之真阳不得流贯，故但见外寒而厥，阳气未至败亡，故无汗。况三阳在表，三阴在里，邪在阴经，本不得有汗。医不知而强发之，岂知既入少阴，邪已在里，欲其复从表散，乌可得哉？乃不达其义，或以辛温升发，或用烧针火劫，强逼取汗，邪气在里，既不能蒸阴液而为汗，若熏熨烧针，徒足以鼓动其阳邪，煎迫其阴血，故云必动其血。阴受阳迫，火挟血而上升，必走上窍，但未知其从何道而出。或从口鼻，或从目出，未可知也。名曰下厥上竭[②]者，谓寒热之厥，皆起于下也。《素问·厥论》云：阳气衰于下，则为寒厥；阴气衰于下，则为热厥。其必起于足下者，阳气起于足五趾之表，阴气起于足五趾之里也。乃以强发之故，鼓激其少阴郁伏之邪，自下而厥逆上奔，致阴血

①【医理探微】
少阴病本有寒化、热化的不同，咳而下利的证候，也有从阴化寒，从阳化热的区别。从寒化的，用真武汤；从热化的，用猪苓汤，这是一般的大法。

②【注文浅释】
厥逆因于下焦阳虚，故称下厥；阴血因上而耗竭，故称上竭。

涌出而上竭其阴液，故名下厥上竭。然既在少阴，已属阴厥，寒凉在所难用，而阴血已动，温补又属难施，所以谓之难治也。以一强发之误，其变如此，遂至跋前疐后，进退维谷，临证者其可草率从事邪？

少阴咽痛

少阴病，二三日咽痛者，可与甘草汤。不差者，与桔梗汤。

风邪入少阴之经，其脉贯肾络肺，循喉咙，系舌本。邪气循脉上行，故二三日咽痛。然此所谓咽痛者，非比前篇阴盛迫阳之证，可以通脉四逆汤，引火归元为治也。中风本属阳邪，乃客热内犯少阴之经耳。邪气轻微，故二三日才见咽痛[①]一证。但终属病发于阴，不必骤用寒凉，故仅用甘草汤以和缓其邪，即凤髓丹用甘草以缓肾急之意也。如不差者，又与苦辛之桔梗，以清肺气、利咽喉，同甘草和之而已。

①【注文浅释】
从甘草汤、桔梗汤的作用，不难推知咽痛必不太甚，局部可有轻度红肿。

②【注文浅释】
日一服，宋本作“日二服”。

甘草汤方

甘草二两

上一味，以水三升，煮取一升半，去滓，温服七合，日一服[②]。

桔梗汤方

桔梗一两，乃苦桔梗非甜桔梗也　甘草二两

上二味，以水三升，煮取一升，去滓，分温再服。

少阴病，咽中痛，半夏散及汤主之。

前条云二三日咽痛，初邪尚轻，故但以甘草桔梗汤和缓阳邪，清肺下气而已。此条云咽中痛，则阳邪较重，故以半夏之辛滑，以利咽喉而开其黏饮，仍用桂枝以解卫分之风邪，又以甘草和之。后人以半夏辛燥，桂枝温热而疑之。不知少阴咽痛，阴经之阳邪，非半夏之辛滑，不足以开咽喉之锁结；风邪在经，非桂枝之温散，不能解卫分之阳邪。况所服不过一方寸匕，即使作汤，亦一二方寸匕，煎三沸，待小冷而少少咽之耳。且半夏本滑而不燥，桂枝亦温而不热，少少用之，亦复何害①？

半夏散及汤方

半夏洗　桂枝取皮　甘草炙，以上各等分

以上三味，各别捣，筛已，合治之。白饮和服方寸匕，日三服。若不能散服者，以水一升，煮七沸，纳散一两方寸匕，更煎三沸，下火令小冷，少少咽之。论附注中。

少阴病，咽中伤，生疮不能语言，声不出者，苦酒汤主之。

前人以一咽痛，而有治法三等之不同，遂至议论纷出。不知第一条咽痛，少阴之邪气轻微，故但以甘桔和之而已。其二条，因经邪未解，痛在咽中，痰热锁闭，故以半夏开豁，桂枝解散。此条则咽已生疮②，语言不能，声音不出，邪已深入，阴火已炽，咽已损伤，不必治表，和之无益，故用苦酒汤。以半夏豁其咽之利，鸡子白以润咽滑窍，且能清气除伏热，皆用开豁润利，收敛下降而已。因终是阴经伏热，虽阴火上逆，决不敢以寒凉用事也。

苦酒汤方

半夏如枣核大，十四枚，洗净，破　鸡子一枚，去黄，纳上苦酒着鸡子壳中

上二味，纳半夏着苦酒中，以鸡子壳置刀环中，安火上，令三沸，去滓，少少含咽之。不差，更作三剂服之。

①【注文浅释】
无寒不得用桂枝，无痰不得用半夏，是知本证咽痛当属客寒痰阻。

②【医理探微】
咽中伤有二义，一是咽喉部受到外来的创伤，一是咽喉部发生破溃。不论创伤或破溃，"咽中伤、生疮"都绝不是一般的咽痛，咽喉局部肯定有红肿破溃及分泌物等，因溃疡疼痛而难于语言，甚则声音不出，为咽痛重证。

少阴之阴热上攻，终非三阳之热邪可比，故始终禁用寒药。然非辛温滑利，不足以开上焦痰热之结邪，故用半夏为君。郁热上蒸，则上焦天气不清，所以咽中伤烂。肺受火刑，金实无声，故语言不能，声音不出。肺为人身之天气，象形以为用，故以鸡子白之清凉滑窍为臣。李时珍云：卵白象天，其气清，其性微寒；卵黄象地，其气浑，其性温，兼黄白而用之，其性平。精不足者补之以气，故曰卵白能清气治伏热、目赤咽痛诸疾；形不足者补之以味，故卵黄能补血，治下利胎产诸疾。卵则兼理气血，故治上列诸疾也。阴火上逆，非寒凉可治，当用酸敛以收之，故用味酸性敛之苦酒为佐，使阴中热淫之气敛降，如雾敛云收，则天清气朗而清明如故矣。谓非穷理尽性，格物致知，而能用意如是耶？今之优人，每遇声哑，即以生鸡子白啖之，声音即出，亦此方之遗意也。

少阴病，下利咽痛，胸满心烦者[①]，猪肤汤主之。

少阴下利，本属脏寒，然中风阳邪所感，因少阴之脉，其直者从肾上贯肝膈，入肺中，循喉咙，挟舌本，其支者从肺出络心，注胸中。阳邪入络，故咽痛胸满而心烦，皆阴经之伏热也[②]。寒凉既不利于阴经之治，而温药又非伏热所宜，故仲景不得已，旁出奇治，而以猪肤汤主之。盖以滋养肾脏之真阴，滑利咽喉之逆气，润下其心胸之客热，使邪气贴服，而不犯寒热之禁忌，其斯以为圣乎？

猪肤汤方[③]

猪肤一斤，甘寒

上一味，以水一斗，煮取五升，去滓，加白蜜一升，白粉五合，熬香和相得，温分六服。

猪肤一味，方中向未注明，以何者为肤，致使前后注家，议论纷然各异。如吴绶谓焊猪时刮下黑肤也，方有执

①【注文浅释】
宋本无“者”字。

②【医理探微】
少阴邪从热化，邪热下注则下利，利则阴气更伤，因而虚火上炎，注于胸中，熏灼咽嗌，故咽痛、胸满、心烦。本证的咽痛乃属虚证，咽部多不太红肿，唯觉干痛，痛势也不剧烈，不若风热实证之红肿而痛甚。

③【案例犀烛】
徐君育，素禀阴虚多火，且有脾约便血证。十月间患冬温，发热咽痛。医用麻仁、杏仁、半夏、枳壳、橘皮之类，遂喘逆倚息不得卧，声飒如哑，头面赤热，手足逆冷，右手寸关虚大微数，此热伤手太阴气分也。予萎蕤、甘草等，均不应。为制猪肤汤一瓯，令隔汤顿热，不时挑服。三日声清，终剂而痛如失。（摘自《张氏医通》，作者张璐玉）

按语：予萎蕤、甘草等药不效，用猪肤汤却有显著效果，足证本方确有它独特的作用。

谓本草不载，义不可考。说者不一，用者不同。然既曰肤，当以焊猪时所起之皮外毛根之薄肤为是。王好古以为猪皮。

《尚论》云：若以为焊猪皮外毛根薄肤，则荄劣无力，且与熬香之说不符。但用外皮，去其内层之肥白为是。其说颇通，若果以焊猪时毛根薄肤，则薄过于纸，且与垢腻同下，熬之有何香味？以意度之，必是毛根深入之皮，尚可称肤。试观刮去毛根薄肤，毛断处，毛根尚存皮内，所谓皮之去内层，极为允当。盖以猪为北方之水畜，肤近毛根，取其色黑而走肾滋阴，加白蜜之滑润，以利咽润燥。风从卫入，以北方之性，引少阴之邪，仍向皮毛而消散，则客热可除。至于白粉[①]五合，亦未明言是何谷之粉，致历代注释，俱无分辨。愚考之本草，李时珍云：惟粟之味咸淡，气寒下渗，乃肾之谷也，肾病宜食之。虚热消浊泄痢，皆肾病也。渗利小便，所以泄肾邪也。降胃火，故脾胃病宜之。以此拟之，既曰熬香，味亦可啖。仲景所用，或此意也。成氏以为益气断利，意亦相同，或有所自，未可知也，但毫不置辨为异耳。后人但能讥其随文顺释，而亦无片言分剖，何哉？

①【注文浅释】
白粉：即白米粉。

少阴热厥

少阴病，四逆，其人或咳，或悸，或小便不利，或腹中痛，或泄利下重者，四逆散主之。

成氏云：四逆，四肢不温也。其说似与厥冷有异。方氏谓人之四肢温和为顺，不温和为逆，则不温即冷也。仲景于厥阴篇中，即自为注脚云：凡厥者，阴阳不相顺接，便为厥。厥者，手足逆冷者是也。由此观之，厥即逆冷，逆冷即厥，初无少异。况厥阴篇中，以厥少热多，厥多逆少，为病之进退。以热对厥，则知不止于不温，而实四肢逆冷矣。但厥逆有轻重之不同，寒热之各殊。所以《素问·厥论》中，有热厥寒厥之分也。故论中或云厥，或云厥逆，或云四逆，或云厥冷，或曰手足寒，或曰手足厥寒，皆指手足厥冷而言也。然厥逆虽皆手足寒冷，而其所以致厥之故，则有寒热之不同。若寒邪在里，阴寒肆逆，则阳气不充于四肢，故有厥逆之患。若热邪内郁，邪气阻绝，则阳气不达于四肢，故亦有厥逆之变。人身阳气，起于足少阴之涌泉，故《灵枢》云：卫气昼行于阳二十五度，夜行于阴二十五度，常从足少阴出入者也。所以少阴肾中命门真阳之气，游于一身而布化，则为三焦；达于皮肤而固密，则为卫气。邪在少阴之里，无论寒热之邪，皆足以阻绝二气之流行。盖阴血无阳气，则无以流行；阳气无阴血，则无以附丽，二者相依，并行不悖，顷刻不离，故《生气通天论》云：阴阳离决，精气乃绝。绝者，阻绝之谓也。若此者，其即阴阳不相顺接之谓欤？此所谓少阴病者，即前所云脉微细，但欲寐之少阴病也[①]。已见四逆之变，而又有或咳或悸，或小便不利，或腹痛，或泄利下重诸阴邪之见证，若果属寒厥，则当以四逆汤及附子汤主之矣。而仲景以四逆散主之者，何也？盖因本系中风之阳邪，或邪自阳经传来者，本属阴中之阳邪，虽未可以寒凉施治，亦不可率以四逆汤之辛热，妄投致误，故以甘缓升解，开结敛阴之四逆散和之[②]而已。然四逆散性味和平，非疗厥治逆，一定不移之定法也。前辈辄以为寒凉之剂，未可以之治疗寒厥，误矣。夫甘草枳实，本非寒药，且柴胡但能升解郁热，并无寒性，芍药走阴酸敛，亦非寒物，又何寒凉之有？窃推仲景之意，盖以甘草之甘和，以缓阴邪之急；枳实之苦，以开中气之结；柴胡以升发其阳气之郁；芍药以收敛其阴气之逆，所服不过一方寸匕，一日三服而已。所以药力轻微，制剂褊小者，无过和解其邪耳。若和之而证减厥除，则其邪解矣。若阴邪寖盛，厥逆不解，则温经复阳之四逆等汤具在。若厥后发热，不恶寒而反恶热，口燥舌干，烦躁不眠，谵语便秘，则为自阴还阳，已非阴经之旧证，前治

①【注文浅释】
本条所以冠以少阴病，列于《少阴篇》，主要为了鉴别辨证。

②【医理探微】
因为肝木有病，每易侮土，腹痛泄利下重，正是木邪乘土，肝气不舒的表现，所以用四逆散疏肝理气，透达郁阳。

阳明法可用也。此正所谓持其两端，观衅而动之法，与兵家无异。若仍泥诸四逆厥冷为不可下之例，则又非变通之活法矣。

四逆散方[①]

甘草　枳实[②]　柴胡　芍药

上四味，各十分，捣筛，白饮和服方寸匕，日三服。义具注中。

后加减法

咳者，加五味子干姜各五分，并主下痢。

悸者，加桂枝五分。

小便不利者，加茯苓五分。

腹中痛者，加附子一枚，炮令坼。

泄利下重者，先以水五升，着薤白三升，煮取三升，去滓，以散三方寸匕，内汤中，煮取一升半，分温再服。

详推后加减法[③]。凡原文中，每具诸或有之证者皆有之。如小柴胡汤、小青龙汤、真武汤、通脉四逆汤、四逆散皆是也。愚窃揆之以理，恐未必皆出于仲景。如小柴胡证之或咳，去人参而用小青龙法，加五味子半升，干姜二两，虽或可用，然肺寒气逆者宜之；肺热而痰气壅盛者，非所宜也。前小青龙症，本以水寒侵肺，表证未解，又与麻黄桂枝同用，故不畏其收敛。在小柴胡汤，已当量其寒热虚实而施，不可卤莽从事矣，况其他乎？真武汤之或咳，亦加五味子半升，细辛干姜各一两，此乃少阴寒证，或亦可用，然少阳少阴，自当略有区别。至此条四逆散之或咳，亦加五味子干姜，且分两不过五分，如曰古之一两，今用一钱可也；则古之五分，仅存今之五厘而已，宁可以方寸匕分三服哉？若果仲景所加，虽或以为阴中之阳邪而减其分两，亦未可知，然不能无疑焉。如腹中痛者，加附

①【案例犀烛】

圆通和尚，腹痛下利，里急后重，痢下赤白，湿热痢疾也。清浊淆乱，升降失常故尔。医以柴胡二钱，白芍二钱，甘草二钱，枳实二钱，薤白一两。二诊：痢下见瘥，续原方，而获痊愈。（摘自《上海中医药杂志》1983年第7期）

按语：辨证要点主要是里急后重，此属下焦气滞，故加薤白以泄之，所谓气和则后重自除。

②【注文浅释】

宋本作“甘草炙枳实破水渍炙干。”

③【医理探微】

或然证中的咳，是肺寒气逆，故加五味、干姜以温肺而收气逆；悸为饮邪侮心，故加桂枝通阳化饮；小便不利，乃水气不化，故加茯苓淡渗利水；下重为气郁于下，故加薤白以利气滞。如果确是虚寒腹痛，附子亦可酌量加入。

子一枚，以少阴腹痛而用附子一枚，非仲景不能，宛然仲景之笔。但以一枚之多，若加入十分之中尚可，若止加入三方寸匕内，则觉太多矣。而加法中并无成法，亦缺失也。其泄利下重者，以阴寒在里，则泄利，清阳不升而下陷，则下重。泄利下重，则气滞下焦，故用辛温滑利之薤白，以鼓动其阳而疏泄其滞也。此亦颇似仲景本文，何以知之？尝观《金匮》方中治胸痹心痛，有栝蒌薤白白酒汤；胸痹不得卧，心痛彻背者，有栝蒌薤白半夏汤；胸痹心痞，有枳实薤白桂枝汤，皆以其脉之阳浮阴弦，及寸口脉沉而迟，关上小紧数，悉为阳气虚衰之故，所以用薤白通行阳气，即白通汤用葱白之义也。至于悸者加桂枝五分，小便不利者加茯苓五分，夫悸病之在阳经者，皆属汗下之虚，其说已见于小柴胡汤方论中矣。而三阴悸病，乃阴中之阳，亦虚邪所致。盖桂枝为卫分解散风邪之药，虽太阳篇中，如炙甘草汤，治心中悸而烦者，中有桂枝；又桂枝甘草汤，治发汗过多，叉手冒心，心下悸者，亦用桂枝；又茯苓桂枝甘草大枣汤，治发汗后，脐下悸，欲作奔豚者用桂枝，皆各自有专意，非独以桂枝能治悸也。且已上诸汤，桂枝辄皆三四两，此方止用五分，何以治悸？茯苓虽淡渗，而小便不利者亦止用五分。东垣云：古云三两，即今之一两也。李时珍云：古今异制，古之一两，今用一钱可也。据东垣之说，则古之所谓五分，乃今之一分七厘也，岂能渗利小便哉？况气化之功，非独淡渗可致，是以知其非仲景原文[①]也。

①【注文浅释】

古代度量衡变化很大，历朝历代多有不同，经今时考古证实东汉时期一两约为15克。

少阴热证

少阴病，下利六七日，咳而呕渴，心烦不得眠者，猪苓汤主之。

少阴下利，阴寒在下也。少阴之脉从肾上贯肝膈，入肺循喉咙，其支者从肺出络心，注胸中。以下利六七日之久，邪气循经上逆，犯肺则咳；入胸则呕；下焦无火，气液不得蒸腾则渴。虚阳在上，其脉出肺络心，故心烦不得眠也。猪苓汤[①]主之者，非独渗利小便，分别水谷而已，以诸利小便之药，皆气味轻薄而上行于肺，使肺气下行，然后小便渗利。此盖欲引其犯肺咳呕心烦之阳邪下走，故用诸渗泄之药，及甘胶以清肺益阴也，详具五苓散，及猪苓汤方论中。然于此可见仲景治少阴经之阳邪，虽不以寒凉为治，而亦不轻用温热，唯用升降滋养，以导引消弭之耳。

少阴病，得之二三日以上，心中烦不得卧，黄连阿胶汤主之。

二三日以上，言才过二三日也。二三日即心中烦，不得卧，较之前条咽痛心烦，为阳邪已甚。然阴经邪热，亦能燔灼心神，使之烦闷搅乱而不得卧者，不似前篇皆少阴之寒邪入里，阴邪太甚，故能使命门真阳磨灭，所以更无热证。此篇皆阳邪入里，故无虚寒之证。且肾家虽有真阴，亦自有真阳作配，又增外入之阳邪，是一水不能胜二火，故使热邪内郁而心烦不得卧[②]，致手足两少阴俱受病也。以黄连阿胶汤主之者，所以泻心家之烦热，益肾脏之真阴也。前辈每以传足不传手亹亹立论，谆谆置辨，皆未之思，并未之悟耳。如少阳证而每病及三焦；阳明脾约而使大肠燥结；少阴下利脓血，病及大肠；六经之喘咳，邪皆犯肺；心中烦，心下痞，及惊悸神昏之病，皆犯心之包络，非手经病耶，岂手经非十二经，又在躯壳之外而不病耶？

黄连阿胶汤方

黄连二两　**黄芩**[③]一两　**芍药**二两　**鸡子黄**二枚　**阿胶**三两

上五味，以水五升[④]，先煮三物取二升，去滓。纳胶烊尽，小冷，内鸡子黄。搅令相得，温服七合，日三服。

黄连苦寒，泻心家之烦热，而又以黄芩佐之；芍药收

①【案例犀烛】

肖琢如治谷某之子，年十余岁，咳嗽发热口渴，小便甚不利，服发散药不愈，已数日矣。同道二人诊脉毕，皆主小青龙汤，余适自外归，持脉浮而微数，心知方错，未便明言，意病者明日必来……乃为疏猪苓汤，一剂知，三剂疾如失。（摘自《宋元明清名医类案》，作者徐衡之、姚若琴）

按语：本证咳嗽，固然也与水饮有关，但不是寒饮；发热不兼恶寒，更不同于表证，而是里热律伤，水气不化，所以用猪苓汤取得显著效果。

②【医理探微】

肾水素亏，邪从热化；肾水不足，心火亢旺；心肾不交，水火不济则心烦不得卧。有咽干口燥，舌红苔黄，脉沉细数等证。

③【注文浅释】

宋本作“黄连四两黄芩二两”。

④【注文浅释】

宋本作“六升”。

阴敛气；鸡子黄气味俱厚，阴中之阴，故能补阴除热；阿胶为济水之伏流，乃天下十二经水中之阴水也；乌驴皮黑而属水，能制热而走阴血，合而成胶，为滋养阴气之上品，协四味而成剂，半以杀风邪之热，半以滋阴水之源，而为补救少阴之法也。

少阴病，八九日，一身手足尽热者，以热在膀胱，必便血也。

大凡寒邪入少阴，必恶寒逆冷，故以反发热者为阳回阴解而不死[①]。此因风邪入少阴，至八九日之久，一身手足尽热者，盖以足少阴肾邪，传归足太阳膀胱也。肾与膀胱，一表一里，乃脏邪传腑，为自阴还阳，以太阳主表，故一身手足尽热也。然一身尽热，阳邪已甚，正所谓邪在阴经，则为阴邪而见阴证；邪在阳经，即为阳邪而见阳证。以热邪在膀胱，所谓瘀热在里，迫血妄行，故必便血也。此条虽系自阴转阳[②]，其中风之热邪，既归太阳之里，与太阳热结膀胱之证治无异，不可仍以少阴为治也。"必便血"三字，前注家俱谓必出二阴之窍，恐热邪虽在膀胱，而血未必从小便出也。详见热结膀胱注中。

少阴病，下利便脓血者，可刺。

邪入少阴而下利，则下焦壅滞而不流行，气血腐化而为脓血，故可刺之以泄其邪，通行其脉络，则其病可已。不曰刺何经穴者[③]，盖刺少阴之井荥输经合也。其所以不言者，以良工必知之熟矣，故不必赘也。

少阴急下

少阴病，得之二三日，口燥咽干者，急下之，宜大承气汤。

少阴本经感受之寒邪，本无口燥咽干之见证。即中风阳邪所感，亦无过心烦咽痛不得卧而已。虽有咳而渴呕之证，是亦虚阳挟邪，循经上逆，故不以寒凉为治，而以猪苓汤引天气下降，使气液升降流行，乃其治也。惟《素

①【医理探微】

邪犯少阴，往往可因体质因素而发生寒化与热化两种不同的证候，如素体阳虚，病邪从阴化寒而成寒化证，提纲中所举脉微细、但欲寐，是其典型脉证。

②【医理探微】

临床上每见少阴病伴发血证时，往往是病邪深入，由气入血。因为膀胱有热，并不意味着少阴邪解，当与少阴三急下同理，所以本条的转归，值得讨论。

③【注文浅释】

本条旨在示人下利便脓血可以用刺法治疗。至于刺何穴位，当据证而定。

问·热病论》云：少阴脉贯肾络于肺，系舌本，故口燥舌干而渴。然非少阴本经之自感，因一日巨阳受之，二日阳明受之，三日少阳受之，四日太阴受之，至五日而始少阴受之，乃阳经传邪，故有是证。此条得病才二三日，即口燥咽干而成急下之证者，乃少阴之变，非少阴之常也。况汗下皆属阴经之禁忌乎？惟两感于寒者，一日巨阳与少阴俱病，则头痛口干而烦满，古人又不立治法矣。然但口燥咽干，未必即是急下之证，亦必有胃实之证，实热之脉，其见证虽属少阴，而有邪气复归阳明[①]。即所谓阳明中土，万物所归，无所复传，为胃家实热之证据，方可急下而用大承气汤也，且大承气为仲景之所慎用。在阳明篇中，如脾约一证，里无大热者，即以小承气汤和之，而不令大泄下矣。其次或以调胃承气汤和胃，麻仁丸润燥而已，岂肯以大承气而急用之于少阴证乎？其故可思也。其所以急下之者，恐入阴之证，阳气渐亡，胃腑败损，必至厥躁呃逆，变证蜂起，则无及矣，故不得不急也。

少阴病，自利清水，色纯青，心下必痛，口干燥者，急下之，宜大承气汤。

此亦少阴之变例也。自利，寒邪在里也。自利清水，即前篇所谓清水完谷，此则并无完谷而止利清水，其色且纯青矣。清水固属寒邪，而青则又寒色也，故属少阴。成氏及方注皆以为肝色，误矣。若证止如此，其为四逆汤证无疑。不谓胃中清水，虽自利而去，其谷食渣滓热邪，尚留于胃，所以心下按之必痛，且口中干燥，则知邪气虽入少阴，而阳明实热尚在，非但少阴证也。其热邪炽盛，迫胁胃中之津液下奔，下焦寒甚，故皆清水而色纯青也[②]。即《素问·至真要大论》中，病机十九条之所谓暴注下迫，皆属于热之义也。阳邪暴迫，上则胃中之津液，下则肾家之真阴，皆可立尽，故当急下之也。

【辨误】成注以自利色青为肝邪乘肾，而以肾蕴实邪

①【医理探微】

只有口燥咽干一证，作为辨证眼目则可；如作为急下依据，似兼不妥，必须结合全部脉证进行分析，始可不误。既用大承气汤急下，一定还有其他实邪内阻和阴分耗伤的症状。

②【医理探微】

本证下利不夹渣滓，这是因为燥屎阻结，不能自下，故所下纯是稀水。其性质也是热结旁流，但证势急迫，不仅土实水亏，而且肝胆火炽。疏泄太过，胆汁因而大量混入肠中，于是所下之水，颜色纯青，木火上迫，心下必痛，口干燥尤为火盛水竭的确据，所以必须急下实邪，遏燎原之火，才能救垂竭之阴。

为解，其理已属背谬。刘河间《原病式》云：仲景法曰，少阴病，下利清水，色纯青者，热在里也，大承气汤下之。引此以证小儿热甚急惊，利多色青，及下利色黑，由火热过极，反兼水化之义。不知小儿急惊之利，色多青者，乃肝木之邪；下利色黑者，亦有宿秽蓄血寒邪之不同，非尽热极反从水化也。况仲景原云：自利清水，色纯青，又以心下必痛，口干燥而知其热邪在里，故虽云少阴病，而急用大承气汤下之。守真不知此义，但以少阴病，自利清水色纯青为热邪在里，削去"心下必痛，口干燥者"八字，漫云以大承气汤下之。试思苟非有心下痛，口干燥之见证，热在何处，而以承气汤下之耶？历观完素运气病机，无非搅乱经文，立方主治，尽是苦寒攻下。如病机一十九条，《内经》本云诸热瞀瘛，皆属于火；诸痛痒疮，皆属于心。完素则增为诸痛痒疮疡，皆属心火。不知经所谓心者，指后天实火而言；火者，指先天真阳而论，所以实火则有诸痛痒疮之有形见证，虚火则有诸热瞀瘛无形上升之见证也。又增燥病一条，曰诸涩枯涸，干劲皴揭，皆属于燥，不知出于何典。且每引高阳生左为肾，右为命门之说，询是金辽乱世，卤莽粗工，知热而不知寒，知泻而不知补，后人尊之为四大家之一，不知何所取乎？

少阴病，六七日腹胀不大便者，急下之，宜大承气汤。

少阴病而至六七日，邪入已深，然少阴每多自利，而反腹胀不大便[①]者，此少阴之邪，复还阳明也。所谓阳明中土，万物所归，无所复传之地，故当急下，与阳明篇腹满痛者急下之无异也。以阴经之邪，而能复归阳明之腑者，即《灵枢·邪气脏腑病形篇》所谓邪入于阴经，其脏气实，邪气入而不能客，故还之于府，中阳则溜于经，中阴则溜于府之义也，然必验其舌，察其脉，有不得不下之势，方以大承气汤下之耳。

重编张仲景伤寒论证治发明溯源集卷之九终。

①【注文浅释】
320条有口燥咽干，321条有口干燥，可见本条腹胀便闭的同时，也必具有口咽干燥的肾阴灼伤证候。未提属于省文，应当互看。

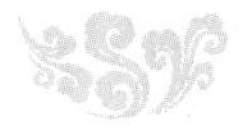

重编张仲景伤寒论证治发明

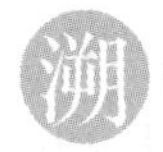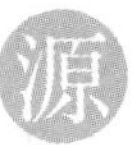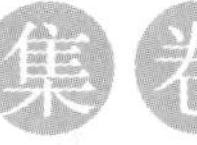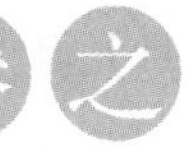

溯源集卷之十

虞山　钱　潢　天来甫　著
门人　侄孙　信孚　中一　王　璧　无瑕　订

厥阴篇

厥阴证治第二十一

厥阴伤寒

厥阴之为病，消渴，气上撞心，心中疼热，饥而不欲食，食则吐蛔，下之利不止。

厥阴者，至阴也。阴气至此而极，故谓之厥阴[①]。太少两阴交尽之经，为阴极阳回之处，草木得阳气而勾萌于至阴坤土之中。在卦为泰；在十二辰为寅；阳气将出而未出，为尚未透地之木，故在人为厥阴肝木。至阳气透地而草木发生，在卦为大壮；在十二辰为卯，乃已出土而抽条发叶之木，在人则为少阳而属胆经矣。前太阴为阴气之纯全，有阴无阳，故专以温经为治。少阴则阳气初生于盛阴之中，右属三焦相火，左属膀胱肾水，水火相须，若寒邪犯脏，则以温经复阳为治；阳邪入里，则以滋阴清降为治。厥阴虽属至阴，而阳气已长，阴阳相半矣。然终是阴中之阳，其气犹未透达，故通篇以热多厥少为病之退，热少厥多为病之进，先厥后热，热后不厥者愈，热后厥逆下利烦躁者死也。寒邪固多败证，而热气有余者必发痈脓。有热在里，必圊脓血。然虽发热不死，终不似有阴无阳，下利厥冷烦躁，及厥不还者死之为甚，毕竟阴经以阳气为重

①【医理探微】

厥阴病是邪正交争的相持阶段，就其生理来说，厥阴为三阴之尽。盖阴之初尽，即阳之初生，且与少阳为表里，禀风木而内寄相火，下连寒水，为乙癸同源，是其本；下接君火，成子母相应，是其标。可见，其本身就是一个阴阳寒热俱备的经脏，所以厥阴病也大多寒热错杂。

也。夫足厥阴之脉，起于足大趾，上循足跗，上踝，交出太阴之后，上腘循股阴，入毛中，过阴器，抵小腹，挟胃属肝络胆，上贯膈，布胁肋，循喉咙之之后，上入颃颡，连目系，上出额，与督脉会于巅。其支者复从肝贯膈，上注肺。邪入其经，则阴邪自下迫阳于上，故气上撞心[①]，心中疼热而消渴也。消渴者，饮水多而渴不止也。阴中之阳，受迫而在上，故消渴而胃觉饥。然终是阴邪，所以不欲食，客热尚不杀谷，况阴邪乎？即使强食，阴邪不能腐化，湿热郁蒸，顷刻化而为蛔，随阴气之上逆，故吐蛔也[②]。若不知而以苦寒误下之，则胃阳败绝，真阳下脱，故利不止也。

厥阴中风

厥阴中风，脉微浮为欲愈，不浮为未愈。

厥阴虽属至阴，然亦自有经。若为寒邪中伤，则为厥阴伤寒。风邪中之，则为厥阴中风。然入里者多，在表者少，况邪入阴经，脉多沉迟细紧，故其邪不易出表。若得微浮，为邪气向外，仍归太阳而欲解矣。所以下文有解表用桂枝汤者，盖脉微则为无力，浮则又为在表。微则轻细和缓而知其邪气已衰，浮则邪气还表而知其邪气将散，故为欲愈[③]也。若脉不浮，则邪未出表，故为未愈。

厥阴病，欲饮水者，少少与之愈。

邪在厥阴，唯恐其下利厥逆，乃为恶候。若欲饮水，是阳回气暖，胃中燥热而渴，已复归阳明矣。若热气有余，则又有口伤烂赤，咽喉不利吐脓血之变，故可少少与之[④]，令阴阳和平则愈也。

厥阴病，欲解时，从丑至卯上。

厥阴肝脏，乃含生土中，尚未透地之木。自子而一阳初生，木之萌芽未长，故不可言木。丑为二阳，则阳气已长，草木之根荄，已勾萌于阴土之中。至寅而三阳将及透地，阳气已旺，萌芽茁长，将出未出之时也。卯则阳气已出，草木发生，正厥阴木旺之时，邪气至此而解矣，故曰从

①【注文浅释】
此处之心，泛指心胸部位。病人自觉有气向心胸部冲逆。

②【注文浅释】
因脾虚肠寒，如果素有蛔虫，蛔闻食臭则窜动而上出于口，所以食则吐蛔。

③【注文浅释】
三阴病的脉象，大多是沉迟细弱。假使转现微浮，乃是正气胜邪，阳气来复的征兆，所以为欲愈之候。但临床还须综合全部证候进行分析，始能作出正确的诊断。

④【医理探微】
采取“少少与饮之”的措施，以滋助其津液，阴津得充，阴阳平衡，则病自可愈。“少少与饮之”，又含有不可恣意多饮的意思在内。因证非热盛伤津，饮水多不得消散，反易内停生变。

丑至卯上。

厥热辨论

诸四逆厥者，不可下之，虚家亦然。

《素问·阴阳应象论》云：清阳实四肢。阳明脉解云：四肢为诸阳之本，阳盛则四肢实。邪入阴经，则阳衰阴盛，阳气不能充实于四肢，故四逆而厥冷。厥逆则阳气已微，急当以温经复阳为治，若以苦寒攻下，胃阳必败绝矣，故曰不可下之。然不但诸四逆厥者[①]不可下，即气血已虚，胃气不固，元阳衰弱者亦然也。世俗但知汗多亡阳，下多亡阴，不知误下之亡阳尤甚也。所以太阳误下，每致胃阳虚损而成结痞，及协热下利诸证也。

【辨误】《尚论》云：厥阴证，仲景总不欲下，无非欲邪还于表而阴从阳解也。愚窃谓三阴皆不可下，以阳气已虚，不可更下故也。惟上文脉微浮者为还表，其余攻下之证，亦是邪气复还阳明，而成胃实之证。乃还阳，非还表也。

凡厥者，阴阳气不相顺接，便为厥。厥者，手足逆冷者是也。

人身之阴阳，六经相为表里，营卫周贯一身。《素问·阴阳离合论》云：少阴之上，名曰太阳；太阴之前，名曰阳明；厥阴之表，名曰少阳，此即阴阳表里而为一合也。《灵枢·营卫生会篇》云：人受气于谷，谷入于胃，以传于肺，五脏六腑，皆以受气，其清者为营，浊者为卫，营在脉中，卫在脉外，营周不休，五十度而复大会。阴阳相贯，如环无端。卫气行于阴二十五度，行于阳二十五度，分为昼夜，日入阳尽而阴受气，平旦阴尽而阳受气。如是无已，故无病也。阴阳之气不相顺接者，二气偏盛偏虚，不相接续，故为厥。然阳气虚，则为寒厥；阴气虚，则为热厥[②]。故厥论云：气因于中，阳气衰，不能渗营其经络，阳气损，阴气独在，故手足寒也。厥逆之义，见四逆散注中。

①【注文浅释】

导致厥逆的病因病机颇多，其中有寒证虚证，亦有热证实证。热实之厥，并不禁下，所以本条的“诸四逆厥者”应与“虚家亦然”联系起来理解，是指属于虚寒性质的各种厥证。

②【医理探微】

就寒厥和热厥来说，寒厥的特点固然是手足寒，而热厥的特点却是手足热。在病机与治法方面，也与《伤寒论》不同，寒厥为阳气衰于下，治当益火之源；热厥是阴气衰于下，治当壮水之主。二者必须明确区分，不应混同。

伤寒一二日至四五日，厥者必发热。前热者后必厥，厥深者热亦深，厥微者热亦微。厥应下之，而反发汗者，必口伤烂赤。

此论热厥之见证，及误治之变也。一二日至四五日，言或一二日即厥，或至四五日而厥也。厥者必发热，言邪入厥阴之经而手足厥者，厥后必发热，非若寒厥之但厥不发热也。前热者后必厥，若邪入阳经，则但发热而不厥矣。此因邪入阴经，故虽先发热者，后亦必厥也。《素问·阴阳应象论》云：寒极生热，热极生寒也。厥深热深，厥微热微者，言厥冷之甚者，则发热亦甚，为证之重；厥冷之微者，则其发热亦微，为邪之轻，即《至真要大论》所谓气之胜复也。岐伯曰：胜有微甚，复有多少，此之谓也。谓之热厥者，邪气在里，阻绝阳气，不得通达流注于四肢而厥也。与阳虚之厥冷迥异，故应下之，使热邪下泄，则阳气流通矣[①]。然非谓厥深热深而可峻攻大下也，即下文下利而谵语者，亦不过以小承气汤和胃而已，以其终是阴经郁热之邪，故不可大下也。前所谓诸四逆厥者不可下，皆指阳虚之厥而言也。所以下文即云虚家亦然，盖逆厥与虚家并论，则知虚寒者不可下，热深者为可下也。以应下之热厥而不下，反以辛温升发之药发其汗，则必助胃家之郁热而变生矣。然胃开窍于口，热气不得下泄而上炎，故必口伤赤烂也。

①【注文浅释】
厥应下之，乃是热厥的治则。然而所谓下之，不应理解为单纯的攻下，当包括清泄在内，承气或白虎，皆可随证选用。

伤寒病，厥五日，热亦五日。设六日当复厥，不厥者自愈。厥终不过五日，以热五日，故知自愈。

此申上文厥者必热，热者必厥之义。言天地间阴阳对待，寒暑两停，昼夜相半，然后二气均平，而无阴阳之患。故寒邪之入厥阴也，因寒胜而厥，其手足厥逆者五日。寒邪既胜，阳气必复，故其发热亦五日。设五日之后，至第六日，寒气又当厥矣。若不厥者，其病自愈，何也？以其厥逆之时，自始至终，不过五日，以其发热亦是五日，阴阳胜复之气已平，故知自愈[①]。

伤寒发热四日，厥反三日，复热四日，厥少热多，其病当愈。四日至七日，热不除者，必便脓血。

此条较前热多于厥，为阳胜于阴，乃寒邪退而阳气已回，故其病当愈[②]。自复热四日之后，至七日而热犹不除，是阳气太过，亢而为害，热蓄于里，必伤阴血，腐变而便脓血矣。

伤寒厥四日，热反三日，复厥五日，其病为进。寒多热少，阳气退，故为进也。

此言厥多于热，为阴胜于阳，乃寒邪盛而阳气衰。人以阳气为生，阳衰则病，阳尽则死，故寒多热少，为阳气退而其病为进也。

伤寒热少厥微，指头寒，默默不欲食，烦躁数日，小便利，色白者，此热除也。欲得食，其病为愈。若厥而呕，胸胁烦满者，其后必便血。

此申上文厥微热亦微之义也。指头[③]寒，亦阳气不充于四末也。言其为厥也甚微，不至四肢厥逆，但指头寒也。默默不欲食，阴静而阖也。盖阳气用则能言能食，如阳明热盛而狂言谵语，中风则能食，中寒即不能食，乃厥阴之本证，少阳之兼证也。然两经皆有此证者，以厥阴之脉，挟胃属肝络胆，上贯膈，布胁肋，循喉咙，与少阳之经脉，行度相同而为表里，所谓肝胆脏腑相连也。以指头寒之微厥，阴邪在里，故默默不言，且不饮食也。烦躁者，热邪亦在里也，热虽少而不得发越，故烦躁也。烦躁数日而小便利，色白者，以热邪本少，久则自解，故为热除也。欲得食者，热气已除，阴邪亦解，阴阳平而胃气和，故其病为愈。若厥而呕，则厥之微者，变而为厥之甚，其厥已深，故阴气上逆而呕也。且呕而胸胁烦满[④]，为少阳之本证，热邪内郁而烦满，则其热亦深，故其后必伤阴而为便血也。

伤寒先厥后发热而利[⑤]者，必自止，见厥复利。

①【注文浅释】

阴阳偏亢则病作，阴阳和平则病已，一切疾病大都如此。厥阴病的病势进退生死之机，亦当不外此理。

②【注文浅释】

当愈不等于必愈，必须是热不久自罢，方是向愈之征。

③【注文浅释】

指头：《千金翼方》作“稍头”。

④【注文浅释】

这是因阳郁更甚，而木火犯胃，胃气上逆，形成热深厥亦深，则为病势转剧。

⑤【医理探微】

本条正是说明厥、热、下利三者的相互关系，这对临床辨证颇有指导意义。伤寒邪入厥阴，寒邪盛而阳气微，阳为阴抑，不能充实于四肢，所以四肢厥冷。阳气既虚，复不能升清降浊，因而每当肢厥的时候，发生下利，及至阳气来复，阴邪退舍，则发热厥回，下利亦随而自止。

此亦申上文厥者必发热，发热者必厥也。言寒邪入厥阴，先见四肢厥冷，则寒邪在里，非惟阳气不能充于四肢而厥。且胃寒而津液不守，阴寒下注，则为下利矣。至厥后发热，则阳回气暖，脾胃运行，其利必自止。若热后复见厥冷，则又复利矣。所以阴经受邪，必以阳回为主，故下文有云，虽发热不死也。

伤寒先厥后发热，下利必自止，而反汗出咽中痛者，其喉为痹。发热无汗而利必自止。若不止，必便脓血，便脓血者其喉不痹。

此承上文先厥后发热，利必自止而言也。上文言见厥必复利，此言利止不复见厥，而反汗出咽中痛者，乃后发之热太甚，郁蒸而为汗，上炎而作咽中肿痛，故曰其喉为痹。若如前厥后发热无汗出，则利必自止。若发热而利不止者，热邪必随势下流，重伤阴分，腐化而为脓血矣。便脓血而成痢者[①]，热已下泄，不得上攻，故其喉不痹。

除中[②]辨论

伤寒始发热六日，厥反九日而利。凡厥利者，当不能食，今反能食者，恐为除中。食以索饼[③]，不发热者，知胃气尚在，必愈。恐暴热来，出而复去也。后三[④]日脉之，其热续在者，期之旦日夜半愈。所以然者，本发热六日，厥反九日，复发热三日，并前六日，亦为九日，与厥相应，故期之旦日夜半愈。后三日脉之而脉数，其热不罢者，此为热气有余，必发痈脓也。

自始发热至夜半愈，是上半截原文。所以然者至必发痈脓止，乃仲景自为注脚也[⑤]。但"厥反九日而利"句下，疑脱"复发热三日利止"七字。不然，如何下文有"恐暴热来，出而复去"二句。且"所以然"句下，云"发热六日，厥反九日，复发热三日，并前六日，亦为九日"，是明明说出，其为脱落无疑矣。然何以知其为复发热利止乎？上条云，先厥后发热，利必自止。况自食索饼后，并不言

---

①【临证薪传】
便脓血是由于阳复太过热伤阴血所致，可用清解肠热之剂，喉痹可用清热开结之品。

②【注文浅释】
除中：证候名，是中气消除之义，是胃气将绝时的一种反常见证。

③【注文浅释】
食：读"饲"，把东西给人吃称食。索饼，是以面粉做成的条状食物。

④【注文浅释】
宋本无"三"字。

⑤【医理探微】
本条的精神，说明了三个方面的问题：①说明当厥多于热的时候，反而能食，可能是胃阳垂绝的除中证；②说明用食以索饼的试探方法和观察发热的情况，以鉴别是否为除中证，并借以测知预后的吉凶；③说明厥热胜复的向愈机制是厥热相等，阴阳平衡，假如阳复太过，热气偏亢，亦能发生变证。

利,是以知其复发热而利止也。言始初邪入厥阴而发热者六日,热后厥者九日,是发热止六日而厥反九日,厥多于热者三日矣,故寒邪在里而下利也。厥后复发热三日,利必自止。大凡厥冷下利者,因寒邪伤胃,脾不能散精以达于四肢,四肢不能禀气于胃而厥,厥则中气已寒,当不能食,今反能食者,似乎胃气已回。但恐为下文之除中,则胃阳欲绝,中气将除,胃中垂绝之虚阳复焰,暂开而将必复闭,未可知也。姑且食以索饼。索饼者,疑即今之条子面,及馓子之类,取其易化也。食后不停滞而发热,则知已能消谷,胃气无损而尚在,其病为必愈也。何也?恐其后发之暴热暂来,出而复去故也。食后三日,脉之而厥后之热续在者,即期之明日夜半愈。所以然者,以其本发热六日,厥反九日,计后三日续发之热又三日,并前六日,亦为九日,与厥相应,为阴阳相均,胜复之气当和[①],故期之旦日夜半,阴极阳回之后,其病当愈。所谓厥阴欲解时,自丑至卯上也。所谓后三日脉之,其热续在,为阴阳相当而愈,则其热当止矣。若脉仍数,而其热不罢者,此为热气有余,阳邪太过,随其蕴蓄之处,必发痈脓也。

伤寒脉迟,六七日而反与黄芩汤彻其热。脉迟为寒,今与黄芩汤复除其热,腹中应冷,当不能食,今反能食,此名除中,必死。

此申上文除中之故,并所以训诲后人误治之害也。脉迟则为里寒,六七日则永不发热而虚寒已久,胃阳衰弱,急当温中救里,允为恰当。粗工不习,不知脉迟为寒,乃与黄芩汤[②]以撤其热,是所谓虚其虚而寒其寒也。如是腹中应冷,胃寒当不能食矣。今反能食,岂理所宜然?乃胃气本寒,又遭寒凉之误,胃中之阳气欲绝,中气将除,垂绝而虚火反焰,不久当即灭,故暂时欲食而反能食也。谓之除中者,胃中之阳气,净尽无遗,犹扫除之义。胃气一绝,则生气尽矣,故曰必死。

①【注文浅释】
至于所举的日数,仅是用来说明厥热的时间是否相等,作为阴阳是否平衡的标志,不可看作固定之词。

②【医理探微】
脉迟为寒,不难认识,为什么会误用黄芩汤呢?可能因六七日阳气初回,利尚未止,已见微热而渴,医者误认为热利而用黄芩汤,以致成为除中死候。

蛔厥辨论

伤寒脉微而厥，至七八日肤冷，其人躁无暂安时者，此为脏厥，非蛔厥也。蛔厥者，其人当吐蛔。今病者静而复时烦者，此为脏寒。蛔上入其膈，故烦。须臾复止，得食而呕，又烦者，蛔闻食臭出，其人当自吐蛔。蛔厥者，乌梅圆主之。又主久利。

阳衰则脉微，阴盛则厥。盖寒邪肆逆，阳气衰微而不能充贯于四肢也。至七八日之久，阴邪愈甚，阳气愈衰而周身之肌肤皆冷。其人发阴躁，无片刻暂安时者，此为寒邪直入中脏，脏受寒邪而发厥也。为至危之候，即外灸厥阴，内投四逆，若阳气不回，则亦死矣，非蛔厥也。若厥阴之寒邪在胃，蛔动而厥者，其人当吐蛔。今病者静而复时烦，则非脏厥之躁，无暂安时可比。此为寒邪犯脏，脏寒[1]而蛔不能安于胃中，随阴气之逆，上入胸膈，故时烦也。脏厥与脏寒之浅深各异；阳烦与阴躁之轻重不同，所以须臾复止，此脏厥与蛔厥之辨也。厥阴之木邪犯胃，本饥不欲食，故得食而呕。又烦者，蛔闻食之臭味而上攻，所以其人当自吐蛔也。蛔厥者，当以乌梅圆主之。又主久利者，利久则胃气虚寒，大肠滑脱，宜于温补酸收。虽有黄连黄柏，亦合《内经》热因寒用之法矣。

①【注文浅释】
脏寒：这里指肠中虚寒。

乌梅圆方

乌梅三百个　**细辛**六两　**干姜**十两　**黄连**一斤　**当归**四两　**附子**六两，炮　**蜀椒**四两　**桂枝**六两，当是桂非桂枝也　**黄柏**六两　**人参**六两

上十味，各捣筛合治之。以苦酒渍乌梅一宿，去核，蒸之五升米下，饭熟，捣成泥，和药令相得。纳臼中，与蜜杵二千下。圆如梧子大，先食饮服十圆，日三服，稍和至二十圆。禁生冷滑物臭食等。

吐蛔证，非独阴经有之，阳证亦常有之。阳明胃实，谷食不化，谷之余气，湿热郁蒸，化而为蛔，随呕逆而上出，继而遂有癍黄狂乱之阳毒见证，皆非乌梅圆[①]之可治。惟阴寒在里，脏寒而蛔厥者，乃为恰当[②]。以脉微而厥，为阳气衰少，故用干姜附子以温经复阳。方中桂枝，乃后人之误。脏寒则阴邪在里，当用肉桂以温里，且平厥阴之木邪可耳。卫分无邪，岂反用桂枝之达表耶？细辛本入少阴，性味辛温，亦能散寒而通阳气。惟当归乃血中之气药，与蛔厥无涉，未详其义。或者如汪机本草所谓恐阴虚则阳无所附，故用血药补阴，亦未可知，然亦勉强之词也。乌梅蜀椒，乃伏蛔之要药。盖虫得梅之酸，则软而无力上攻；得椒之辣而虫头不敢向上，故蛔得椒而头伏也。况椒性热而下行，可以去寒邪而为恢复真阳之助乎。人参补气益胃，同姜附则能温补中州。黄连黄柏，成氏谓蛔得甘而动，得苦则安，恐未必然。是必用《内经》热因寒用之法，盖恐寒邪拒格，故用寒药以引之，如本篇干姜黄连黄芩人参汤，及少阴白通加猪胆汁汤之义也。况为成剂待用之药，所服不过十丸至二十丸。方虽大而用则小，药虽多而服则少。犹大陷胸，丸之大剂小用，未足为峻也。

病人有寒，复发汗，胃中冷，必吐蛔。

病人有寒者，非寒邪在表也。若在表，则宜于发汗矣。谓之有寒，盖阳气衰少，寒邪在里也。若复发其汗，则虚阳又随汗外泄，里无阳气，故胃中冷也。胃冷则蛔不安于胃而上出，故吐蛔[③]也。

厥阴热证

伤寒脉滑而厥者，里有热也，白虎汤主之。

滑者，动数流利之象，无沉细微涩之形，故为阳脉[④]。滑主痰食，又主胃实，乃伤寒郁热之邪在里，阻绝阳气，不得畅达于四肢而厥，所谓厥深热亦深也。为阴经之邪复归阳明，故当清泻胃热，而以白虎汤主之。

①**【临证薪传】**
从本方的药味来看，酸苦辛甘寒热并用，酸甘既能滋阴，酸苦又能泄热；辛甘既能通阳，辛苦又能通降。因此，不仅能平肝泄肝，而且能滋肝散肝，并能广泛用于肝胃不调，肝脾不和的许多病证。

②**【临证薪传】**
这种蛔厥属于上热下寒，所以治宜用苦酸辛寒热并用的乌梅丸。此方功能清泄上热、温脏安蛔，所以能主治蛔厥。后世治蛔方剂，多从此方化裁而出。

③**【医理探微】**
吐蛔有两种原因：一为胃寒，如本条所述；一为胃热，如黄氏（黄元御）所述“温病吐蛔”，但也应具体分析，区分寒热，不能绝对看待。

④**【注文浅释】**
本条只提脉象，未及其他证候，主要是突出热厥的辨证眼目，属于举脉略证法。余如四肢虽冷，但胸腹必然灼热，口舌必然干燥，以及烦渴引饮，小便黄赤等证。

呕而发热者，小柴胡汤主之。

邪在厥阴，惟恐其厥逆下利。若见呕而发热，是厥阴与少阳脏腑相连，乃脏邪还腑，自阴出阳，无阴邪变逆之患矣，故当从少阳法治之，而以小柴胡汤和解其半表半里之邪也。

呕家有痈脓者，不可治呕，脓尽自愈。

凡诸呕家，有麻黄汤之呕、大柴胡汤之呕、小柴胡汤之呕、猪苓汤之呕、柴胡桂枝干姜汤之呕、葛根加半夏汤之呕、吴茱萸汤之呕、黄芩加半夏生姜汤之呕、真武汤之呕、四逆汤之呕、干姜黄连黄芩人参汤之呕、乌梅丸之呕，诸呕家虽有阴阳寒热之不同，而皆有治法。此因厥阴一经，实阴阳相半而阳伏阴中，故二气和平，病当自愈。所以厥少热多，其病当愈；寒多热少，其病为进也。然热不除者必便脓血，热气有余，则发痈脓。痈溃而呕，乃胃中应出之脓，故曰不可治呕，脓尽自愈也。

厥阴寒证

干呕吐涎沫者，吴茱萸汤主之。

此以下，皆阴盛阳微之证也。《灵枢·经脉篇》云：足厥阴之脉，挟胃属肝络胆，上贯膈，布胁肋，循喉咙之后，动则病胸满呕逆。盖呕逆，厥阴之本证也。涎沫[①]，黏饮白沫也。邪入厥阴之经，寒邪上逆而干呕。胃中虚冷而吐涎沫，故以补中暖胃之吴茱萸汤主之。

呕而脉弱，小便复利，身有微热，见厥者难治，四逆汤主之。

呕而脉弱，则知非阳经之呕矣。且小便复利，尤知里无热邪而显属阴寒。上文云：厥者必热，热后当复厥，不厥者自愈，则热与厥不应并见。此云身有微热而反见厥，是阳微不能胜盛阴，故为难治。此非上文热不除者可比，急当以温经复阳为治，而以四逆汤主之[②]。

手足厥寒，脉细欲绝者，当归四逆汤主之。

①【注文浅释】
所谓吐涎沫，是吐出清涎冷沫，与痰饮不同。

②【临证薪传】
四逆汤虽无降逆止呕作用，但呕因阴盛阳虚，故阳回阴除则呕自止。根据通脉四逆汤加减法，方中加入生姜当更为恰当。

四肢为诸阳之本，邪入阴经，致手足厥而寒冷，则真阳衰弱可知。其脉微细欲绝者，《素问·脉要精微论》云：脉者，血之府也。盖气非血不附，血非气不行。阳气既已虚衰，阴血自不能充贯。当以四逆汤温复其真阳，而加当归以荣养其阴血，故以当归四逆汤主之[①]。

当归四逆汤方

当归三两　**桂枝**三两　**芍药**三两　**细辛**二两[②]　**甘草**二两　**通草**二两　**大枣**三十五枚[③]

上七味，以水八升，煮取三升，去滓，温服一升，日三服。

四逆汤者，仲景所以治四肢厥逆者也。阳气衰微，阴邪肆逆，以致阳气不充于四末而为四肢厥冷，故用甘草为君，以缓阴气之逆；又以干姜附子补助其阳气之衰，此仲景立法命名之本义也。此条之手足厥寒，即四逆也，故当用四逆汤。而脉细欲绝，乃阳衰而血脉伏也，故加当归，是以名之曰当归四逆汤也。不谓方名虽曰四逆，而方中并无姜附，不知何以挽回阳气[④]？即有桂枝，亦不过解散卫邪之药耳。李东垣所谓气薄则发泄，桂枝上行而发表，岂能如干姜之温中散寒耶？细辛虽能温少阴之经，亦岂能如附子之补真阳而入命门乎？且芍药不过敛阴，通草无非渗利，又焉能治手足厥寒，脉细欲绝哉？如下文内有久寒者，但加茱萸生姜而不及干姜附子，则知为前方中已有之物矣。岂仲景制方，治极阴最寒之证，独遗此二物耶？是以不能无疑也。恐是历年久远，散失遗亡，讹舛于后人之手，未可知也。不然，何汤名四逆，而药物与四逆迥异耶？或曰，四逆散亦名四逆，而用药不同者，何也？曰：四逆散，乃治热厥之药，所以不同。此则治手足厥寒，脉细欲绝之寒厥者，可同日而语乎？从来注伤寒家，皆委

①【临证薪传】
本证大多因平素血虚，外感寒邪，气血被寒邪所遏，流行不能通畅所致，故用当归四逆汤以养血益营，温通血脉。

②【注文浅释】
宋本作“三两”。

③【注文浅释】
宋本作“二十五枚”。

④【临证薪传】
本证治以当归四逆汤，钱氏皆疑有错误，认为既名当归四逆，当是四逆汤中加入当归。殊不知此证手足厥寒，主要是血虚寒凝所致，与阴盛阳虚的厥逆完全不同，岂可相提并论。本方不用附、姜回阳而亦以四逆名汤者，正像四逆散一样，以其能治四肢逆冷之故。

曲顺解，曾不省察其理，亦何异于成氏之随文顺释乎？《尚论》以为阴血不足，宜用归芍以济其阴，不宜用姜附以劫其阴，即其人素有久寒者，以但增茱萸生姜观之，则干姜附子，宁不在所禁乎？愚谓此论恐未为确切。仲景之立四逆汤，专为四肢厥逆而设，故寒厥之证，无不用之。何独于脉细欲绝之手足厥寒，及内有久寒者，偏为禁忌耶？若不审原文，但依方立论，不几与仲景立方之意，两相矛盾矣，其如后起者何？故拟议之，以俟明者之鉴云。

若其人内有久寒者，宜当归四逆加吴茱萸生姜汤。

此承上文，言手足厥寒，脉细欲绝，固当以当归四逆治之矣。若其人平素内有久寒者，而又为客寒所中，其涸阴沍寒，难于解散[①]，故更加吴茱萸之性燥苦热，及生姜之辛热以泄之，而又以清酒扶助其阳气，流通其血脉也。

①【注文浅释】
根据临床所见，本证常兼有巅顶痛、干呕、吐涎沫，或寒疝癥瘕等症状。

当归四逆加吴茱萸生姜汤方

于前方内，加吴茱萸半升，生姜三两。

上九味，以水六升，清酒六升，和煮取五升，去滓，分温五服。

病者手足厥冷，言我不结胸，小腹满，按之痛者，此冷结在膀胱关元也。

手足厥冷，则知阳微阴盛，致阴阳不相顺接而四肢厥逆矣。不结胸，则邪不在阳位而阳经无邪矣。小腹满，按之痛者，《至真要大论》云：身半已下，地气主之。《灵枢·经脉篇》云：足厥阴之脉，起于足大趾丛毛之际，上循足跗，交出太阴之后，循股阴，入毛中，过阴器，抵小腹。此因邪入厥阴，寒邪结在膀胱关元，故小腹满，按之痛也。盖热结膀胱，则热蓄下焦，迫血妄行，故小便自利而血蓄于下，此所谓冷结膀胱关元者。言小腹者，膀胱之所居也。关元者，任脉穴也，在脐下三寸，为小肠之募，亦穴之在小腹者，总指小腹满痛而言，故谓冷结在膀胱关元也。寒在小腹，下焦无火，气化不行，故为冷结在膀胱关元也，急宜温暖下焦[①]，祛除阴翳，乃其治也。

病人手足厥冷，脉乍紧者，邪结在胸中，心下满而烦，饥不能食者，病在胸中，当须吐之，宜瓜蒂散。

上文言不结胸，此言邪[②]结在胸中。同一手足厥冷之阴邪，一则不结于胸而邪在下，故小腹满痛；一则仍结于胸中而邪在上，故心下满而饥不能食。在下则寒邪已入至阴之分，所以当用温法以回阳气；在上则寒邪犹在阳位，所以当用吐法以去寒邪，盖以邪入之浅深而分补泻也。夫紧为寒脉，在阳经则为寒邪在表；在阴经则为寒邪在里。若手足厥冷，则脉当沉迟矣。乃忽见紧脉，知寒邪犹未深入，邪当结在胸中[③]。若见心下满而烦，饥不能食，则其所以满者，阴邪在膈而胀满也；烦者，膈间之阳气不得伸也；饥者，胃阳犹未伤也；不能食，寒邪在胃也，故为病在胸中。若如前寒已深入，则胃气已伤，阳气已损，则但有温经扶阳之治，而无汗吐下之法矣。寒在胸膈，则邪气未深，尚在阳分，因其近而取之，当用高者越之之法，故须吐之，宜瓜蒂散。假借胃中之阳气，以涌出胸中之寒邪，则无败胃深入之患矣。

伤寒五六日，不结胸，腹濡脉虚复厥者，不可下。此为无血，下之死。

五六日，邪气入里之候也。不见邪结于胸，而腹软脉虚，腹软则里无邪结，脉虚则正气衰弱；而复见四肢厥逆，则知寒邪入厥阴而为无阳之证矣，故不可下。然不曰无阳，而以腹软脉虚为无血。“无血”二字，最为难解[④]。若不得已而强解之，则经所谓脉者，血之府也。盖气血之动处为脉，阳气盛则阴血流行，脉虚则阳气不旺，营血不充，是以谓之无血。若下之，非但更亡其阴血，并真阳而亦梏亡之矣，故曰下之死。义见霍乱条下。

①【临证薪传】
根据病机，当不外温阳祛寒，如外灸关元、气海等穴，内服当归四逆加吴茱萸生姜汤一类方剂。

②【注文浅释】
邪：这里指停痰食积等致病因素。

③【医理探微】
脉乍紧是因胸中实邪阻滞，阳气不得四布所致，故宜用瓜蒂散涌吐。脉乍紧为邪结，如热痞证的脉浮而紧，紧反入里，则作痞；大结胸证的脉沉而紧，皆属于邪结。

④【医理探微】
本证的病理症结，在于血液亏虚，故治当养血补中，如归芪建中一类方剂，才为合拍，所谓“诸四逆厥者，不可下之，虚家亦然”，就是指的这一类病例。

伤寒脉促，手足厥逆者可灸之。

辨脉法云：脉来缓，时一止复来者，名曰结；脉来数，时一止复来者，名曰促。阳盛则促，阴盛则结，此皆病脉。夫数脉所以候阳，故曰阳盛则促。促乃阳胜于阴，阴气不接而断续也。此条之脉促，偏见之于手足厥逆，似乎脉不应证。或谓脉促而手足厥逆，乃热厥也。然则何以云可灸之耶？仲景之于阳邪，最忌火劫，已见于太阳篇矣，岂有阳盛则促之热厥，而反有灸之之理？此所谓脉促者，非结促之促，乃短促之促也。阴邪太盛，孤阳不守，故脉作虚数而短促①，当急救其垂绝之虚阳，故云可灸。灸者，如下文灸厥阴也。

伤寒六七日，脉微，手足厥冷，烦躁，灸厥阴。厥不还者死。

伤寒至六七日，邪入已深，正邪传厥阴之候也。脉微则阳气大虚，手足厥冷则阴邪肆逆，故盛阴迫胁其虚阳而上逆，所以阳欲尽而烦，阴气极而躁也。邪在厥阴，阳气将竭，于温经复阳之外，当灸厥阴经之脉穴②，即本经之井荥俞经合是也。灸之而手足温者生，若手足仍冷，阳气不还者死也。

厥阴误治

伤寒六七日，大下后，寸脉沉而迟，手足厥逆，下部脉不至，咽喉③不利，唾脓血，泄利不止者为难治，麻黄升麻汤主之。

邪在少阳，才属半里，已是禁下，况三阴乎。盖阴邪在里，皆阴盛阳虚之证，故无下法。即太阴有桂枝大黄汤之下法，因大实而痛，邪气复归阳明，仍属胃实，故为可下。然犹以胃弱易动，尚宜减之。少阴虽有急下三条，亦是阳经传邪，及复还阳明之证，所以可下。至厥阴为阴中含阳之体，阳气藏于至阴之中，乃阴之极处，庸可大下乎？所以本篇首条，即有下之则利不止之禁也。厥阴全篇，惟

①【医理探微】
脉促不仅阳盛有之，阳虚之极亦能见到。凡阳盛的脉促多促而有力，如促而无力的即为虚象。当然临床辨证还必须全面掌握，才能得出正确诊断。

②【医理探微】
证势相当严重，是时恐汤药缓不济急，所以用灸法急救回阳，以散阴邪而复阳气。若论药物治疗，当不外温经回阳，如四逆汤之类。在用灸法的同时，加服汤药，更有助于阳气的回复。

③【注文浅释】
宋本作“喉咽”。

厥深热亦深者，方为应下。苟属寒厥，则又在禁例矣，故有诸四逆厥者不可下之诫也。此条脉证最剧，在长沙已称难治，而犹立方主治者，以厥阴与太少不同故也。夫太阴为立冬之候，纯阴之脏也；少阴为冬至之时，乃阳气之初生；而厥阴则立春之气，阴中之阳气已半，将出地而未出之时，阳气已长，但郁结未之伸耳，故厥者必热，而厥深热亦深也。伤寒之六七日，已在大下之后，则误下已在六七日之前。在阳经尚有表证未解者，况阴经本不可下而妄下之，使未解之经邪，陷入于至阴之中矣。寸脉者，气口也。《经》云：气口独为五脏主。胃为水谷之海，苦寒伤胃，胃阳衰而寸脉沉迟也。手足，四肢也。《经》云：四肢为诸阳之本。阳盛则四肢实，此以阳虚，故手足厥逆也。下后阳虚于下，故下部脉[①]不至。下寒则热迫于上，故咽喉不利而吐脓血也。即前所谓厥后热不除者，必便脓血；热气有余，必发痈脓，及口伤烂赤之变词也。泄利不止，寒邪在下，所谓厥者必利，亦即首条下之利不止之义也。正虚邪实，阴盛阳衰，寒多热胜，表里舛错[②]，治寒则遗其热，治热必害于寒；补虚必助其实，泻实必虚其虚，诚为难治，仲景不得已，立麻黄升麻汤主之。

【辨误】原文"咽喉不利吐脓血"句，成注谓厥阴之脉，贯膈注肺循喉咙，邪在厥阴，随经射肺，因亡津液，遂成肺痿。又引《金匮要略》云：肺痿之病，从何得之，被快药下利，重亡津液，故得之。与麻黄升麻汤，以调肝肺之气。《尚论》即取其说以为解。而方氏《条辨》亦云：唾脓血者，肺金燥而痿也，葳蕤门冬以润肺。三家之说雷同，大约以葳蕤门冬起见，故皆曰肺病。不知原文中，一则曰热气有余，必发痈脓；再则曰咽喉不利唾脓血，其后又总结叮咛之曰：呕家有痈脓者，不可治呕，脓尽自愈。成氏于此条又另解之曰：胃脘有痈，则呕而吐脓。同一痈脓，一解之曰肺痿，一注之曰胃脘有痈。前后不同，始终各异，使后

①**【注文浅释】**

下部脉：指尺脉。亦有认为指足部脉。据证析脉，就可断定这种脉的变化是邪陷阳郁的缘故。

②**【医理探微】**

此为邪陷阳郁、寒热错杂证。本证的病情固然虚实混淆，寒热错杂，但是毕竟有其主要方面，这可与方药结合起来讨论。假使以虚为主，或者以寒为主，麻黄升麻汤绝不能用。当是正伤邪陷，阳郁络痹，肺热脾虚，麻黄升麻汤自为的对方剂。

学安所适从，真所谓忘前失后漫不经心者矣。愚窃以为未安，潜推其义。原文曰咽喉不利[①]，盖咽通胃而喉通肺。仲景但统而言之者，非有肺胃之分也，不过指热邪在上而言耳，曰唾脓血，又曰呕家有痈脓，曰吐曰呕，并无一字关涉肺脏者。若果属肺痿，自当云咳脓血矣。既不曰咳，则知不在肺矣。既谓之吐，又谓之呕，则痈脓必在胃脘矣。更进而求之，又知石膏知母黄芩，乃清胃热也；葳蕤门冬，所以滋养阴气也，岂为肺病而设哉？况厥阴木邪，多能伤土，虽或有侮所不胜者，然不能伤金至甚，亦五行自然之理，少阳篇虽有纵横二证，乃阳邪之变，非阴邪之所能，明于理数者当自知之，无烦多赘也。

①【注文浅释】
下后阴阳两伤，阴伤而肺热络痹，故有咽喉不利，唾脓血的上热证。

麻黄升麻汤方

麻黄二两半，去节　升麻一两一分　当归一两一分　知母　黄芩　葳蕤各十八铢　石膏　白术　干姜　芍药　天门冬去心　桂枝　茯苓　甘草各六铢

上十四味，以水一斗，先煮麻黄一二沸，去上沫。纳诸药煮取三升，去滓，分温三服。相去如炊三斗米顷，令尽。汗出愈。

阴经惟以阳气为重而无下法，盖厥阴之阴阳相半，尤为不可偏胜。大凡厥阴寒邪，必至发热之后，则阳回气暖而解矣。若其发热不止，则又为热气有余。若热在下焦，必便脓血；热在上焦，则吐脓血。即有当下之时，亦无大下之理。一误下之，危变立至矣。此因误下，寒邪陷入阴中，故以麻黄为君，升麻为臣，桂枝为佐，以升发其寒邪，发越其阳气也。知母黄芩为臣，所以杀其郁热之邪也。石膏为佐，所以清肃上焦，利咽喉而解胃热也。当归葳蕤、天冬芍药，养血滋阴，所以治脓血也。白术补土，干姜守中，甘草和脾，茯苓淡渗，皆所以温里寒而理中焦，补下

后之虚，治泄利之不止也。此条脉证虽繁，治法虽备，然终是寒邪误陷所致，故必待麻黄升麻桂枝之汗解，而后可愈，故麻黄升麻之分两居多也[①]。

或问此条原文中，如寸脉沉迟，乃寒脉也；手足厥逆，乃寒证也；下部脉不至，下焦虚寒也；泄利不止，中气虚寒也，唯咽喉不利唾脓血，方为热证。以脉证论之，寒多于热，而仲景立方，治热者反多，治寒者反少，何也？曰：仲景医圣，洞晓阴阳，深知消息，故能立法垂训，岂有误哉？盖因此条之寸脉沉迟，手足厥逆等阴寒脉证，皆误下之变，非本然自有之证。即使如上文本证自见之厥，亦有热郁之厥，故厥者必发热，而有热不除，及热气有余之变证，热药可重用耶？况寒证虽现，而咽喉不利吐脓血之热证亦现，即上文厥者必发热之注脚也，又何怪其立方之寒多于热哉？至下文下利厥逆者，乃为有阴无阳之证，方有四逆汤之治矣。至既发热而厥利至甚，躁不得卧，则阳气竭绝而死矣，故不得不以温热为治也。但热胜不过发痈脓便血耳，无阳则生气绝灭矣，故阴经必以阳气为重也。

伤寒本自寒下，医复吐下之，寒格更逆吐下。若食入口即吐，干姜黄连黄芩人参汤主之。

本自寒下，谓本来所犯之证，已自寒中下利。医不知其为里寒，而复以寒药吐下之，乃所谓虚其虚而寒其寒也，遂至胃阳败损，寒踞中焦，寒邪拒格，比前本症之寒下不同，更变逆而为上吐下利矣。所谓寒格[②]者，若食入口即吐[③]，则药入口亦即吐，寒中而投之以热药，是里寒拒外热也。治之之法，当以干姜黄连黄芩人参汤主之。

干姜黄连黄芩人参汤方

干姜三两　黄连三两　黄芩三两　人参三两

上四味，以水六升，煮取二升，去滓，分温再服。

①【临证薪传】

本方的主要作用是发越郁阳，所以麻黄用量最重，与石膏、炙草相伍，寓越脾汤意。其次是升麻、当归，各用一两一分，升麻既能佐麻黄以散郁升清，与黄芩、天冬、知母相伍，又能清肺解毒；当归与萎蕤相伍，滋阴养血，并能防发越之弊。至于桂枝与芍药相伍，能和营解肌；白术与茯苓相伍，能运脾通阳；干姜与炙草相伍，又能温中祛寒。但这些药物的用量只有六铢，可见皆非主药，只能起到一些佐使作用。统观全方，药味虽多，但仍然是有制之师。就本方的药味来说，寓有越婢汤、桂枝汤、理中汤、苓桂术甘汤等方的主药在内。

②【注文浅释】

指上热为下寒所格，致饮食入口即吐，故称“寒格”。

③【注文浅释】

“若食入口即吐”，是辨证的关键，王太仆说：“食入即吐，是有火也。”

方氏《条辨》云：寒格，谓药寒致成拒格也。干姜人参，正治以遏其吐下；黄连黄芩，反佐以通其拒格[①]。可谓词简理明，深得《素问·至真要大论》热因寒用之旨。所谓奇之不去则偶之，偶之不去则反佐以取之，寒热温凉，反从其病之义，及仲景白通加猪胆汁汤之法也。《尚论》谓用黄连黄芩之苦以下逆气，而解入里之热邪，误矣。以伤寒本自寒下，又寒格更逆吐下矣，岂又有热邪入里耶？方喻两说，大相悬绝矣。

伤寒大吐大下之，极虚。复极汗出者，以其人外气怫郁，复与之水，以发其汗，因得哕。所以然者，胃中寒冷故也。

伤寒而大吐大下，则胃中阳气极虚矣。复极汗出者，非又汗之而极出也，因大吐大下之后，真阳已虚，卫外之阳不能固密，所以复极汗出，乃阳虚而汗出也。愚医尚未达其义，以其人外气怫郁[②]，本是虚阳外越，疑是表邪未解，复与之暖水以发其汗，因而得哕。哕者，呃逆也。其所以哕者，盖因吐下后，阳气极虚，胃中寒冷，不能运行其水耳，非水冷而难消也。水壅胃中，中气遏绝，气逆而作呃忒也。治法当拟用五苓散、理中汤，甚者四逆汤可耳。

伤寒哕而腹满，视其前后，知何部不利，利之则愈[③]。

哕者，胃阳将败，气不流行而呃逆也[④]。腹满，寒在中焦，太阴脾病也。前后者，大小便也。夫哕之为病，最不易治，得愈者少，而曰利之则愈者，盖以腹满故也。若胃败之哕，中气已坏，真阳欲绝，庸可愈乎？《素问·宝命全形论》云：弦绝者其音嘶败，木敷者其叶发，病深者其声哕，是谓坏府，毒药无治，短针无取矣。此所谓腹满者，乃腹中胀满，里实之证，水谷不得分消，中焦壅塞，胃气不得流行之哕，乃浅证也，非胃气伤败之哕。故云视其前后，知何部不利。若小便不利，则利其小便；大便不利，则利

①【注文浅释】
此证不仅肠寒下利，且胃热气逆尤重，所以治取苦寒重于辛温的干姜黄芩黄连人参汤。

②【注文浅释】
是体表无汗而有郁热感。

③【注文浅释】
宋本作“即愈”。

④【医理探微】
哕是一种症状，为胃气不降，其原因有很多，但概括地讲，亦不外乎虚实两种。虚证呃逆的声音很低微，每隔多时，才能发作一次，是胃气即将败绝之候，如上条的证候，即属此类。实证由于肺胃之气实，故呃的声音响亮，连续而作，即如本条所举的证候。

其大便。前后得利，则腹满消，胃气行而愈矣。

厥阴热利

热利下重者，白头翁汤主之。

谓之热利，非复如前厥后之热，宜本热之利也。热邪在里，湿热下滞[①]，故以白头翁汤主之。

白头翁汤方

白头翁三两[②]　**黄连**三两　**黄柏**三两　**秦皮**三两

上四味，以水七升，煮取二升，去滓，温服一升。不愈，更服一升。

白头翁，《神农本经》言其能逐血止腹痛。陶弘景谓其能止毒痢。东垣李杲曰：仲景治热利下重，用白头翁汤，盖肾欲坚，急食苦以坚之，即成氏之说也。又云：治男子阴疝偏坠，盖亦厥阴专经之药，故仲景用之为君，以治厥阴热利。黄连苦寒，能清湿热，厚肠胃；黄柏泻下焦之火，若中气虚寒，及寒湿下利者最忌，热利则非此不可，故以之为臣；秦皮亦属苦寒，李时珍云：梣皮色青，气寒味苦性涩，乃厥阴肝少阳胆经药也，治下痢崩带，取其收涩也。以此推之，则创法立方之义，殆可见矣。

下利欲饮水者，以有热故也，白头翁汤主之。

此又申上文热利之见证，以证其为果有热者，必若此治法也。夫渴与不渴，乃有热无热之大分别也。里无热邪，口必不渴，设或口干，乃下焦无火，气液不得蒸腾，致口无津液耳，然虽渴亦不能多饮。若胃果热燥，自当渴欲饮水，此必然之理也。宁有里无热邪，而能饮水者乎？仲景恐人之不能辨也[③]，故又设此条以晓之曰：下利渴欲饮水者，以有热故也，白头翁汤主之。

【辨误】罗天益云：少阴自利而渴，乃下焦虚寒，而用四逆者，恐不可以渴不渴分寒热也，正当以小便黄白别之

① **【医理探微】**
本条的热利，应该作热痢看。痢疾，古称“滞下”，《内经》谓之“肠澼”，所下赤白黏冻，带有脓血。由于热邪下迫，所以肛部坠重。就病机来看，主要是肝经湿热，所以治用白头翁汤清热燥湿、凉肝解毒。

② **【注文浅释】**
宋本作“二两”。

③ **【医理探微】**
辨证中还应结合小便的清长与短赤，清白为寒，短赤为热。当然饮量的多少，是喜冷饮，还是喜热饮，也有助于鉴别。

耳。愚考罗天益，乃前辈中之颇着者，而犹作此论，何也？前注家俱以原文自利不渴者属太阴，自利而渴者属少阴，截去下文不讲，遂欲以为定论，致罗氏亦有不可以渴不渴分寒热之语。不知仲景原云：自利不渴者属太阴，下文即曰，以脏有寒故也，当温之，宜服四逆辈。因太阴以纯阴为体，无虚假之见证，此阴寒不渴之正体也。云自利而渴者属少阴，下文即曰虚故引水自救，小便色白者，以下焦虚有寒，不能制水，故令色白。此又因少阴为坎水，其卦为复，乃阴中含阳之体，龙火藏焉，故阴盛逼阳于上，所以阴邪在下则自利，虚阳在上则渴，此阴寒反见之假证也。其理隐微，岂能智愚均晓？仲景恐人之不喻也，故但云引水自救而已，下文仍证云，以下焦虚有寒，则知非有热而渴，乃渴之变体也。至于厥阴一经，虽为阴之极处，而阳气已长，其卦为泰，乃阴阳相半之体，阳气且出。因寒邪在里，故有饥不能食，食则吐蛔之阴寒见证。而阴气迫阳上逆，遂有气上撞心，心中疼热而消渴矣，此又渴之反体也。若此者，真假虚实，其辨甚微。罗氏亦称著述家，岂犹未知阴阳消息，昧于至理，而立说若是耶？若云不可以渴不渴分寒热，当以小便黄白为别，不知三阳证中，亦有邪未入里而清便自调者，亦有阴寒条下，小便不利[①]者。孰知小便之多者，似乎无热，其色尚有黄赤者；或阴寒在里，气化不行，小便短少而色亦有黄者。总之小便多则其色渐淡，少则其色便黄，又不可以阴阳寒热拘也。大约小便多者为无热，或热在血分而无伤于气分耳。小便少者，阴阳寒热皆有之。当以他证合辨，则庶乎其不差矣。肯堂王氏，于《准绳》注中，亦即以罗说为解，恐未足为后学之指南，故聊为之置辨。

①【注文浅释】

阳虚阴盛，阳不化气，膀胱气化不利，则见小便不利。

下利后更烦，按之心下濡者，为虚烦也，宜栀子豉汤。

此以下二条，乃自阴还阳之证治也。下利后者，言下利已过之后也。下利得止，则知阳气已回矣。而更烦，则知阳已稍胜，虽不能更上而作喉痹，亦不得下走而更便脓血矣。然则阳邪在膈而烦，按之心下软者，既非胃实可下之证，亦非热邪在胃，欲作痈脓之比，乃下利之后，正气已虚，热气初复之胜气所致[①]，乃六气胜复之虚邪，是为虚烦。虚邪在膈，无用攻发，故当如太阳汗吐下后之心中懊侬，虚烦不得眠，心中结痛等证之法，及阳明下后之胃虚烦热之治，亦宜以栀子豉汤吐之。

下利谵语，以[②]有燥屎也，宜小承气汤。

阴邪下利，无谵语之证，然苟非阳明胃实，焉得谵语？若无形之邪，或可自阴还阳，仍归阳明中土。至若燥屎，乃肠胃有形之宿垢，岂能转移于经络脏腑之间乎？世俗但见下利，惟苦其利而欲求其止，不知谵语之下利，乃胃中之实热，有燥屎故也，宜小承气汤微利之。燥屎得去，利自止矣，《内经》所谓通因通用是也。有燥屎而用小承气者，以阴经无大热，非比阳明热邪之盛，即太阴篇所谓胃弱易动故也。

厥阴寒利

三阴皆有下利，要皆不离乎太阴。至厥阴则木邪贼土，阴寒伤胃，较之他经尤甚，故其见证，颇与前两经有相似者，但总载厥阴篇后，以便临证仿佛其治，非谓厥阴一经独有之证也。

伤寒厥而心下悸者，宜先治水，当用茯苓甘草汤，却治其厥。不尔，水渍入胃，必作利也。

《金匮》云：水停心下，甚者则悸。太阳篇中，有饮水多者，心下必悸。此二语，虽皆仲景本文，然此条并不言饮水，盖以伤寒见厥，则阴寒在里，里寒则胃气不行，水液不布，必停蓄于心下，阻绝气道，所以衄衄然而悸动。故宜先治其水，当服茯苓甘草汤以渗利之，然后却与治厥之药[③]。不尔则水液既不流行，必渐渍入胃，寒厥之邪在里，胃阳不守，必下走而作利也。

①【注文浅释】
栀子豉汤证的主证如心中懊侬、胸中窒等已载于太阳、阳明篇，本条补充出“按之心下濡”，不仅有助于虚烦的诊断，更可加深对虚烦含义的理解。

②【注文浅释】
宋本无“以”字。

③【医理探微】
厥与心下悸并提，就是“水厥”的辨证眼目。肢厥由于水气，自应先治其水气，水去则厥自愈，所以用茯苓甘草汤温胃散水，而不用其他治厥方剂，这是治病必求其本的又一范例。

伤寒四五日，腹中痛，若转气下趋少腹者，此欲自利也。

伤寒四五日，邪气入里传阴之时也。腹中痛，寒邪入里，胃寒而太阴脾土病也。转气下趋少腹者，言寒邪盛而胃阳不守，水谷不别声响下奔，故为欲作自利也。

下利腹胀满，身体疼痛者，先温其里，乃攻其表。温里宜四逆汤，攻表宜桂枝汤。

此言有表有里之下利也。阴寒在里，则腹必胀满；寒邪在表，则身体疼痛，表里俱寒，故成寒下之证也。下利而腹胀满者，太阴脾脏已为厥阴寒邪所伤，胃阳将败，所当急救，而其在表之寒邪，未致即成败证，故先温其里，乃攻其表[①]。温里宜四逆汤，以驱除寒气，恢复真阳，然后用桂枝汤攻表，以散经邪。然桂枝汤原为伤寒之禁剂，而身体疼痛，乃寒伤营之表证也。以寒伤营之表证，而又以桂枝汤攻表者，以阴经无阳之证，非比阳经表实之寒邪，故不宜以麻黄汤更亡其阳，而反宜以桂枝汤通行其阳气，以芍药收敛其泄利之脾阴，更和之以姜枣，则表邪解而愈矣。此所谓不宜之宜，仲景之圆机活法也。

下利脉沉而迟，其人面少赤，身有微热，下利清谷者，必郁冒汗出而解，病人必微厥。所以然者，其面戴阳，下虚故也严。

此言里寒甚而表证微，不须解表，但当治里寒之下利也。下利而脉见沉迟，则寒邪在下。面少赤，则虚阳在上。身有微热，则稍有表邪。下利清水完谷，则胃气虚冷而里寒甚矣。里寒则逼阳于外，故必至于郁冒[②]汗出而解也。如此者，病人必四肢微厥，推其所以然之故，盖其人面少赤者，阴寒上逆，虚阳受迫而上浮，其面赤为戴阳[③]，乃下焦真阳大虚故也。

下利清谷，不可攻表，汗出必胀满。

此有里无表之下利也。下利清水完谷，则寒邪已甚。

①【注文浅释】

《伤寒论》内对于表里同病的治疗大法，一般应先表后里，但里虚寒较甚而兼有表邪的，又当先温其里，后攻其表。如91条曰：“伤寒医下之，续得下利，清谷不止，身疼痛者，急当救里，后身疼痛，清便自调者，急当救表。救里宜四逆汤，救表宜桂枝汤。”

②【注文浅释】

郁冒，不仅头目眩冒，还有郁滞烦闷的感觉，与时时自冒者死的昏冒不同。昏冒是不会有郁滞烦闷的感觉的。简言之，郁冒为正与邪争，昏冒为阴竭阳脱。

③【注文浅释】

病人的面色发红，红色为阳，犹如阳气戴在上面，故称戴阳。

而无身体疼痛之表证，则知寒邪在里而不在表矣，故不可攻表。若不知而妄发其汗，汗出则阳气随汗而泄，胃阳大损而里寒更甚，故必胀满也。

下利清谷，里寒外热，汗出而厥者，通脉四逆汤主之。

此又立外热非表症之辨也。言下利清谷，则里寒已甚。而又外热，似有表邪，然犹自汗出而四肢厥冷者，乃寒在内，逼阳于外，其外热非表证也。真阳大虚，卫气不密，故汗出而厥，非前郁冒之汗也。当于四逆汤内，倍加干姜，名通脉四逆汤主之。

大汗出，热不去，内拘急，四肢疼，又下利厥逆而恶寒者，四逆汤主之。

若有表邪而大汗出，则热当去矣。汗出而热不去[①]，又似阳明入里之证，而不知内拘急者，即经所谓诸寒收引也。四肢疼者，阳虚而不充于四肢也。既大汗热不去，而又下利厥逆而恶寒者，是阴邪盛极于里，阳气飞越于外，非表邪也。急当收复阳气，驱散寒邪，故以四逆汤主之。

大汗若大下利而厥冷者，四逆汤主之。

上条大汗出而热不去，此条大汗出而不言热，是无热矣。或曰：上文下利厥逆而恶寒，且多内拘急，四肢疼之证，此条亦大下利厥冷而不恶寒，其不言热，乃阳气犹未飞越于外，得毋较前为稍轻乎？曰：无热则阳气更微，大下利则阴邪更盛，故仲景亦以四逆汤主之。

下利后脉绝，手足厥冷，晬时脉还，手足温者生，脉不还者死。

晬时，周时也[②]。夫寒邪下利而六脉已绝，手足厥冷，万无更生之理。而仲景犹云周时脉还，手足温者生，何也？夫利有新久，若久利脉绝，而至手足厥冷，则阳气以渐而虚，直至山穷水尽，阳气磨灭殆尽，脉气方绝，岂有复

①【医理探微】
从“热不去”来看，表明是原有证而不是续发证，当然原有证的性质也能改变，但是与“恶寒”联系起来分析，阳气外浮不应有恶寒，现在热不去仍有恶寒，可见当是表证未罢。即所谓不可令如水流漓，病必不除。大汗出，一方面邪不去而表证仍在，一方面阳气大伤，因而发生内拘急、四肢疼、下利厥逆等变证；其次，如果发热为阴盛阳浮，则应当用通脉四逆汤，而非四逆汤所能胜任。既然热不去不是虚阳外浮，而是表证未罢，何以不先解其表，却用四逆汤温里？这在论中已有先例，如 92 条“病发热头痛，脉反沉，若不差，当救其里，宜四逆汤”；225 条“脉浮而迟，表热里寒，下利清谷者，四逆汤主之”。由此可见，本条是表里同病，先里后表的治疗方法。

②【注文浅释】
一昼夜的时间。

还之时？惟暴注下泄，忽得之骤利，而厥冷脉绝者，则真阳未至陡绝，一时为暴寒所中，致厥利脉伏，真阳未致陡绝，故阳气尚有还期。此条乃寒中厥阴，非久利也，故云晬时脉还，手足温者生。若脉不见还，是孤阳已绝而死也。

下利手足厥冷无脉者，灸之不温。若脉不还，及微喘者死。

阴寒下利而手足厥冷，至于无脉，是真阳已竭，已成死证。故虽灸之，亦不温也。若脉不还，反见微喘，乃阳气已绝，其未尽之虚阳，随呼吸而上脱，其气有出无入，故似喘非喘而死矣。

伤寒六七日不利，便发热而利，其人汗出不止者死，有阴无阳故也。

六七日，邪不在表，入里传阴之时也。阴寒在里则当下利，邪不在表则不当发热。以六七日而未见下利，乃忽发热而反见下利者，上文云，先厥后发热，利必自止，今发热而反利；前云发热无汗，利必自止，今发热下利而汗出不止，则知其证有大相径庭者矣。夫先见之厥利，乃阴寒所致，发热则阳气已回，寒邪解散，故利必自止。此云六七日不利，便发热而利，非惟利者不能因发热而自止，即不利者因发热而反利矣。同一发热，而有利止与反利之大异[①]，何也？盖因此条之发热，既曰有阴无阳，则非阳回之发热，乃阴邪太甚，真阳失守而飞越于外，故阳虚而腠理不密，所以汗出不止也。惟其真阳外越而发热，所以汗出不止，又因汗出不止，则真阳益随汗而尽泄，所以阳亡而死也。仲景之文，虽意在言表，令人自悟，乃著书之体也，然于末句，仍宜指之曰有阴无阳故也。后世学者，果能寻绎其文，不几思过半乎？

发热而厥七日，下利者，为难治。

上文云厥者必发热，前热者后必厥。又云发热四日，

①【医理探微】
凡先有厥逆下利，后见发热，而利自止的，多为阳气回复，寒邪渐散的欲愈之候。现发热与下利同时并见，这种发热就不是阳气来复，而是阴邪太甚，真阳外亡的表现。

厥反三日，复热四日，厥少热多，其病当愈。厥四日，热反三日，复厥五日，寒多热少，其病为进。又云先厥后发热，利必自止，见厥复利，皆以阳回阴退为愈，阴胜阳负为剧之明验也。今先发热而厥七日，则厥之多，不待言矣。厥多而寒盛于里，复至下利，则腔腹之内，脏腑经络，纯是阴邪，全无阳气，虽真武四逆白通等温经复阳之法，恐亦未能挽回阳气，故曰难治[①]。

伤寒发热下利至甚，厥不止者死。

发热则阳气已回，利当自止，而反下利至甚，厥冷不止者，是阴气盛极于里，逼阳外出，乃虚阳浮越于外之热，非阳回之发热，故必死也。

伤寒发热下利，厥逆，躁不得卧者死。

发热下利厥逆，与上文同义。躁不得卧者，阴极而虚阳受迫，阳气将绝而躁扰不得安宁，故死也。即上文寒邪中脏，七八日肤冷，躁无暂安时之脏厥是也。

伤寒下利，日十余行，脉反实者死。

伤寒而至下利，则里寒而胃阳不守可知，其脉自当沉迟微弱矣。况一日十余行，则其利已甚，脉当大虚，宁有反实之理？此所谓实者，乃阴寒下利，真阳已败，中气已伤，胃阳绝而真脏脉现也[②]。真脏脉者，如《素问·阴阳别论》所谓肝至弦绝急，十八日死。言肝木之邪克土，则脉弦绝而急，至十八日而死矣。其所以十八日者，以四季各土王用事十八日，言十八日之内，土旺则不死，至不旺则死矣。又如《平人气象论》云：如新张弓弦曰肝死；锐坚如乌之喙，如乌之距，如屋之漏、水之流曰脾死；发如夺索，辟辟如弹石，曰肾死之类是也。

寒利回阳

下利有微热而渴，脉弱者令自愈。

此以下，所以申上文先厥后发热而利者必自止之义也。言阴寒下利，设身有微热而渴，乃阳气渐回，阴邪已

①【注文浅释】
如钱氏所说，纯阴无阳，与死候并无什么区别。本证证情还没达到必死的程度，然而毕竟是阴盛阳浮，七日更增下利，是阳愈虚而阴邪更甚，所以难治。

②【注文浅释】
证虚脉实，预后不良，所谓真脏脉见，乃前人的经验。陆渊雷谓“下利脉实，乃心脏起虚性兴奋，以图背城借一，卒之心脏愈益疲敝以死”，可作参考。

①【注文浅释】
钱氏皆认为本证是阴寒下利，阳复邪退，故可自愈。更举出有余大热与虚阳浮越之热相较，尤为透辟。

②【注文浅释】
脉数、口渴的程度，微数微渴，方是阳复愈候。若数甚渴甚，则是阳复太过，可与363条互参。

③【注文浅释】
从“设复紧”的复字来看，可知原来即是紧脉，本文虽未提及，乃省略之笔法。

退之兆，非大热而热气有余之比。若虚阳飞越于外而热，则寒盛于里，虽热亦不渴矣，故知为欲愈也[①]。然必脉弱者，方见其里气本然之虚，无热气太过，作痈脓，便脓血，及喉痹口伤烂赤之变，故可不治，令其自愈也。若或治之，或反见偏胜耳。

下利脉数而渴者，令自愈。设不差，必清脓血，以有热故也。

此承上文言下利而渴者，固不必治疗，当令其自愈矣。设病不差，必清脓血。“清”与下文“圊”字同义，即便脓血之痢也。其所以然者，前脉弱者，里无热邪，故可令自愈。此因脉数，有热在里故也[②]。

下利脉数有微热，汗出令自愈，设复紧为未解。

此又总申上文下利身有微热而脉数之义也。言前条所云阴寒下利，身有微热而渴，为阳气渐复。若脉弱者，可不治而令其自愈矣。次条又言下利脉数而渴者，本可自愈，设不差，以有热在里，必清脓血，此脉弱与脉数之异也。脉弱乃虚阳渐复之机，犹少阴篇所谓脉微续者生之义也；脉数则嫌其复还之热太过，所以必圊脓血也，何也？以厥阴之体阴阳相半，不可偏胜故也。此条又言下利微热而脉数，若汗出者，亦可自愈。脉数则太过之热邪内郁，故必清脓血。汗出则热气外泄，故脓血可免，而亦令自愈也。设其脉复紧[③]，在阳经为寒邪在表，在阴经则为寒邪在里，其下利之证，犹未解也。平脉篇云：假令下利，以胃中虚冷，故令脉紧也。

下利寸脉反浮数，尺中自涩者，必圊脓血。

浮为在表，数则为热。厥阴下利，寒邪在里，脉必沉迟，不应有浮数之脉，故曰反也。寸脉，指气口胃脉而言也，何以知之？试观平脉篇中，每以趺阳寸口并论，盖以胃脘之阳，为二十五阳之主，水谷之海，五脏六腑之大源，后天资生之本也。即仲景自序中所云：人迎趺阳，三部不参者是也。人迎，结喉两旁各一寸半之动脉也；趺阳，足跗上之动脉也；气口，右手寸脉，手太阴之脉也，三者皆胃脉，故《素问·阴阳别论》指胃脘之阳曰三阳在头，三阴在手，所谓一也。在头，指人迎；在手，则寸口也。《灵枢》谓营行不休，如环无端，卫气则昼行于阳二十五度，夜行于阴二十五度，五十度而复会于太阴，故《素问·经脉别论》云：经气归于肺，肺朝百脉也。辨脉篇亦云：出入升降，刻漏周旋，水下二刻，一周循环，当复寸口，虚实见焉。此以寸口而反浮数，则知复还之热气太过，胃中已有热邪矣。即辨脉篇所谓趺阳脉浮而数，浮则伤胃，数则动脾之义也。盖气口与趺阳皆胃脉，则其脉证自当相符矣。胃气已为复来之热气所伤，而统血之脾阴，亦为郁热所动，阴血已伤。且尺脉见涩，涩为阴血受伤之脉，则离经之血，已凝滞下焦，所以必随下利而圊脓血也[①]。

下利脉沉弦者，下重也。脉大为未止，脉微弱数者，为欲自止，虽发热不死。

寒邪下利，其脉本当沉迟虚细。然沉主下焦，弦则坚劲，故脉沉则阴寒在下，脉弦则里寒未解，所以仲景有下利脉数令自愈。设复紧为未解之文，然则弦亦紧之类也，故沉弦为下焦之寒邪甚盛，其气随下利[②]之势而下攻，必里急后重也。脉大者，在阳经热痢，若发热脉大，则邪不可量，当为剧症。此虽阴邪，然脉大则亦其气未衰，故为未止。若脉微弱，则阳气虽弱，而寒邪已衰，数则阳气渐复，故为欲自止也。然脉微弱则阴气已虚，脉数则热气必盛而发热矣。以阴阳相半之厥阴，唯恐其寒邪独盛而为死证，又恐其复热太过，而为痈脓便血，及喉痹等变。然痈脓便血，皆非必死之证，而阴极无阳，则死矣，故曰虽发热不死。

①【医理探微】

尺脉涩是热伤下焦血络，血脉淤滞不畅的反映。由于阳热内伤阴络，血被热蒸，腐化为脓，所以会有便脓血。如果联系341条“热不除，必便脓血”，则本条还当有发热持续不退的症状。脉证合参，诊断才能更加准确。

②【注文浅释】

“下利”二字，从整个条文来看，当指痢疾。下利而有里急后重，这是痢疾的特征。如果是一般腹泻，大多泻下如注，肠鸣腹痛，泻后觉松，绝无下重的感觉。本条的主要精神是从脉象上讨论痢疾的症状和预后。

差后诸证证治第二十二

阴阳易

伤寒阴阳易之为病，其人身体重，少气，少腹里急，或引阴中拘挛，热上冲胸，头重不欲举，眼中生花，膝胫拘急者，烧裈散主之。

旧注云：大病新差，气血未复，余热未尽，强合阴阳而得病者，名曰易[①]。男子病新差，未平复而妇人与之交，妇人得病，名曰阳易；妇人病新差，未平复而男子与之交，男子得病，名曰阴易。以愚意推之，盖以二气絪缊，其构精之时，乃化醇之候也。二气不杂，两精融一，故能化生，所谓二五之精，妙合而凝也。然男病易之于女，女病易之于男，其受病之人，并非气血未复者，实为注家之误。但男女一交之后，自然元气空虚，余邪错杂于精气之中，走入精隧，溢入经络，乘其交后虚隙之中，入而浸淫于脏腑筋骨，脉络俞穴之间，则正气因邪而益虚，邪气因虚而益盛，故有此阴盛阳衰之诸证也。邪入阴经，身体必重。真阳亏损，三焦不运，宗气不行，所以少气。邪从阴窍而溜入少阴厥阴，故少腹里急。若里急之甚，或引阴中拘挛，皆阴邪之所致也。阴邪在下而虚阳上走，故热上冲胸，头重不欲举，眼中生花。下焦虚冷，所以膝胫拘急也，此真所谓阴阳之患，故以烧裈散主之[②]。

烧裈散方

上取妇人中裈近隐处，剪烧灰。以水和服方寸匕，日三服，小便即利，阴头微肿则愈。妇人病，取男子裈裆烧灰。

或谓阴阳易之证，近于变幻，故用烧裈之法，亦近于厌禳。曰非也，有至理存焉。男女之交媾，易所谓二气感

①【注文浅释】
阴阳易一证，历来注家意见，迄未统一。一种认为是病后交媾，男病传女，女病传男，易作交易解释。另一种认为是女劳复，病后因交接而病复发，但因精气虚损，症状与原病不同，易作变易解。若用审证求因的办法去推测，则后说似乎近妥。

②【注文浅释】
伤寒阴阳易，主以烧裈散，是推本寻因之意，引邪下行。

应以相与也。以未净之邪，随交合之情，精神魂魄，无不动摇，翕然而感，感而遂通，混入于少阴之里，故以近隐处之裈裆，引出其阴中之邪。所谓物从其类，同气相求之义也。但此方当为导引之药，其余当随其脉症之阴阳寒热，治之可也。如王海藏之脉在厥阴，当以当归四逆汤，下烧裈散；在少阴，当以通脉四逆汤下烧裈散；在太阴，当以理中丸同下烧裈散，所用之药，各随其经而效自速也。不然，则有阴肿或缩，少腹绞痛，手足踡，脉绝而死者。其后人之青竹茹汤，及豭鼠粪汤，恐未必能合原文中之诸阴症也。大凡易病，必有如前诸证者方是，如无此见证，不过传染之证耳。

劳复食复

大病差后，劳复者，枳实栀子豉汤主之。若有宿食者，加大黄如博棋子大五六枚[①]。

凡大病新差，真元大虚，气血未复，精神倦怠，余热未尽，但宜安养，避风节食，清虚无欲，则元气日长。少壮之人，岂惟复旧而已哉？若不知节养，必犯所禁忌，而有劳复、女劳复、食复、饮酒复剧诸证矣。夫劳复者，如多言多虑，多怒多哀，则劳其神；梳洗沐浴，早坐早行，则劳其力，皆可令人重复发热。如死灰之复燃，为重复之复，故谓之复。但劳复之热，乃虚热之从内发者，虽亦从汗解，然不比外感之邪，可从辛温发散取汗也，故以枳实栀子豉汤主之。惟女劳复，虽为劳复之一，而其见证危险，治法迥别矣。女劳复者，男子大病差后，早犯女色，不易于他人，而已复病者，亦如阴阳易之头重不举，目中生花，腰背疼痛，小腹里急绞痛，憎寒发热，阴火上冲，头面烘热，心胸痞闷。后人虽有竹皮汤、豭鼠屎汤，用月布作赤衣散，仍用烧裈散，及当归四逆汤，吴茱萸酒等救法。至卵缩入腹，手足蜷冷，脉断离经者，必死不救。所以吴绶谓前人有大病新差，如大水浸墙，水退墙酥，不可轻犯之喻也。

①【注文浅释】
宋本作“纳大黄如博棋子五六枚，服之愈”。

若有宿食者，是为食复。凡病新差，自宜先用陈仓米少许，煎汤少饮，俟其无恙，渐次增厚。胃气渐旺，谷食渐增，至胃气复旧，然后少进肉味，樽节爱养，自无复证。若不遵法度，余热未除，元气未复，饮食骤进，腥膻杂沓，未有不复热者。所以《内经·热论篇》云：热病已愈，时有所遗者，热甚而强食之，故有所遗，皆病已衰而热有所藏，因其谷气相薄，两热相合，故有所遗。又曰病热少愈，食肉则复，多食则遗，此其禁也。故复证之发热者，以枳实栀子豉汤，发微似汗以解之。若验其脉症而有宿食者，舌苔必黄，胃脘按之必痛，当微利以去之，故加大黄如博棋子大五六枚也[①]。

枳实栀子豉汤方[②]

枳实三枚　栀子十四枚，擘　豉一升

上三味，以清浆水[③]七升，空煮取四升。纳枳实栀子，煮取二升。下豉更煮五六沸，去滓，温分再服。覆令微似汗。

或问前太阳篇中，伤寒发汗吐下后，虚烦不得眠。若剧者，必反覆颠倒，心中懊侬，用栀子豉汤吐之；若少气者，加甘草，呕者加生姜，下后心烦腹满，卧起不安者，加厚朴枳实而去豉，皆随证加减吐虚邪之法也，此条病后劳复，亦用加枳实之栀子豉汤，并不取吐，而反取微似汗者，何也？曰：栀子原非吐药，其性苦寒。《神农本经》，言其能治五内邪气，胃中热气，盖能清上焦之热，泻三焦之火，而去胃热者也。豉性亦非必吐之药，盖能治时疾发汗，除烦热，利胸膈，故李时珍谓其能发能散，得葱则发汗，得盐则吐。前太阳篇之吐法，或服后探之，方得吐耳。劳复则胸中已无外邪，特因热郁不散，且病后已虚，不宜取吐，但令微似汗，则热气消散而解矣。枳实苦能开结，香能破

①【注文浅释】
《千金方》羊脂煎方后云，棋子大小如方寸匕。又《服食门》云，博棋子长二寸，方一寸。

②【临证新传】
本方与栀子厚朴汤都用栀子枳实，所不同处仅是一伍豆豉，一伍厚朴，因而本方仅主清宣透达，栀子厚朴汤重在泄热除满。

③【注文浅释】
此浆是用麦麸等发酵制成麯，然后将麯加入一定的粮食，入水中，数天后汤酸而混浊者，名曰“大浆”“混浆”，经过过滤，放入其他物质沉淀，清彻者曰“二浆”“清浆”，用以加工淀粉。

气，消宿食、宽胸痞。虽曰劳复发热，然病差之后，岂能不犯谷食，故加之以利胸膈，化痰食也。浆水本用粟米饭，热投冷水中，浸五六日而成者，味酢色白，性凉善走，解烦渴而化宿滞。《本草》云：煎令酸，可止呕。浆味本酸，自七升空煮至四升，更煮至二升，则其味益酸。盖因栀子豉汤，本为吐剂，煎酸则可使不吐也。且无外邪，不忌酸敛，此正制方之妙。欲吐则吐，欲其不吐，则又以浆水制之，此操纵之权术也。若复热之证，诊其脉则实大，察其舌则黄黑，按其腹则满痛，此食复也。为有宿食者，即于枳实栀子豉汤内，加大黄如博棋子大五六枚，因病后新虚，不宜峻下，故仅用五六枚，不细锉而如博棋子者，取其味不全出，但求其宿食之去，不令其更伤胃气也。然柴胡加龙骨牡蛎汤之大黄，亦切作棋子块者，以其尚是初次之病，故可用二两，此则病后复证，所以止用五六枚，其虚实轻重之权衡，又不可不知者也。学者阅方，每不及此，设临证施治，处方用药，其可少忽哉？

脾胃虚弱

病人脉已解，而日暮微烦，以病新差，人强与谷，脾胃气尚弱，不能消谷，故令微烦。损谷则愈。

病人脉已解，是邪气衰去矣。而日暮犹微觉烦闷者，何也？以邪气初解，为病之新瘥，脾胃气尚虚弱，则胃未能消，脾不能运，人强与谷，谷不能消[①]，故至申酉阳明旺时，胃中之谷气郁蒸而烦也。若日将暮时而发热，则是胃中停谷不化，已成日晡潮热，乃阳明胃实之证，即当以下法解之矣。此不过病后新虚，胃不胜谷，谷气稍重耳，故其烦亦微也。不须药物，但节损其谷，则自愈矣。

差后发热

伤寒差以后，更发热者，小柴胡汤主之。脉浮者，以汗解之；脉沉实者，以下解之。

伤寒既差已后更发热者，若病后余气作虚热，固当以

①【注文浅释】
陈修园指出："强则非所欲，反逆其性而不安矣，不特一食也。"

柴胡黄芩清解余热，以人参补其病后之虚，而以姜枣和之。若复感外邪而发热，亦属病后新虚，理宜和解，但察其脉证之有类于半表半里之少阳者，以小柴胡汤主之。若脉浮则邪盛于表，必有可汗之表证，仍当以汗解之。但病后新虚，不宜用麻黄过汗，使伤卫亡阳。若脉沉实者，沉为在里，实则胃实，仍当用下法解之[①]。但卫气已虚，不宜用承气峻下，宜消息其虚实，或小承气，或调胃，或如博棋子之法，随其轻重以为进止可也。

差后水气

大病差后，从腰已[②]下有水气者，牡蛎泽泻散主之。

大病后，若气虚则头面皆浮，脾虚则胸腹胀满，此因大病之后，下焦之气化失常，湿热壅滞，膀胱不泻，水性下流，故但从腰已下水气壅积，膝胫足跗皆肿重也。以未犯中上二焦，中气未虚，为有余之邪，脉必沉数有力，故但用排决之法，而以牡蛎泽泻散主之[③]。

牡蛎泽泻散方

牡蛎　泽泻　栝蒌根　蜀漆洗去腥　苦葶苈　商陆根　海藻洗去咸，以上各等分

上七味，异捣下，筛为散，更入臼中治之。白饮和服方寸匕，小便利，止后服，日三服。

牡蛎咸而走肾，得柴胡方能去胁下硬，同渗利则下走水道。泽泻利水入肾，泻膀胱之火，为渗湿之要药。栝蒌根，解烦渴而行津液，导肿气。蜀漆乃常山苗也，二者功用相同，水在上焦，则能吐水；在胁下，则能破其澼，为驱痰逐水必用之药。苦葶苈泄气导肿，《十剂》云，泄可去闭，葶苈大黄之属，故能去十种水气，下膀胱水，去通身肿胀，疗肺壅喘咳。但有甜苦二种，苦者能导肿泄水，甜者但能清泻肺邪而已。丹溪谓其杀人甚健。李时珍云：肺

①【注文浅释】
脉浮，标志着病势向外；脉沉实，表明里有实滞。然而，仅提出宜汗、宜下的治法，却未举出具体方药，这意在示人随证选方，灵活化裁，以避免执方治病。

②【注文浅释】
宋本“已”作“以”。

③【临证薪传】
水气壅塞较甚，一般利水剂力量不够，恐难取效，因而选用牡蛎泽泻散以排决利水。由于本方是利水峻剂，患者必须是邪实而正不虚的。如正气已虚，则不可使用。又本方的作用是利水，与大陷胸汤、十枣汤等泻下逐水剂有别，不应混同。

中水气膹满喘急者，非此不除。肺平水去则止，何至久服杀人，此千古之明辨也。商陆苦寒，沉而降，其性下行，专于行水，治肿满小便不利，赤者同麝香捣烂贴脐，白者入药无毒。海藻咸能润下，寒能泄热引水，故能消瘿瘤结核，除浮肿脚气，留饮湿热，使邪气自小便出也。立方之义，盖以肾为主水之脏，肺为水之化源，故《内经·水热穴论》云：其本在肾，其末在肺，皆积水也。又曰：肾者，胃之关也，关门不利，故聚水而从其类，上下溢于皮肤，故为胕肿，聚水而生病也。

【辨误】成注引《金匮》腰以下肿，当利小便，与牡蛎泽泻散，不知《金匮》原云诸有水者，腰以下肿，当利小便，腰以上肿，当发汗乃愈，此仲景活法也。《金匮》治水气利小便之法，如五苓散、猪苓汤、栝蒌瞿麦丸、蒲灰散、滑石白鱼散、肾气丸，种种各异，盖以寒热不同也。《尚论》遂以此方为定法，乃谓大病后脾土告困，不能摄水，致水气泛溢，而用牡蛎泽泻散峻攻，何反罔顾其虚[①]？可见活人之事，迂疏辈必不能动中机宜，庸工遇大病后，悉行温补，自以为善，熟知其卤莽灭裂哉？愚窃谓水气在腰已下，乃水性下流，未为泛溢，腹未胀满，脾胃亦未损伤，仲景但用牡蛎泽泻散以决水者，盖湿热下流，有余之证耳，非脾胃虚衰，土崩水泛也。原文中虽有证无脉，似无从考其证之寒热。然据方论证，当自晓然其为湿热在下矣。倘必概以温补为庸工卤莽之治，设遇病后虚寒，土不制水，下焦无火，气化不行，水湿肿胀者，然则仲景之五苓散、肾气丸等方，岂亦为卤莽灭裂哉？不然，下文大病差后喜唾，胃中有寒者，以理中丸温之，则如之何？恐一言之蔽，贻误后人，所以不得不辨也。

差后喜唾

大病差后喜唾，久不了了者，胃上有寒，当以圆药温之，宜理中圆。

① **【临证薪传】**
本方用于湿热壅滞的水肿实证有较好的疗效，而对脾虚不能制水、肾虚不能行水的水肿，千万不可误用。

大病既差，唯恐其久为热邪耗烁，津液枯燥，今反喜唾，是脾虚不能收摄津液，而至久而不了者，因胃上有寒也。胃上者，胃之上口贲门也。贲门属胃之上脱，胃脘有寒，则津液不耗，脾虚不能为胃行其津液，故涎沫涌出也。脾胃虚寒，当以圆药温补，故宜理中圆。然不用理中汤而用理中圆者，非取其缓也，因病后余证，不必用大剂力救，但欲其常服耳。盖以中土为资生之本，饮食日用之器，最易损伤，所以大病差后，每致食复者多矣。此因脾胃既伤，胃上已寒，焉得不以温补久服，而求其坚固哉[①]。

【辨误】《尚论》注云：身中津液，因胃寒凝结而成浊唾，久而不清，其人必消瘦索泽，故不用汤药荡涤，而用圆药缓图。然仲景差后才用此方，在太阳邪炽之日，不得已而合桂枝用之，即更名曰桂枝人参汤。又云医以理中与之，利益甚。理中者，理中焦，此利在下焦，非其治也，于此见用法之权衡。愚窃谓胃寒则当吐清水，恐未必凝成浊唾。况津已凝浊，则当日少，岂能久唾耶？理中作汤，大能温补脾胃，未为荡涤；圆药本欲常服，亦非缓图。且太阳证中之人参桂枝汤，亦因误下之虚，遂成协热下利，利下不止。虽曰太阳误下，而下利已属太阴，故用理中加人参。所以太阴本篇，即称脏寒而用四逆辈矣。又因太阳外证未除，故仍以桂枝解散之也。至于“医以理中与之，利益甚。理中者，理中焦，此利在下焦，非其治也”等语，则又属一义，与此无涉，难于引用，此皆注者之失。

差后虚羸

伤寒解后，虚羸少气，气逆欲吐者，竹叶石膏汤主之。

伤寒邪气已解，自当热退身凉，得谷而愈矣。但邪之所凑，其气必虚，此其常也。乃虚弱羸瘦，气少力绵，呼吸短浅，更气上逆而欲吐者，此胃气虚而未和也[②]。仲景虽未言脉，若察其脉虚数而濡者，当以竹叶石膏汤主之，虚寒者别当消息也。

①**【医理探微】**

喜唾并非仅此一端，还有其他因素，仍须辨证论治：如属肾不纳气，涎饮上泛者，法当镇纳，如都气丸加胡桃、补骨脂，或少佐熟附子以温之，或佐白术以制之；如属于湿热而口甜腻唾浊者，则又当用苦寒清热，佐以芳香化浊，如芩、连、山栀、藿香、佩兰之类。

②**【医理探微】**

病解之后，气液两伤。津液耗伤，不能滋养形骸，所以身体羸瘦；中气不足，所以少气不足以息；胃阴伤而胃气上逆，所以气逆欲吐。竹叶石膏汤具有清热和胃、益气生津的作用，故为此证的主方。

竹叶石膏汤方[①]

竹叶一把　石膏三两　半夏五钱　人参五钱　甘草五钱　粳米半合　麦冬[②]一两

上七味，以水一斗，煮取六升，去滓。纳粳米，煮米熟汤成，去米。温服一升，日三服。

竹叶性寒而止烦热，石膏入阳明而清胃热，半夏蠲饮而止呕吐，人参补病后之虚，同麦冬而大添胃中之津液，又恐寒凉损胃，故用甘草和之，而又以粳米助其胃气也。

重编张仲景伤寒论证治发明溯源集卷之十终。

①【案例犀烛】

缪仲淳治辛衡阳铨部热病，病在阳明，头痛壮热，渴甚且呕，鼻燥不得眠，诊其脉洪大而实。仲淳故向医师曰，阳明证也？曰：然。间投何药？曰：葛根汤。仲淳曰：非也。曰：葛根汤非阳明经药乎？曰：阳明之表剂有二，一为白虎；不呕吐而解表，用葛根汤。今吐甚，是阳明之气逆升也，葛根升散，故用之不宜，宜白虎加麦冬、竹叶，名竹叶石膏汤。石膏辛能解肌镇坠，下胃家痰热，肌解热散则不呕，而烦躁壮热皆解矣。遂用大剂与之……又嘱曰，此时投药，五鼓瘥，天明投，朝餐瘥。已而果然。（摘自《名医类案》，作者江瓘）

按语：是案因火邪太甚，正尚未虚，故脉洪大而实，非病后虚热可比，所以不用原方之人参、甘草，乃取白虎汤中之知母苦寒以泻火生津；不用半夏者，虑其燥也。是用古法而不泥执古方。

②【注文浅释】

此药量与宋本《伤寒论》不同，宋本作“竹叶二把　石膏一斤　半夏半升，洗　麦门冬一升，去心　人参二两　甘草二两，炙　粳米半升”。

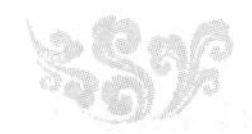

附录

三百九十七法一百一十三方辨论附评陶氏谬说

按长沙自序中，但云《伤寒卒病论》合十六卷，自成无已注后，王叔和本已不可复见，未知其篇卷何似。及严器之为成氏作序文云：聊摄成公，注成《伤寒论》十卷，有三百九十七法，一百一十三方。至宋林亿等奉诏校理伤寒，亦云百病之急，莫急于伤寒。今校定《伤寒论》十卷，总二十二篇，证外合三百九十七法。除重复，定有一百一十二方。以此推之，方法之数，虽出自后人，然亦必有所因，但惜其原本已失，远不可考耳。观前人指某条为一法，某条二法，又此篇共几法，彼篇又几法，皆属勉强。及至紧要之法，反遗失而不录。所以王安道《溯洄集》中，三百九十七法辨云：以有论有方诸条数之，则不及其数；以有论有方有论无方诸条通数之，则过其数。遂至寝食与俱，细绎其说，始悟其所计之数，于理未通。若以法言，则仲景一书，无非法也。岂独有方者然后为法哉？且如论证论法，与夫谆谆教戒，按之以为准则者，其谓之法乎，非法乎？阅王氏此论，前疑已如冰释。然三百九十七法之说，原非出之仲景氏，未可强求印合。大约六经证治中，无非是法，无一句一字非法也。其有方者未尝无法，而法中亦未尝无方，故以方推之，则方中自有法；以法论之，则法内自有方，不必拘拘于三百九十七也。若必支离牵合，以实其数，则凿矣[①]。故未敢以臆见揣度，胶泥古人之活法也。

①【注文浅释】

《伤寒论》是我国第一部理、法、方、药具备的医学典籍，据六经分以八纲辨证。六经与八纲密切结合，得出主要病机，随机定治选方，因而不同于专病专方，也不同于一证一方。

至于一百十二方，现在论中者，固可征信；即后人加减失宜者，亦可详辨；其有讹伪失真者，亦不得不辨论也。今人有一百十三方之说，盖因朱奉议活人书误以桂枝附子汤改为桂附汤，重出于第十二卷之第十七方耳。若去其重出者，仍是一百一十二方。后人又因一百一十三方之说，而欲强合其数，遂以蜜导胆导两法，分而为二，以符其说，而盛行于世。《活人书》又于一百一十三方之外，另增杂方一百二十六首，如升麻汤、阴旦阳旦汤、黑奴丸、霹雳散、葳蕤汤、五积散、阳毒升麻汤、葶苈苦酒汤之类。其适于用者固有，而不近于理者亦颇多。至陶节庵《伤寒六书》之杀车槌三十七法[①]，既以仲景方改名增减，又以各家之方改头换面，殊属可笑。如麻黄汤改为升麻发表汤，增入升麻羌活川芎白芷，不知升麻白芷已入阳明，非太阳经药矣。又加江西豆豉一撮为槌法，不知何意。岂知仲景以麻黄杏仁俱为肺经专药，因肺主皮毛，为《内经》开鬼门之要药，借之以开发腠理，故能治头痛发热，体痛呕逆，恶风无汗之伤寒。陶氏不知经旨，岂能窥仲景立方之义乎？以桂枝汤改而为疏邪实表汤，增入防风川芎羌活犹可，而白术之加，殊属不解，又加胶饴二匙为槌法，既非桂枝原汤，又非小建中汤，叛经乱法，莫此为甚。小柴胡汤改为柴胡双解饮，既云和解表里，又妄加芍药之酸收，而以生艾叶汁三匙为槌法，令人难解。葛根汤改为柴葛解肌汤，不知仲景之葛根汤，其有麻黄者，为太阳无汗之伤寒，初传阳明而设；其桂枝葛根汤，为太阳有汗之中风，初入阳明而设。舍麻黄桂枝，则风寒不辨；入柴胡芍药，则经络无分。又加石膏末一钱为槌法，邪尚在表，岂可即用石膏，况又止一钱，真如儿戏矣？白虎汤改为如神白虎汤，“如神”二字，已属陋语，况不分虚实，概加人参五味麦冬等收补之品，殊失仲景白虎汤及白虎加人参汤之义，又加淡竹叶为槌法，气味轻薄，其可谓之杀车槌耶？桃仁承气

①【注文浅释】

“陶氏所称之杀车槌法是包括方药、煎法、劫病、解毒等诸多方面的治疗思想和用药方法。其目的在于拾遗补缺，使处方用药更加安全有效……用药如用兵”已是古今众多医家之共识，“治病如驶车”何尝不能成为处方用药的一个比喻，人如车，药如动力，若车有动力而无管制，则难以行止自如。杀车槌法者，药之管制也。（摘自《山西中医》，2009年25期：58－59）

汤改为桃仁承气对子，增入柴胡白芍枳实，且白芍为敛阴止血之药，则蓄血之治安在，更以苏木汁三匙为槌法，岂以三匙之苏木汁，偏能破血而专力于此耶？四逆汤改为回阳救急汤，既云回阳救急，又增入补滞收敛之人参白术五味半夏茯苓，临服又加麝香三厘，不知无阳之证，最不宜于发泄，用此香窜走窍之物，殊非正道，全不虞其耗散真气耶。又治汗后大虚头眩，振振欲擗地，肉瞤筋惕之卫虚亡阳证，不用仲景论中之真武汤，而以生熟地人参白术黄芪芍药当归茯苓甘草陈皮肉桂等甘缓腻膈之品以治之，又加糯米一撮为槌法，浊乱黏滞，不几气血兼补之十全大补汤矣。直是不知医者之妄作耳，其可为天下法乎！又以大小承气调胃承气及大柴胡汤改为六一顺气汤，即以大柴胡汤去半夏加芒硝为之，是无表里轻重之分，大失仲景立法之制矣，入铁锈水三匙为槌法，而云千金不传之秘，非吾子孙，焉肯泄露？如此家秘，而又刊行于世，其设辞也，不亦陋乎！其于阴阳易之烧裈散，仲景原只取妇人男子中裈近隐处剪下烧灰，以水和服方寸匕，并无他药。王海藏云：脉在厥阴，当以当归四逆汤下烧裈散，在少阴当以通脉四逆汤下之，在太阴当以理中汤同下，所用之药，各随其经，而效自速也。不然，则阴肿或缩，少腹绞痛，手足蜷，脉绝而死矣。其后人之青竹茹汤及豭鼠粪汤[①]，恐未必能合仲景原文中之诸阴证也。而节庵之治阴阳易，则以人参知母竹青，如卵缩腹痛，倍加黄连甘草滑石生地韭根柴胡犀角，然后反加烧裈裆末为己之槌法。一派寒凉，岂能治体重少气、少腹里急、阴中拘挛、热上冲胸、头重眼花、膝胫拘急之诸阴寒见证哉？又以东垣补中益气汤改为调荣养卫汤，增入川芎生地细辛羌活防风，全不知东垣引清阳上升之义，而混入血药及发散风寒之物，又以葱白一茎为槌法，不知仿仲景白通汤之义乎，抑欲使其辛散发汗乎？即黄龙汤一方，又非《活人书》之黄龙汤

①【注文浅释】

豭鼠粪汤：薤一大把，豭鼠粪14枚(雄性褐家鼠等的干燥粪便)。出自《外台》卷二引《范汪方》。又名立效汤(《普济方》卷一四六)。

矣，活人则用柴胡黄芩人参甘草，此以承气而加人参，虽为虚人胃实之所宜用，然其中当归一味，不知何意。承气汤为攻下胃实之气药，而忽加一血药，或者以为油当归能滑利肠胃而取之，然其识趣亦卑且陋矣！其后悔悟而改作《全生集》，阅其条例，似有可观，究竟但以仲景之言发其端，仍以背谬不经之臆见终其说，抹杀仲景而奄为已有，犹之可也；其叛经乱法，遗误后人，则如之何？若举其书而悉辨之，则有不胜其辨者，姑节取其大谬者，略论其一二。如一卷第三条，以头疼发热恶寒脉浮缓自汗，即仲景之所谓中风者，改称鼻塞声重之伤风。盖仲景之所谓中风，非半身不遂、口眼斜、语言蹇涩、痰涎壅盛之中风也，乃六气中之风邪伤卫，与寒伤营证并峙齐驱者，非鼻塞声重，伤风咳嗽之小疾也。伤风仅伤肺气，故鼻塞声重而咳嗽，无入里传经之变，故为病之轻。所谓中风者，风为阳邪，性缓而入浅，故必中而后伤卫气。若云乎伤，则又浅矣。非若寒邪锋锐，伤之即入营而为伤寒矣。若寒邪称中，则必深入而犯三阴矣。即阳明为两阳合明之盛阳，寒邪中之，即不能食矣。故“中伤”二字之浅深，不可不辨，庸可乱乎[①]？其一卷第五条中，有脉沉足冷，面赤微热，谓之夹阴伤寒，不知此即仲景少阴篇中之手足厥逆，脉微欲绝，身反不恶寒，其人面赤，或腹痛，或干呕之通脉四逆汤症，及厥阴篇中之脉沉迟，其人面少赤，身有微热之戴阳下虚证也。又以脉沉足冷，面青小腹绞痛而无热者，谓之夹阴中寒，不知此即仲景厥阴篇之手足厥冷，小腹满痛，冷结在膀胱关元症也。陶氏不言少阴厥阴而名之曰夹阴，则经络无分矣。不思所谓夹者，夹杂之意。若于三阳证中，偶然见一阴症，方可谓之夹阴。若手足厥冷而至戴阳，脉沉足冷而至面青小腹绞痛，则纯是阴寒极盛之证，其可谓之夹乎？前第四条即有无热恶寒，面青少腹痛，足冷脉沉，蜷卧不渴，吐利，舌卷囊缩，昏沉，手足指甲

①【注文浅释】

“风则伤卫，寒则伤营”，仅是行文的方便，绝不等于风只伤卫，寒只伤营。风寒不是单指外因，而是内外因的综合，是对正邪双方的病机概括。因风性疏泄，所以自汗脉缓，名为中风；寒性凝敛，所以无汗脉紧，名为伤寒。

①【注文浅释】
夹食伤寒，又名伤寒夹食，指伤寒兼有食滞。

皆青，冷过肘膝，心下胀满，汤药不受，陶氏但谓之肾经挟阴中寒。以理论之，其见证若此，恐不止于少阴肾脏一经矣。仲景论中，虽少囊缩一证，而《素问·热病论》中，即有六日厥阴受之，厥阴之脉循阴器而络于肝，故烦满而囊缩，则知其病已入厥阴矣。陶氏全然不晓，何也？更有以头痛身热，恶寒拘急，恶心，中脘痞满，或吐或呕，或痛或泻，谓之夹食伤寒[①]，不知头疼身热，恶寒拘急，恶心，即仲景论中所谓头痛发热，身疼腰痛，恶风无汗，麻黄汤主之之太阳伤寒也。中脘痞满，或吐或呕，或痛或泻者，乃寒邪犯胃之太阴病也。陶氏岂犹未辨，混为一串，不分经络，而改名为夹食伤寒耶。又以头痛身热，恶寒微汗，微渴蹬卧，懒言胁痛，骨腿酸疼，为劳力伤寒，尤为错杂紊乱。夫头疼身热，恶寒微汗，乃仲景论中之中暍也。蜷卧，乃仲景论中少阴厥阴证也。胁痛，少阳证也。骨腿酸疼，太阳经风寒表证也。经络混淆，见症杂合，而强名之曰劳力伤寒。仲景论中六经证治，并无此名，岂非杜撰？下文夹痰夹气二段，《伤寒论》中，俱未有此脉证名目。至于心胸胁痛，小腹有痛处不移，一般头疼身热，恶寒烦热，而谓之血郁内伤外感。夫外感乃风寒外感，即仲景所谓中风伤寒也。内伤是饮食内伤，即东垣脾胃论之一则也。若夫“血郁”二字，恐亦从无此说。既非伤寒蓄血，又非妇人经闭，又不言阴分血分如何受病，殊属不解。想今街坊里巷，俗称跌打损伤为内伤之意，故谓之血郁内伤。又因一般头疼身热，故又曰外感耳。苟非庸俗者流，而能立名若是耶？下文既曰名正则言顺，而谓有伤寒伤风伤暑伤湿，温病热病时气寒疫，冬温温毒风湿湿温中暍等证，皆以伤寒称之，而曰以伤寒为病之总名。岂知仲景论中有中风而无伤风，有中暍而无伤暑，有伤寒而无寒疫，热病即是伤寒，并未分论。盖言寒邪中人，郁而为热耳。故黄帝未明其故，于《热病论》中问曰：今夫热病者，皆伤寒之类也。岐伯对曰：人之伤于寒也，则为病热。因寒郁为热，故伤寒即称热病。自王叔和伤寒例中，有春夏多温热病句，后人宗之，而朱奉议成无己王海藏辈皆惑之，遂以温热暑并论，而有夏月暑热病之谬说矣。而不知《内经》以先夏至日者为病温，后夏至日者为病暑，并无夏月称热病之例。后人以暑作热，岂非谬甚？又如伤寒中风有柴胡证，但见一证便是，不必悉具，此仲景但论少阳一经之证，未可六经通用[①]。而陶氏乃云：上工问证以知外，察脉以知内，全在活法，但见一二证便作主张，不必悉具。岂非以此为六经通用乎？又云此理不明，攻之为逆，一逆尚引日，再逆促命期。此二句，乃仲景论风温证之不可误治，岂可移论他证？又云如少阴证，用白虎汤四逆散，寒药也。且勿论四逆散本非寒药，但不热耳。而仲景少阴篇中，从无用白虎汤者，乱经坏法，贻误后人，若此之类，正所谓不待教而诛者也。其可家弦户诵，为天下法乎？致今之医者，舍天人之理而不究，弃阴阳变化而不察，《内经》畏其难解，经穴厌其纠缠，惟读陶氏之书，不须辨察阴阳，何必六经分讲。凡有表证者，大约以冲和汤芎苏散神术汤及柴葛解肌汤正气散等为便用，渴则加天花粉知母，胸满加枳桔，恶心干呕加姜汁半夏，泄泻加苍白术，热甚加黄连黄芩，夹暑加香薷，腹痛加木香，天寒无汗加麻黄苏叶，头痛加川芎，眩晕加天麻，咳嗽加金沸草五味子，脚痛加牛膝木瓜之类，令人一见了然，并无难处。人皆易而习之，以为医之为道，尽于此矣。遂恃此以为根蒂，便觉胸次满足，高谈阔论，旁若无人，侮慢矜夸，靡所不至。自以为虽岐伯复生，仲景再世，亦不我若矣。以此自欺，以此自误，又其谁惜之？而不知自欺者必至欺人，自误者必至误人。揆厥所由，非立说者之咎欤？

动气臆说

动气一证，皆见于脐之上下左右，故谓之脐间动气。

①【注文浅释】

临床的证候表现非常复杂，典型的证候极为少见，贵在见微知著，审察病机，本条提出“但见一证便是，不必悉具”，正是示人以执简驭繁的辨证方法，不仅适用于辨柴胡证，也适用于辨其他汤证。

但仲景六经证治中，全不吐露半字，而独于叔和诸可与不可中见之，何也？想仲景氏本无此名，自叔和始创立其说耳。所谓动气者，即仲景所谓心下悸，脐下悸脐旁悸是也。心下脐下，即脐上脐下也。脐旁，即脐之左右也。悸者，衄衄然跳动也。想叔和因之改名立义，则“动气”二字，较之“悸”字似觉显明易晓。然所嫌者，但有禁汗禁下，及误汗误下之变，而不明言其故，并不立治法，使后人临症束手。既不能阐明仲景之意，反沉埋仲景之法于幽暗之中，令后之学者，毫无罅缝可寻，是所谓非惟无益而又害之也，其可谓之立法善后乎？愚窃论之，仲景论中，如小建中汤心中悸而烦之治也；炙甘草汤脉结代而心动悸之治也；桂枝甘草汤发汗过多，叉手冒心而悸之治也；真武汤头眩身瞤动，振振欲擗地，发热心下悸之治也；茯苓桂枝甘草大枣汤发汗后，欲作奔豚，脐下悸之治也，凡此诸悸，皆太阳误治之虚邪所致也。更有太阳病而小便利者，以里无热邪故也。胃无热邪而饮水过多，致水停心下而悸也。少阳一经，有伤寒脉弦细头痛发热者，已属少阳而不可发汗矣。若发其汗，则邪气入胃而谵语，此因胃不和则烦而悸，此误汗之悸也[①]。少阳中风，两耳无闻，目赤胸满而烦，在少阳已禁吐下。若吐下之，则悸而惊矣，此误吐误下之悸也。至于三阴，皆阴盛阳虚之悸，惟阳明一经，皆实热之症，故独无悸病。是以知动气一证，皆属虚邪，难于汗下。况初症当汗之时，本绝无动气者。病至动气，为日已多。邪已在里，宁可更发其汗乎？惟舌苔黄黑干厚，胃脘至腹，按之尚痛者，虽在动气之时，犹有可下之症。然动之甚，而邪结胶固，形体瘦脱，元气虚竭者，亦为不治。若症不犯剧而可治者，虽至愈后，饮食渐增，形体渐复，尚有动气未除者，可见脐为人之命蒂。脐中一穴，名曰神阙，上则水分建里三脘诸穴，为后天脾胃之所居，饮食变化之关隘；下则阴交石门关元气海等穴，为先

①【注文浅释】
误汗则津液外越，里热更炽，于是胃燥成实而发生谵语。胃不和，不但谵语等证未愈，而且增加烦悸，这是邪实正虚，病势进一步加剧。

天真阳之所藏，升降呼吸之根源；左右则天枢二穴也。《至真要大论》云：身半以上，其气三矣，天之分也，天气主之；身半以下，其气三矣，地之分也，地气主之。以名命气，以气命处，身半所谓天枢也。上胜而下病者，以地名之；下胜而上病者，以天名之。此皆所以辨天地阴阳胜复之气，以及六气屈复报气者也。观此，则脐之关系非细，其可令邪气犯之，使脏气受伤，致升降流行之气，窒碍阻塞而至衄衄然跳动乎？然虽非轻症，而亦非不治之症，惟随证之轻重以为轻重而已。如叔和诸可与不可中，其不可汗条下，有动气在右，不可发汗，发汗则衄而渴，心苦烦饮即吐水。愚谓病至动气，为日不少，已属虚邪在里，宁有发汗之理？所以发汗则虚阳上厥，故衄而且渴，心苦烦矣。而不知汗后亡阳，则胃阳虚损，中气已寒，饮即吐水矣，当拟以水入即吐之治可也。又云：动气在左，不可发汗，发汗则头眩汗不止，筋惕肉瞤。愚谓此亦邪气在里，而不必攻表，故汗之则徒伤卫气，真阳败亡，而头为之虚眩，卫气不密，而汗出不止矣，且无阳气以柔养其筋脉，则阴寒遍体，而筋惕肉瞤也。当拟以振振欲擗地，及误服大青龙法酌治可耳。又云：动气在上，不可发汗，发汗则气上冲，正在心端，盖脐上虽属天气而为阳分，然其动气已见，邪已入腑，岂宜误汗，汗之则阳气大亏，下焦之阴气逆上而冲心矣，恐不可作上篇其气上冲之治，当如欲作奔豚之法[①]。而或益之以温经之药为宜。又云动气在下，不可发汗，发汗则无汗，心中太烦，骨节苦疼，目眩恶寒，食则反吐，谷不得前。愚谓动气既在脐下，邪气不惟在里，已入阴矣，万无发汗之理。凡汗之出也，必藉阳气鼓动，然后阴液外泄。邪既在阴，无阳气以蒸动津液，故发汗则无汗也。心中烦而目晕，虚阳上奔也；骨节疼而恶寒，阳气虚而阴寒盛也。食则反吐而不纳谷者，胃中虚冷也，此皆误汗亡阳之变也。其不可下条中，又有动气在右，不可

①【注文浅释】

心下悸，欲得按，仅是心阳损伤，脐下悸动，有欲作奔豚之势，乃肾气挟水邪上逆凌心。

下，下之则津液内竭，咽燥鼻干，头眩心悸也。既无舌苔黄黑，又非胃脘绕脐硬痛，自无可下之理，果属虚邪而妄下之，自然胃中之津液内竭，虚火上炎，而咽燥鼻干头眩心悸也。又云：动气在左，不可下，下之则腹内拘急，食不下，动气更剧，虽有身热，卧则欲蜷。若动气在左，皆属少阳厥阴本无实邪，下之则胃中阳气伤败，寒在中焦，所以腹内拘急，食不能下，而动气更剧也。此时虽有虚阳浮散于外而身热，其卧则如少阴之状而欲蜷卧矣。动气在上，不可下，下之则掌握热烦，身上浮冷，热汗自泄，欲得水自灌。若动气在上，则近于胃，如舌苔黄厚，胃脘绕脐硬痛而下之可也。倘胃中空虚而下之，四肢为诸阳之本，而实禀气于胃，所以脾主四肢，误下则胃阳伤败，故虚阳暴厥，而掌握中热烦也。四肢虽热厥，而身上反浮冷矣。孤阳欲绝，而热汗自泄，欲得冷水自灌洗也。此所谓真寒假热，阳虚暴脱之变，人但知误汗可以亡阳，而不知误下之亡阳尤甚也。又云：动气在下，不可下，下之则腹胀满，卒起头眩，食则下清谷，心下痞也。动气既在脐下，已属三阴部分，又误下之，则胃阳大损，脾脏虚寒，故腹胀满。元气虚甚，卒起而头眩眼花也。凡三阴下利清谷，皆以四逆汤主治，此因误下大伤阳气所致。然虚痞条中，仲景原云：此非结热，但以胃中虚，客气上逆[①]，故使硬也。此八条，乃动气误汗误下之变症，未知果出之前哲，或叔和之臆见，今姑从其说而强解之，未知然否也。至于脉濡而弱，弱反在关，濡反在巅，微反在上，涩反在下等语，其究归于阳气不足，厥而且寒，为阴经误汗之变，何不直言濡弱微涩之阴脉，而多此四个“反”字，更多在关在巅，在上在下等隐怪之语。且“巅”字之义，殊属难解，不知以头之巅顶为巅为上乎，抑以脉之上候为巅乎，或以寸口为巅为上乎？此种秘语，岂可作训后之词？后复有其形相像根本异源，食则反吐，谷不得前，及口虽欲言，舌不得前；又

①【注文浅释】
因虚而滞的病气，气愈虚则上逆愈甚。

有舌萎声不得前，及迟欲从后救安可复追还等语，词义鄙俚，文理纰谬，绝非长沙口角，故皆弃而不录，读者鉴之。

铢两升合古今不同辨论

陶隐居《名医别录》云：古秤惟有铢两而无分名，今则以十黍为一铢，六铢为一分，四分成一两，十六两为一斤。虽有子谷秬黍之制，从来均之已久，依此用之。《汉书·律历志》云：《虞书》曰，同律度量衡，所以齐远近，立民信也。一曰备数，二曰和声，三曰审度，四曰嘉量，五曰权衡。五数者，一十百千万也。五声者，宫商角徵羽也。五度者，分寸尺丈引也。五量者，龠合升斗斛也。五权者，铢两斤钧石也。权者，所以称物平施，知轻重也。本起于黄钟之重，一龠容千二百黍，重十二铢；两之为两，二十四铢为两；十六两为斤[①]；三十斤为钧；四钧为石。铢者，物由微成著，可殊异也。两者，两黄钟之重也。二十四铢而成两者，二十四气之象也。斤者，明也。三百八十四铢，易两篇之爻，阴阳变动之象也。十六两成斤者，四时乘四方之象也。钧者，均也。阳施其气，阴化其物，皆得成就平均也。三十斤成钧者，一月之象也。石者，大也，权之大者也。四钧为石者，四时之象也，重百二十斤者，十二月之象也，此班固之说也。其以千二百黍为十二铢，是以百黍为一铢，而陶隐居以十黍为一铢，乃十之一耳。自西汉至梁，虽多历年所，其多寡之不同，乃若是耶，恐不能无误谬也。李巡云：黑黍中之一稃二米者曰秠。古之定律者，以上党柜黍之中者，累之以生律度量衡。后人以此黍定之，终不协律。或曰柜乃黍之中者，一稃二米，此黍得天地中和之气而生者，盖不常有。有则一穗皆同二米，粒并均匀而无大小，故可定律，他黍则不然矣。此黍粒大小不同之辨也。而其多寡之殊，自当以《班志》为准，陶说为非矣。至于斤两之不同，乃今古异制，所以轻重绝殊。后人不加考订，故有古方不可治今病之说耳。按唐苏恭云：

①【注文浅释】
汉代 1 两为今之 15.625 克，1 斤为 250 克。

古秤皆复，今南秤是也。后汉已来，分一斤为二斤，一两为二两。古方惟张仲景而已[1]，若用古秤，则较为殊少矣。元李东垣云：六铢为一分，即二钱半也，二十四铢为一两。古云三两，即今之一两云；二两，即今之六钱半也。李时珍曰：蚕初吐丝曰忽，十忽曰丝，十丝曰牦，四牦曰絫，十牦曰分，六絫曰字，二分半也。十絫曰铢，四分也。四字曰钱，十分也。六铢曰分，二钱半也。四分曰两，二十四铢也。八两曰锱，二锱曰斤。二十四两曰镒，一斤半也。准官秤十二两，三十斤曰钧，四钧曰石，一百二十斤也。今古异制，古之一两，今用一钱可也。愚谓二十四两，准官秤十二两，即后汉一斤分为二斤，一两分为二两之说也。东垣谓古云三两，即今之一两，又非一斤分二斤，一两分二两之法，乃一两分三两矣，则二十四两，岂能准官秤之十二两哉？宋沈括《梦溪笔谈》辨钧石法云：石者，五权之名，重百二十斤，后人以一斛为一石。自汉已如此，所谓饮酒一石不乱是也。挽蹶弓弩，古人以钧石率之，今人乃以粳米一石之重为石。凡石者，以九十二斤半为法，乃汉秤三百四十一斤也。以此较之，则汉之一两，约宋之二钱七分。若以古之三两计之，则宋之八钱也，又不及东垣李氏所谓古之三两，即今之一两矣。《笔谈》又云：予考乐律，及受诏改铸浑仪，求秦汉以前之度量斗，每斗计六斗，即当今一斗七升九合也；秤三斤，当今十三两也；一斤，当今四两三分两之一也；一两，当今六铢半，乃二钱六分也。为升，则中方古尺二寸五分十分分之三，即今尺一寸八分百分分之四十五强也。又以此与钧石法较之，则秦汉以前之法，较汉秤又觉稍轻，而实相去不远矣。若统论之，李东垣之一两，准古秤三两，犹未详加考较，尚觉粗疏，失之太重。不若沈存中以儒臣兼理天文乐律，奉诏改铸浑仪，制熙宁晷漏，象数历法，靡不通晓，则其理深学博，运思精密，有非东垣李氏之所能几及者。又如李时珍

①【注文浅释】

随着考古发现，新出土了很多张仲景之前的古方，如《五十二病方》等。

之所谓今古异制，古之一两，今用一钱可也，此言非由考订而来，乃以臆见强断之词也，倘据此用之，宁毋失之太少乎。若果如此说，如仲景之五泻心汤，及小陷胸汤中之黄连，旋覆代赭汤中之代赭石，桂枝大黄汤中之大黄，桃花汤中之干姜，皆用古秤一两而分三次服之，若以一钱准之，又分为三次服，则每服止三分三牦矣，其何以治最剧最险之危证乎？恐不若以宋秤准之，犹是二钱六七分，尚有三次分服之理。又恐今秤更重于宋元秤，并不得二钱七分矣。但一时无从考较耳，如东垣但据隋唐间复古之权量，所谓三而当一者，而不知宋时之权量已大于唐，元时之权量又大于宋矣。东垣元人，竟不知宋时制度，今有明三百年来，其立法之更换，人事之变迁，又不同矣。岂可以今比昔，而曰古方不可治今病哉？况汉之一两，为宋之二钱七分，至元则约二钱半矣。越有明以来，恐又不及二钱半矣。其水之一升，即以寻常升斗之升，当以二合半准之，约即今之一饭瓯也。药之升合，即刀圭方寸匕中之升合也，当以陶隐居之升法准之，见小柴胡汤加减法中。

权量考见《日知录》[①]

三代以来，权量之制，自隋文帝一变。《杜氏通典》言六朝量三升，当今一升；秤三两，当今一两；尺一尺二寸，当今一尺。《左传·定公八年》《正义》曰：魏齐斗称，于古二而为一；周隋斗称，于古三而为一。《隋书·律历志》言梁陈依古斗，齐以古升五升为一斗，周以玉升一升，当官斗一升三合四勺。开皇以古斗三升为一升，大业初，依复古斗。梁陈依古秤，齐以古秤一斤八两为一斤，大业初依复古秤。今考之传记，如《孟子》以举百钧为有力人；三十斤为钧，百钧则三千斤。《晋书·成帝纪》今诸郡举力人，能举千五百斤以上者。《史记·秦始皇纪》金人十二，重各千石，置宫廷中。百二十斤为石，千石则十二万斤。《汉旧仪·祭天》养牛五岁，至二千斤。《晋书·南阳王保

①【注文浅释】
《日知录》，明末清初顾炎武著。

传》自称重八百斤。不应若此之重！《考工记》爵一升，觚三升。献以爵而酬以觚，一献而三酬，则一豆矣。《礼记》宗庙之祭，贵者献以爵，贱者献以散。尊者举觯，卑者举角。五献之尊，门外缶，门内壶，君尊瓦甒[①]。注：凡觞一升曰爵，二升曰觚，三升曰解，四升曰角，壶大一石，瓦甒五斗。《诗》曰：我姑酌彼金罍。毛说：人君以黄金饰尊，大一硕，每食四簋。《正义》簋，瓦器，容斗二升。不应若此之巨。《周礼·舍人》丧记，共饭米。注：饭以实口。君用粱，大夫用稷，士用稻，皆四升。《管子》凡食盐之数，一月丈夫五升少半，妇人三升少半，婴儿二升少半。《史记·廉颇传》一饭斗米。《汉书·食货志》食人月一石半。《赵充国传》以一马自佗负三十日食，为米二斛四斗，麦八斛。《匈奴传》计一人三百日食，用糒十八斛。不应若此之多。《史记·河渠书》可令亩十石。嵇康《养生论》夫田种者，一亩十斛，谓之良田。《晋书·傅玄传》白田收至十余斛，水田至数十斛。今收获最多，亦不及此数。《灵枢经》人食一日中五升。《既夕礼》朝一溢米，暮一溢米。注：二十两曰溢，为米一升二十四分升之一。《晋书·宣帝纪》问诸葛公食可几何，对曰三四升。《会稽王道子传》国用虚竭，自司徒以下，日廪七升。本皆言少而反得多。是知古之权量，比之于今，大抵皆三而当一也。《史记·孔子世家》孔子居鲁，奉粟六万。索隐曰：当是六万斗。正义曰：六万小斗，当今二千石也。此唐人所言三而当一之验。盖自三代以后，取民无制，权量之属，每代递增。至魏孝文太和十九年，诏改长尺大斗，依周礼制度，颁之天下。隋炀帝大业三年四月壬辰，改度量权衡，并依古式。虽有此制，竟不能复古。至唐时犹有大斗小斗之名，而后代则不复言矣。

《山堂考索》斛之为制，方尺而深尺。《班志》乃云：其中容十斗，盖古用之斗小。

①【注文浅释】

甒（wǔ），古代盛酒的有盖的瓦器。

欧阳公《集古录》有谷口铜甬，始元四年，左冯翊造，其铭曰：谷口铜甬，容十斗，重四十斤。以今权量校之，容三斗，重十五斤。斗则三而有余，斤则三而不足。吕氏《考古图》汉好畤官厨鼎，刻曰重九斤一两。今重三斤六两，今六两当汉之一斤。又曰：轵家釜三斗弱，轵家甑三斗一升。当汉之一石，大抵是三而当一也。

古以二十四铢为两。五铢钱十枚，计重二两二铢。今秤得十枚，当今之一两弱。又《汉书·王莽传》言天凤元年，改作货布，长二寸五分，广一寸，长官八分有奇，广八分。其圆好径二分半，足枝长八分，间广二分。其文右曰货，左曰布，重二十五铢。顷富平民掊地，得货布一罂。所谓长二十五分者，今钞尺之一寸六分有奇。广一寸者，今之六分有半。八分者，今之五分。而二十五铢者，今称得百分两之四十二。俗云四钱二分是则今代之大于古者，量为最，权次之，度又次之矣。

大斗大两

《汉书货殖传》：黍十大斗。师古曰：大斗者，异于量米粟之斗也。是汉时已有大斗，但用之量粗货耳。

《唐六典》：凡度以北方柜黍中者，一黍之广为分，十分为寸，十寸为尺，一尺二寸为大尺，十尺为丈。凡量以秬黍中者，容一千二百黍为龠，二龠为合，十合为升，十升为斗，三斗为大斗，十斗为斛。凡权衡以柜黍中者，百黍之重为铢。应劭曰：十黍为絫，十絫为铢，二十四铢为两，三两为大两，十六两为斤。凡积秬黍为度量权衡者，调钟律，测晷景，合汤药，及冠冕之制则用之，内外官司，悉用大者。按唐时权量，是古今大小并行。太史太常太医用古，因太史有度数分抄晷漏时刻，太常有乐律分寸，太医有刀圭分两升合，故皆从古。他有司皆用今。久则其今者通行而古者废矣。《杜氏通典》[①]载诸郡土贡，上党郡贡人参三百小两，高平郡贡白石英五十小两，济阳郡贡阿胶

①【注文浅释】
《杜氏通典》，唐代杜佑撰。

二百小斤，鹿角胶三十小斤，临封郡贡石斛十小斤，南陵郡贡石斛十小斤，同陵都贡石斛二十小斤。此则贡物中亦有用小斤小两者，然皆汤药之用。

宋沈括《笔谈》云：予受诏考钟律，及铸浑仪，求秦汉以来度量，计六斗，当今之一斗七升九合；秤三斤，当今之十三两。是宋时权量，又大于唐也。《元史》言至元二十年，颁行宋文思院小口斛。又言世祖取江南，命输米者，止用宋斗斛。以宋一石，当今七斗故也。是则元之斗斛，又大于宋也。

长沙无朱雀汤说

或问汉张仲景立伤寒论，其中有三百九十七法，一百一十三方，以治风寒暑湿之邪。东有青龙汤，西有白虎汤，更有北方之真武[1]汤。中央虽无勾陈之名，而有建中理中之治。独无南方朱雀汤者，何也？意者南方属火，太热而不可用欤，抑制方时遗失而未之有欤？曰非也。张仲景乃汉建安时人，举孝廉，官至长沙太守，始受术于同郡张伯祖，盖儒而通于医者也。晋玄晏先生皇甫谧序《甲乙经》云：伊尹以元圣之才，撰用《神农本草》以为《汤液》。汉张仲景论广《汤液》而为《伤寒论》。学贯天人，理穷精奥。凡阴阳消息，变化屈伸，靡所不通。其所著之论，但默具其理于六经证治之中，而不显言其故者，盖以阴阳理数，奥妙难知，恐天下后世贤愚不等，不能尽通其理故耳。此正显仁藏用之妙，非秘密而不宣也。后之读之者，又谁得其皮与其骨哉？今以子之问，请试论之。夫青龙者，东方之神，属木而主疏泄，犹天地之阳气郁伏，至春木行令，则阳气上腾而为风，阳气鼓动，雷雨满盈，而郁结之气得伸矣。白虎者，西方之神，属金而主清肃，天地之暑热郁蒸，至秋金行令，则天气下降，凉风荐爽，玉露沛零，而郁热之邪解矣。真武者，北方之神，属水与火，故玄武之中，螣蛇附焉，即坎卦一阳居于二阴之象也。坎本坤体，以坤

①【注文浅释】
真武，本作玄武，因避讳而改之，《明史・礼志四》称："宋真宗避圣祖讳，始改玄武为真武。"

体之中，乾阳居焉，所以专主闭藏其阳气于寒水之中，而为龙蛇之蛰，故曰潜龙勿用。若夫失精泄汗，阳气外泄，真火虚衰，无根失守，亢害上炎，下焦虚冷，厥逆瞤惕，故以真武汤救之，导使归源，令龙火潜渊，然后波恬浪息。是北方治水之中，已具南方治火之法，不必朱雀汤也。然朱雀者，南方之神，丙丁离火是也，乃后天之火，非前坎中之火也。然朱雀之用，能泻后天，能补先天，可寒可热，所以能泻能补，随其所在，故不可有定名也。如论中之大黄黄连泻心汤、竹叶石膏汤、越婢一汤、葛根黄连黄芩汤、茵陈蒿汤、栀子柏皮汤、大小调胃承气等汤，皆泻后天实火之剂也。而无朱雀之称者，盖有深意存焉。是故风寒暑湿燥火者，天之六气也；水火木金土者，地之五行也。六气无形而五行有质，故易曰在天成象，在地成形，所以日月星辰为天之四象而分阴阳，水火土石为地之四象而分刚柔。阴阳无形，而日月星则无形中之有形者也，至辰则终无形也；刚柔有体，而水土石则成形中之有质者也，至于火则有形而无质矣。是以邵子《皇极经世》云：天辰不见，地火常潜。彼苍苍者辰，初未尝有十二辰之分界也，不过推步家指画其经界耳，与九州之分野无异也。即使大地原无界畔，亦无过积，算家分其畎亩阡陌耳，与天辰之分为十二无异也。至于火之一象，用之则有，舍之则无。用时虽见其形，而实无体，灭之则形体全无矣。既无定形，又无实证，故不可有朱雀汤也。所以地理家五行皆有峦头星体，而火星终不结穴，至理然也。夫火之为物，无处无之，或寓诸金石，或取诸钻燧，或藏诸冰土。皎日之中，得之阳燧；幽阴之境，野烧如焚。至于积油生焰，照酒延烧，俱能无中生有。火虽不能独立形体，必借他物成形，然无往而不为妙用。使天地无火，则不能生长万物；人身无火，则不能常有其生。水无火之暖，则凝结而不流通；木无火之暖，则郁遏而不条达；金无火之熔化，则不能成其器用；土无火之嘘培，则不能发育万类。天地万物，无火不成，无往而不为用，故重于用而略于体也。是以仲景立方，在太阳经误治中，即有桂枝加桂汤、桂枝加附子汤、真武四逆等汤之用。在阳明一经，俱属胃家实热，尚有吴茱萸汤。及阳明中寒例中，有阳明脉迟、食难用饱，又阳明中寒，欲作固瘕，及脉浮而迟，表热里寒，下利清谷等条，亦有四逆汤之治，此皆补先天火虚之剂也。阳经用之，可谓有经有权，能变能化，况三阴篇之阴寒证治乎？是仲景虽不立朱雀汤，而朱雀已无往而不用之矣。其屡用之而不立汤名者，盖亦重其用而略其体也。其深明羲皇之四象[1]，而预得康节地火常潜之义乎。呜呼！苟非洞彻阴阳，深知理数，而能如是乎？

①【注文浅释】
即指青龙、白虎、朱雀、玄武。